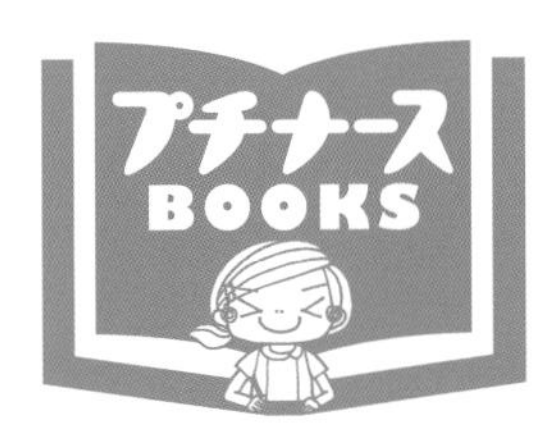

実習記録の書き方がわかる

看護過程展開ガイド 第2版

ヘンダーソン ゴードン NANDA-I
オレム ロイ 臨床判断

編著 任 和子

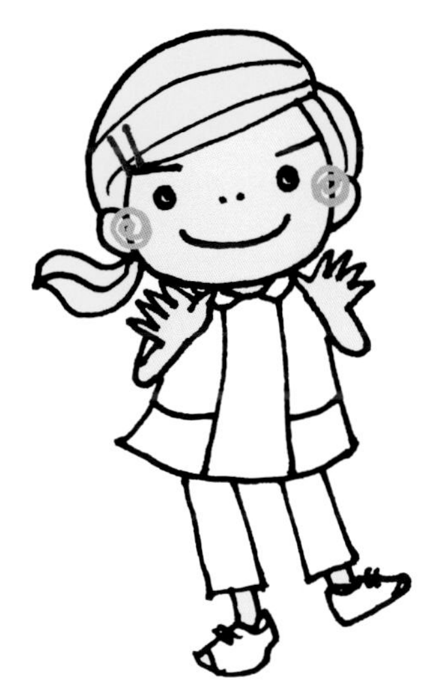

照林社

編集

任　和子　京都大学大学院医学研究科人間健康科学系専攻 教授

執筆（執筆順）

任　和子　京都大学大学院医学研究科人間健康科学系専攻 教授
中井美容　元・滋賀医科大学医学部附属病院看護部
住田陽子　森ノ宮医療大学保健医療学部看護学科 准教授
森加由加里　元・滋賀医科大学医学部附属病院看護部
本田育美　名古屋大学大学院医学系研究科看護学専攻 教授
西山ゆかり　聖泉大学看護学部 教授
石東佳子　(専) 京都中央看護保健大学校 副学校長
樋口京子　元・四條畷学園大学看護学部看護学科 教授
小野千秋　医療法人育和会育和会記念病院看護部 教育担当師長
江藤真紀　福岡大学医学部看護学科 教授
鈴木要子　京都橘大学 非常勤講師
林　静子　富山県立大学看護学部 准教授
小越優子　滋賀医科大学医学部附属病院看護部
林　みよ子　静岡県立大学看護学部 教授
山口曜子　大阪公立大学大学院看護学研究科 教授
宮田久枝　園田学園女子大学人間健康学部人間看護学科 教授
池西静江　Office Kyo-Shien 代表
疋田智子　京都大学医学部附属病院看護部 看護師長
鏡　順子　社会医療法人寿会富永病院 地域連携室 室長
友納理緒　前・日本看護協会 参与　弁護士　看護師　保健師

はじめに

本書のはじまりは、「プチナース」での連載でした。そのころ私は看護過程の講義と演習を担当し、実習では学生とともに看護過程の展開に格闘していました。学生よりも教員である自分のほうが混乱することも多々ありましたが、連載のために無理にでも文字で書くという作業をすることでずいぶん整理されました。看護過程の学習は簡単ではないですが、書くことは教育のツールとして重要であると実感しました。

この連載は2006年に看護学生必修シリーズ『実習記録の書き方がわかる 看護過程展開ガイド』として刊行され、版を重ねてプチナースBOOKSシリーズの1冊としてリニューアルされ、今に至っています。看護学生のサブテキストとして多くの方に活用していただきました。認定看護師の教育課程や実習指導者研修を受講される中堅やベテランの看護師の方々、大学院生にも手にとってもらい、学会や講演会で声をかけていただきました。ご質問をいただいて改めて気づいたことも多々あり、ご活用くださっている皆さまに感謝申し上げます。

近年、臨床現場は大きく変化しました。患者の高齢化や在院日数短縮はもちろん、電子カルテの普及もその１つだと思います。今後は人工知能（AI）とデジタルトランスフォーメーション（DX）の時代の到来です。情報の共有は容易となりましたが、統合して患者を知ることがますます難しくなっています。ハイテクノロジーを駆使しつつ、地域包括ケアの時代に療養生活を支える専門職としての看護に期待が高まる今、改めて問題解決法としての看護過程を自由に使いこなす人を育てる必要性を感じます。看護過程を学ぶことはクリティカルシンキングや臨床推論・臨床判断の能力を高めることでもあります。

本書は、６つのPartで構成されています。Part１では、難しくなりがちな看護過程をQ&Aでわかりやすく解説し、さらに記録の書き方のコツを満載しています。Part２からPart５では、主要な看護理論とアセスメントの枠組みを網羅しました。Part２では世代を超えて看護活動の本流として存在しているヘンダーソンの看護論に基づいた３事例の看護過程展開を掲載しています。Part３では、NANDAインターナショナルでもアセスメントツールとして推奨され、日本はもちろん世界各国で活用されているゴードンの機能的健康パターンを解説し、５事例の看護過程を展開しています。Part４では、NANDA-I看護診断分類法Ⅱを用い、さらにNANDA-NOC-NICで展開、Part５では、オレム、ロイの看護理論に基づいた看護過程を取り上げました。Part６では、2022年４月からの新カリキュラムに対応し、臨床判断について考え方を示し、２事例の記録例を取り上げました。また資料として、電子カルテの見かた・読みかた、個人情報の取り扱いなど実習に欠かせない知識も解説しています。なお、本書は改訂された『NANDA-I 看護診断 定義と分類 2021-2023』にも準拠しています。

事例は、成人期・老年期の患者が対象となっています。プチナースBOOKS『領域別 看護過程展開ガイド　第２版』ではより広い範囲の発達段階や疾患を取り上げていますので、姉妹本としてぜひご活用ください。

本書が、これからも看護学生や看護師の皆さまに活用され、質の高い看護実践につながることを願っています。

2022年４月

任　和子

CONTENTS

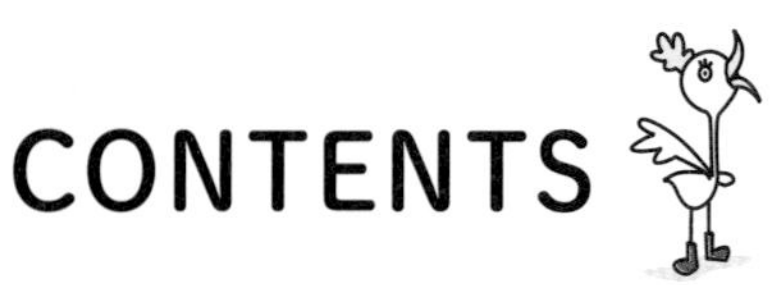

●本書で紹介しているアセスメント・ケア方法などは、各執筆者が臨床経験をもとに展開しています。実践により得られた方法を普遍化すべく努力しておりますが、万一本書の記載内容によって不測の事故等が起こった場合、執筆者、出版社はその責を負いかねますことをご了承ください。
●検査基準値は測定法によっても異なり、各施設でそれぞれ設定されているものも多くあります。本書を活用する際には、あくまで参考になる値としてご覧ください。

ヘンダーソン　ゴードン　NANDA-I
オレム　ロイ　臨床判断

本書の特徴と使い方

主要な看護理論、アセスメントの枠組みごとに 看護過程の展開と実習記録の書き方がわかります

まずは基本から！

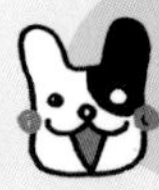

Part 1

看護学生の皆さんが看護過程を展開する際に抱く、素朴な疑問を集めました。看護過程の基本と実習記録のコツが、Q&A形式でしっかりわかります。

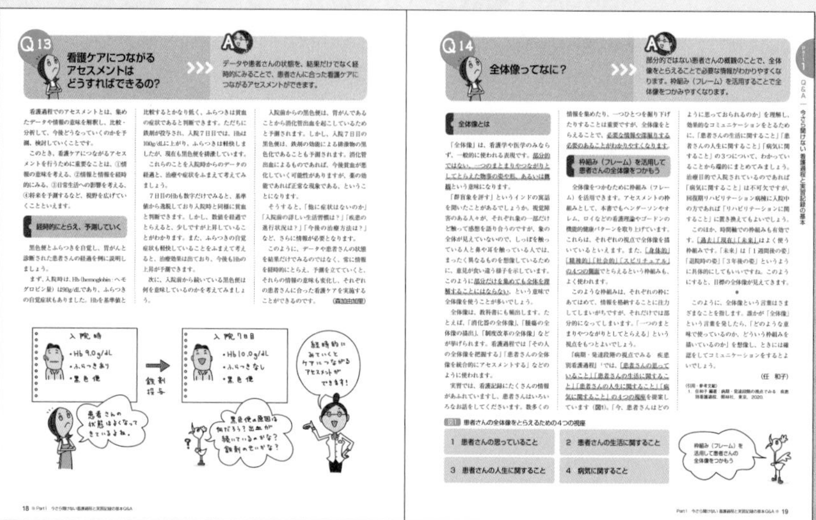

アセスメントのポイントや個別性のある看護計画の立て方など

事例に学ぶ！

Part 2~5

主要な看護理論、アセスメントの枠組みの特徴をふまえ、実際にどのような視点をもって、どのように看護過程を展開していけばよいのか、事例をもとに解説します。

ゴードンの11の機能的健康パターンと看護過程の展開

アセスメントからサマリーまで詳しく解説しているので、実習記録の書き方もマスターできる！

事例ごとに関連図も！

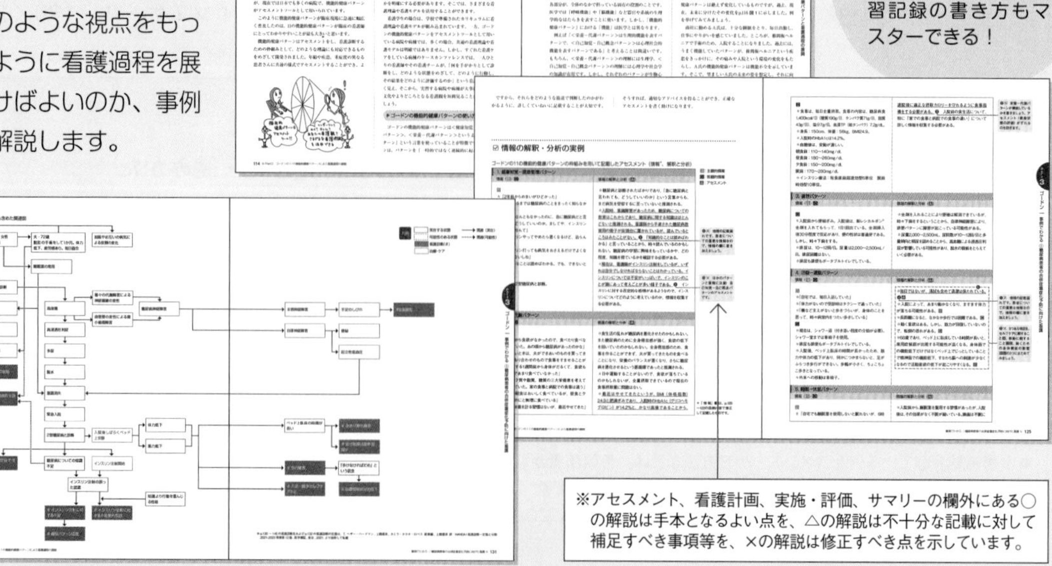

※アセスメント、看護計画、実施・評価、サマリーの欄外にある○の解説は手本となるよい点を、△の解説は不十分な記載に対して補足すべき事項等を、×の解説は修正すべき点を示しています。

臨床判断を学ぶ！

Part 6

2022年４月からの新カリキュラムで必要性が謳われている臨床判断について、その考え方の解説と、事例を挙げて記録例を掲載しました。

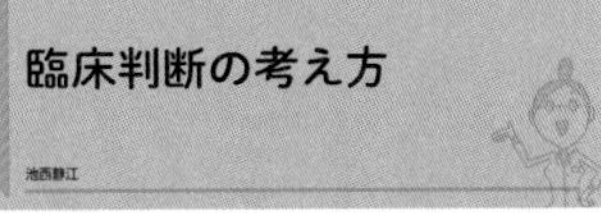

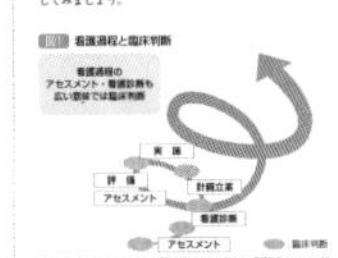

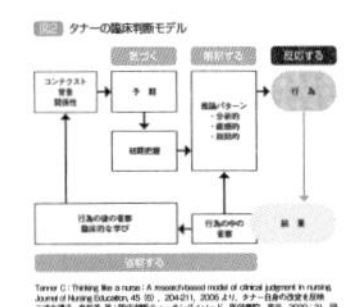

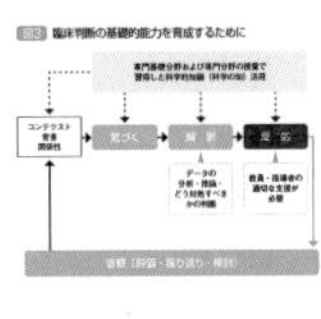

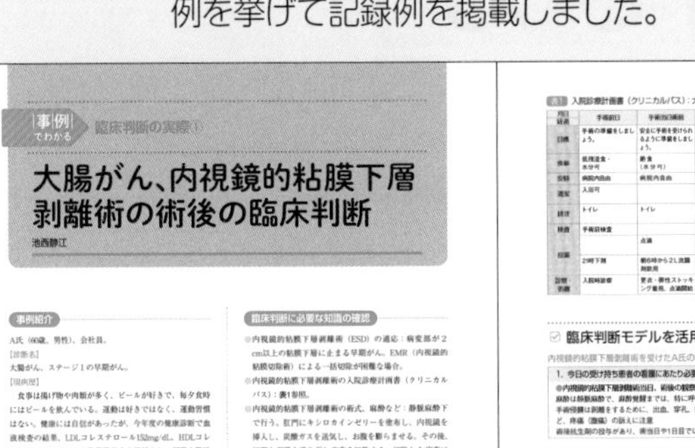

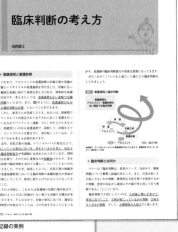

電子カルテについて学ぶ！

資料 1

実習での情報収集に欠かせなくなった電子カルテについて、出合うことが多いIBMとFujitsuを例に、電子カルテの見かた、読みかたを画面を使って解説します。

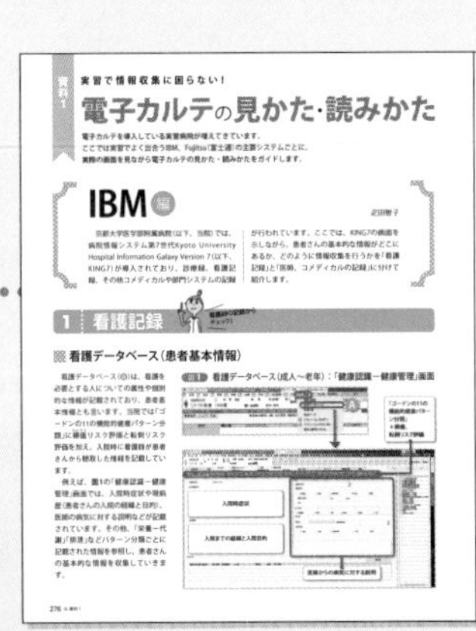

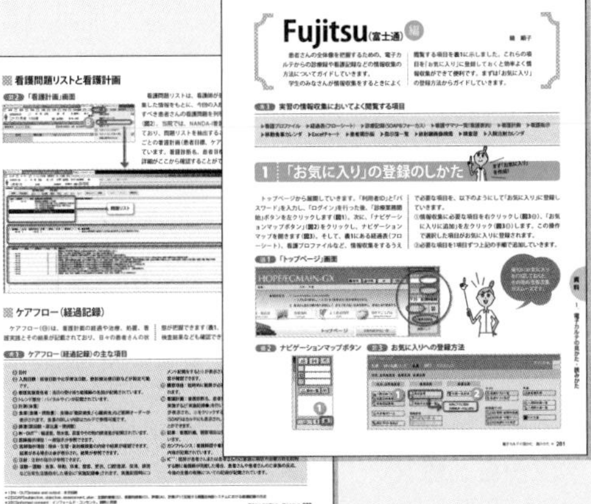

個人情報保護について学ぶ！

資料 2

実習記録も含めた患者さんの個人情報の取り扱いについての注意点を、豊富な例を用いながら法的根拠をもとに、わかりやすく解説します。

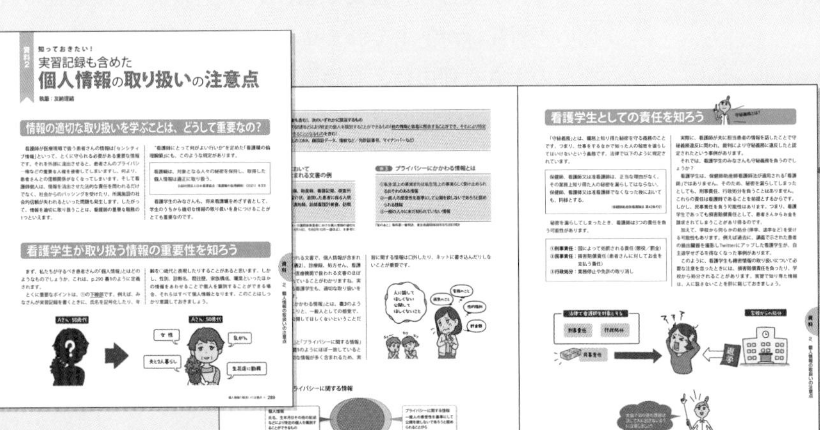

総論

看護過程の展開と実習記録の書き方

任　和子

"実習記録＝看護過程の展開"は看護学生の悩みのタネ

臨地実習が始まると、病院という場で緊張しながらも、生き生きとしている学生の皆さんの姿を見ることができます。一方で、「実習は楽しいのですが、記録が大変なんです」「実習中は平均睡眠時間２時間くらいですよ、記録があるし」「記録を書くために、患者さんと話をしているみたいで、これって意味があるのかなって思います」というように、「実習記録」が学生の負担になっていることもよく聞きます。

実習記録には、病院見学の記録や課題レポートなど、いろいろありますが、学生を最も悩ませているのは、患者さんに提供したケアの過程を示す「看護過程の展開の記録」でしょう。つまり、実習記録が書けない原因の１つには「看護過程がわからない」ということが挙げられます。

実習ではなくても、「看護過程」についての講義自体が、学生から「難しい」と評価されることが多いのです。そのため、教える側である私も、看護過程の授業では、学生のストライクゾーンに入るように事例を用いて演習を取り入れるなど、かなりの準備と工夫をしています。

実習記録は看護実践を学ぶための大事な道具

学生にとって負担の大きい実習記録ですが、教員にとっては、とても大事な教育の道具です。

まず、実習記録を使用することで、看護としてのものの見方・考え方を指導することができます。目に見えない学生の思考過程を、実習記録という道具を使って言語化させることにより、学生の看護実践と学びをサポートします（図1)。

ですから、実習を終えてからまとめて提出するよりも、毎日記録を書き、教員にタイムリーにコメントしてもらうことが何より大切です。実習期間中に何度も自分の思考と行動の関係を評価されることで、修正ができるからです。

このようなプロセスを経たうえで、教員は、実習記録を使って学生の実習の成果を評価します。それぞれの大学や専門学校で評価基準を示していると思いますが、大事なことは、学生が多面的に看護現象をとらえられているか、事実に基づいて合理的な判断をしているか、意図的に行動しているか、さらに自分の思考と行動をモニターして修正しているか、ということです。

そのため、プロセスを経ずに、最後だけ帳尻を合わせて、本書に掲載されているような記録の実例や、教科書にある標準看護計画をそのまま写して模範的な実習記録を書いても、それは評価されないでしょう。

実習記録を書くことはハイレベルな知的作業

なぜ、看護過程の授業は難しく感じられ、看護過程の展開の実習記録が学生を悩ませるのでしょうか。

その大きな理由は、看護過程が、目には見えない看護としてのものの見方と考え方、感じ方、それらと行動の関係を取り扱うからです。思考過程という目には見えないものを、「記録」という目に見える形にしようとするのですから、実習記録を書くことはとてもレベルの高い知的作業をしていることになるでしょう。

例えば、「表情が暗い友人の顔を見て心配になって『どうしたの、何かあったの』と聞く」「夏休みに海に行くた

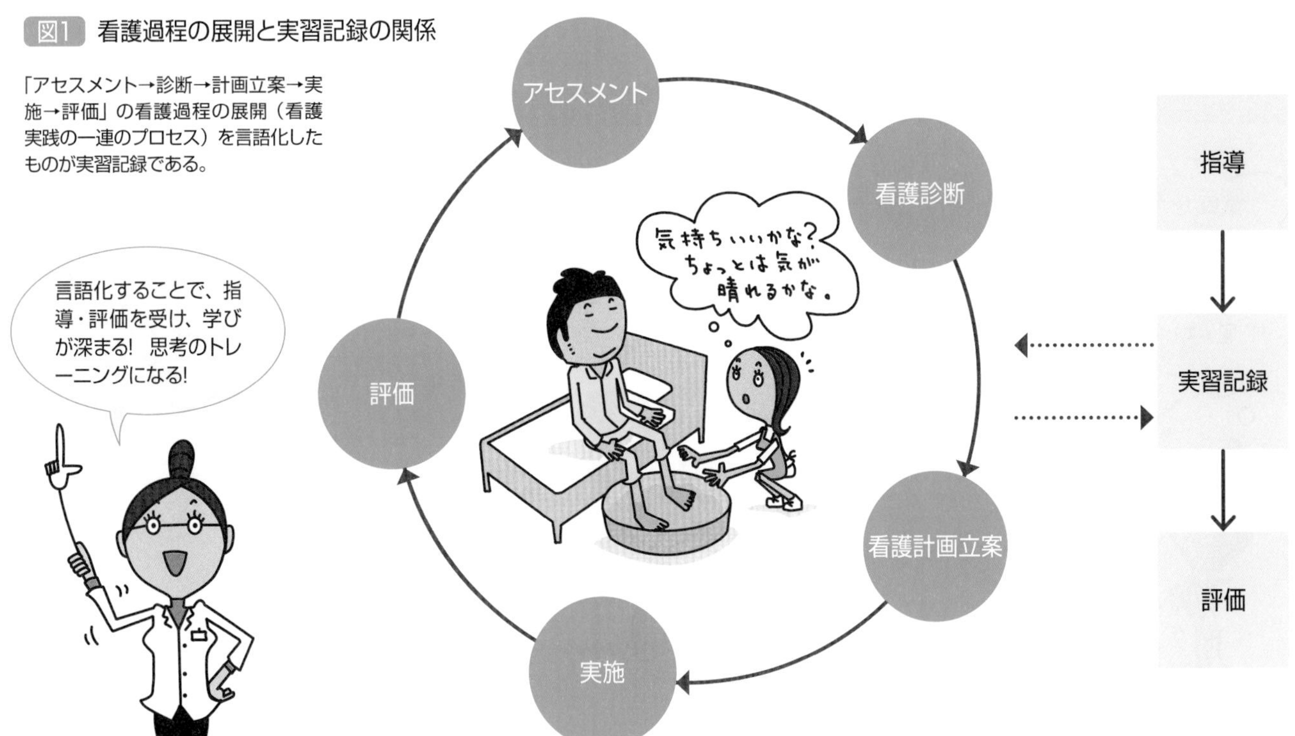

図1 看護過程の展開と実習記録の関係

「アセスメント→診断→計画立案→実施→評価」の看護過程の展開（看護実践の一連のプロセス）を言語化したものが実習記録である。

めの情報を得ようと考え、旅行会社にパンフレットを取りに行く」など、日常の生活のなかでも、何かを話したり行ったりするときには、その前に感じたり考えたりしています。しかし、何かトラブルがないとき以外は、自分が何を考えてそのような行動をしたのかということについてあまり考えたことはない、というのが実感ではないでしょうか。

しかし、実習記録では、見たこと、聞いたこと、行ったことを書くだけにはとどまらず、「どのようにして考えたか、なぜそのように考えたか」を詳細に記述することが求められます。それは、患者さんの健康上の問題を解決しなければならないからです。

図2を見てください。「赤ちゃんが泣きやまずに困った！」という状況にあなたが直面したとしましょう。そのとき、あなたはどのように考え、どのように行動しますか。

「おなかがすいているのかな」「おむつがぬれているのかな」「服に髪の毛が入って不快なのかな」「部屋の温度が悪いのかな」など、いろいろな側面から泣いている理由を考えます。そして、自分の経験や知識に基づいて、最も可能性が高いもの、あるいは解決しやすそうなものは何かを判断し、行動に移すでしょう。赤ちゃんが泣きやみ、笑顔が見られれば、問題は解決です。

この赤ちゃんは、ミルクを飲ませたら機嫌がよくなり、笑いました。泣いている原因を「おなかがすいているから」と判断するためには、何が必要でしょうか。例えば、泣き方をよく観察することで、おなかが減っているときの泣き方なのか、おむつが汚れて不快なときの泣き方なのか、推測ができるでしょう。あるいは、この前にミルクを飲んだのはいつで、どのくらい飲んだのかの情報があれば、次にミルクを欲しがる時間をだいたい予測できるでしょう。

看護過程は、このような系統的な問題解決過程を看護に適用したものです。その他にも、災害対策や会社経営など、さまざまな分野で問題解決過程は利用されています。問題解決過程を利用する場合に、例えば災害対策には危機管理理論が必要で、会社経営は経営理論に支えられているように、看護実践の根底には看護理論があります。

いろいろな方法を思いついたままに実行したり、試行錯誤をすることでも、問題を解決することはできます。しかし、それでは有効な方法が見つかるまでに時間がかかってしまう可能性があります。綿密な観察により得られた情報と、知識や経験を照合して得られる理に適った判断をすることで、「ミルクを飲ませる」という適切な行動をいち早くとることができます。

実習記録は、このように合理的に判断し、行動できるようにするための、思考トレーニングの機会です。普段、意

図2　問題解決過程の例（赤ちゃんが泣きやまない場合）

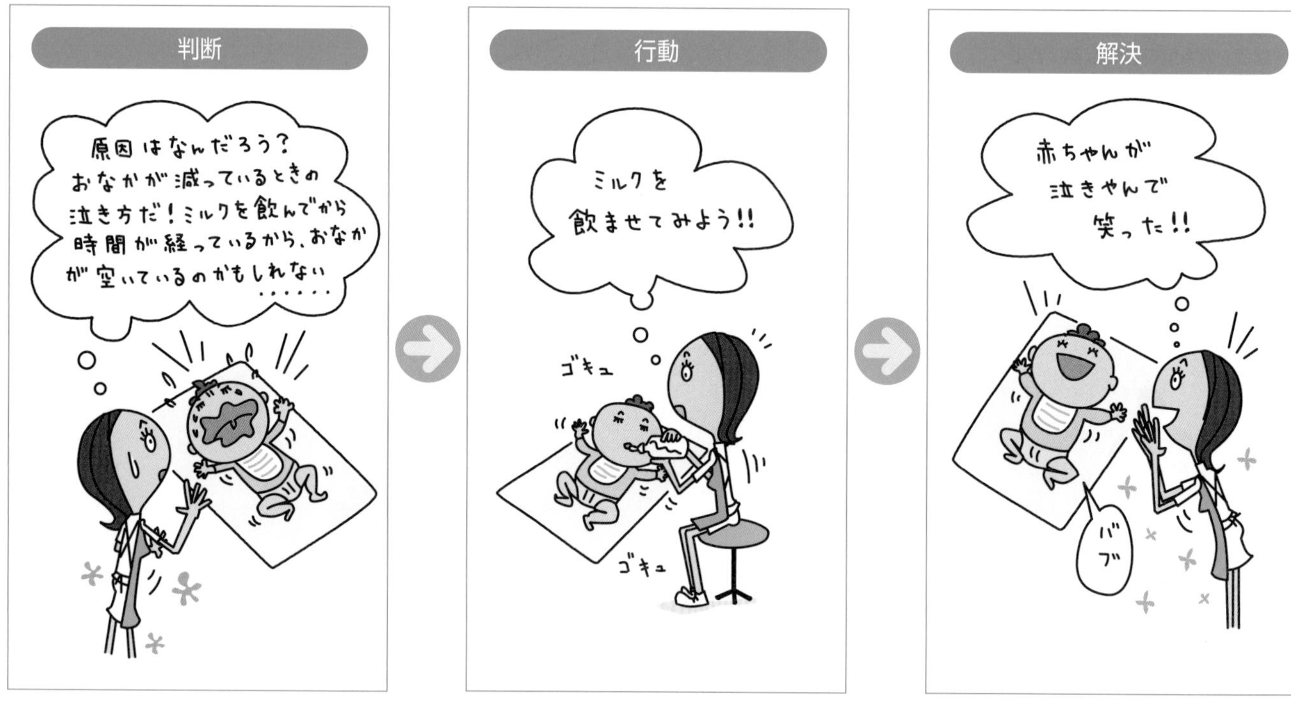

判断
原因はなんだろう？
おなかが減っているときの
泣き方だ！ミルクを飲んでから
時間が経っているから、おなか
が空いているのかもしれない
……
行動
ミルクを
飲ませてみよう!!
ゴキュ
ゴキュ
解決
赤ちゃんが
泣きやんで
笑った!!
バブ

識しないことを文章化するのですから、実習記録をスラスラ書くことができないのは当然かもしれません。外国語の習得をするように、地道な努力を積み重ねることが最も近道といえるでしょう。

看護過程の展開に看護理論を活用する

「アセスメントの枠組みには、どの看護理論を使えばよいでしょうか」という質問を受けることがよくあります。

この場合、「アセスメントの枠組み」としてだけ「看護理論家」の「看護理論」が活用されているのではないでしょうか。つまり、単にデータを分類して整理する道具に用いるだけの目的で、看護理論を選ぼうとしていることが多いのではないかと思うのです。しかし実際には、看護理論は、アセスメント、看護診断、看護計画立案、実施、評価の看護過程のどの相にも反映するものです。

例えば、オレムに基づくのであれば「セルフケア」、ロイに基づくのであれば「適応」という観点で人間をとらえ、看護を実践することになります。つまり、同じ臨床場面でもその看護理論が何を焦点にしているかによって、アセスメントの視点や介入の方向性が異なると考えられます。

いずれにしても、看護理論というと、ヘンダーソンやオレム、ロイといった看護理論家の名前が浮かぶだけで、どうしたらいいの……と途方にくれる人が多いようです。よく消化しないまま、看護理論に出てくる言葉だけを使うと、しっくりこない借り物の看護をしている気持ちになるのではないでしょうか。

そこで、ここでは看護理論をもう少し大きくとらえ、「あなたならではの、看護としてのものの見方や考え方」として、位置づけてみましょう。あなたは今、看護とは何か、そしてどのような看護がしたいと考えていますか。

「病気でつらい思いをされている人の役に立ちたい」「人の命を救う手助けがしたい」「あのときのあのナースのようになりたい」など、看護を学ぶことを決めたときに、それぞれの思いがあったと思います。それらは、専門的に看護を学ぶことで、さまざまな看護理論の影響を受けながら変化し、「あなたならではのものの見方や考え方」が少しずつはっきりしはじめているのではないでしょうか。それは、あなたの実践する看護を方向づけています。このように考えると「看護理論」というよりも、「看護観」ととらえるほうがふさわしいかもしれません。

「アセスメントの枠組み」としてよく用いられるゴード

ンの機能的健康パターンは、アセスメントをし、診断するための枠組みとして、どのような理論にも対応できるものをめざして開発されました。また、看護師個々人、あるいはその組織や文化特有のものの見方や考え方があったとしても、共通の枠組みをもつことができれば、どの病院や病棟でも同じアセスメントツールを用いて看護診断することができ、とても実用的であると考えられます。

看護理論がしっくりこない人は「あなたならではの、看護としてのものの見方や考え方」をベースにして、ゴードンの機能的健康パターンを使ってみてはいかがでしょうか。また、何人かの「看護理論家」の「看護理論」を取り入れて看護ケアをしたいと考える場合にもゴードンの機能的健康パターンは有用でしょう。

まず大切なのは、自分の言葉で表現すること

このように、実習記録は、臨地実習における学生の最大の悩みといえます。繰り返しますが、実習記録が書けない原因には「看護過程がわからない」ということが挙げられます。

また、実際に実習記録を書く際には、学生は自分の受け持ち患者さんの疾患や看護診断に合う標準看護計画を探して、書き写している現状があります。結果として看護計画と学生が実施していることにずれが生じてしまいます。

そこで本書では、看護学生が苦手としている看護過程の展開の方法を例を挙げて詳しく解説しました。ヘンダーソン、ゴードン、NANDAインターナショナルという最もポピュラーな枠組みや看護理論ごとに看護過程の展開をガイドします。Part 1では、実際に看護過程を展開する際に基盤となる考え方や参考になるようなコツをQ&Aにまとめました。それらは実習記録を書く際に、そのまま使えるものになると思います。

Part 2では、看護理論として看護現場にもなじみがあり、アセスメントの枠組みとしてもよく使われていると思われる「ヘンダーソン」のニード論に基づく看護過程展開を取り上げ解説します。

そしてPart 3では、アセスメントをし、診断するための枠組みとして、どのような理論にも対応できる「ゴードンの11の機能的健康パターン」を取り上げ、看護過程の展開を説明し、さらに看護過程展開の実例を示します。

また「NANDA-Ⅰ看護診断分類法Ⅱ」をPart 4で取り上げ、ゴードンと同様、看護過程展開を解説します。「NANDA-Ⅰ看護診断分類法Ⅱ」では、アセスメントから看護介入、評価へとつながるモデルとして、「NANDA-Ⅰ／NOC／NIC」を活用しています。看護過程の展開で「NANDA-I／NOC／NIC」を活用する学校はまだ少ないかもしれませんが、電子カルテの普及に伴い、導入する病院もありますので、参考になるでしょう。

その他にPart 5では、学生がよく使う「オレム」「ロイ」の看護理論を活用した看護過程の展開も取り上げました。

さらにPart 6では、2022年4月から適用される新カリキュラムでも謳われている臨床判断について、考え方と記録例を示しました。

看護介入を必要とする患者さんの健康上の問題に、どのように名前をつけるかは悩むところです。本書において看護診断の表現は、『NANDA-Ⅰ看護診断－定義と分類2021-2023』（T.ヘザー・ハードマン，上鶴重美 他 原書編，医学書院，東京，2021）の看護診断名をベースにしました。ただし、Part 2、Part 5ではNANDA-Ⅰを使わずに表現することにもチャレンジしました。それらの事例で表現された看護診断は、NANDA-Ⅰならどのような診断名になるか、考えてみてもよいでしょう。

使い慣れない言葉を無理に使うよりは、患者さんの状態とぴったり合う看護診断を自分の言葉で表現することが、まずは大切です。そのうえで、臨床でもよく活用されている「NANDA-Ⅰ看護診断」と照合してみましょう。患者さんの健康上の問題やその根拠となったデータが定義や診断指標と合いそうであれば、それを活用しましょう。

吟味して、どうしてもNANDA-Ⅰの看護診断名にはないようであれば、そのままの表現を使ってもよいと私は考えます。学校によってはNANDA-Ⅰを使っていない場合もあります。その場合でも、問題を明確化するプロセスでは役に立つはずです。

ベッドサイドで生き生きと患者さんとかかわることができ、苦しくても楽しい実習となるように、本書をぜひ役立ててください。

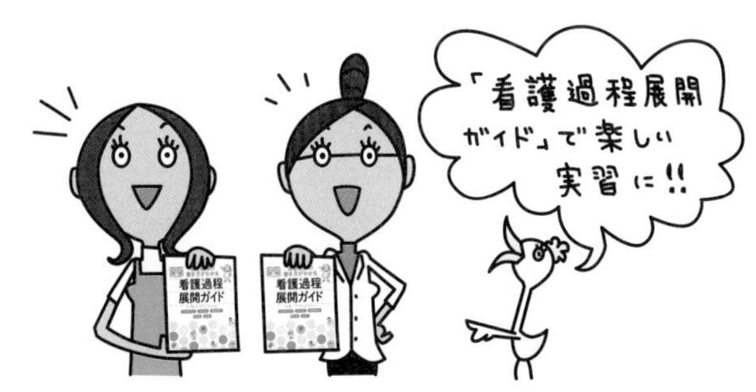

装丁：Beeworks
カバーイラスト：ウマカケバクミコ
本文イラスト：佐原周平、ウマカケバクミコ、今﨑和広、森崎達也(株式会社ウエイド)
本文デザイン・DTP制作：株式会社ウエイド

Part 1

今さら聞けない

看護過程と実習記録の基本Q&A

ここでは、みなさんが
実習記録を書く際に抱く
ギモンにお答えします！

アセスメントってなに？
個別性のある
看護計画って？

そんなギモンも
スッキリ解決！

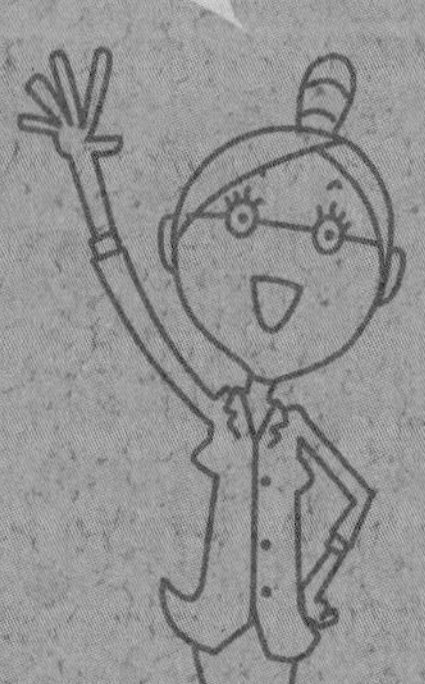

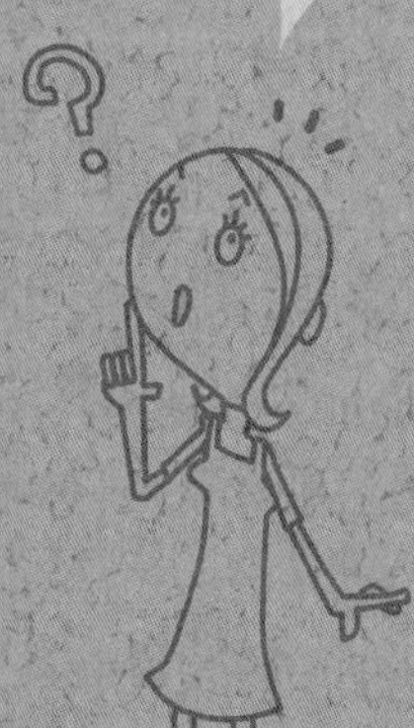

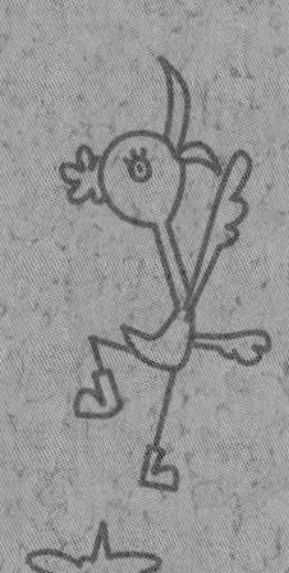

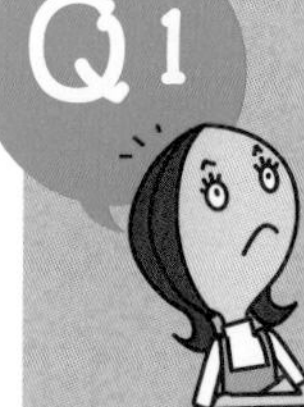

Q1 看護過程ってなに？

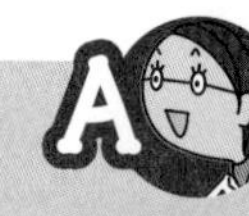

A 問題を解決するための実践過程です。本書では、「アセスメント」「看護診断」「看護計画立案」「実施」「評価」の5相を基本とします。

学生のみなさんから「看護過程は看護理論のことですか？」と聞かれたり、レポートのなかに「看護とは看護過程である」というフレーズを見つけたりすると、「看護過程」は学生を混乱させていると改めて思います。「当たり前の思考過程を、看護に適用しただけなのに難しく教えすぎている」という見方もあります。

看護過程は問題解決法

学生だけではなく、日本の看護界では、看護過程のとらえ方に、「人間関係の過程」と「問題解決法の構造を取り入れた実践過程」の２つの見方があり、混乱していました。そのため、日本看護科学学会看護学学術用語検討委員会は1994年に、看護過程を「看護の知識体系と経験にもとづいて、対象の看護上の問題を明確にし、計画的に看護を実施・評価する系統的・組織的な活動である」[1]とし、問題解決法としての看護過程を中心にして定義づけました。

歴史的にみると、第二次世界大戦後のアメリカで、医療関連領域に多職種が登場したことによって「専門職としての看護とは何か」が問われた時代に誕生し、発展しました。

1960年代後半には、「アセスメント」「看護計画立案」「実施」「評価」の４相で示されており、これが現在までの看護過程の構成要素の基本となっています（**図1**）。1970年代半ばには、アセスメントに含まれていた「データを収集し分析することによって得られた結論」が「看護診断」として独立して５相になり、1990年代に入ると、「看護計画立案」時に含まれていた「期待される結果」を独立させて６相として示されるようになっています。

日本では、「アセスメント」を「情報収集」と「アセスメント」に分けて解説している文献もよくあります。本書では、「アセスメント」「看護診断」「看護計画立案」「実施」「評価」の５相を基本にしました。

看護過程と実習記録

看護過程と実習記録、実習期間の関連を**図2**に示しました。

看護過程自体は、記録の仕方について特別の様式はありません。病院の看護記録や実習記録で看護過程の展開に用いられる様式は、POS（problem oriented system：問題志向型システム）に基づいたPONR（problem oriented nursing record：問題志向型看護記録）です。本書でも、PONRの記録様式を採用しています。「Sデータ」や「Oデータ」、経過記録で学生を悩ませる「SOAP」形式も、POSによるものなのです。

さらに看護過程は、時間経過の長短を問題にしていません。例えば、突然嘔吐した患者さんに、身体的苦痛や不快感、嘔吐についての不安感を軽減するようなケアをすぐに実施している場面でも、「看護過程」のプロセスを経ているでしょう。

しかし、実習では実習期間に合わせて看護過程の「アセスメント」「看護診断」「看護計画立案」「実施」「評価」を位置づけ、実習期間と実習記録の様式、看護過程の構成要素を連動させています。

（任　和子）

図1 看護過程の構成要素の変遷

1960年代後半					
アセスメント		看護計画立案		実施	評価
1970年代半ば					
アセスメント	看護診断	看護計画立案		実施	評価
1990年代以降					
アセスメント	看護診断	期待される結果	看護計画立案	実施	評価

図2 看護過程の構成要素と実習記録と実習期間

看護過程の構成要素	アセスメント	看護診断	看護計画立案	実施	評価
実習記録（記録形式：PONR）	データベース	看護診断リスト	看護計画	経過記録	サマリー
実習期間	スタート	1週目		2～3週目	終了

〈文献〉
1. 日本看護科学学会：看護学学術用語検討委員会報告．日本看護科学会誌1994；14（4）：68．
2. 中木高夫：POSをナースに 第2版．医学書院，東京，1998．

Q2 POSってなに？

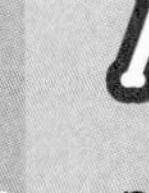

problem oriented systemの略で、問題志向型システムのことです。プロブレムごとに問題解決過程を働かせるシステムのことです。

「Q1　看護過程ってなに？」に、POS（ピー・オー・エス）という言葉が出てきました。もう少し詳しく説明しましょう。POSは、problem oriented system（プロブレム・オリエンテッド・システム）の頭文字をとった略称で、問題志向型システムのことです。「プロブレム」は、「問題」や「問題点」と訳され、患者さんの健康問題のことを指します。「オリエンテッド」は「方向づけをする」という意味がぴったりですね。「システム」はここではやり方や方法を体系化したものと考えましょう。つまり、患者さんの問題点を中心に診療や看護を行うという考え方といえます。POSは、医師や看護師ばかりではなく、薬剤師や理学療法士など、医療専門職全体に普及しています。

POSも看護過程も問題解決過程 キーワードは“問題ごとに”

POSの基本は、問題解決過程です。看護過程も、問題解決過程を看護に適用したものなので、思考のプロセスは、POSも看護過程も同じです。POSは患者さんの抱えているプロブレムごとに問題解決過程を働かせることに特長があるといわれます[1]が、看護過程でも、看護診断や看護上の問題ごとに、看護計画を立てることが一般的です。

このように考えれば、POSと看護過程は、問題解決過程であり問題ごとに計画を立てるという点では、ほとんど同じと考えていいかもしれません。

記録様式のフォーマットはPOSからきている

POSは、医療や看護に大きな影響を与えました。それは、「プロブレムごとに問題解決過程を働かせる」ことをそのまま記録に残す基本的な形式をもっているということです[1]。

その形式は看護においてはPONR（problem oriented nursing record：問題志向型看護記録）、診療ではPOMR（problem oriented medical record：問題志向型診療記録）と呼ばれます。

「データベース」「問題リスト」「初期計画」「経過記録」「退院サマリー」など、当たり前に使っている診療記録や看護記録のフォーマットはPOSからきているのです。看護過程も、看護記録や実習記録になると、その形式はPOSとますます類似します。

また、実習で電子カルテをみると、医師や看護師ばかりではなく多職種が、同じ場所に「SOAP」で日々の記録を記載していることを目にするのでしょう。医療現場ではプロブレムごとに「SOAP」で記録をすることが当たり前になっています。

実習記録でも、「SOAP」で記録するように決めている大学や学校が多いのではないでしょうか。誰が見てもさっとわかる記録にすることが「SOAP」形式の目的なのですが、簡単ではなく、これが実習記録の悩みの一つになっています。

「S」「O」「A」「P」それぞれに何を書くのかと考えると、ますます難しくなります。「SOAP」「AP」の根拠となる情報を「AP」で書くということは覚えておくといいでしょう。

他職種も悩みは同様なので、看護以外でも数多くの本が出版されています。困ったら、本を探したり、Webサイトを検索してみるといいでしょう。なお、「SOAP」は「エス・オー・エー・ピー」や「ソープ」と読みます。

（任　和子）

〈引用・参考文献〉

1. 中木高夫：POSをナースに　第2版. 医学書院, 東京, 1998.

みんなが書いている実習記録の様式はPOSからきているんだね。記録を書くときに“問題ごとに”を意識すると書きやすいよ

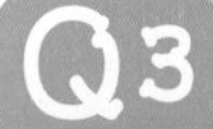
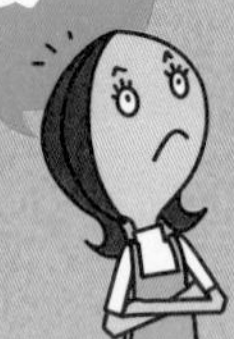

クリティカルシンキングってなに？

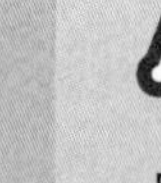

「批判的思考」と訳すとネガティブに感じるかもしれませんが、“じっくりと多方面からよく考える”ことです。

クリティカルシンキングとは

クリティカルシンキングとは、「第1に、相手の発言に耳を傾け、事実や気持ちを的確に理解・解釈する論理的思考、第2に、相手の考えだけでなく、自分の考えに誤りや偏りがないかを振り返る内省的思考」であるとされています[1]。

言い換えると、論理的思考は、原因と結果の関係や、結論に至る根拠を筋道立てて考えることです。内省的思考は、そのように考えたことについて、別の視点で点検することです。「難しかったり複雑であったりすることを簡単に説明するには、どのように表現しようか」とあれやこれやと考えてみる思考プロセスとも言えるのではないでしょうか。つまりは「よく考える」、「ちゃんと考える」ということですね。医療や看護特有のものではなく、ビジネスを成功させたり、日常生活を快適に過ごしたりするためにも重要です。

また、クリティカルシンキングは、「具体的には、より良い看護を行うために、患者の情報を偏りなく集め、アセスメントを正確に行い、計画を立案し、適切な看護介入とその評価をするという看護過程において働いている思考」[1]と説明されています。クリティカルシンキングは、看護過程と同じ思考なのです。

論理的思考と内省的思考を働かせて看護過程を展開する

クリティカルシンキングは看護過程と同様に、プロセスです。その構成要素は「情報の明確化」「推論土台の検討」「推論」「行動決定と問題解決」[1]であるといわれています。看護過程では、「情報の明確化」は「アセスメント」、「推論の土台の検討」は「分析」、「推論」は「診断」、「行動決定と問題解決」は「看護介入と評価」に対応できます。

このように、クリティカルシンキングは、アセスメントを正確に行い、的確な診断に基づいて、計画を立案し、適切な看護介入を行い、その評価を行うという看護過程において不可欠なものです。問題解決過程を援用した看護過程ですが、論理的思考と内省的思考を働かせることなので、簡単ではないです。

「看護過程が得意だ」という人をほとんど見かけませんし、看護過程を見える形として実習記録にすることは時間がかかります。自分の意見や考えがまとまらない、なかなか相手にうまく伝わらない、その結果として実習で思うような成果が出せないという悩みは、がんばって考えている証拠です。苦しいときは、クリティカルシンキングを身につけるトレーニングをしていると考えましょう。

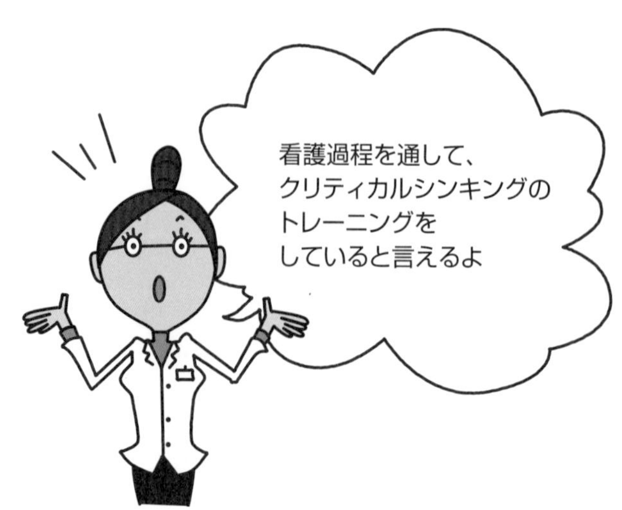
看護過程を通して、
クリティカルシンキングの
トレーニングを
していると言えるよ

批判的思考とは

クリティカルシンキングは、日本語では批判的思考と訳されます。「批判された」とか「批判する」というと、人の言動などの誤りや欠点を指摘するというネガティブなイメージがあります。しかし、批判的の後に思考をつけて、批判的思考とした場合は、「じっくりと多方面からよく考える」と捉えたほうがしっくりくるでしょう。

（任　和子）

〈引用・参考文献〉

1. 楠見孝，津波古澄子：看護におけるクリティカルシンキング教育．医学書院，東京，2017.

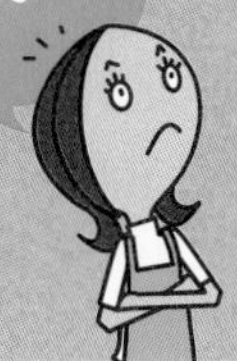

Q4 臨床推論・臨床判断ってなに？

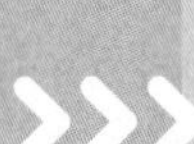

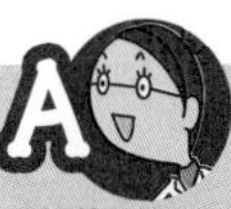

A 看護において臨床判断は、看護師としてかかわるべき患者さんの健康上の問題を診断することであり、臨床推論は、そのような診断をするためのアセスメントであるといえます。

臨床推論・臨床判断とは

臨床推論や臨床判断も、POSと同様、医療全般に用いられる言葉であり、臨床推論はとくに診療行為においてよく使われます。臨床推論はプロセスであり、臨床判断は、情報を分析した後にくだす結論や決定、意見のことです。クリティカルシンキングもプロセスですが、医療や診断以外でも用いられるため臨床推論よりも広い範囲をカバーします。クリティカルシンキングと臨床推論を経て、臨床判断がなされます（**図1**）。

看護診断だけでなく、患者さんの看護に必要なさまざまな判断が含まれる

看護において臨床判断は、看護師としてかかわるべき患者さんの健康上の問題を診断することであり、臨床推論は、そのような診断をするためのアセスメントであるといえます。また、看護診断のように時間をかけて結論を出すばかりではなく、行為を起こすか起こさないかの判断や、標準的な方法を使うか変更するかの判断、患者さんの反応から適切にその場で考え出して行う判断も含んでいます。

加えて、看護においては、看護独自で判断し介入する看護診断のみならず、医学的にみた患者さんの状態を判断する役割もあります。病状や症状を的確にアセスメントし、リスクを判断し、重症化予防や症状緩和をすることが求められます。そのため、看護師を対象とした臨床推論の書籍では、疾患や病状、症状に関連した内容に焦点をあてるものが増えています。臨床推論や臨床判断は医学的なことだと思ってしまいがちですが、それらも含んでいると考えるとよいでしょう。

医学では、臨床推論は正しい医学診断や治療、予後予測をするための方法論ととらえることができます。医学では、診断するための臨床推論である診断推論に焦点があたることが多いですが、患者さん個々の環境や好みに合わせた治療計画を決定するための治療推論も臨床推論です。このような臨床推論を経て、臨床判断がなされます。

＊

在院日数の短縮化や看護活動の多様化、看護の対象の多様化・複雑化において、臨床判断に必要な基礎的能力の育成は看護教育の場でも必要となってきています。本書では、詳しくは「PART6」（p.269～）で解説していますので参考にしてみてください。

（任　和子）

〈引用・参考文献〉
1. 三浦友理子，奥裕美：臨床判断ティーチングメソッド．医学書院，東京，2020.

図1 臨床推論と臨床判断

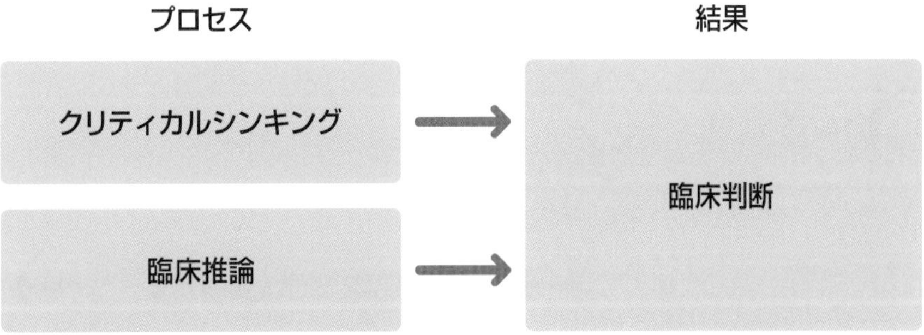

プロセス		結果
クリティカルシンキング	→	臨床判断
臨床推論	→	臨床判断

Klenke-Borgmann L, Cantrell MA, Mariani B: Nurse Educators' Guide to Clinical Judgment: A Review of Conceptualization, Measurement, and Development. Nurs Educ Perspect 2020; 41（4）: 215-221. より作成

Q5 クリティカルシンキング・臨床推論・臨床判断を看護過程にどう活かすの？

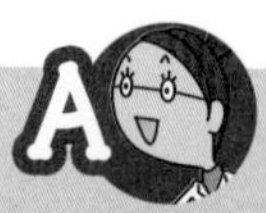

A 看護過程の学習すべてが、クリティカルシンキングや臨床推論、臨床判断能力を高めるトレーニングになります。

クリティカルシンキング・臨床推論・臨床判断は、看護過程にどう活かせばいいでしょうか。「Q3　クリティカルシンキングってなに？」で、「苦しいときは、クリティカルシンキングを身につけるトレーニングをしていると考えましょう」と述べました。看護過程の学習すべてが、クリティカルシンキングや臨床推論、臨床判断能力を高めるトレーニングになります。難しくて当然ですね。

ここでは、看護介入を決定し計画を立てるために、看護上の問題を決定する段階を例に挙げてこれらを説明します。実習記録では、関連図を書くタイミングで「これでいいのだろうか」と悩むときや、問題リストを点検するときに活用できるでしょう。

関連図を書くときは、「線でつなぐ」という作業が必要です。また看護診断をするときは関連因子と診断名をつなぐことが求められます。このような「線でつなぐ」ときに、よく考え、点検することが、まさにクリティカルシンキングや臨床推論のプロセスです。ここで広く深く考えることで看護過程の展開がスムーズになります。

図1に、線でつなぐプロセスを示しま

図1 事実をつなげて整理する

①事実をつなげてみる
気になる事実を書き出す
事実をつなげてみる（A）
事実をつなげてみる（B）
②かたまりをつくる
原因
結果
原因
結果
結果
原因
③原因について制御できるものとできないものに分ける
結果
④原因を整理・整頓する
原因
制御できない原因
結果
⑤看護診断で表現する
関連因子
診断名
関連する状態
ハイリスク群

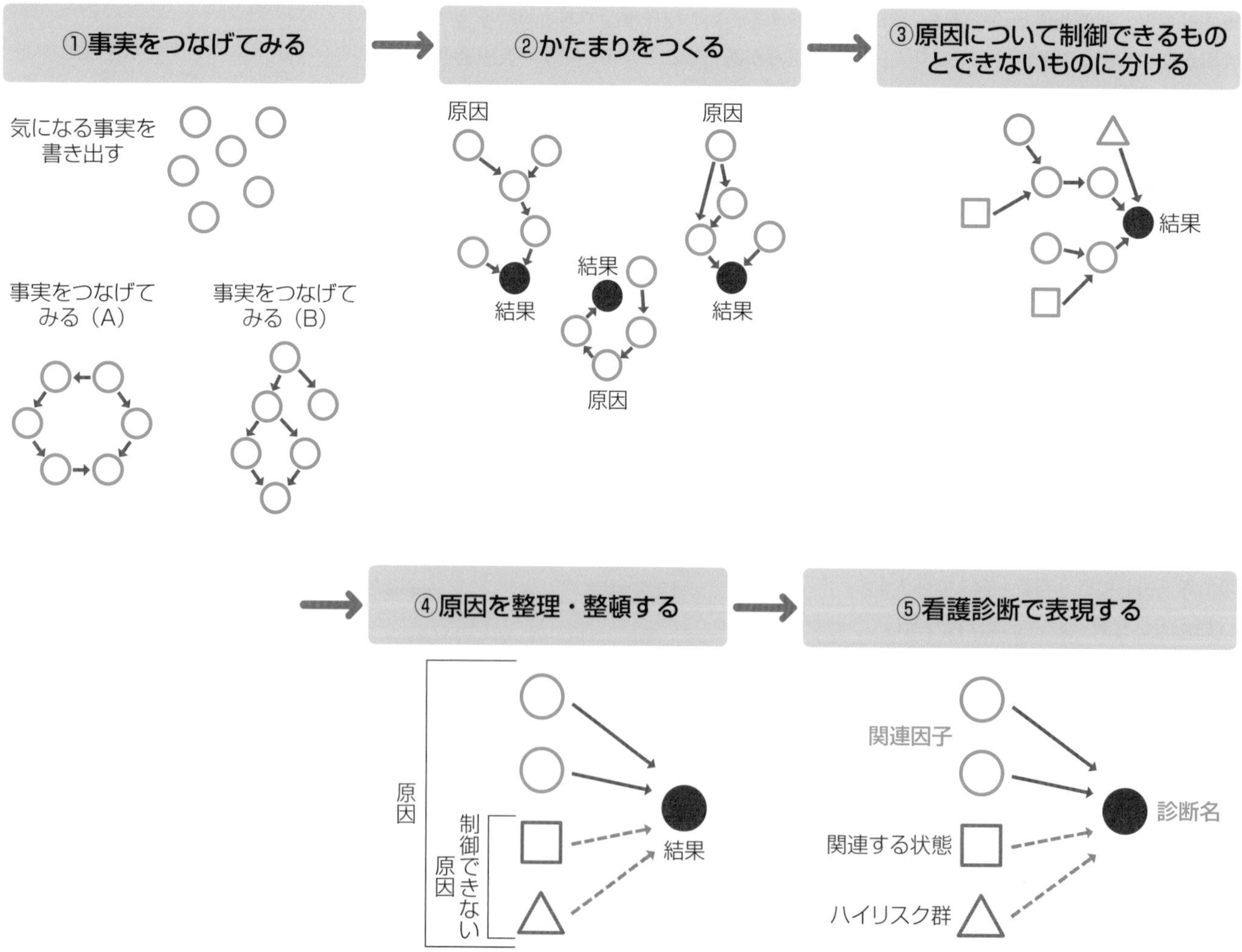

した。

①事実をつなげてみる

7.5ミリメートル四方くらいの大きさの付箋紙を準備しましょう。まず、気になることを書き出します。このとき、1枚の付箋紙には意味内容が1つのみになるようにして簡潔に書きます。簡潔にとはいえ、「腹痛」のように単語のみでは意味がわかりません。また、「腹痛が続いている」や「下痢のため腹痛が続いている」のように、できるだけ主語と述語をはっきりさせるように気をつけて書きましょう。なお、憶測ではなく事実を書きます。

次に、事実を記載した付箋紙を矢印でつなげてみます。①（A）のように円環する場合もあれば、（B）のように矢印が一定の方向に向く場合もあります。

②かたまりをつくる

①で円環になったものも、どこかで線を切って、→（矢印）が一定の方向になるようにして、いくつかのかたまりをつくります。矢印の一番先にあるものは**「結果」**、それ以外はすべて**「原因」**と考えます。

③原因について制御できるものとできないものに分ける

続いて、②で作成したかたまりを一つずつみていきましょう。原因とした複数の付箋紙を制御できるものとできないものに分けます。今回は看護上の問題を決定することを目的としているので、「制御できるものとできないもの」というのは、看護介入の対象となりうるかどうか、看護介入で扱えるかどうか、という意味になります。

④原因を整理・整頓する

原因とした複数の付箋紙をまとめて一つにしたり、結果に影響するような根本となる原因を選んだり不要なものを捨てたりして、原因を整理します。制御できないものも同様に整理します。最終的に原因を制御できるものと制御できないものに分けます。

⑤看護診断で表現する

④で整理・整頓した原因は、制御できるものは**「関連因子」**となります。また、制御できないものは、NANDA-インターナショナル[1]では、「ハイリスク群（年齢などの特性のことで、看護師は修正・変更できない）」「関連する状態（医学診断や医薬品など看護師が独自に修正・変更できない）」と定義されます。

＊

このように線をつなぐプロセスは、クリティカルシンキングを具体的に実行することであるといえます。試行錯誤をして、付箋紙を動かしながら作業します。きちんと考えられたかを確認し、点検する手立てを**表1**に示しました。**図1**の④や⑤のような最終段階で点検してもいいですし、もう少し前の段階でやってみることも有効です。

特に、**表1**の「①明瞭か」や「②事実はあるか」は、最初の「気になる事実を書き出す」段階で実施するとその後の作業が楽になります。「明瞭か」は読んで意味が通じるか、「事実はあるか」は憶測や想像で書いていないかを確認・点検します。

「③矢印をあらわした関係はしっくりくるか」はそもそもつながっているのかと考えるといいでしょう。「④原因は十分か」「⑤他に原因はないか」は似ていますが、「原因は十分か」では、原因にはまだ原因があるのではないかというように、原因を深堀りすることです。一方、「他に原因はないか」は、まったく違った原因を見落としていないかを確認します。

「⑥因果は逆転していないか」は原因と結果が逆になっていることで、よく起こります。「⑦原因と結果が同じことを指していないか」は同じことを繰り返し述べていないかを確認・点検します。

正解があるというよりも、よく考えることに力点をおいて取り組むと、ぼんやりしていたり複雑で混乱したときに、筋道がみえてきます。グループで声を出しながらやると楽しく取り組めます。

（任　和子）

〈引用・参考文献〉
1. T.ヘザー・ハードマン, 上鶴重美, カミラ・タカオ・ロペス原書編, 上鶴重美 訳：NANDA-I看護診断－定義と分類2021-2023 原書第12版. 医学書院, 東京, 2021.

表1 クリティカルシンキングの確認と点検

① 明瞭か
② 事実はあるか
③ 矢印であらわした関係はしっくりくるか
④ 原因は十分か
⑤ 他に原因はないか
⑥ 因果は逆転していないか
⑦ 原因と結果が同じことを指していないか

The Logical Thinking Process: A Systems Approach to Complex Problem Solving（H. William Dettmer, 2007）Categories of Legitimate Reservationより改変して作成

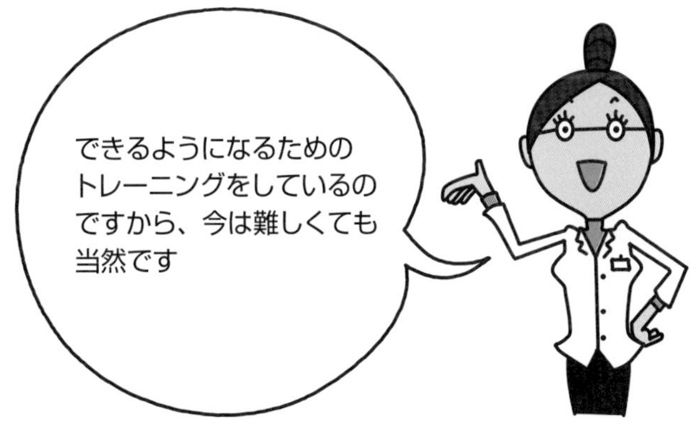
できるようになるための
トレーニングをしているの
ですから、今は難しくても
当然です

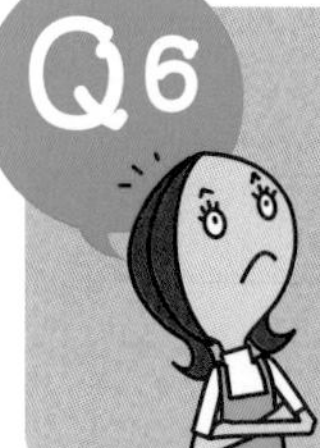

Q6 看護理論ってなに？

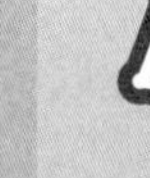
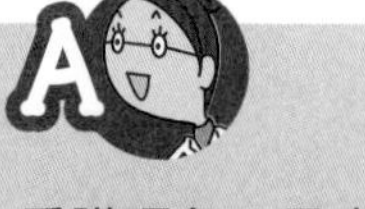

A 看護現象の見方・考え方を示したものであり、看護理論を背景にもつことで看護実践の方向づけを論理的に行うことができます。

看護理論とは簡単にいえば、看護現象の見方・考え方を示しているものです。どのような看護実践がなぜ必要であるかを明らかにし、望ましい結果をもたらすための方法を導くことができるものといえるでしょう。

看護実践の方向付けであり、学問としての体系化である

看護理論をこのように位置づけてみると、看護理論が看護にとって重要である理由は、大きく２つあるといえます。

まず１つめは、実践との関連です。理論を背景にして現象を見ることで、実践に裏づけができます。現象を知的に理解することができるので、状況に振り回されることなく、感情をコントロールすることにつながり、かかわる方向性が定まります。理論は看護実践の方向づけをする枠組みを提供してくれるのです。

2つめは、看護理論は看護の学問としての体系化に大きく貢献するということです。看護が学問として成り立つためには、明確な独自の理論がなければならないからです。

看護の実践の場では、ある理論をもって患者さんのおかれている状況や、行動、ことばを理解し、かかわりの方向性を探ることに対して、違和感をもつ人も少なからずいます。「理論は現実の問題にすぐに答えてはくれない」や、「人間は１人ひとり違うのだから、１つの理論ですべてを説明できるはずがない」という言葉には納得できるものもあります。

「理論なんていらない」と言いながらも、すばらしい看護実践をしている看護師もいるでしょう。しかし、そのような看護師と話をすれば、すでにある理論を基盤にして、その人なりのものの見方や考え方が無意識に組み立てられていることがわかります。それらを誰かが意識化し言語化しまとめていかなければ、その技術とそれを支える思想を次世代に伝えることができず、１人の看護師の技で終わってしまいます。師匠について「技」を受け継ぐことは、今でも職人さんの世界では行われていることですが、より多くの人により速く伝えるためには、やはり無形な「技」ではなく、不完全であっても有形な理論として表現する必要があります。

看護理論を背景に実践を行おう

看護理論を基盤にしている場合とそうではない場合で、何が違うのかを実際の例から考えてみましょう。

「人手がなく、病室と病室を飛び回っている忙しい時間のできごとです。脳梗塞のため自分で身体を動かすことができない患者さんが、およそ10分ごとにナースコールを鳴らします。看護師が病室に行き、『どうしましたか？』と問いかけると、無表情に『何でもありません』というだけです」という状況を思い描いてください。論理的な裏づけがなく、流れ作業のように業務だけをこなしていると、「忙しいのに、いいかげんにしてよ！」という自分の怒りをおさえきれず、「用事がなければ呼ばないでください！」と強い口調になってしまったり、「認知症の症状が出てきたのかな」と見当違いのアセスメントをしてしまったりするかもしれません。一方、自分で身体を動かすことのできない人がどんなに心細い気持ちになるものか、あるいは悲嘆のプロセスについての知識がある看護師なら、自分の感情をコントロールして、患者さんに向き合うことができるでしょう。

実習で、「あれ？」ととまどうような現象に遭遇したら、講義でならった看護理論を思い出してみましょう。

（任　和子）

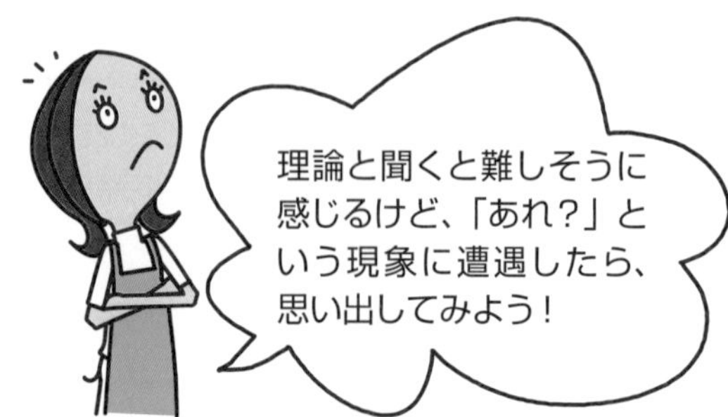
理論と聞くと難しそうに感じるけど、「あれ？」という現象に遭遇したら、思い出してみよう！

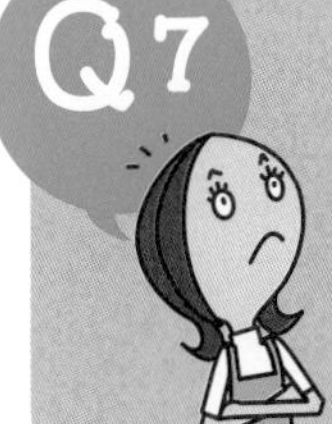

Q7 看護過程と看護理論の関係は？

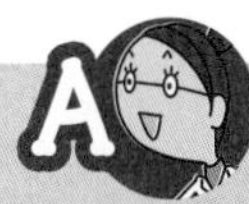

A 看護理論は単にアセスメントの枠組みにとどまらず、看護過程のすべての段階に反映されるもので、看護過程の展開に欠かせないものです。

看護理論は看護過程のすべての段階に反映される

「アセスメントの枠組みには、どの看護理論を使えばいいでしょうか」という質問を受けることがあります。この場合、「アセスメントの枠組み」として、たとえばオレムやロイなどの「看護理論家」の「看護理論」を活用することを想定しているのではないでしょうか。

看護理論を「どのような看護実践がなぜ必要であるかを明らかにし、望ましい結果をもたらすための方法を導くことができるもの」とすると、アセスメントの枠組みにとどまらず、どのように介入して結果を導くのかという、看護の目的に影響を与えるといえます。

つまり、看護理論は、アセスメント、診断、計画、実施、評価の看護過程のどの段階にも反映されるのです。たとえば、診断プロセスの結論として患者さんの健康上の問題は、オレムであれば「セルフケア不足」、ロイであれば「刺激への適応反応あるいは非効果的反応」としてとらえられます。つまり、同じ臨床場面でもその看護理論が何を焦点にしているかによって、アセスメントの視点や介入の方向性が異なると考えられます。

そのため、たとえば患者さんが急性期であるかリハビリテーション期であるかによって、適用する看護理論を変えることも有用でしょう。大学や専門学校によって、あるいは実習の領域によって、特定の看護理論を基盤にして看護過程を展開する場合もあります。

ゴードンの機能的健康パターンはどの理論でも活用できるツール

アセスメントの枠組みとしてよく用いられるゴードンの機能的健康パターンは、アセスメントをもとに、診断するための枠組みとして、どのような理論にも対応できるものを目指して開発されました。看護師個々人、あるいはその組織や文化特有のものの見方や考え方があったとしても、共通の枠組みをもつことができれば、どの病院や病棟でも同じアセスメントツールを用いて診断することができ、とても実用的だと考えられます。また、何人かの「看護理論家」の「看護理論」を取り入れて看護ケアをしたいと考える場合にも有用でしょう。

このように、ゴードンの機能的健康パターンは、看護理論ではなくアセスメントをするためのツールであると考えられます。ですから、ゴードンの機能的健康パターンを用いる場合も、何のために、どのようなものの見方や考え方で、看護をするのかを明確にする必要があるでしょう。そこでは、さまざまな看護理論を活用することができます。

これまで開発されてきた「看護理論家」の「看護理論」のほとんどは、広範囲で包括的な、抽象度の高いものです。しかし、「コーピング理論」や「セルフケア理論」など、より実践に主眼をおいた理論もあります。「慢性疼痛に対する温罨法の効果」も理論といえます。このように、看護過程を展開するうえで、看護理論は不可欠です。

（任　和子）

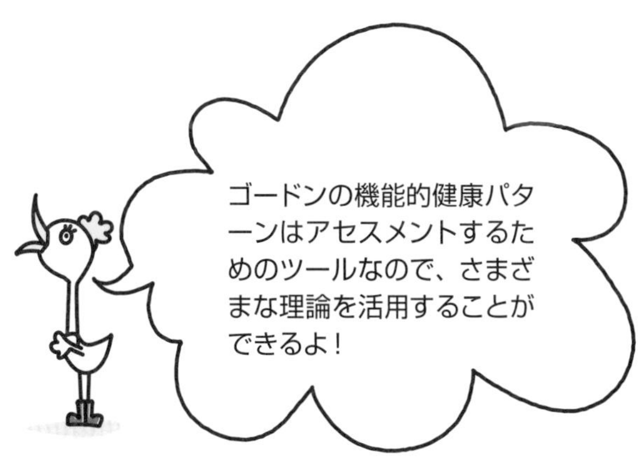
ゴードンの機能的健康パターンはアセスメントするためのツールなので、さまざまな理論を活用することができるよ！

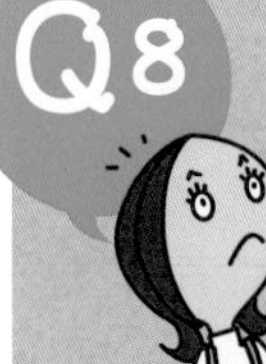

Q8 リフレクションってなに？

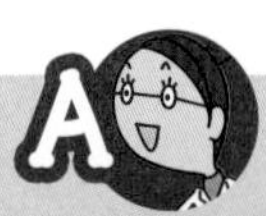

リフレクションは内省や省察、振り返りなどと訳されます。看護過程にも役立つ思考ですが、実習の経験から学び成長することに役立ちます。

リフレクションとは

リフレクションは、内省や省察、振り返りなどと訳されます。「Q3」でクリティカルシンキングは、論理的思考と内省的思考であり、これらを働かせて看護過程を展開する、と説明しました。リフレクションは、クリティカルシンキングの内省的思考（自分の考えに誤りや偏りがないかを振り返る）のことを指すといってもよいでしょう。

経験学習としてのリフレクション

リフレクションは、よりよい看護展開のために役立ちますが、実は経験から学び成長するうえで、重要な働きをするといわれています。このことを理論化したコルブの経験学習モデルを**図1**に示しました。

経験学習はまず、具体的経験をすることから始まります。自分で考えて自分で動くことによって、多くの気づきが生まれます。とくに自分では予測しなかった意外な結果や状況だった経験に注目することが、成長につながります。次に、経験をさまざまな観点から振り返り予測しなかった結果や状況だったのはなぜかを振り返ります（内省的観察）。続いて内省した内容をほかの場面でも使えるように言葉にして概念化します（抽象的概念化）。概念化したことは仮説なので、それを実行し検証します（能動的実験）。

リフレクションの方法

それでは、実習において自分でリフレクションをする方法を紹介しましょう。まず、おもに以下の４つを段階的に進めます。

①実習が終わってすぐ、印象に残った場面をピックアップする。
- 時間と状況を記載する（例：◯月◯日◯時◯分頃　食事の配膳をしたとき）。
- なぜ、印象に残ったのかを記載する。

②その場面の状況を時系列にできるだけ具体的に記述する。
- プロセスレコード（p.36 Q25参照）を活用してもよい。

③②で記載したそれぞれの状況ごとに、感じ考えたことや、「何ができて」いたか、そのほかに「何かできることはあったか」を考える。

④この場面から患者さんに確認したいことは何かや、また同じ状況に直面したらどうするかを考える。

できるだけ具体的に、状況を思い出し、言葉や表情を思い出して記述することがポイントです。また、自分の考えていたことと、実際の状況とはどのような違いがあったかを振り返りましょう。違っていたことは悪いことではなく、違いに気づくことでむしろ患者さんへの理解が深まるといえます。

リフレクションでは、誰が間違いを犯したかは問題ではありません。今後、どの点に改善を加えると「よりよくなるか」を考えることが重要とされます。リフレクションを行うときには、これまでの考え方や行動をどのように変えていくとよいのか、建設的に考えることが大切です。

（任　和子）

図1　コルブの経験学習モデル

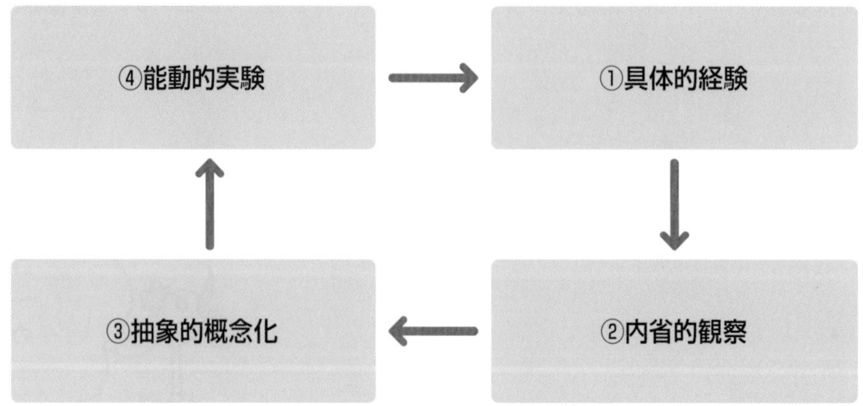

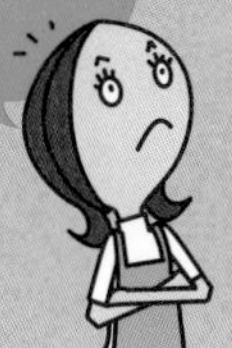

Q9 情報収集はどのように行うの？

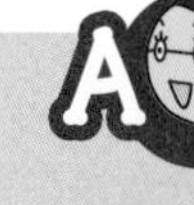

A 記録（診療録や看護記録）から収集する方法と、患者さんから直接収集する方法があります。

情報収集には2つの方法があります。記録（おもに電子カルテや紙カルテの診療録や看護記録）から収集する方法と、患者さんから直接収集する方法です。

特に入院患者さんの場合、診療録作成の際にさまざまな職種から同じようなことを聞かれることも多いため、診療録に記載されていることを重複して聞かないようにする配慮が求められます。

記録から収集する

看護記録では、データベースは看護理論の枠組みに沿った情報用紙を使用している施設が多いと思います。入院患者さんであれば、疾患に関連する身体的情報もおさえるようにしましょう。

そして、疾患およびその治療に関連した生活の変化とその変化に対する患者さんの反応（身体的・精神的・社会的）も抜けることのないように情報収集しましょう。

患者さんから直接収集する

次に、学生が患者さんから直接情報収集をする場合について考えてみましょう。

1. あいさつ

初対面のあいさつのときから情報収集ははじまります。最初のあいさつは学生自身もかなり緊張する場面ですが、それは患者さんも同じです。そのときの患者さんの反応から、精神的情報収集ができるでしょう。それはストレスへの反応の1つともいえるかもしれません。

2. ベッドサイド

ベッドサイドも患者さんの性格や生活状況を示してくれています。入院中のベッドサイドは患者さんの唯一のプライベートスペースといえます。普段の生活を小さな空間で再現されているのです。

まず、整理整頓の状況をみます。施設によって環境整備の仕方が違ってきますので、担当の患者さん以外のベッドサイドもさりげなく観察し、個人の生活状況が現れているのか、環境整備状況が現れているのかを確認しておく必要があるでしょう。

3. 日々の観察

そして実際に日々かかわりながら情報収集をしますが、看護師は患者さんのもつ健康上の問題に介入していきますので、まずは問題が何かを知らなければなりません。

入院患者さんの場合は少なくとも疾患という問題を抱えているので、その疾患から生じる悪影響を知り、さらなる悪影響が起こらないように、異常の早期発見や、予防、症状の観察をする必要があります。

疾患による身体症状もあれば、治療による弊害や入院生活という生活環境の変化から生じる心理・社会的影響など、現在すでにある疾患から生じる悪影響にどのような種類のものがあるのか、本人がそれをどう感じているのか、そして、どう対応・反応しているのかを観察していきます。

患者さんが以上のことを整理して話してくれることはほとんどないでしょう。

ですから、例えば、「自分があなたと同じような状況におかれたら、こう思うのですが、○○さんはどうなんでしょうか？」などと、まず自分が推測した仮説（問題）を患者さん自身にぶつけてみるのもよいと思います。

できるだけ具体的に動作で表現してもらうのもよいでしょう。ADL（activity of daily living：日常生活動作）が自立していると問題点は見つけにくいものですが、例えば、洗濯物は誰がどのように行い、どこにしまっているのか、どのくらい時間をかけてシャワーに入っているのかなどを具体的に知ることで、ADLのなかにある問題が見つかることもあります。

必要な情報を効率よく集める

最近は入院期間がどんどん短くなってきているため、情報収集は限られた時間内に効率よく行わなければなりません。まず、「何のための入院か」を考え、退院時に期待される状態（成果）をイメージします。そして、その達成のために必要な情報を優先的に収集しましょう。

さらに、達成によい影響を与える因子となるのか、達成を困難にする因子なのかという視点から情報を振り分けておくと看護計画立案のときの助けになります。

（中井美容）

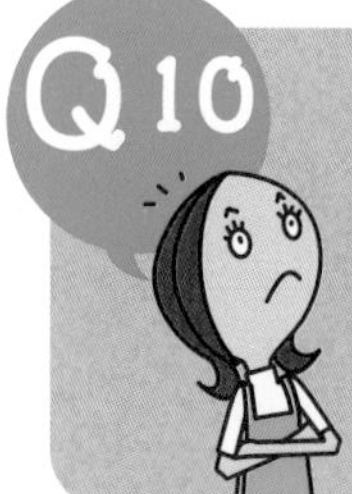

Sデータ、Oデータってなに？どうやって分けるの？

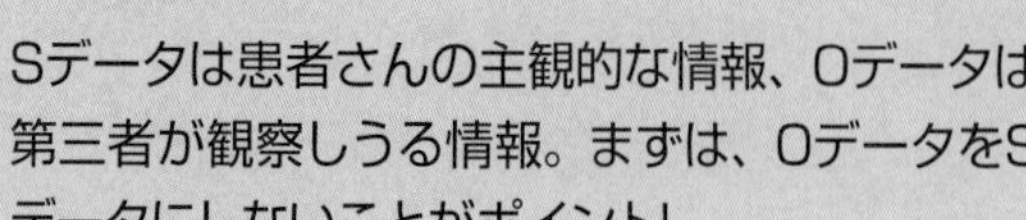

Sデータは患者さんの主観的な情報、Oデータは第三者が観察しうる情報。まずは、OデータをSデータにしないことがポイント！

一般的に情報は、SデータとOデータに分けて書きます。SデータのSはsubjectiveの略で、主観的情報のことです。OデータのOはobjectiveの略で、客観的情報のことです。

SデータをOデータで確認することで患者さんに合ったケアができる

では、なぜSデータとOデータに分ける必要があるのでしょうか。

それは、患者さんの状態を把握し、理解するために、患者さんの主観としての体験や感覚・感情（=Sデータ：subjective data、主観的情報）と、第三者が観察しうる情報（=Oデータ：objective data、客観的情報）とを分けて考えると効率がよいからなのです。

例えば、術後の患者さんが「痛い。でも大丈夫です」と言ったとします。

これをSデータで表現すれば、

(S)「痛い」もしくは(S)「痛い。でも大丈夫です」

となります。

Oデータで表現すると、

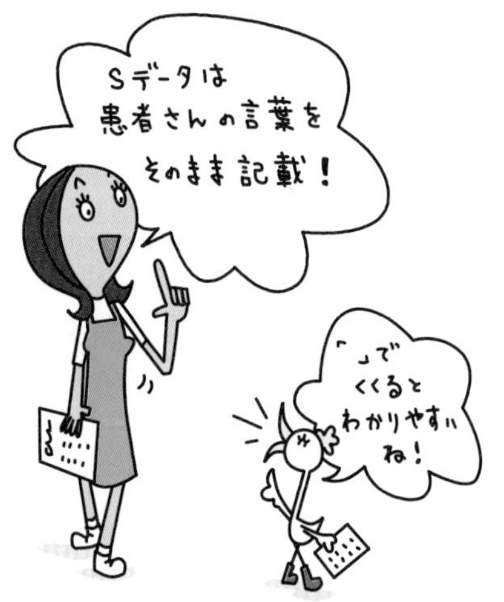

Sデータは
患者さんの言葉を
そのまま記載！
「」で
くると
わかりやすい
ね！

(O) 疼痛あり

となります。

そして、この痛みが異常なものかどうかをバイタルサイン、尿量などのデータとともに、多角的に観察します。その結果、異常であるとアセスメントした場合は、医師に報告し、異常に対する対応をとりながら、痛みの軽減を同時に行うことになります。

そこで、異常ではなかった場合、「でも大丈夫です」というSデータをどうとらえますか。言葉の表現だけをみれば、「(O) 疼痛あるが自制内」という表現でもよいかもしれません。疼痛スケールを用いて表すのもよいでしょう。

しかし、患者さんが何を（どのような痛みを）、どう考え（感じ）、大丈夫（問題ない）と結論づけたのかを聞いていくことで、がまん強い人なのか、薬が効いている状態なのかなど、患者さんをもっと知ることができます。"がまん強い人"と"痛みの閾値（いきち）が低い人"とでは、術後のADL（日常生活動作）拡大に対するケアプランも変わってきますから、その患者さんに合った看護計画を立てるのに役立つでしょう。

Sデータに「大丈夫です」とあるから痛みの軽減に対するケアをしないのか、Sデータをさまざまな Oデータで確認し、場合によっては痛みの軽減を図るのかでは、看護に大きな違いが出てくるのです。

重要ポイントはOデータをSデータにしない

学生の報告に、「沐浴（もくよく）について不安があるそうです」というものがよくあります。これは続いて、「不安の軽減のためにパンフレットを用いて指導をする」という方向になります。

そこで、指導の内容はどういったものがよいかを考えるために、「患者さんは、どのような不安があると言っていましたか」と学生に尋ねると、「『沐浴が不安です』とおっしゃっていました」と返ってくる場合と、「『沐浴がわからない』とおっしゃっていました」と返ってくる場合があります。

この２つの違いがわかりますか。前者の場合、Oデータとして「(O) 沐浴について不安がある」、またはSデータとして「(S) 沐浴が不安です」とも表現できます。しかし、後者はSデータではなく、Oデータもしくはアセスメントになります。つまり、Sデータの「わからない」＋「不安げな表情や声のトーン」＝「不安」、もしくは「わからない」というOデータ＝不安というアセスメントになるのです。

いずれにしてもどのような不安や思いがあるのかについて、さらにデータを集める必要があります。前者では、「沐浴のなかの何が一番不安ですか」と尋ねていけばよいでしょう。後者では、「沐浴のどこがわかりにくいですか」と聞くことで両者とも患者さんが沐浴についてどの程度知っていてどこが一番気になっているところなのかというデータが収集できます。

ここでのキーワードは「OデータをSデータにしない」です。Sデータに忠実になることでいろいろなことがシンプルになり、問題解決の糸口が見えてきます。

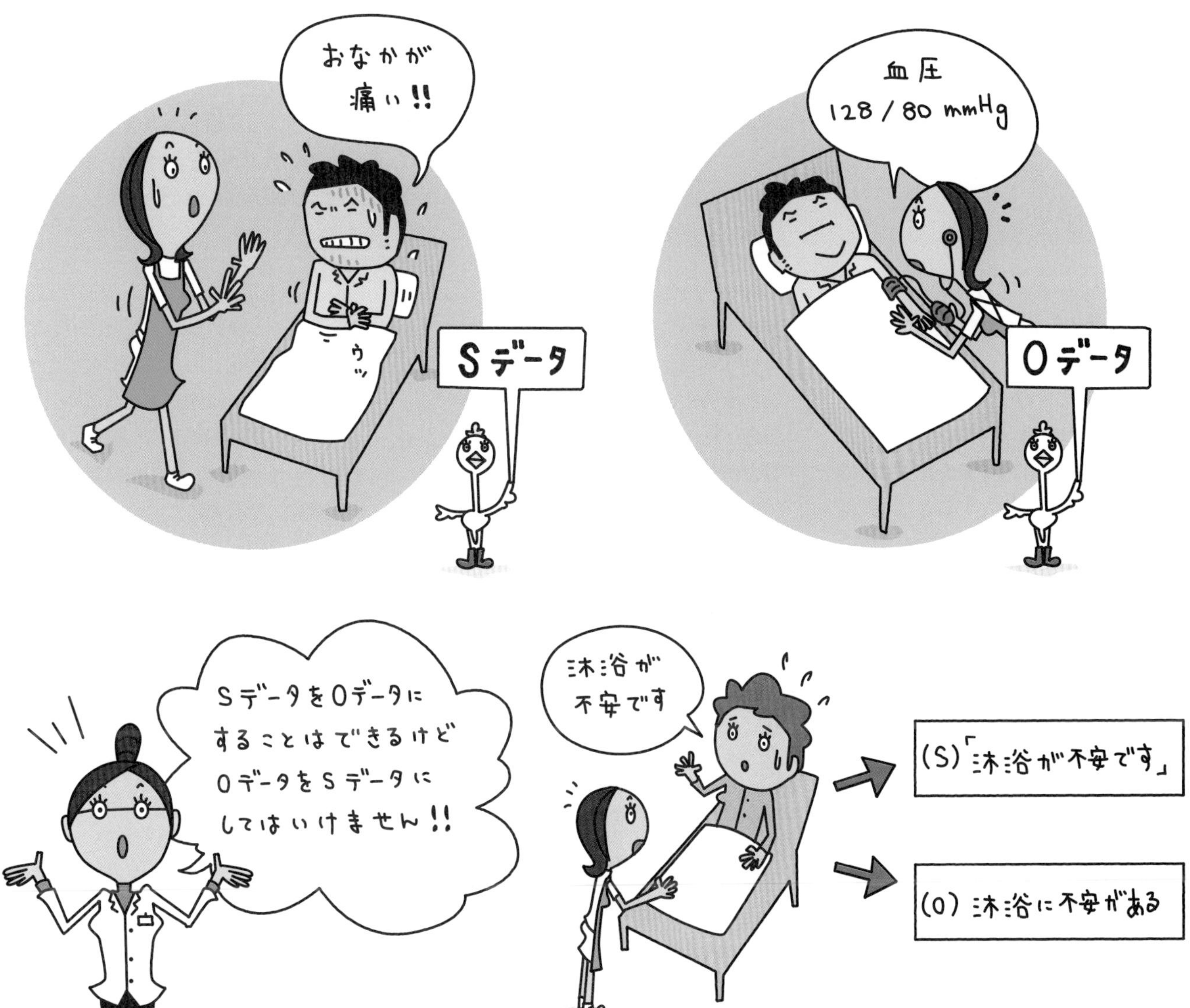
おなかが
痛い!!
ウッ
Sデータ
血圧
128/80 mmHg
Oデータ
Sデータを0データに
することはできるけど
0データをSデータに
してはいけません!!
沐浴が
不安です
(S)「沐浴が不安です」
(O) 沐浴に不安がある

Sデータと0データの分け方のコツ

Sデータと0データを分けるコツは、2段階あります。

1段階目は、本当に患者さんの言葉だったのか、患者さんの表情や視線、その場の状況、雰囲気などから自分が感じた、考えた、推し量ったことではなかったかを、データごとに再度問いなおしながら、分類するということです。

そして、2段階目では、Sデータであるとしたものが誘導的に導き出した言葉ではないかを問いなおすということです。

その2段階を踏みながら、1つひとつのデータを整理していけば、Sデータ、0データを分けていけると思います。

次に記録もしくは報告など、他人に情報を伝えようとするときのコツに入りましょう。

長い文章は読むこと自体に時間がかかり、他者と情報を共有するには不利になります。よって、膨大な情報のなかから厳選し、最も表現したい部分に焦点を当てるとよいでしょう。そのために、「Sデータを0データにする」ことは有用です。

Sデータを0データにするメリットはデータをコンパクトにできること、デメリットはデータの主観性を残すのが難しくなることです。どのようなことを他者と共有したいのかを明確にし、その目的のために適切な表現を選べばよいと思います。つまり、伝えたい情報によってSデータが多いときもあるでしょうし、情報の共有をスピーディかつ正確にしたいときは、0データで表現する内容が多いこともあるということです。

情報量にとらわれる必要はありません。重要なのは患者さんに還元できる有効な情報を収集できているかどうかです。

（中井美容）

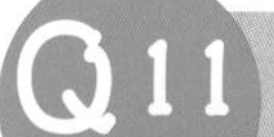

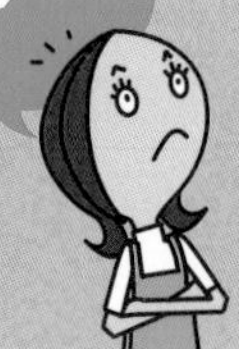

電子カルテからどのように情報を集めるの？

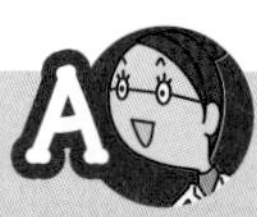

看護の方向性をイメージして電子カルテを開くことが大切です。患者さんの現在、過去、今後の見通しを考えながら、情報を集めていきましょう。

電子カルテは便利なもの？

現在、病院では電子カルテの普及が急速に進められています。みなさんが実習する病院でも、電子カルテを使って看護記録や診療録を記載しているところが増えているのではないでしょうか。

従前の手書きの「紙カルテ」（電子カルテと対比させて紙カルテと呼称されます）に比べると読みやすくなりました。看護記録はもちろん、医師の記録もリハビリテーションの記録も、X線やCT検査の画像なども収められており、検査結果もすぐに反映されます。迅速に必要な情報を得ることができ、多職種で共有することもできるため、とても便利です。

また、長い罹病期間のある患者さんや糖尿病とがんなどの併発疾患をもつ患者さんが増えてきていますが、電子カルテなら、昔の情報も異なる疾患に対する治療や投薬内容などの情報も、比較的容易に探し出すことができます。「コピー＆ペースト」の機能を利用して、過去の記録や検査データを引用して、現在の記録を書くこともできます。

実習における電子カルテの課題

しかし、看護学生のみなさんにとって便利かというと、そうでもないようです。例えば、パソコンの台数が限られていて、看護記録を見る時間が限られてしまう場合があります。また、電子カルテに書かれた内容を見るためには、IDとパスワードが必要であり、学生１人１人には与えられない場合があり、必要なときには教員や看護師に依頼しなければならない、という声もときに聞きます。このようなことは学生では対処のしようがないので、自由に見られるように実習環境を整える努力が必要といえます。

この他に学生からよく聞くのは、「どこを見たら必要な情報があるかわからない」という声です。紙カルテなら、本をめくるように開いていくと情報をつかめますが、電子カルテではざっと見てもわからず、情報があるところをねらってクリックする必要があるからです。

実習で必要な情報を電子カルテから集める

実習を行ううえで必要な情報は何でしょうか。実習の目的によってその内容は異なりますが、ここではある程度共通することを中心に解説します。

1．実習初日の情報収集

実習初日は、まずざっくりと全体像をつかんで、看護の方向性をイメージする必要があります。全体像をつかむために必要な項目の例を**表１**に挙げました。これらを把握することによって、自分の受け持ち期間内の看護の方向性をイメージすることができます（**図１**）。

2．実習２日目以降の情報収集

実習２日目以降は、毎日の患者さんの変化を見るために、フローシート・経過表が大活躍します。医師記録や日々の看護記録もチェックしましょう。

翌日の実習計画を立てるためには、患者さんの予定が必要です。採血やX線検査、リハビリテーションなどについて実習終了時間が近づいたら必ず確認しておきます。これらは検査やリハビリテーションのオーダー画面から確認できますが、わかりにくければ、どこを確認したらわかるのか、看護師にたずねておきましょう。

イメージをもって電子カルテを開こう

診療録や看護記録をメモや実習記録にひたすら書き写している看護学生を見かけることがあります。家に帰って記録するための準備なのでしょうが、あまり効果的ではないと思います。

実習中はいま患者さんがどのような状態にあるのか、どのようなプロセスを経て現在に至ったのか、そして今後どうなるのかという見通しをつかむことが大切です。「自分がこの患者さんなら」「この患者さんのご家族なら」、あるいは「患者さんやご家族に自分が説明するとしたら」と考えながら、ストーリーを組み立てたりイメージを描きつつ、情報を得るほうが効率がよいと思います。そうすると、つかみきれなかった情報がわかり、それらを患者さんに確認したり、看護師や医師に質問することができます。**表２**に患者紹介の例を示しました。このようなものを書くことをイメージするとよいでしょう。

特に病状や治療方針についてのインフォームド・コンセントはとても重要です。どこに記録されているか確認してこれまでの流れをつかみ、今後の見通しをもちましょう。

そのうえで、患者さんから聞いたことや観察したことから、「ゴードンの機能的健康パターン」などを用いたアセスメントに進めていくとよいでしょう。

看護記録にもある「ゴードンの機能的健康パターン」を書き写しても、看護師の立てた看護計画以上のものは出てきません。看護学生の視点でもっと詳細にていねいにアセスメントすることで、患者さんの役に立つケアが学生のみなさんにもできるはずです。

（任　和子）

表1 ざっくりと患者さんの状態と看護の方向性をつかむために必要な情報

- 病気の種類と段階
- 治療方針と内容、インフォームド・コンセント、今後の見通し
- 発達段階・家族背景・社会生活
- 看護方針
- 日常生活動作（ADL）
- 1日の生活の流れ

＊ADL（activity of daily living）：日常生活動作

表2 「患者紹介」の基本的情報の例

- 年齢、性別、身長・体重、役割・職業（高齢者の場合は以前の職業）、家族背景
- 主訴、主要症状
- 病名（入院の目的となった主たる病名）・現病歴
- 既往歴
- 治療方針・治療内容
- インフォームド・コンセント
- 看護方針
- 検査所見：尿検査、便検査、血液学検査、血清生化学検査（ホルモン検査を含む）、免疫学検査、微生物学検査、病理組織学検査、生体機能、内視鏡検査、画像検査
- 症状・病気や治療に関する患者や家族の認識や思い

図1 実習初日の情報収集

病気の種類と段階

「病気の種類と段階」では、今回の入院によって主に治療対象となっている病名を把握し、その段階が初期なのか、ステージや進行の度合い、急性期なのか回復期なのかターミナル期なのか、などを把握します。特に、医学的に正確な情報を得ることが重要です。病名として、「疑い」を含め、たくさん記載されていることがありますが、現在入院して治療している病気に焦点をあてます。これは、医師の診療録から容易に得られることが多いでしょう。ステージや進行度合いなどは、検査データなどは示されていても、はっきりと記載されていない場合もあります。検査データを見てその値から判断しなければならないので、教科書や参考書を開いて確認しましょう。

↓

治療方針と内容、インフォームド・コンセント、今後の見通し

そして、それらに対してどのような治療が行われており、これから何が予定されているのか、そのことは患者さんやご家族に、いつどのように説明されたのかについて、記録から探します。これらについても、医師の診療録に記載されていることが多いですが、時系列に記載されていることが多いので、「医師記録」を現在からさかのぼって確認していきましょう。外来での記録に書かれていることもあります。また、患者さんやご家族についての説明はたいへん重要な情報なので、「インフォームド・コンセント」として、診療録とは別に、項目を挙げて記載するようにしている病院もあります。

↓

発達段階・家族背景・社会生活

家族背景、職業などの社会生活については、看護記録に書かれています。今回、p.276〜288の資料で例として挙げられている2つの病院の電子カルテでは、アセスメントの枠組みとして「ゴードンの機能的健康パターン」または「NANDA-I看護診断」を使っていますので、そのなかの「役割・関係」を見るとよいでしょう。

→

看護方針

看護方針は、日々の看護記録（IBMでは詳記記録、Fujitsu［富士通］ではSOAP&フォーカス）に書かれていたり、カンファレンス記録などとして書かれている場合もあります。挙げられている看護診断や看護目標を列挙しても看護方針はみえてこないので、「ADLを維持し、肺炎から早期に回復し自宅退院をめざす」など大きな方針をつかむようにしましょう。

↓

日常生活動作・1日の生活の流れ

日常生活動作は、「ゴードンの機能的健康パターン」や「NANDA-I看護診断」の「活動／休息」やフローシート・経過表、看護オーダー（IBM）や看護指示（Fujitsu）から、患者さんの動ける範囲や治療による制限、行われている援助などを確認します。さらに、1日の生活の流れをイメージすると、患者さんの生活に合わせて自分の行動計画を立てられます。朝は何時ごろ起き、歯みがきや洗面はどこでどのようにされるのか、食事、排泄、リハビリテーション、バイタルサイン測定、入浴、就寝時間など、まず、今の患者さんの24時間をイメージできるようになりましょう。足りないところは観察したり患者さんに聞いたりする必要がありますが、フローシート・経過表からある程度予測することができます。

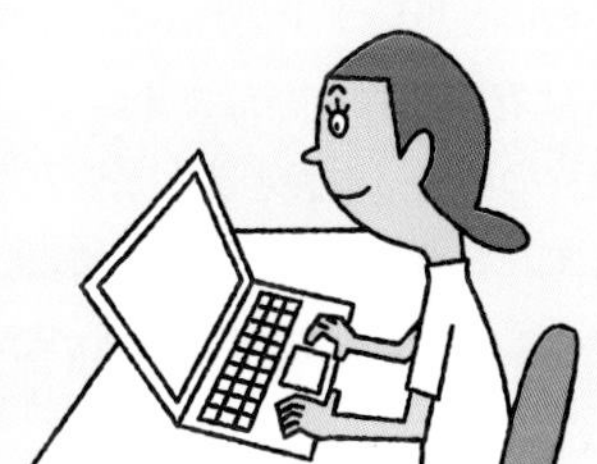

実際の電子カルテの画面を巻末の資料（p.276）で紹介しています。どこにどのような情報が載っているのか参考にしてください。

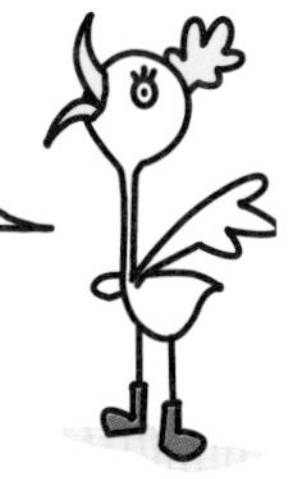

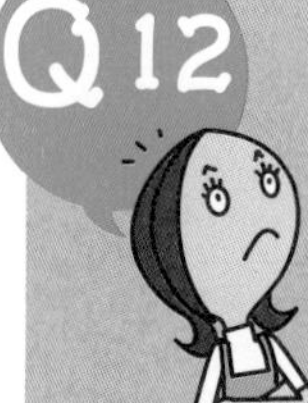

Q12

アセスメントってなに？どうやって書くの？

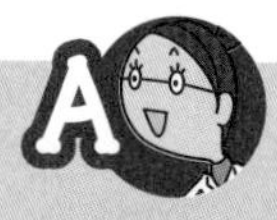

A

アセスメントとは「情報収集」と「情報の解釈と分析」です。記録する際は情報と解釈・分析に一貫性があるのかを確認しましょう。

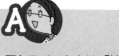

アセスメントとは、患者さんの健康上の問題を明らかにするために、患者さん本人やご家族、カルテ等から健康状態に関する情報を収集し、看護の視点で情報を解釈・分析することです。

看護の視点は、医師の診断に対する治療の視点とは異なります。あくまでも、患者さんは“生活者”であるということを念頭に置きながら、健康を障害されていることで患者さんの生活にどのような影響があるのか、という視点でアセスメントを行うことが前提です。

では、**表1**を参考にしながら、アセスメントを「情報収集」と「解釈・分析」に分けて解説していきましょう。

情報収集

情報収集を行う際、どこから何に手をつけたらよいかわからず難しい、と感じる人も多いと思います。しかし、アセスメントは看護過程の一部です。そして、看護過程の展開は看護理論が基盤となっています。看護理論に基づいて情報収集を行うと、系統的に情報の整理ができ、患者さんの健康状態を把握しやすくなると思います。

情報は、S（主観的情報）とO（客観的情報）を経時的に収集することが大切です（p.12 Q10参照）。その情報が多ければ多いほど、解釈・分析の精度が上がり、より的確な看護上の問題の明確化につながります。

解釈・分析

解釈・分析の視点は、下記のとおりになります。

①解釈・分析をする時点において、正常か異常か。
②①について、その原因・誘因は何か。
③その状態が継続した場合、何が予測されるか（緩和または解決しそうか。あるいは悪化しそうか）。
④①～③を受けて、看護の方向性としてはどのようなことが必要か。

表1では、該当する文章に上記の番号を示しています。解釈・分析は看護者の主観ではなく、看護学の専門知識に基づいて行います。そうすることで、“看護上の問題”の明確化につながるのです。

収集した情報と解釈・分析を見比べよう

学生の記録を見ていると、収集した情報には記述がないが、解釈・分析の記述に突然出てくる情報がある、という場合があります。

本来、情報収集があって、その情報を解釈・分析するという流れで看護過程が展開されるはずなのですが、情報として記述しないうちに解釈・分析を頭の中で行ってしまっているのだと思います。

看護過程を記録するということは、他の医療者と情報を共有し、いろんな視点から解釈・分析をするという意味もありますから、収集した情報と解釈・分析に一貫性があるかを確認しながら、記録を進めていくとよいと思います。学習段階では、完成した記録を見直し、解釈・分析に出てくる情報が収集した情報として記述できていなければ、追加で記述することが大切です。

（住田陽子）

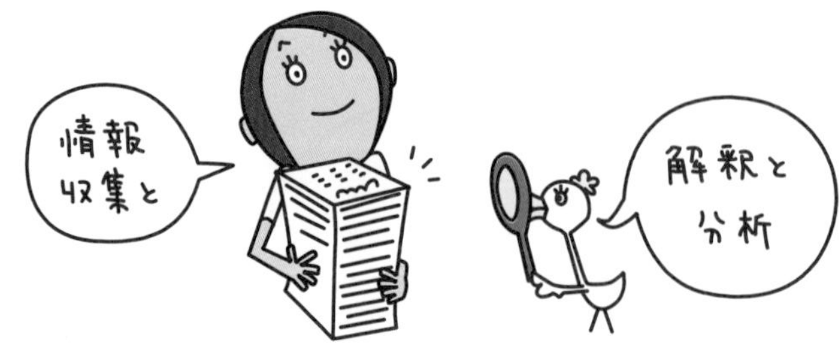

表1 アセスメントの一例

情報	情報の解釈・分析*
75歳、女性 ● 夫(78歳)と2人暮らし。 ● 現在、右大腿骨人工骨頭置換術後5日目であり、総室に入院している。 ● 術翌日:ベッド上でリハビリテーション開始。 ● 術後3日目:全介助により車椅子移乗開始。 ● 明日より歩行練習が開始となる予定。 S) ● 食欲はあまりないです。おにぎりやパンは好きなので、まだ食べやすいです。 ● 水分をたくさん摂るとおしっこに行きたくなるから、控えているんです。 ● 今まで元気だったのに、こけてこんなことになってしまったのがショックで…元どおりの生活ができるのか不安です。年寄りの2人暮らしなんでね。 O) ● 術後1回も排便がない。入院前は毎日1回排便があった。 ● 腸蠕動音は術後からやや弱く、腹部膨満感もややある。嘔気・嘔吐はない。 ● 食事は病院食を摂取せず、夫が差し入れるおにぎりやパンを摂取している。 ● 水分摂取は食事時のみ、湯のみ1杯である。 ● 室内でポータブルトイレを使用しており、自力で移動することは可能である。	● 排便が入院前は毎日1回あったのが、術後からは1回もなく5日経過している。嘔気・嘔吐はないものの、腸蠕動音は術後からやや弱く、腹部膨満感もややあることから、便秘の状態であると判断できる(①)。 ● 原因は腸蠕動運動の減弱と考えられる。そこにつながる要因としては、75歳という高齢であること、自力歩行がまだできないことから活動量が低下していること、食事内容が炭水化物に偏り繊維質の摂取が不足していること、水分摂取量が少ないことが考えられる(②)。 ● 総室でポータブルトイレを使用することによるストレスや今後の生活への不安により、交感神経が優位になっていることも、便秘を助長している一因であると考えられる(②)。 ● 食欲低下の一因は便秘にあると考えられる。また、便秘を放置することにより、体外に老廃物が排出されず、有害なガスや発がん性物質が貯留し、人体に諸々の悪影響を及ぼしてしまう(③)。 ● 便秘の状態を改善するためには、消化管の観察とともに、活動・食事への介入、排泄環境への配慮、不安の傾聴が必要であると考える(④)。

*解釈・分析の視点
① 解釈・分析をする時点において、正常か異常か。
② ①について、その原因・誘因は何か。
③ その状態が継続した場合、何が予測されるか(緩和または解決しそうか。あるいは悪化しそうか)。
④ ①〜③を受けて、看護の方向性としてはどのようなことが必要か。

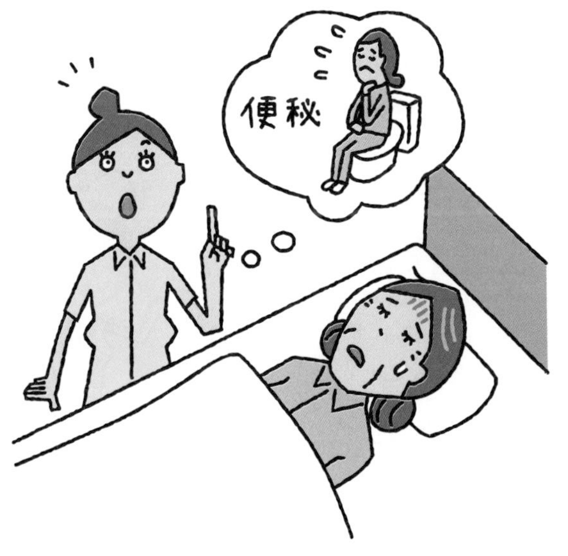
便秘

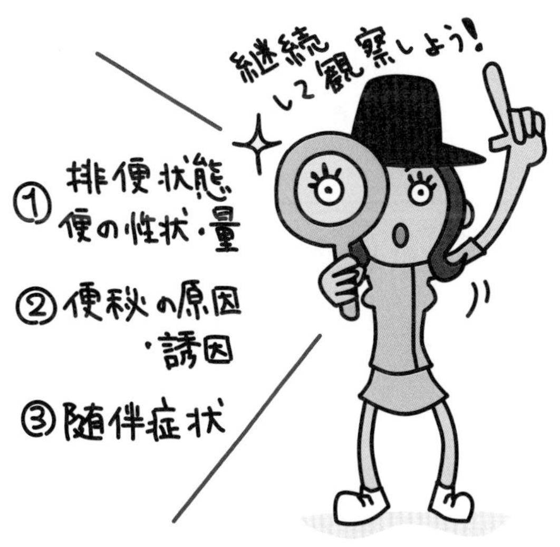
継続して観察しよう!
①排便状態
便の性状・量
②便秘の原因
・誘因
③随伴症状

Q13

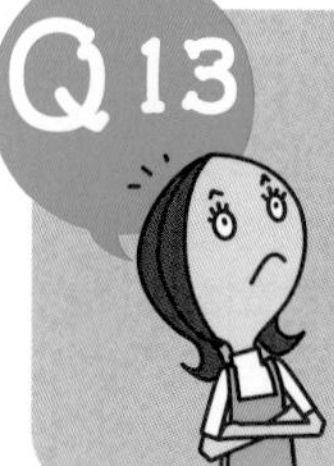

看護ケアにつながるアセスメントはどうすればできるの？

A

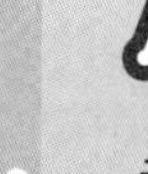

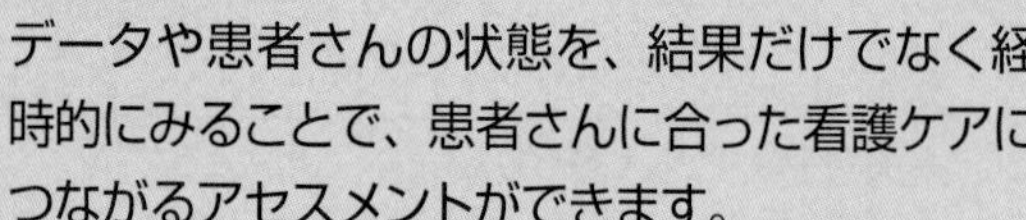

データや患者さんの状態を、結果だけでなく経時的にみることで、患者さんに合った看護ケアにつながるアセスメントができます。

看護過程でのアセスメントとは、集めたデータや情報の意味を解釈し、比較・分析して、今後どうなっていくのかを予測、検討していくことです。

このとき、看護ケアにつながるアセスメントを行うために重要なことは、①情報の意味を考える、②情報と情報を経時的にみる、③日常生活への影響を考える、④将来を予測するなど、視野を広げていくことといえます。

経時的にとらえ、予測していく

黒色便とふらつきを自覚し、胃がんと診断された患者さんの経過を例に説明しましょう。

まず、入院時は、Hb（hemoglobin：ヘモグロビン量）は9.0g/dLであり、ふらつきの自覚症状もありました。Hbを基準値と比較するとかなり低く、ふらつきは貧血の症状であると判断できます。ただちに鉄剤が投与され、入院７日目では、Hbは10.0g/dLに上がり、ふらつきは軽快しましたが、現在も黒色便を排泄しています。

これらのことを入院時からのデータの経過と、治療や症状をふまえて考えてみましょう。

７日目のHbも数字だけでみると、基準値から逸脱しており入院時と同様に貧血と判断できます。しかし、数値を経過でとらえると、少しですが上昇していることがわかります。また、ふらつきの自覚症状も軽快していることをふまえて考えると、治療効果は出ており、今後もHbの上昇が予測できます。

次に、入院前から続いている黒色便は何を意味しているのかを考えてみましょう。

入院前からの黒色便は、胃がんであることから消化管出血を起こしているためと予測されます。しかし、入院７日目の黒色便は、鉄剤の効能による排泄物の黒色化であることも予測されます。消化管出血によるものであれば、今後貧血が悪化していく可能性がありますが、薬の効能であれば正常な現象である、ということになります。

そうすると、「他に症状はないのか」「入院前の詳しい生活習慣は？」「疾患の進行状況は？」「今後の治療方法は？」など、さらに情報が必要となります。

このように、データや患者さんの状態を結果だけでみるのではなく、常に情報を経時的にとらえ、予測を立てていくと、それらの情報の意味も変化し、それぞれの患者さんに合った看護ケアを実施することができるのです。　（森加由加里）

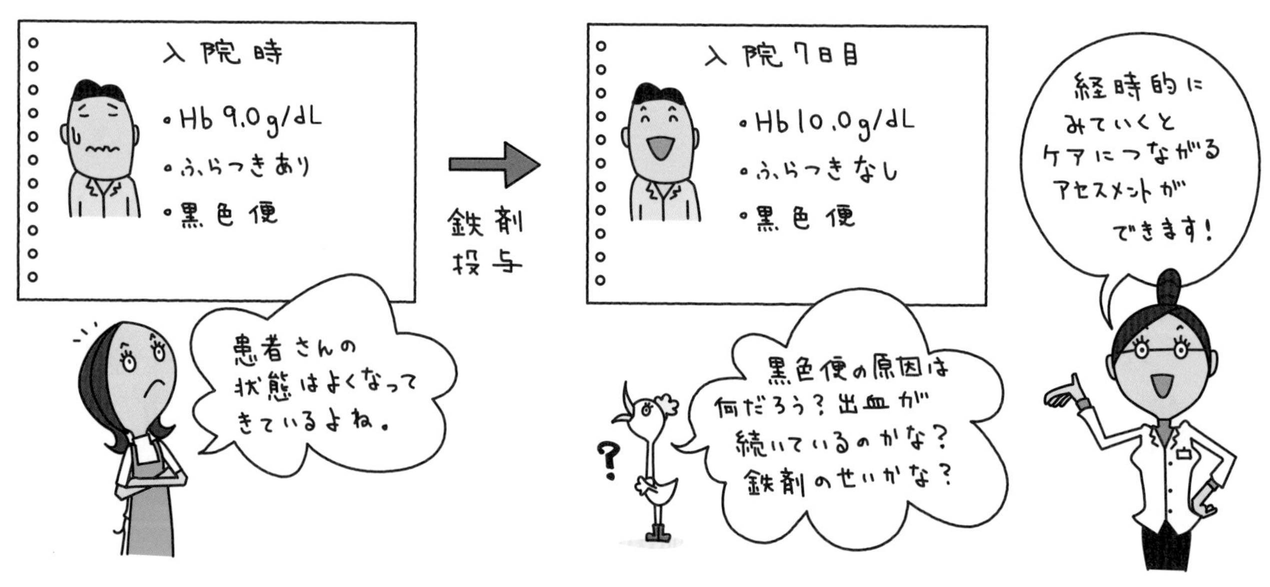

Q14 全体像ってなに？

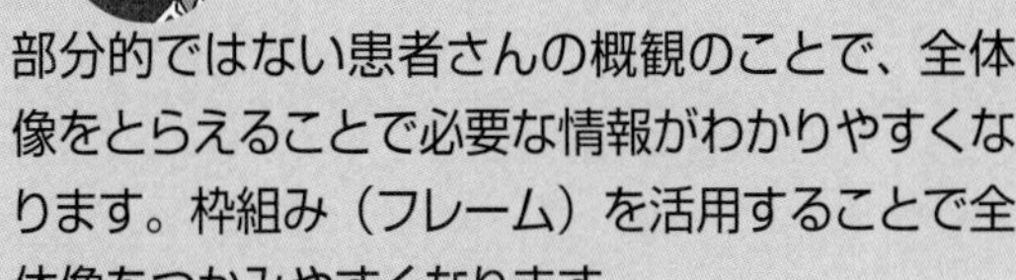

A 部分的ではない患者さんの概観のことで、全体像をとらえることで必要な情報がわかりやすくなります。枠組み（フレーム）を活用することで全体像をつかみやすくなります。

全体像とは

「全体像」は、看護学や医学のみならず、一般的に使われる表現です。部分的ではない、一つのまとまりやつながりとしてとらえた物事の姿や形、あるいは概観という意味になります。

「群盲象を評す」というインドの寓話を聞いたことがあるでしょうか。視覚障害のある人々が、それぞれ象の一部だけど触って感想を語り合うのですが、象の全体が見えていないので、しっぽを触っている人と鼻や耳を触っている人では、まったく異なるものを想像しているために、意見が食い違う様子を示しています。このように部分だけを集めても全体を理解することにはならない、という意味で全体像を使うことが多いでしょう。

全体像は、教科書にも頻出します。たとえば、「消化器の全体像」、「腫瘍の全体像の描出」、「制度改革の全体像」などが挙げられます。看護過程では「その人の全体像を把握する」「患者さんの全体像を統合的にアセスメントする」などのように使われます。

実習では、看護記録にたくさんの情報があふれていますし、患者さんはいろいろなお話をしてくださいます。数多くの情報を集めたり、一つひとつを掘り下げたりすることは重要ですが、全体像をとらえることで、必要な情報や深掘りする必要のあることがわかりやすくなります。

枠組み（フレーム）を活用して患者さんの全体像をつかもう

全体像をつかむために枠組み（フレーム）を活用できます。アセスメントの枠組みとして、本書でもヘンダーソンやオレム、ロイなどの看護理論やゴードンの機能的健康パターンを取り上げています。これらは、それぞれの視点で全体像を描いているといえます。また、「身体的」「精神的」「社会的」「スピリチュアル」の4つの側面でとらえるという枠組みも、よく使われます。

このような枠組みは、それぞれの枠にあてはめて、情報を格納することに注力してしまいがちですが、それだけでは部分的になってしまいます。「一つのまとまりやつながりとしてとらえる」という視点をもつとよいでしょう。

『病期・発達段階の視点でみる　疾患別看護過程』[1]では、「患者さんの思っていること」「患者さんの生活に関すること」「患者さんの人生に関すること」「病気に関すること」の4つの視座を提案しています（図1）。「今、患者さんはどのように思っておられるのか」を理解し、効果的なコミュニケーションをとるために、「患者さんの生活に関すること」「患者さんの人生に関すること」「病気に関すること」の3つについて、わかっていることから端的にまとめてみましょう。治療目的で入院されているのであれば「病気に関すること」は不可欠ですが、回復期リハビリテーション病棟に入院中の方であれば「リハビリテーションに関すること」に置き換えてもよいでしょう。

このほか、時間軸での枠組みも有効です。「過去」「現在」「未来」はよく使う枠組みです。「未来」は「1週間後の姿」「退院時の姿」「3年後の姿」というように具体的にしてもいいですね。このようにすると、目標の全体像が見えてきます。

＊

このように、全体像という言葉はさまざまなことを指します。誰かが「全体像」という言葉を発したら、「どのような意味で使っているのか、どういう枠組みを描いているのか」を想像し、ときには確認をしてコミュニケーションをするとよいでしょう。

（任　和子）

〈引用・参考文献〉
1. 任和子 編著：病期・発達段階の視点でみる　疾患別看護過程．照林社，東京，2020.

図1 患者さんの全体像をとらえるための4つの視座

1　患者さんの思っていること	2　患者さんの生活に関すること
3　患者さんの人生に関すること	4　病気に関すること

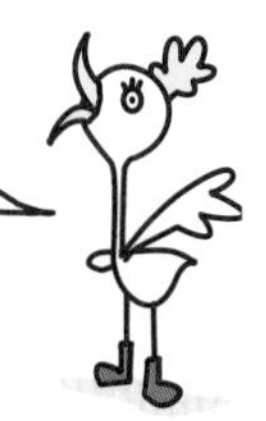

枠組み（フレーム）を活用して患者さんの全体像をつかもう

Q15 看護診断ってなに?

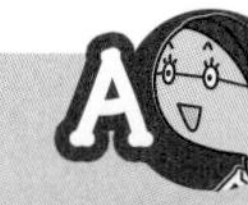

A 看護過程の構成要素の1つで、問題特定のプロセス自体を指す「診断する」と、アセスメントの結論を示す「看護診断」の意味があります。

「看護過程と看護診断は、同じですか？」と学生から聞かれることがよくあります。また、「看護診断」というと、「非効果的役割遂行」や「身体可動性障害」などの「特別な専門用語」のことかな？　と思う人も多いのではないでしょうか。

「診断する」＋「看護診断」の命名

「看護診断」は、1960年代後半は「アセスメント」に含まれていました。「アセスメント」と「看護診断」はとても近く、重なるところが多いといえます。

「看護診断」には、問題特定のプロセス自体を示す「診断する」と、アセスメントの結論を示す「看護診断」の、2つの意味が含まれています（**図1**）。

実習記録や看護記録など記録のシステムでは、「看護診断」はアセスメントの結論である「看護診断」の命名のことを指すことが一般的です。そこで、ここでは、アセスメントの結論である「看護診断」に焦点を当てて、簡単に解説します。

看護診断の命名法

図2に、『NANDA-I 看護診断―定義と分類2021-2023』[1]から引用して、「摂食セルフケア不足」という看護診断を示し、説明を加えました。

「摂食セルフケア不足」というのは、例えば利き腕を骨折したために、普段のように箸を使って食べることができないので、手助けが必要となる患者さんの状態を表しています。

図2にあるように、NANDA-I 看護診断は、「診断名」「定義」「診断指標」「関連因子」「危険因子*」で構成されています。このうち「診断名」「定義」「診断指標」は、表現方法が異なるだけで、同じことを示しています。

例えば、「ひまわり」①という言葉を辞書で調べると「キク科の1年草」②と説明されており、実際に観察すると「茎が長い」「茎に剛毛がある」「高さは1～2メートルある」「夏に直径20センチメートルに達する大きな黄色い花を開く」③などが観察されます。①を「診断名」、②を「定義」、③を「診断指標」と考えましょう。

つまり、「診断名」は「診断の名称部分」であり、それを少し詳しく説明したものが「定義」で、実際に患者さんからデータとして得ることのできる症状や徴候が「診断指標」です。例えば、「診断指標」に書かれている「自助具を使用できない」や、「食物を容器から口へ運ぶことができない」などが患者さんにみられたら、この診断名を推測することができます。

一方、「関連因子」は、この「診断名」で表される患者さんの状況の原因となりうるものです。

学校では、このような「診断名」や、その「定義」「診断指標」について学習をしていないかもしれませんので、無理に使う必要はありません。どのように患者さんの健康上の問題を表現するかは、各学校の方針や実習記録の様式に従いましょう。

NANDA-I 看護診断を使う場合も、まず、きちんとアセスメントし、自分の言葉で患者さんの健康上の問題を表現してみることが大切です。そのうえで

図1 看護診断の2つの意味（「診断する」と「看護診断」の命名）

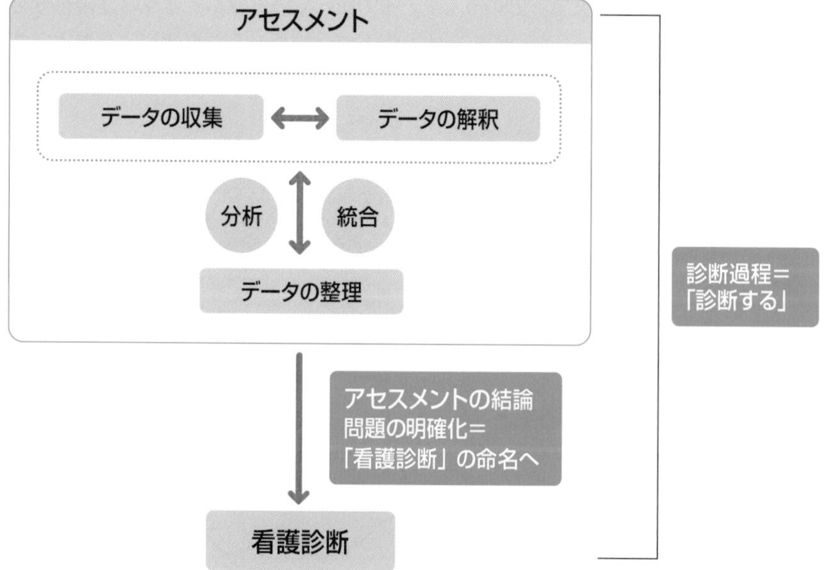

*看護診断のなかで「リスク状態」とされるものは診断指標はなく、また関連因子ではなく「危険因子」でとされています。

『NANDA-I 看護診断―定義と分類』[1]と照合します。また、『看護診断マニュアル』[2]、『看護診断ハンドブック』[3]などを参考にしてもよいでしょう。自分の観察したデータが、「診断指標」とかなり重なっていれば、その「診断名」を参考にして、名前をつけることができます。

さらに、「これって、医学的なことだから、看護のかかわる問題じゃないかも」と迷ったときにも、参考になります。例えば、「"吐き気"は看護診断ではなく、医学的問題だと思っていました」という学生がいました。『NANDA-I 看護診断―定義と分類 2021-2023』[1]を見ると、「吐き気」を表す診断名に「悪心」があることがわかります。つまり、これは看護診断となるわけです。　（任　和子）

図2 看護診断の構成要素

領域❹・活動／休息　類❺セルフケア　00102

摂食セルフケア不足

Feeding self-care deficit（採択1980, 改訂1998, 2008, 2017, エビデンスレベル2.1）

定義　Definition

自力で食べることができない状態

診断指標　Defining Characteristics

- 食物を口まで運べない
- 食物を噛めない
- 食具に食物を載せられない
- 食具を使えない
- 口の中で食物をうまく処理できない
- 容器を開けられない
- 食器を持ち上げられない
- 食物を調理できない
- 最後まで自分で食事ができない
- マナーよく自分で食事ができない
- 食物を嚥下できない
- 十分な量の食物を嚥下できない
- 自助具を使えない

関連因子　Related Factors

- 認知機能の変化
- 不安
- 意欲の低下
- 不快感
- 環境障壁
- 消耗性疲労
- 筋骨格系の障害
- 神経筋障害
- 疼痛
- 知覚障害
- 脱力感

診断名

定義

診断指標：データが患者さんから観察される

関連因子：データが患者さんから観察される

T. ヘザー・ハードマン, 上鶴重美, カミラ・タカオ・ロペス 原書編, 上鶴重美訳：NANDA-I看護診断―定義と分類　2021-2023　原書第12版. 医学書院, 東京, 2021：299. より転載

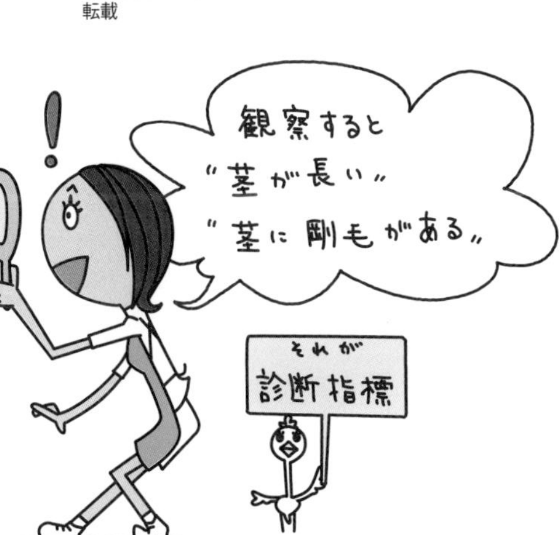

"ひまわり"です
それが診断名
辞書で調べると"キク科の1年草"
それが定義
辞書
!
観察すると"茎が長い""茎に剛毛がある"
それが診断指標

〈文献〉

1. T. ヘザー・ハードマン, 上鶴重美, カミラ・タカオ・ロペス 原書編, 上鶴重美訳：NANDA-I看護診断―定義と分類2021-2023　原書第12版. 医学書院, 東京, 2021.
2. マージョリー・ゴードン著, 看護アセスメント研究会訳：ゴードン看護診断マニュアル 原著第11版. 医学書院, 東京, 2010.
3. リンダJ. カルペニート著, 黒江ゆり子監訳：看護診断ハンドブック 第11版. 医学書院, 東京, 2018.

Q16 看護診断ってNANDA-Iのこと？

NANDA-I看護診断だけが、看護診断の用語ではありません。世界各国で使われている用語集の1つです。看護の現場の発展に合わせ、絶えず見直され進化している用語でもあります。

NANDA-I看護診断とは

Q15（p.20）にも出てきたとおり、「看護診断」とは、看護過程におけるアセスメントの結論のことをいいます。しかし、このアセスメントの結論を表す言葉は、はじめから決まったものとして存在していたのではありません。それぞれの表現の形はきわめてあいまいで、各看護師の個人的表現に任されていました。そこで、アセスメントの結論の表現を体系だった言葉となるように、米国を中心に多くの看護の専門家たちが用語の開発に取り組みました。その1つが、NANDA-I看護診断なのです。

日本国内では、看護診断の共通言語として、NANDAインターナショナルが提供するNANDA-I看護診断がよく知られています。しかし、NANDA-I看護診断だけが、看護診断の用語ではありません。他にも海外では、米国看護師協会（ANA）公認の用語集でもあるクリニカルケア分類（Clinical Care Classification System）やオマハ（Omaha System）、看護実践国際分類ICNP®（International Classification of Nursing Practice）なども使われています。

ちなみに、「カルペニートの看護診断」や「ゴードンの看護診断」と書かれた本を見かけますが、これはNANDA-I看護診断の解説書にあたります。看護診断を正しく理解し、適切に看護実践へ活用できるように、カルペニートあるいはゴードンによって書かれた本です。二人ともNANDAインターナショナルの創設期のころから、会員として看護診断の開発にかかわってこられた方です。独自の見解のもと、NANDAインターナショナルが承認した看護診断に加え、実際の看護の現場に有効と考えられる診断も付け加え、看護診断のことをわかりやすく説明しています。

見直され進化し続けるNANDA-I看護診断

では、NANDA-I看護診断の内容について見ていきましょう。

これまでも看護が取り扱う問題現象は、世界各国の看護研究者や看護師らによって常に追究され、また絶えず見直され、用語として洗練が繰り返されてきました。2009年からは3年毎の改訂となり、2021年2月には『NANDA-I看護診断 定義と分類 2021-2023』が出版されました（日本語版は2021年7月）。

まず見直されてきたものの1つとして、看護診断の定義があります（**表1**）。定義には、NANDAインターナショナルが表明する看護診断の機能と役割が反映されています。看護診断の定義が初めて示されたのは1990年の第9回大会でしたが、その後2009年には看護師が果たすべき責任が強調された文面に修正されました。2013年には、対象となる人々として「集団」が加わり、これまで人々の「健康問題」としていた表現が、「健康状態」と改められました。つまり、看護が責任をもってかかわるべきものには、生命のプロセスにおいてはまったく問題とならない至極当然の状態も含むことを意味します。妊娠や出産、育児といった状況下にある人々なども対象になることは容易に想像がつきますね。そして2019年には、「介護者」という役割を担っている者も看護の対象であることを明確に示し、「個人・介護者・家族・集団・コミュニティ」と改めました。さらに邦訳において看護師の責任についても、「説明責任のあるアウトカム達成に向けた看護介入の選択根拠」という表現に修正されました。

看護診断のタイプの区分や名称、その定義も見直されてきています。2015年から看護診断のタイプは4つに区分されています（**表2**）。それぞれの診断のタイプの定義とともに、診断するために必要となる条件も提示されています。

問題焦点型看護診断が適用される状態というのは、看護師の診察（アセスメント）の結果、対象の健康状態に対する反応が「好ましくない反応である」と判断された状態のこととなります。つまり、看護師の臨床判断に基づく結論であることが、はっきりわかる形になりました。そして、この状態として診断するには、

表1 修正された看護診断の定義[1]

看護診断とは、個人・介護者・家族・集団・コミュニティの健康状態／生命過程に対する人間の反応およびそのような反応への脆弱性についての臨床判断である。看護診断は、看護師に説明責任のあるアウトカム達成に向けた看護介入の選択根拠になる。

表2 看護診断のタイプ

- 問題焦点型看護診断　Problem-Focused Nursing Diagnosis
- ヘルスプロモーション型看護診断　Health-Promotion Nursing Diagnosis
- リスク型看護診断　Risk Nursing Diagnosis
- シンドローム　Syndrome

手がかりとして用いた診断指標（所見、徴候、症状など）とともに、関連すると判断した因子（原因など）の存在も示す必要があります。

続いてリスク型看護診断は、好ましくない反応の出現が危惧される脆弱な状態と判断した場合に適用する診断になります。そのため、この状態が診断として適用されるには、脆弱性が高まるように働きかけている因子（先行要因）の存在を示す必要があります。

一方、ヘルスプロモーション型看護診断は、さらなる健康増進や安寧の増大に向けた意欲ある状態と判断できれば、どのような健康状態でも使える診断として位置づけられました。そして、この状態が診断として適用されるには、対象の方々に望みや意欲が存在することを示す必要があります。ちなみに、ウェルネス（健康）レベルに対する反応として適用されていたウェルネス型看護診断は、2012年の改訂からすべてヘルスプロモーション型看護診断に含まれることになっています。

あるから使うのではなく適用かどうかを考える

2021年版では、診断名の英語表記や定義が見直されたものも含め新しい診断として46の看護診断が加わり、掲載されている看護診断の数は271となっています（**表3**）。しかし、これらすべての看護診断が、あらゆる看護師に必要というわけではありません。ここには、世界各国から提案される看護診断が掲載されているからです。

世界の国々を見わたすと、看護師がもつ裁量権や業務範囲というのは、その国の法律や医療制度などによって大きく異なります。そのため、中には日本の看護師のライセンスで認められている実践基準を超えなければ、取り扱うことができない診断も存在します。あるから使うのではなく、その看護診断が適用できるかどうか、よく考えてみる必要があります。

診断は、患者さんに提供すべき最善のケアを見つけ、最良の結果に導くために行うものです。目の前の患者さんに、「看護師としてどのようなケアができるか？」「看護師がかかわることで、どのような結果をもたらすことが可能か？」を考えることで、使用できる診断が見えてきます。まずは、患者さん１人１人を、きちんとみていくことからはじめましょう。そのことが、看護診断の理解にもつながっていきます。

（本田育美）

〈文献〉
1. T.ヘザー・ハードマン, 上鶴重美, カミラ・タカオ・ロペス 原書編, 上鶴重美 訳：NANDA-I 看護診断 定義と分類 2021-2023 原書第12版, 医学書院, 東京, 2021.

表3 2021-2023年版で新たに採択された看護診断

領域1. ヘルスプロモーション	領域4. 活動／休息	領域11. 安全／防御
・逃走企図リスク状態	・活動耐性低下 注)	・非効果的ドライアイ自主管理
・運動習慣促進準備状態	・活動耐性低下リスク状態 注)	・成人転倒転落リスク状態
・非効果的健康維持行動	・心血管機能障害リスク状態	・小児転倒転落リスク状態
・非効果的健康自主管理	・非効果的リンパ浮腫自主管理	・乳頭乳輪複合体損傷
・健康自主管理促進準備状態	・非効果的リンパ浮腫自主管理リスク状態	・乳頭乳輪複合体損傷リスク状態
・非効果的家族健康自主管理	・血栓症リスク状態	・成人褥瘡
・非効果的家事家政行動	・成人人工換気離脱困難反応	・成人褥瘡リスク状態
・非効果的家事家政行動リスク状態		・小児褥瘡
・家事家政行動促進準備状態	**領域5. 知覚／認知**	・小児褥瘡リスク状態
	・思考過程混乱	・新生児褥瘡
領域2. 栄養		・新生児褥瘡リスク状態
・非効果的乳児吸啜嚥下反応	**領域9. コーピング／ストレス耐性**	・自殺行動リスク状態
・メタボリックシンドロームリスク状態	・悲嘆不適応	・新生児低体温
	・悲嘆不適応リスク状態	・新生児低体温リスク状態
領域3. 排泄と交換	・悲嘆促進準備状態	
・機能障害性尿失禁		**領域13. 成長／発達**
・混合性尿失禁		・小児発達遅延
・尿閉リスク状態		・小児発達遅延リスク状態
・排便抑制障害		・乳児運動発達遅延
		・乳児運動発達遅延リスク状態

注）日本語の変更はないが、英語表記が変わったため。
T.ヘザー・ハードマン, 上鶴重美, カミラ・タカオ・ロペス 原書編, 上鶴重美 訳：NANDA-I 看護診断 定義と分類 2021-2023 原書第12版. 医学書院, 東京, 2021；4. より抜粋して転載

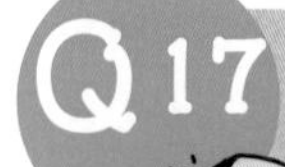
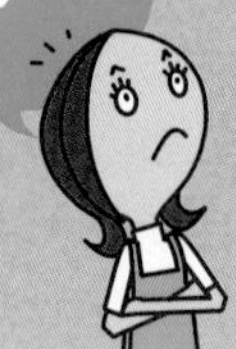

関連図ってなに?

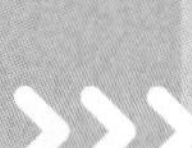
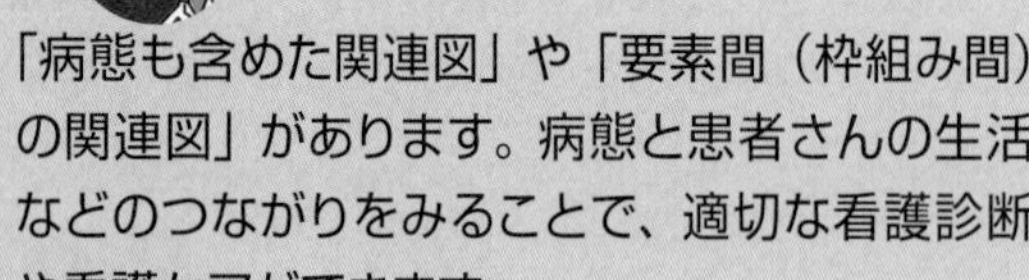

「病態も含めた関連図」や「要素間（枠組み間）の関連図」があります。病態と患者さんの生活などのつながりをみることで、適切な看護診断や看護ケアができます。

実習記録には、「要因関連図」や「問題関連図」、「全体像」などの名称で、情報のつながりを図式化する様式が含まれていることが多いと思います。

POS（問題志向型システム）というシステムで記録を書くことを看護師に広めたハースト（Hurst）は、これを「シークエンス・オブ・イベンツ（sequence of events：一連の出来事）」と呼び、医師や医療従事者の教育にとって重要であると言ったそうです。

関連図はなぜ書くか

「病棟で看護師さんの書いている看護記録には、データベースやアセスメント、看護診断リストなどはあっても、このような図はないのに、どうして実習記録にはあるのですか」と疑問の声が学生から聞かれます。

このような図は、看護師の頭の中に描かれているものなので、新しい情報を取り入れては絶えず更新されていると考えると疑問は解けるのではないでしょうか。

絶えず更新されている「関連図」ですが、実習記録では、看護診断を挙げた段階で、学生が頭の中に描いている患者さんの像（情報間のつながり）を明らかにすることを意図しています。観察したことを断片的に見るのではなく、全体を見て、データとデータの関係を整理したうえで、最終的に看護診断を決定し、看護計画を立てることが重要だからです（**図1**）。

「全体を見る」というと、「情報が不足しているから関連図を書けない」と途方に暮れたり、あるいは患者さんのすべてを把握したような錯覚に陥ったりすることがあるかもしれません。「患者さんのすべてを知る」などできるはずはありませんが、自分の把握している患者さんの姿が、どこかに偏りすぎていないか、思い込みや憶測で看護診断を決めていないかを確認するためのものなのです。

病態と患者さんの生活のつながりを明らかにする

図1に示したように、「関連図」には、大きく分けて、「病態も含めた関連図」と「アセスメントの枠組みを用いた要素間の関連図」の２種類があります。どちらを実習記録として提出するかは、学校ごとの記録様式によります。しかし、学生は「病態」と「看護診断」が別物になってしまうことがよくありますので、病態も含めた関連図を書くことは重要です。

何のために検査データを詳しく集めたり、フィジカルアセスメントをしているのでしょうか。その最終目的は、患者さんの心機能や肝機能、腎機能を知ったり、病気の程度を把握することではなく、それらによって、患者さんの生活がどのように障害され、その障害を最小限にするにはどうすればよいのかを判断し、実施することなのです。関連図を書くことで、このつながりを明確にすることができます。

（任　和子）

〈文献〉
1. 日野原重明, 岩井郁子, 片田範子 他：POSの基礎と実践 看護記録の刷新をめざして. 医学書院, 東京, 1980.

図1　関連図のイメージ

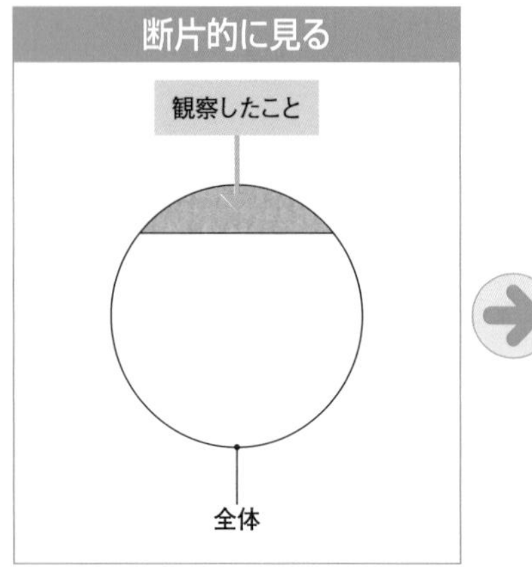

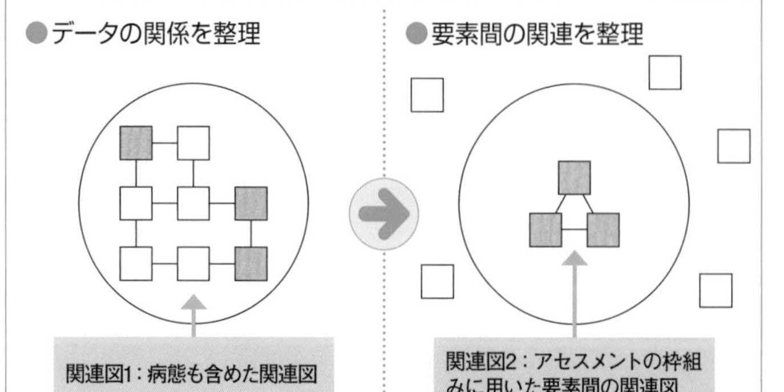

（例：p.130〜131）
（例：p.129）

観察したデータの１つ１つは、断片的なものであるが、病態とそれにより生じる生活行動の障害をつなげることで全体が見える。そのうえで、要素間（枠組み）の関連を見ることにより看護診断を立てることができる。

Q18 関連図をうまく書くコツは?

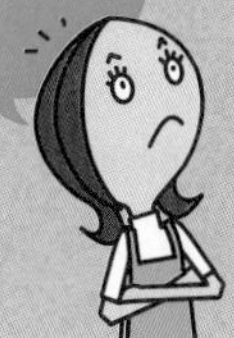

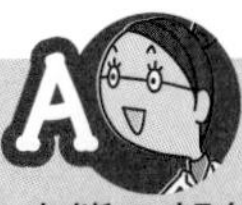

A 病態の部分は参考書の「病態関連図」を利用して必要なところだけ取り出し、患者さんの生活の変化や、回復に影響する因子を加え、個別性を出しましょう。

「病態も含めた関連図」を書くためには、まず、年齢と性別、主たる疾患名を書き、

①病気によって身体機能に起こっている変化
②生命に影響を及ぼす病態や増悪因子
③治療によって起こる二次的な心身の反応
④病気や治療、障害に伴う日常生活の変化
⑤疾病の回復過程に影響を及ぼす療養行動や環境要因

という順序で考えていきます。

病態とそれによる患者さんの反応を描く

主に上記の④や⑤に「看護介入を必要とする患者さんの健康上の問題」があるといえます。患者さんにはそれぞれの生活の仕方があり、また病気に対する反応もさまざまなので、この④や⑤には「個別性」が出るでしょう。

一方、①〜③は教科書や参考書に掲載されている「病態関連図」などを利用することができます。「病態関連図」には、その疾病と症状の標準的なメカニズムが図式化されています。

学生はそれを丸写ししてしまいがちです。それらのうちの、どれがどの程度、受け持ち患者さんに現れているのか、あるいは現れる可能性が高いのかを、実際に観察したデータや診療録、医師や看護師からの情報により判断して、必要なところだけを取り出しましょう。

まずは大きくとらえて書いてみる

p.26 **図1**に関連図の例を示しました。Aさんは21歳・女性、急性骨髄性白血病のために入院し、抗がん剤による化学療法（寛解導入療法）を受けています。

このように図式化されたものを見ると、これを書いた学生が、感染予防をすることがAさんにとってなぜ重要かを理解していること、そして、「含嗽（がんそう）をしていない」ということを「非効果的健康自主管理」であると判断し、その関連因子を「含嗽する気持ちになれないこと」「感染予防についての知識不足」「活動耐性低下により洗面台まで歩けないこと」と推測していることがわかります。

学生からは、「病態をどこまで詳しく書けばよいのですか」とよく聞かれます。図式化するということは、イメージしやすいように構造化するということなので、蜘蛛の巣のように線が縦横無尽に引かれた複雑すぎるものはいけません。

まずは細部にこだわらず、大きくとらえて書いてみることが大事ですが、簡略化しすぎると、患者さんのことが断片的にしかわかっていなくても書けてしまいます。「断片的にしかわかっていない自分」に気づくためにも、より詳細な図を書く努力が必要です。

簡潔に書いてあるけれど、「拡大する」と詳細な図が得られるようなイメージで、「大局的な図」と「詳細な図」を行き来できれば、全体像に近づけたといえるでしょう。

（任　和子）

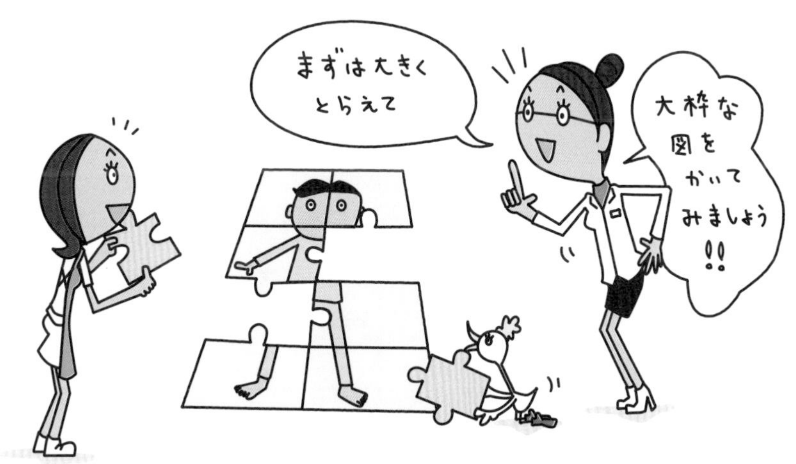
まずは大きく
とらえて
大枠な
図を
かいて
みましょう
!!

図1 関連図の具体例

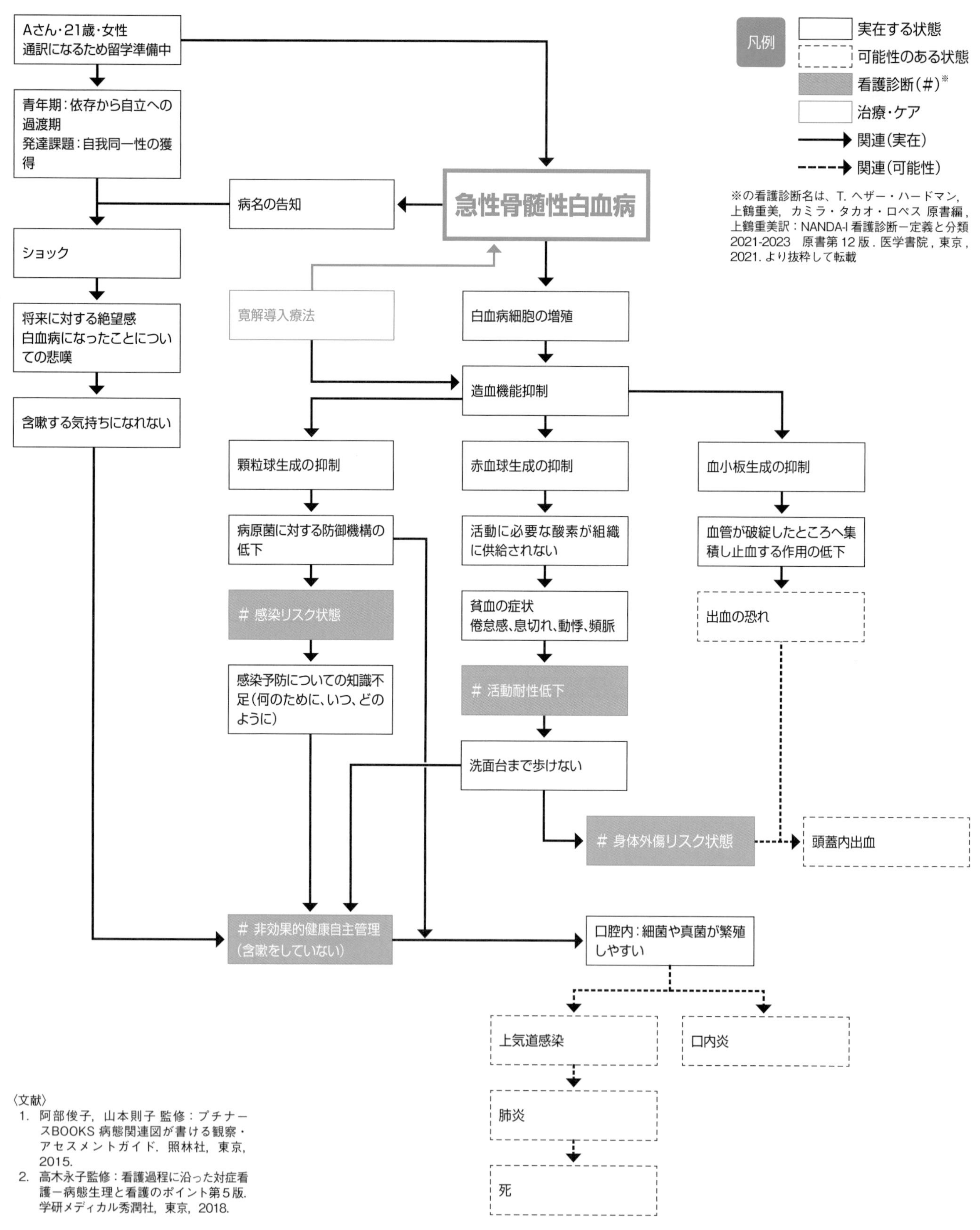

〈文献〉
1. 阿部俊子, 山本則子 監修：プチナースBOOKS 病態関連図が書ける観察・アセスメントガイド. 照林社, 東京, 2015.
2. 高木永子監修：看護過程に沿った対症看護ー病態生理と看護のポイント第5版. 学研メディカル秀潤社, 東京, 2018.

Q19 問題に、どうやって「名前」をつければいいの?

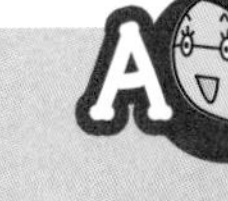

A 用語の開発が進んでいる「看護診断」を活用して、問題を表現する引き出しをたくさんもてば、名前はつけられます。

学生は実習記録を書くときに、「患者さんの問題に名前をつけるのが難しい」「情報はいっぱいあっても、まとめて名前をつけることができない」というように、「名前をつける」ことにとても苦労しています。

「看護診断」で自分の引き出しを増やせば名前はつけられる

「名前」をつけられない理由は何でしょうか。私は、その理由の１つに、「表現する言葉をもたない」ことがあるのではないかと思っています。

図1のAを見てください。何の絵に見えますか？　チューリップでしょうか、サクラの花びらでしょうか。Bはどうでしょう？

何かのシミみたいですね。それでは、Cはどうでしょう。誰が見ても「猫」ですね。

AとBを足して、「猫」とわかるのは、「猫」という言葉と形を知っているからです。逆にいうと、Cを知っていれば、AかBを見たときに、「猫かも」と推測できるといえます。「便秘」は知っていても、「尿閉」を知らなければ、「おなかが張っている」というSデータ（主観的情報）から、「尿閉」を推測することはできないのです。

このように、「看護介入をする必要のある患者さんの健康上の問題」を示す「言葉」を学習することで、データからいろいろなことを推測する引き出しをもつことができます。引き出しをもつ手段として、用語の開発が進んでいる「看護診断」を学習することは有用です（p.28 **表1**）。

ただし、データの確認をすることなく憶測で判断すると、とんでもない誤診をしてしまいます。「抗がん剤による化学療法をしている患者さんを受けもった学生が『脱毛によるボディイメージ混乱』と看護診断を立てたが、この患者さんは僧侶で髪は剃っておられたので、『脱毛』はないし、ましてや『ボディイメージ混乱』を示すような状態ではなかった」という例があります。自分の立てた看護診断と看護計画を患者さんに説明することができるだろうか、という視点をもつと、憶測や思い込みによる誤診は、かなり防げるのではないでしょうか。

「看護診断」というと、「コーピング」のようにわかりにくいカタカナ語が多くて敬遠してしまうかもしれません。しかし、例えば、歩行訓練など、主に運動性を増すための看護介入を行うときに用いる「身体可動性障害」のようにわかりやすいものもたくさんあります。

「看護診断」を学ぶときの注意点

「看護診断」を学習する際、本によって訳語や表現が異なっているため、混乱してしまうことがあります。最も代表的な『NANDA-Ⅰ看護診断－定義と分類』[1]は３年に１度改訂され、日本語に訳されています。最新のもので学習するとよいでしょう。例えば、病院の電子カルテは最新のものに更新されているとは限らないので、それをわかっておくと混乱が少ないです。

また、改訂されたり日本語訳が変更になったりする理由以外に、著者によって異なっていることもあります。大きくは変わらないのですが、執筆されている時期のNANDA-Iの古いバージョンが使われていたり、それぞれの著者の考えに基づいて診断名を開発したり、異なって定義をしている場合があります。

例えば、「予期不安」や「全体セルフケア不足」は、『NANDA-Ⅰ看護診断―定義と分類』[1]にはなく、ゴードンの本[3]に掲載されています。また、医師と共同で問題解決にあたる「共同問題」はカルペニート[5]独自の考え方です。（任　和子）

図1 これはなに?

A

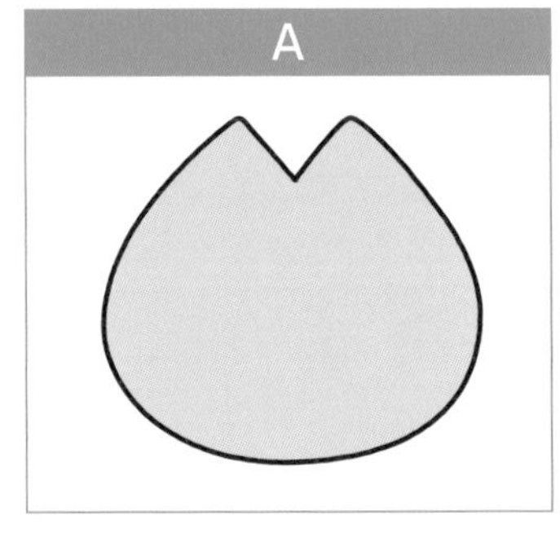

＋ B ＝

C

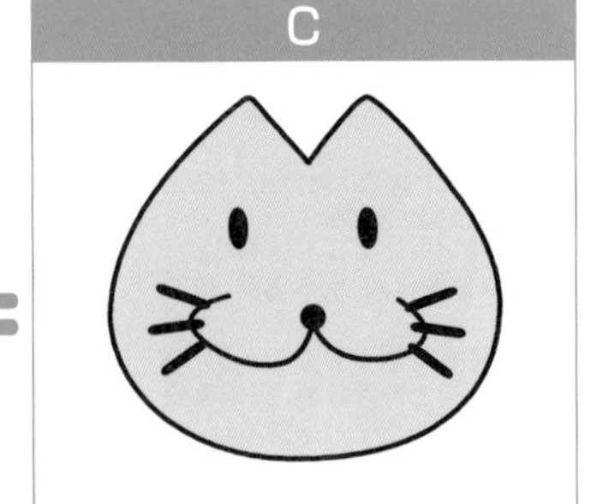

Aは何に見えますか？Bは何に見えますか？AとBを足したCは誰が見ても「猫」ですが、Cを知らないと、AとBが「猫かも…」とは推測できないことがわかります。

表1 看護診断の用語（例）

領域（ドメイン）3　排泄と交換	
類（クラス）1　排尿機能	
●機能障害性尿失禁	●排尿障害
●混合性尿失禁	●腹圧性尿失禁
●切迫性尿失禁	●切迫性尿失禁リスク状態
●尿閉	●尿閉リスク状態

領域（ドメイン）6　自己知覚
類（クラス）3　ボディイメージ
●ボディイメージ混乱

領域（ドメイン）9　コーピング／ストレス耐性
類（クラス）2　コーピング反応
●非効果的行動計画
●非効果的行動計画リスク状態
●不安
●防衛的コーピング
●非効果的コーピング
●コーピング促進準備状態
●非効果的コミュニティコーピング
●コミュニティコーピング促進準備状態
●家族コーピング機能低下
●家族コーピング機能停止
●家族コーピング促進準備状態
●死の不安
●非効果的否認
●恐怖
●悲嘆不適応
●悲嘆不適応リスク状態
●悲嘆促進準備状態
●気分調節障害
●無力感
●無力感リスク状態
●パワー促進準備状態
●レジリエンス障害
●レジリエンス障害リスク状態
●レジリエンス促進準備状態
●慢性悲哀
●ストレス過剰負荷

T.ヘザー・ハードマン, 上鶴重美, カミラ・タカオ・ロペス 原書編, 上鶴重美訳：NANDA-I看護診断－定義と分類2021-2023 原書第12版. 医学書院, 東京, 2021：217, 321, 381-382. より抜粋して転載

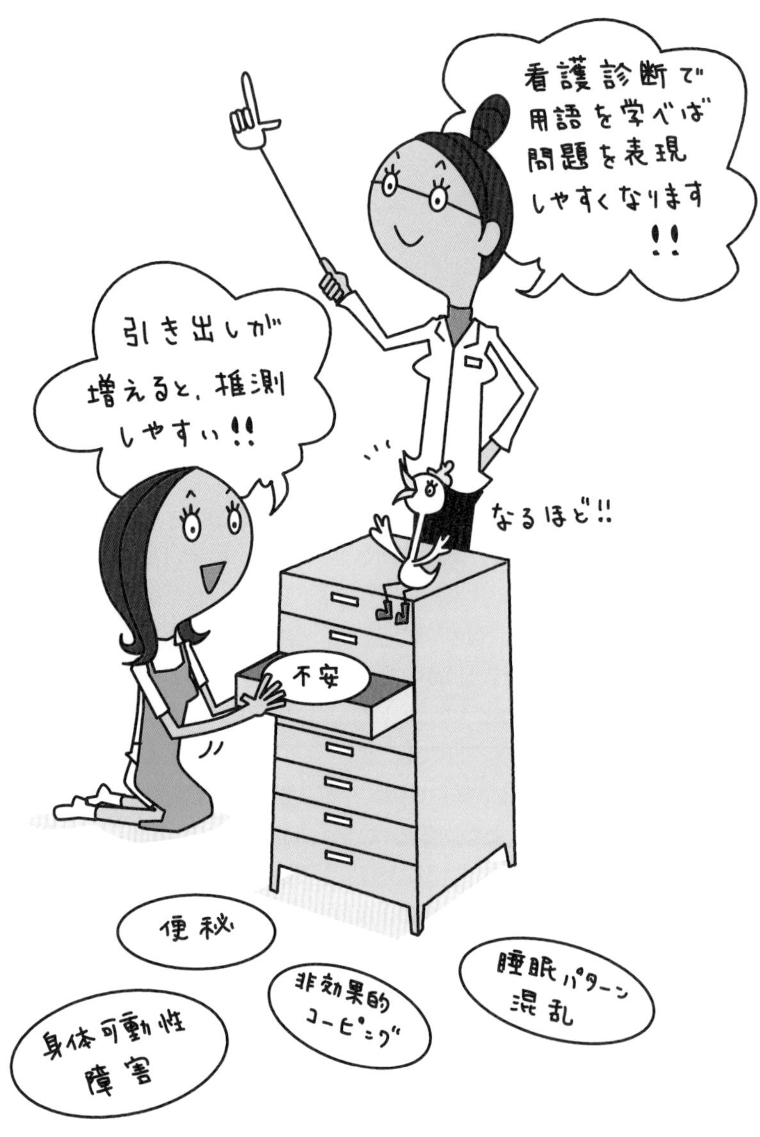

〈文献〉
1. T.ヘザー・ハードマン, 上鶴重美, カミラ・タカオ・ロペス 原書編, 上鶴重美訳：NANDA-I看護診断－定義と分類2021-2023. 医学書院, 東京, 2021.
2. Marjory Gordon. Manual of Nursing Diagnosis 12ed. Burlington, MA: Jones & Bartlett Pub; 2009.
3. マージョリー・ゴードン 著, 看護アセスメント研究会訳：ゴードン看護診断マニュアル 原著第11版. 医学書院, 東京, 2010.
4. マージョリー・ゴードン 著, 上鶴重美 訳：アセスメント覚え書 ゴードン機能的健康パターンと看護診断. 医学書院, 東京, 2009.
5. リンダJ. カルペニート 著, 黒江ゆり子 監訳：看護診断ハンドブック 第11版. 医学書院, 東京, 2018.

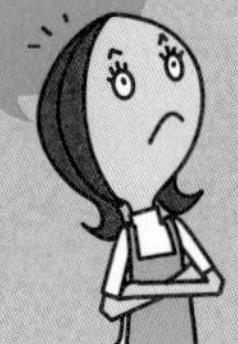

Q20 期待される結果は、どのように書けばいいの？

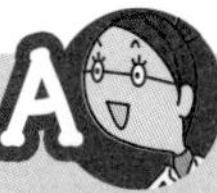

A 看護介入を行った結果、“患者さんがこういう姿や状態であったらいいな”ということを言葉にします。患者さんを主語に、到達度を評価できるよう具体的に書きます。

看護診断ごとに期待される結果を設定する

期待される結果は、ある看護診断を解決するために看護介入を行った結果、「患者さんがこういう姿や状態であったらいいな、こういう行動や反応が患者さんにみられたらいいな」ということを言葉にしたものです。ですから、看護診断ごとに、期待される結果を設定します。

看護診断には、「問題焦点型看護診断」「ヘルスプロモーション型看護診断」「リスク型看護診断」「シンドローム」があり（p.22 Q&A、p.134 Column参照）、それぞれ、期待される結果の設定が異なります。

問題焦点型看護診断やシンドロームでは、看護計画立案時に観察された診断指標が、看護介入実施後に消失したり軽減したりすることをめざします（**図1**）。

リスク型看護診断では、危険因子を避けたり取り除くような看護介入をしなければ、起こると予測される患者さんの状態が観察されないことが「期待される結果」となるので、「〜が起こらない」と表現できます（**図2**）。

ヘルスプロモーション型看護診断では、看護介入によって、今よりももっとよい状態をめざします（**図3**）。

図1 問題焦点型看護診断と期待される結果

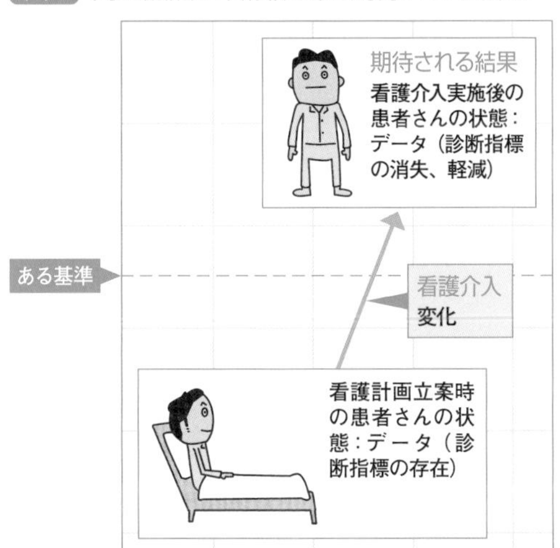

図2 リスク型看護診断と期待される結果

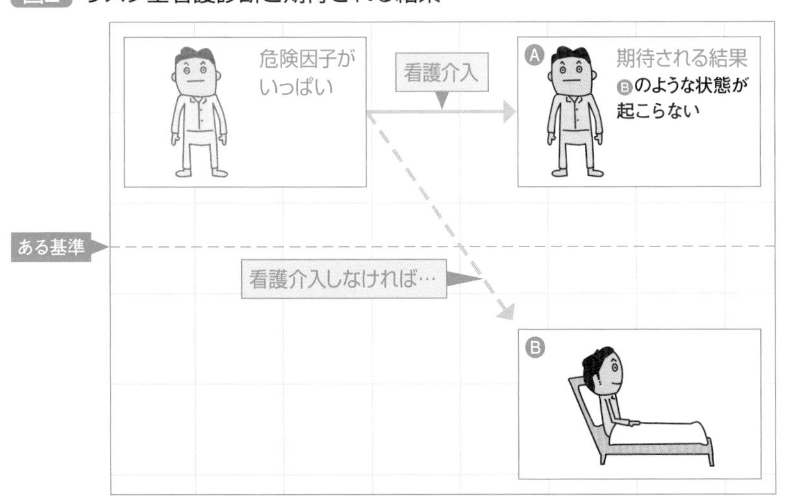

図3 ヘルスプロモーション型看護診断と期待される結果

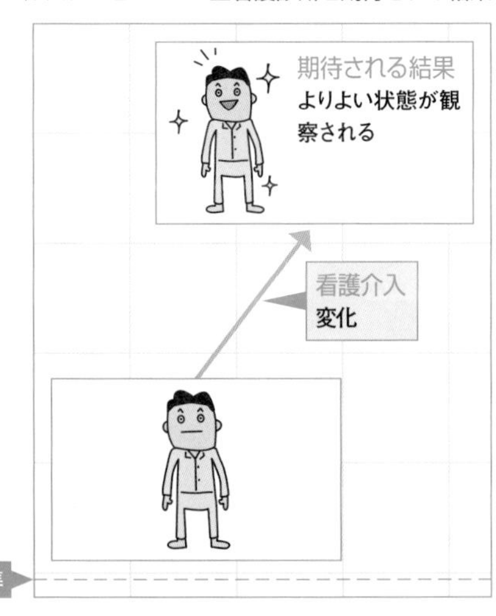

期待される結果の書き方のコツ

期待される結果は、1つの看護診断について、いくつかの段階に分けて書くことができますが、到達度を明確に評価するために、1つの期待される結果（一文）に目標とする状態が1つだけ表現されるようにします。

期待される結果は、「長期目標」と「短期目標」に分けて書くこともできます。この場合、①看護診断の表記に対応させて設定する場合と、②時期の長短に合わせて設定する場合があります。

①では、長期目標はその看護診断の解決を示すもので、短期目標は関連因子に焦点が当たります。短期目標は、最低でも関連因子の数だけ挙げ、さらに段階的に細かく具体的に挙げていくようにします。一つひとつの短期目標の到達を前提に看護介入を行うことにより、結果として長期目標に到達することになります。

②のやり方で記述する場合、実習期間の終了日をめどに長期目標を立て、そこに至るまでの短期目標を細かく設定するとよいでしょう。

いずれにしても、期待される結果は看護診断を確定した段階でのデータに基づいて設定されるので、同じ看護診断でも、期待される結果は個別的なものとなります。

また、期待される結果は、看護介入を実施した後、その到達度を評価するために用いるので、評価できるように、具体的に表現しなければなりません。そのために、「誰が、何を、どのように、どこまで、いつまでに」を考えて記載しましょう（表1）。

表1の例では、期待される結果を文章にすると、「山田さんは、12月28日までに、1人で、少なくとも廊下の端から端まで、松葉杖を用いて歩行する」となります。

主語は、「患者さん、または患者さんに関することが主語」になるように表現します。**図1～3**を見るとわかるように、これは当たり前のことなのですが、例えば、「便秘」という問題に対して、「便秘を解消する」というように看護師が主語で表現してしまうことがよくあります。また、主語は簡略化するために省略しても構いません。

動詞は、到達度が測定できる動詞を使用します。**表2**にその例を挙げました。「理解する」「受容する」「感じる」などは、その基準が不明瞭なので、なるべく用いないようにします。

ところで、「期待される結果（expected outcome）」は、「患者目標」と書かれている文献もありますが、同じことを示していると思って読みましょう。「目的（goal）」と「目標（objective）」、「結果（outcome）」は、看護過程の解説書では同じ意味で用いられることが多いのです。

また「結果（outcome）」を「成果（outcome）」と翻訳し、「期待される成果」としているものもあります。

（任　和子）

表1　期待される結果設定のコツ

コツ	例
主語：誰が	山田さん
動詞：何を	歩行する
状態：どのように	松葉杖を用いて
尺度：どこまで	1人で、少なくとも廊下の端から端まで
時間：いつまでに	12月28日までに

表2　到達度が測定できる動詞の例

●列挙する	●歩く
●提示する	●立つ
●区別する	●咳をする
●述べる	●練習する
●例を挙げる	●模倣して試みる
●信念や意見として示す	●実施してみせる
	●習慣的動作となる
●分かち合う	●維持する
●関係をもつ	●減少する
●話し合う	●増加する

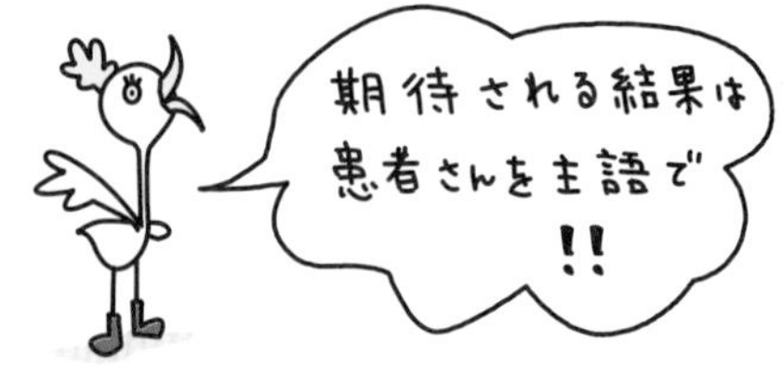

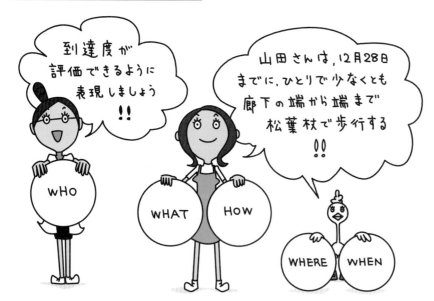

〈文献〉
1. Patricia W. Hickey原著，兼松百合子，数間恵子訳：看護過程ハンドブック．医学書院，東京，1991.
2. ロザリンダ・アルファロ-ルフィーヴァ著，本郷久美子監訳：基本から学ぶ看護過程と看護診断 第7版．医学書院，東京，2012.

Q21

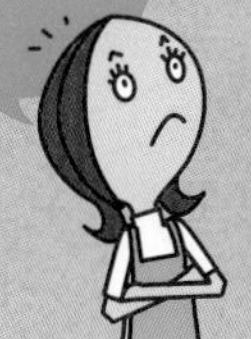

看護計画を立てるときのポイントは?

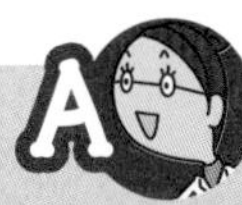

A 1つのデータだけにとらわれず、今に至る経過や治療を把握し、今後の予測を立てることで、具体的で個別性のある看護計画が立てられます。

看護計画を作成するときに重要なことは、介入が具体的で、個別性のある計画であることです。そのためには、Sデータ（主観的情報）だけにとらわれず、それを確認する視点や、関連する観察項目を十分に挙げることが必要です。

1つのデータを鵜呑みにせず、あらゆる角度からアセスメントする

学生さんは実習中、バイタルサイン測定時に体温が37℃であるという情報を得ると、それだけで発熱していると判断し、その他の関連する情報を収集することができない傾向がみられます。

対象となる患者さんの疾患や現在の治療、最近の病状、経過、生活環境について情報を得ることができれば、個別性のある看護計画を立てることができます。

発熱に対して現在使用している薬は何か、その効果はあるのか、体温の1日の変化はあるか、発汗はあるか、栄養補給は十分か、水分補給は適切か、室温は適切か、活動量は過剰ではないか、安静時での測定値か、などを考えます。

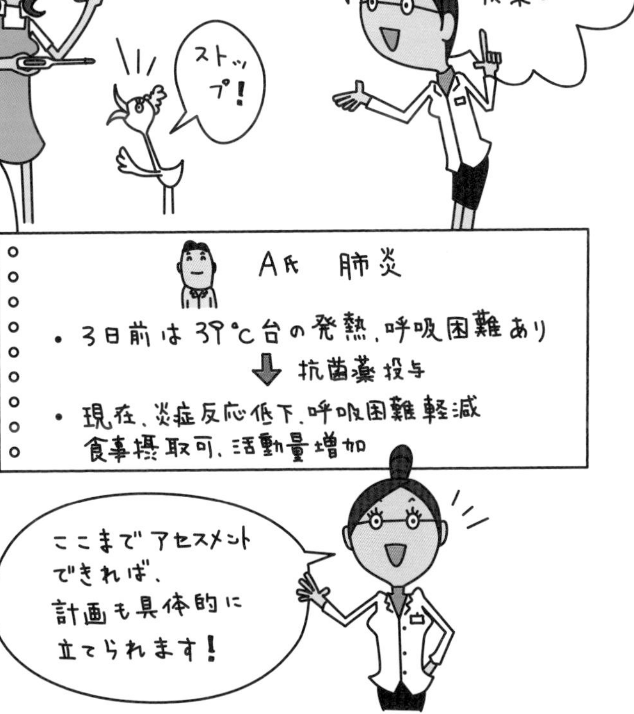
ピッ
37℃! 発熱してる!!
すぐに発熱と判断しないで、関連する情報を収集してから
ストップ!
確かに微熱だけど回復過程なのね!
A氏 肺炎
・3日前は39℃台の発熱、呼吸困難あり
抗菌薬投与
・現在、炎症反応低下、呼吸困難軽減
食事摂取可、活動量増加
ここまでアセスメントできれば、計画も具体的に立てられます!

詳しく例を挙げましょう。

「Aさんは肺炎で呼吸困難と発熱を伴っていました。3日前は39℃台の発熱を認めていたため、点滴での抗菌薬投与を開始し、その結果、現在は37℃に下がり血液データ上、炎症反応も低下傾向にあり、呼吸困難も消失し、食事も摂取できるようになりました。活動量も増え、トイレにも1人で歩いて行くことができました」

このことをふまえて、今のAさんにとっての、体温が37℃であることの意味を分析してみましょう。

3日前から病状の経過をみると、抗菌薬の効果もあり、炎症反応の低下と自覚症状の呼吸困難も軽快しています。現在は食事も摂取可能となり、自立歩行もできており、活動量も増えています。

これらから、現在の体温は、微熱を示しており異常値ではありますが、Aさんにとって、回復過程での値であると推測できます。

このようにアセスメントをすると、回復過程での発熱を解決するために、十分な食事摂取と水分補給を促し基礎体力の確保を行うための介入や、室温調節や保温などの環境を整え、必要以上に活動量を増やさずに、安静を保つための介入を行うこと、周囲の環境を整えていくことも必要なことがわかるでしょう。

個別性のある看護計画はどうやって立てるの?

看護計画を作成するときに陥りやすいのが、看護介入に個別性がなく、患者さんに合った看護計画が立てられないことです。

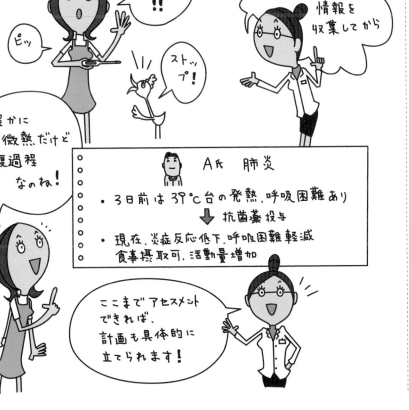

その原因の１つとして、患者さんのSデータ（主観的情報）だけにとらわれて鵜呑みにしてしまう傾向があり、それを確認する視点や観察項目が不足していることが挙げられます。

「患者さんから便が３日間出ていない」という情報を得ると、その情報だけで「便秘である」と判断してしまいがちです。また、体温が37℃であることを観察すると、それだけで「発熱している」と結論づける傾向にあります。実際に患者さんの身体に触れたり、生活パターンを調べ、比較したり、治療上の規制や、前後の治療方法など、状況を確認することが苦手な学生が多いようです。

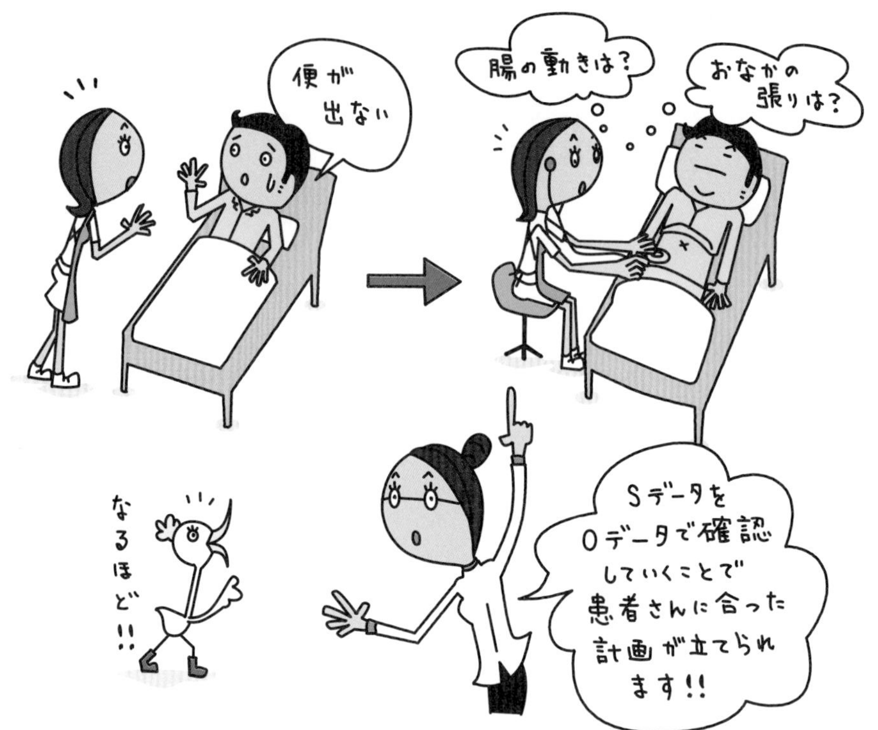
便が出ない
腸の動きは？
おなかの張りは？
なるほど!!
Sデータを Oデータで確認していくことで 患者さんに合った計画が立てられます!!

しっかりアセスメントができればケアにも個別性が出てくる

例えば、「毎日出ていた便が３日間出ていない」と、ある患者さんから情報を得たとします。そんなときは、まず、自覚症状が苦痛を伴っていないかを確認しましょう。

次に、身体に直接触れて腹部の状態を観察し、関連する身体状況を聞いていきましょう。関連する身体状況には、腹部の張りや腸の動きはどうか、排ガスはあるか、食事は食べられているか、水分補給は適切か、適切な運動は確保できているか、精神的ストレスはないか、以前の排泄パターンはどうか、などが挙げられます。また、現在行っている治療についてなどの視点をもち、観察したことを手がかりにして、さらに情報を得たり、範囲を広げていく必要があります。

そして、「Aさんは検査のため、昨日まで２日間絶飲食中であり、適切な食事量が確保できていませんでした。初めての検査に対して、かなりの緊張感を伴い、検査終了後も臥床時間が多く、食事の時間に座位になる程度の運動量しか行えていませんでした。

現在、食欲もなく、１割程度しか食べられず、腹部の張りと、ガスが出ていないことが気になっていました」という情報を収集し、さらに学生自身が目と手で確認した「腸の動きが弱い」「左下腹部の張り」という情報を追加すると、「便秘である」と判断でき、その原因は「治療上の規制に伴う検査前の絶飲食」と「臥床に伴う検査後の運動不足」と推測できます。

このようにアセスメントを行うと、便秘を解決するために、絶飲食を補うための食事量を増やす方法と、運動を促すことを考えていき、腸の動きを促進させていくように介入するという方向性が出てきます。治療に支障がない範囲で、軽い運動から進め、食事摂取量を増やしていき、腸の動きを活発にするためにマッサージや温罨法を行うのも１つの方法でしょう。

このように、患者さんのSデータだけにとどまらず、その言動を裏づけていくことや、それらを掘り下げて身体状況を推測していくための情報や背景を確認していくことを繰り返すことで、アセスメント能力もつき、個別性のある看護計画が立てられます。

（森加由加里）

Q22 標準看護計画をもとに自分の立てる看護計画に個別性を入れるコツは?

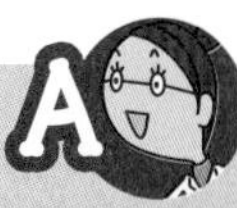

A 4W1H（When：いつ、Where：どこで、Who：だれが、What：何を、How：どのように）を用いて具体的に書くと個別性が出てきます。

情報収集やアセスメントの段階では、ほぼ白紙の記録用紙を苦悩や苦労を重ねて、埋めてきたと思います。その情報は個別性にあふれていることでしょう。しかし、看護計画を立てる段階になり、標準看護計画なるものを見たとたん、何をどう付け加えたり、削ったりすれば患者さんにぴったりするオーダーメイドの看護計画になるのかわからなくなった、という学生も多いと思います。

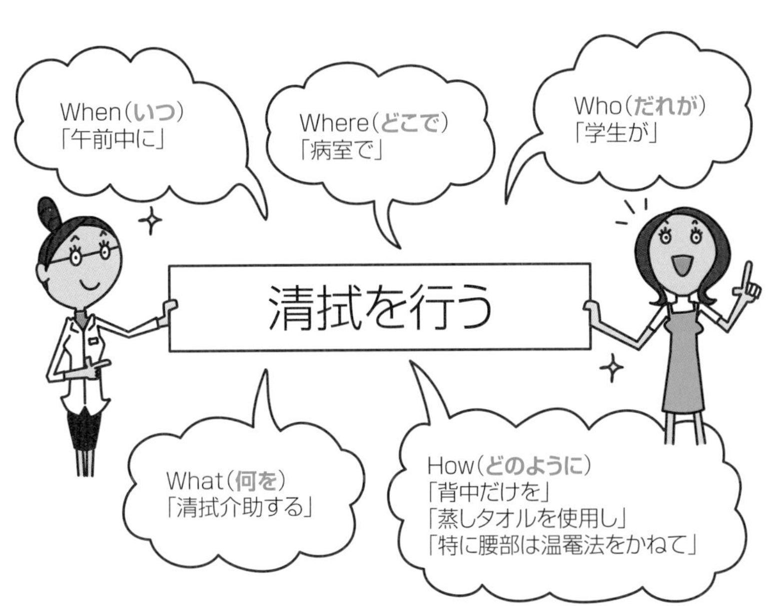

個別性のコツは具体性

標準看護計画では、特に疾患の病態が急性期であればあるほど個別性を入れるのが難しいと感じるのではないでしょうか。大丈夫です。どのような標準看護計画を使うのかによって多少の違いはありますが、共通するコツがあるのです。標準看護計画をもとに、看護計画に具体性を入れれば入れるほど個別性が出てくるのです。

つまり、標準看護計画に「清拭を行う」と書いてあれば、いつ（When）、どこで（Where）、だれが（Who）、何を（What）、どのように（How）行うかを具体的に書きます。例えば、午前中に（患者さんの検査などの予定がない時間帯だから）病室で、学生が背中だけを（患者さんに不足している部分が背中だけだから）蒸しタオルを使用し、特に腰部は温罨法をかねて（安静による腰痛の訴えがあったので）介助する、といった具合です。例で挙げたかっこ内の情報はデータベースに記録されている内容になるはずです。同じように短期目標なども具体的に、つまり細かく書くようにしてみましょう。

具体的に書くときに4W1Hを意識して書くようにすれば、簡潔でわかりやすい情報となります。標準看護計画をもとにしているので、看護診断は一緒、観察計画も一緒ということはある意味で当然でしょう。しかし、ケア計画や教育計画は具体的に書きやすいはずです。実際の場面を想像して細かく描写してみましょう。

急性期疾患の場合もできるだけ具体的に書く

急性期疾患の場合の標準看護計画は観察計画が重要な要素となり、個別性を入れるのが難しく感じやすいと思います。それでも、できるだけ具体的に書いてみましょう。例えば、「症状出現時医療スタッフに連絡するよう指導する」。これもていねいな記載ですが、さらに具体的に書けると思います。症状出現時、座位もしくは臥位となりつつ（安楽な体位を保つ必要性がある場合）、とりあえず大声を出してでも人を呼ぶのか、安静にして（じっと同じ姿勢を保ったまま）症状が軽減するのを待ってからナースコールしてもらうのか、医療スタッフが巡回してきたときに症状が出現したことを伝えてもらうのかなどです。患者さんの病態によっても違ってきますが、コーピング反応や価値観、信念などを考慮した表現となり、違いが出てくるのではないでしょうか。

それでも、看護診断の種類によっては標準看護計画に変更の余地を見いだせないことがあるかもしれません。そんなときは、別の看護診断のなかで個別性を入れた計画を立案していくことでもよいと思います。

（中井美容）

Q23 実施・評価ってなに？

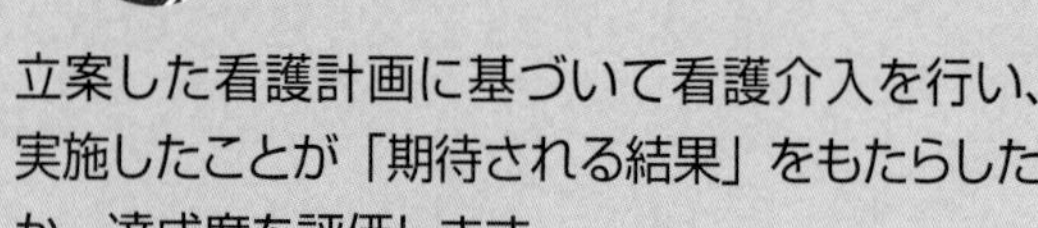

立案した看護計画に基づいて看護介入を行い、実施したことが「期待される結果」をもたらしたか、達成度を評価します。

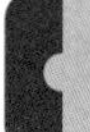

看護介入を実施し、期待される結果の達成度を評価する

看護計画を立案した後は、その計画に基づいて看護介入を行い、評価する段階で、これが「実施・評価」です。実施・評価では、実施したことが「期待される結果」をもたらしたか、「期待される結果」に向かっていたかを評価します。

「期待される結果」が達成されれば、その看護診断は解決したことになります。しかし、計画どおりに実施しても、「期待される結果」をもたらさないこともあります。その場合は、計画を続行するのか、追加するのか、変更するのか、中止するのかを検討します。さらに、なぜ介入が効果的でなかったのか、アセスメント・診断・計画・介入の方法を振り返り、修正することも重要です。

注意したいのは、評価はあくまで患者さんの状態を評価するものです。学生自身の反省などを書くことがないようにしましょう。

SOAP形式の書き方

また評価は、実施したそのとき、その日に行うものです。そうすることによって、次の日の計画を修正したり、追加したり、より患者さんに適した内容にすることができるからです。

実施・評価の記録様式は、学校や領域によって異なるとは思いますが、「Q2 POSってなに？」でも登場しましたSOAP形式で書いていることが多いかと思います。このSOAP形式が苦手という学生も多いのではないでしょうか。SOAP形式について、**表1**に示しました。

よくあるのが、SOAP形式の記録が経時的な記録になってしまい、いろんな問題の記録となってしまうことです。SOAP形式はPOS（問題志向型システム）による経過記録の形式ですので“問題ごとに”記載する必要があります。経時記録化してしまうと、時間に焦点をあてて、観察された患者さんの状況を時間ごとにSOAPに分けて記載するため、複数の問題に関する情報が混在し、AやPが書けなくなってしまいます。経時記録と問題ごとにSOAPで書く記録の違いを理解して、問題ごとにSOAPを書く訓練をしましょう。

また、臨床でもよく聞かれるのが、「SOSではダメですか？」です。SOSとは、AやPがなく、SとOばかりの記録のことです。SOSになってしまう理由の一つに、観察したことや気になったことをそのまま書いてしまうということがあります。「SOS」になってしまいそうになったら、一工夫してみましょう。たとえば「SOAP」の順に書きますが、考える際は、「P」→「A」→「SO」からにしてみます。「次はどんな行動や介入が必要なのか」→「なぜなら○○だから」→「○○と考えるに至ったデータはS・Oだ」と考えてみるのです。このように整理すると、記載するべき「SO」が絞られます。

（任　和子）

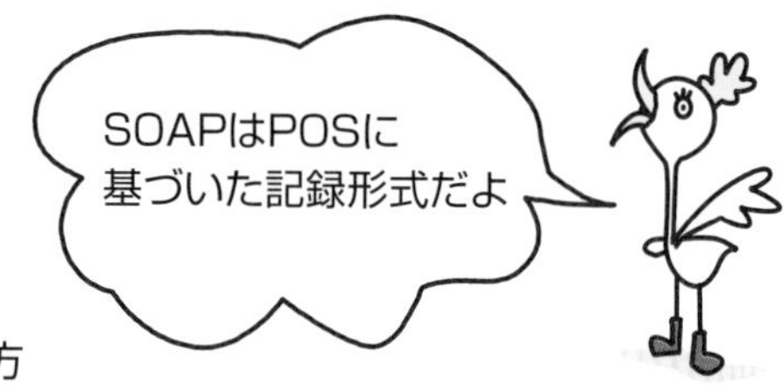

SOAPはPOSに
基づいた記録形式だよ

表1　経過記録：SOAP形式の書き方

S	Subjective data 主観的データ（主観的情報）	●患者さんの言葉を記載。患者さんとの言語的コミュニケーションによって得られた情報
O	Objective data 客観的データ（客観的情報）	●観察したことや測定したこと ●判断、解釈は含めず事実を書く
A	Assessment アセスメント（評価）	●SとOから考えたことや意見、印象などを記述する
P	Plan プラン（計画）	●S・O・Aを受けて実施することを記述する ●具体的な内容：観察計画、ケア計画、教育計画

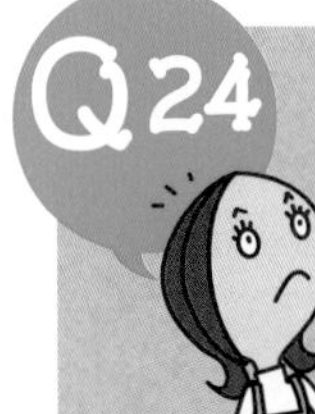

Q24 フローシートってなに？

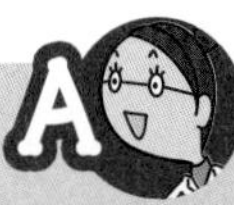

A 経時的に患者さんの状態や行ったケアを記載できる一覧表（簡易型経過記録）です。

フローシートとは、経時的に収集した患者さんの状態を一覧表にした経過記録のことです（**図1**）。

フローシートの種類には、24時間単位で記載される一覧表（ICU・CCUなどの重症患者用、手術経過記録など）と、1週間単位で記載されるものがあります。

縦軸には、時間を追ってデータ収集する必要のある患者さんの状態（観察内容）や計測項目を配置し、横軸に時間経過を示します。

フローシートを活用する

フローシートの利点としては、観察内容を示すこと、バイタルサインなどを簡潔にグラフ表示（熱型表）することで、漏れがなくデータ収集できます。また、薬の指示や経時的に行う介入を一覧にすることで、患者さんの変化を生命維持にとって必須なデータと照らし合わせた全体像として見ることができます。

欠点としては、記載方法が数値の場合は正確ですが、（あり）（なし）と表記された場合には、記載されたデータが観察者の裁量によるため、なぜ（あり）（なし）なのかが明確でなく、表記するための基準が必要となります。また患者さんの訴えた深い内容を記載するのには適していません。

実習で検温のときにフローシートを活用しましょう。「あ〜、どうしよう、観察項目が覚えられない。観察をするのを忘れたらどうしよう」などと悩む前に、何を観察するのか、項目を一覧表に作成しておきましょう。患者さんの1日（午前・午後）のバイタルサインのチェックにこれを持って行けば、緊張していても漏れることなくデータ収集ができます。あせらず落ち着いて正確なデータを収集するためにも、フローシートを活用しましょう。

ただし、大切な患者さんの情報です。くれぐれも紛失したり、廊下でノートなどを開いて他の人に見られることのないように気をつけましょう。

（西山ゆかり）

図1 フローシートの記載例

月／日	12月△日	12月△日	12月△日	12月△日
病日	手術当日	術後1日目	術後2日目	術後3日目
R / P / T				
40 / 90 / 38.0				
30 / 80 / 37.0				
20 / 70 / 36.0				
10 / 60 / 35.0				
血圧	120／60mmHg			
食事の種類	絶飲食	10時から水分可		
食事量			朝(5割)昼(3割)夕(0)	
便の回数	0	1回（ブリストルスケール5・多量）	3回（ブリストルスケール7）	
尿量(回数)	1,550mL／日	8回／日		
検査データ	WBC:5,400／μL TP:7.1g／dL		WBC:7,800／μL CRP:0.17 TP:6.8g／dL	
ドレーン排液量	50mL／日	45mL／日	39mL／日	
排液の性状	血性〜淡血性	淡血性	淡血性〜漿液性	
排液の混濁	なし	なし	なし	

熱
脈
呼吸
主食・副食に分けて記載することもある

※スケール（ブリストルスケール、フェイススケールなど）を使い、客観的に示すとよい

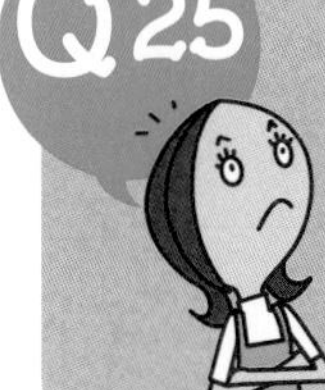

Q25 プロセスレコードってなに？

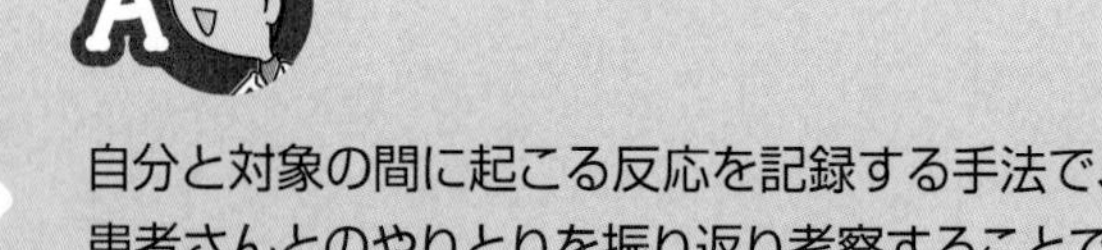

A 自分と対象の間に起こる反応を記録する手法で、患者さんとのやりとりを振り返り考察することで患者援助の技術を高めることができます。

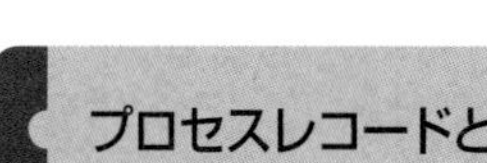

プロセスレコードとは

看護ケアは、対象にとって意味あるものになっているのか、対象のニーズに応えることができているのか、目標達成の結果だけをみるのではなく、そのプロセスにおける対象と看護者との関係をみることも重要です。

プロセスレコードは、「ナーシング・プロセス・レコード」の略で、対人関係のプロセスを記録する様式として、1953年

表1 プロセスレコードの記録用紙例と書く内容

場面と意図		取り上げた理由	
【場面】 ただ場所を書くのではなく、いつ、どんな場所で、どのような対象なのかまで具体的に書く 【意図】 「どう、かかわろうとしたのか」という、かかわりの目的を書く		意図が達成できるために今回の場面でどのようにかかわったのか？　1日中、対象と接していたなかで、特にこの場面を取り上げようと思った理由は何か？ 例）①効果的なはたらきかけであったか ②対象とのかかわりのなかでの疑問やズレがあったか ③対象の本当のニードは何か　など	
対象の言動	**感じたこと・考えたこと**	**学生の言動**	**分析・考察**
①ありのまま ②正確に ③判断を入れない ④1つひとつの会話を書く（会話は「　」でくくる） ⑤態度・表情・動作・声の調子・皮膚の状態などの非言語的コミュニケーションを必ず書く	①思ったこと・感じたこと・考えたことを、時間をかけないで書く ②自己の感情を明確にする ③思い・感じたことの経緯や根拠となるものを書く ④学生の言動の根拠となるような判断を明確にする	●「対象の言動」と書き方は同様	①コミュニケーションの振り返り ●対象の気持ちを受け入れることができたか（受容） ●対象の話に耳を傾けることができたか（傾聴） ●対象の自己表現を妨げていないか ●対象を落胆・不安に陥らせていないか ●対象の立場を受け入れ、対象の立場で考え、対象の直面している問題を理解しようとしているか（共感） ●対象にどのような態度であったか（評価的・解釈的・調査的・支持的・理解的態度） ●あいさつ・敬語・看護実践上のルールは守られているか ②対象の理解 ●学生の言動が対象との関係にどのような影響を与えたのか ●対象の言動の意味を自己流に解釈してしまい、安易に判断していないか ●自己流に判断したことを、対象に押しつけていないか ●学生の感情や気持ちと、学生の言動が一致しているか ●対象のかかわりを通して、自分を意識し自分に関心をもち、新たな自己を発見できたか
※「対象の言動」「感じたこと・考えたこと」「学生の言動」は記憶が鮮明なうちに、患者のもとを離れたときにメモしておくとよい ※「学生の言動」から開始してもよい。会話は感じたこと・考えたことも含め、通し番号を付記し、時系列に合わせて横のラインをそろえて書く 振り返り方 ①場面をイメージする　②取り上げた理由を理解する ③番号順に最後まで読む（会話の流れに違和感はないか） ④学生の言動が対象の行動に対する反応となっているか ⑤学生の反応と学生の行動が一致しているか ⑥対象の言動と学生の反応が一致しているか ⑦対象の言動だけ、最後まで読み取り、対象は何が言いたかったのか ⑧学生の言動だけ、最後まで読み取り、どのような傾向性がありそうか ⑨取り上げた理由に戻り考察する　⑩望ましい言動の代案を書く ※対象の状況に照らす（発達段階・病気の種類・病期などの特徴）			
取り上げた理由に戻っての考察			**助言**
●分析・考察で出てきた内容を根拠に、取り上げた理由の回答または課題を書く			※指導者・教員が記載する欄

※原則、2者（対象と学生）関係を振り返ってください　[点線枠] が書く内容

にヒルデガード・ペプロウ（Peplau, H. E.）によって初めて看護界に紹介されました。

具体的には、(1) 専門職としての基本的な応答能力を身につける、(2) 患者援助の技術を高める、ための一方法として広く活用されています。

すなわち、①言語的・非言語的コミュニケーションについての理解、②相互作用を分析する技能の向上、③自己の傾向性の認知の手段となるといえます。丁寧にプロセスレコードを記述し、振り返ることで、自分の意図と結果が違うことや、“自分を見る自分”という視点が育つことなど、対人関係における学びと課題が明確になります。

プロセスレコードの書き方

プロセスレコードの記録用紙の例と書き方を**表1**に、記録の具体例を**表2**に示しました。プロセスレコードは事実を正確に記入することが大切です。しかし、選択的な聞きかたをしたり、忘れてしまったり、この方法には限界があることも認識しておきましょう。また、考察を通して自己の傾向に気づき、今後の対人関係に活かす努力をすることが重要です。

（石束佳子）

表2 プロセスレコードの具体例

実習　第（5）日　氏名（照林　花子）

場面と意図	取り上げた理由
担当看護師に、「回復が停滞して落ち込んでいるので、話しにいってください」と言われ、患者の訴えを聴こうと思い、検温の後、病室にて。	対象が「はぁー」とため息をついてしまわれた。 私の対応はこれでよかったのだろうか。

対象の言動	感じたこと・考えたこと	学生の言動	分析・考察
		①「失礼します」と部屋に入る。	
②ベッドサイドに座って、こっちを見ている。	③歩きにいくのかなぁ？	④「歩きにいかれるのですか？」	④患者の行動が推察できている。
⑤「うん。ちょっと歩きにいこうかな」 「……」 「はぁ～」と、ため息。	⑥悩んでるんやなぁ～。 何か、話さなー。	⑦患者の横に患者のほうを向いて座る。 「何か、悩んでいるのですか」	⑦⑧を引き出すことができていることから、聴く姿勢を示すことができている。
⑧まっすぐ前を向いて、「何や先のことが見えてこないし、身体も治るかわからへんし、なんでこないになってしもたんやろ」と手を目にあてる。	⑨看護師さんが言っていた通り、今、回復が停滞しているからブルーになっているんやろな。	⑩「うん。うん」と頷いて聴く。	⑩⑪を引き出せていることから、効果的コミュニケーション技法である積極的傾聴ができている。
⑪「自分が情けなくなるわ。生きて行くのは大変ですね」	⑫随分、落ち込んでるなー	⑬「大変ですよね」 真剣な表情で。	⑬共感的に対象の気持ちを受け止められたことが、⑭の対象の意欲的発言を引き出せたと考えられる。
⑭「でも、そんなんばっかり言わんと頑張らなあかんにゃ」	⑮Aさん、頑張っているのになー。	⑯「Aさん頑張ってはるなって思いますよ」	⑭・⑰で自分自身を励ます言葉を発しているのに、⑳の反応からは、⑯⑲では適切でなかったとも考えられる。 この場合、支持したほうがよかったのではないだろうか。
⑰「つらい、つらい、言ってられへんしね」と、笑顔。	⑱でも、きっとつらいんやなー。でも、私がつらいですよねって言っても、本当にわかるわけではないし、上辺だけにならへんやろか。	⑲軽く、微笑む。	[代案]⑭に対しての⑯ 「そうですね。Aさん、一緒に頑張りましょう」 [代案]⑰に対しての⑲ 「つらいときには、是非、言ってください。お力になりたいです」
⑳「はぁ～」と、ため息。	㉑何を言ったらよいかわからない		

取り上げた理由に戻っての考察	助言
患者が必死になって自己を励ましているとき、そのまま調子に乗って「頑張りましょう」と声をかけるのも、かえって患者の気持ちを逆撫ですることもある。しかし、この場合は、⑳の患者の状況からは、⑯⑲は適切でなかったのではと考える。最終的には患者の行動変容を促したので、全体的には、患者の不安が表出され、患者自身が自己解決するというよい方向となったので学生の対応はこれでよかったと言える。	1. 全体的に患者の言葉が多く、学生の言葉が少ない状況から、傾聴、共感、受容ができています。 2. ⑳の反応を考察し、具体的に代案を提示できていることはとてもよいと思います。 3. 対象によっては、⑱の受け止めが必要なときもあると思います。自己の感性と観察力を信じて患者に向き合ってください。

Q26 看護過程とクリニカルパスはどう違うの？

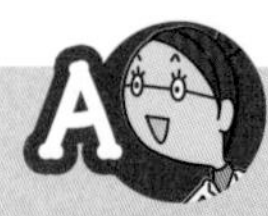

クリニカルパスは多職種で行う診療やケアの計画です。よって、看護過程とクリニカルパスは一部重なり合っています。

クリニカルパスって何？

日本クリニカルパス学会は、クリニカルパスを「患者状態と診療行為の目標、および評価・記録を含む標準診療計画であり、標準からの偏位を分析することで医療の質を改善する手法」[1]と定義しています。もう少し簡単にいうと、疾患や手術、あるいは検査ごとに、患者さんがめざす最適な状態（到達目標）に向け、最適と考えられる診療やケアの内容を1日ごとにスケジュール表にしたものです。「最適」と考えられる診療やケアの内容は、改善し続けることにより得ることができるので、クリニカルパスは見直しを重ねます。

工業界の工程管理において、ガントチャートと呼ばれる表が用いられます。生産性を上げるために開発されたものですが、医療界に導入されたのがクリニカルパスです（**図1**）。クリティカルパスやケアマップと呼ばれたり、パスやクリパス、CPと略されることもあります。

クリニカルパスか個別の看護計画か看護の立場から判断する

クリニカルパスを適用している患者さんを受け持った場合、看護記録の中に、看護診断ごとに立てられた看護計画が見当たらないことがあります。計画どおりであれば、個別の看護診断を挙げませんし、記録もクリニカルパスどおりなので、簡単に書かれていることが多いです。一方、クリニカルパスを適用していても、標準診療計画として最適化された計画だけでは対応できないことが患者さんに起こったときは、看護診断を挙げて計画を立てます。

クリニカルパスは、医師や看護師、薬剤師、管理栄養士など多職種で行う診療やケアを1つのスケジュール表に落とし込みます。クリニカルパスを適用していても、看護師は看護過程を方法として用いていますが、それは見えない場合もあるということです（**図2**）。

重要なことは、看護師は最初のアセスメントの段階で、今の患者さんの状況でクリニカルパスを適用してよいかどうかを看護の立場から判断することです。適用外ならば個別の看護計画を看護診断ごとに立てます。

（任　和子）

〈文献〉
1. 日本クリニカルパス学会ホームページ http://www.jscp.gr.jp/（2022.2.17.アクセス）

図1 ガントチャートとクリニカルパス

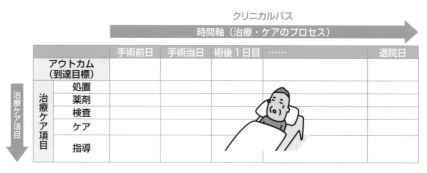

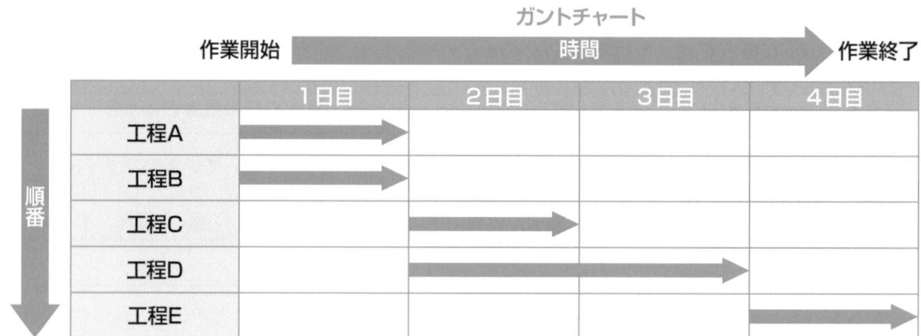

クリニカルパス

時間軸（治療・ケアのプロセス）

治療ケア項目

		手術前日	手術当日	術後1日目	……	退院日
アウトカム（到達目標）						
治療ケア項目	処置					
	薬剤					
	検査					
	ケア					
	指導					

図2 クリニカルパスと看護過程の関係

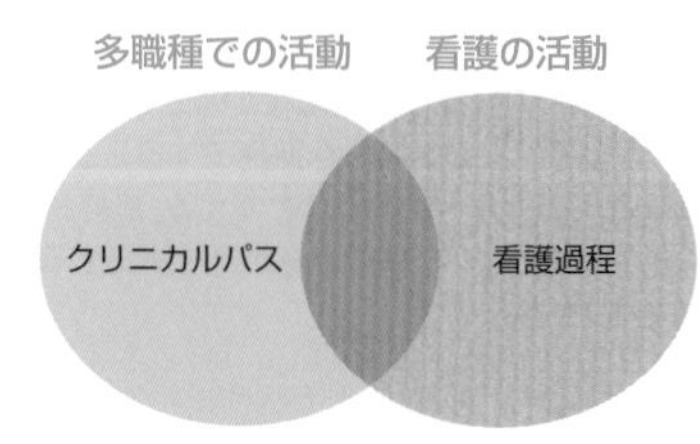

Part 2

ヘンダーソンの14の基本的ニードによる看護過程の展開

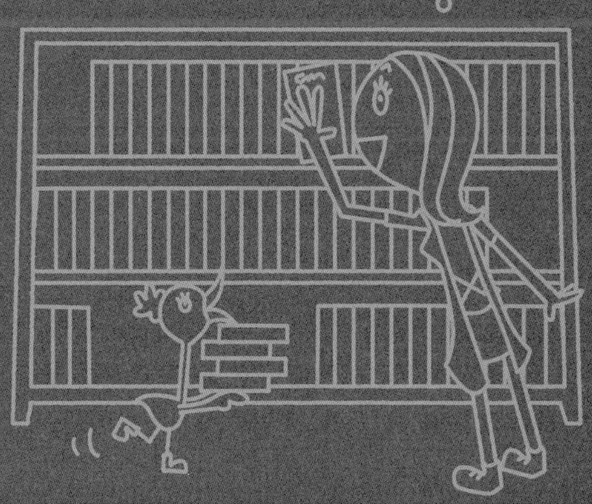

ヘンダーソンの看護論と看護過程の展開

樋口京子

ここでは、ヴァージニア・ヘンダーソン（Virginia Henderson）の看護論（14の基本的ニードの枠組み）を用いて看護過程を展開します。ヘンダーソンの看護論の特徴を、いかに実習記録に生かし看護過程を展開していくのかを学んでいきましょう。

看護過程は、道具であり、skill（スキル）であるといわれています。つまり、看護過程は、どのように情報を収集し看護がかかわるべき問題を明確化するのか、看護を実践しどのように評価するのか、その方法については、答えを与えてくれます。しかし、看護師として何のために、何をめざしてアセスメントし、看護ケアを実践し評価するのかについての答えは、看護理論を用いることによって、はじめて明確になります。看護実践を根拠づける理論に基づいて看護過程を展開していきましょう。

また、理論を活用する前に必ず確認すべきことがあります。その理論は、どのような人が、どこで、どのような動機をもち、どのような時代背景のなかで開発したものかを把握しておくことです。

ヘンダーソンの98年の生涯については、さまざまなところで紹介されているので、ここでは理論の主な特徴とヘンダーソンの看護論に基づいた看護過程について考えます。

▶ヘンダーソンの看護論

1．ヘンダーソンの看護の定義

ヘンダーソンは、1958年に国際看護師協会（International Council of Nurses：ICN）の看護業務委員会から「基本的看護」についての小冊子を書くよう依頼され、「私の思考の結晶として、この看護の定義を記した」[1]と振り返っています。

看護独自の機能の定義は、「病人であれ健康人であれ各人が、健康、あるいは健康の回復（あるいは平和な死）に資するような行動を援助すること。その人が必要なだけの体力と意思力と知識をもっていれば、これらの行動は他者の援助を得なくても可能であろう。各人ができるだけ早く自立できるように助けることもまた看護の機能である」[2]というものです。

2．ヘンダーソンの看護論が生まれた時代背景と動機

ヘンダーソンが『看護の基本となるもの』を記した1960年前後のアメリカは、患者を中心にヘルスケア・チームを組むさまざまな職種が出現していました。また、病院では看護業務が急増し、患者の身の回りの世話は看護助手などが分担するようになり、看護師がベッドサイドから離れ、医療の補助的な業務や雑用に追われるようになっていました。

ヘンダーソンは、この現状を憂い、看護の定義と独自の機能・役割を明確にする必要性を強く感じ、『看護の基本となるもの』を記しました。

当時は、看護界で「看護とは何か」の論議が始まった時代であり、理論というより哲学に近いもの、看護実践の基礎を築き、その後の看護理論の発展に方向づけを提供した、ともいわれています。このような時代背景と動機をもった理論であることを理解しておくことは重要です。

表1 ヘンダーソンの14の基本的ニードの枠組み

1	正常に呼吸する	6	適切な衣類を選び、着脱する	11	自分の信仰や善悪の価値感に従って行動する
2	適切に飲食する	7	体温を生理的範囲内に維持する	12	達成感をもたらすような仕事をする
3	あらゆる排泄経路から排泄する	8	身体を清潔に保ち、身だしなみを整え、皮膚を保護する	13	遊びやレクリエーションに参加する
4	身体の位置を動かし、よい姿勢を保持する	9	環境のさまざまな危険因子を避け、また他者を傷害しないようにする	14	学習し、発見し、好奇心を満足させる
5	睡眠と休息をとる	10	自分の感情、欲求、恐怖、気分を表現して他者とのコミュニケーションをもつ		

3．ヘンダーソンの看護論は「ニード論」と呼ばれる

ヘンダーソンは、人間を14の基本的ニードをもつ存在として捉え、その基本的ニードに対して基本的看護ケアを実施すると考えました。このように基本的ニードをもとに理論が展開されているため「ニード論」と呼ばれています。

基本的ニードは、**表1**のように14の枠組みによって構成されています。基本的ニードをその人らしく充足し生活できるように、体力と意思力と知識から援助の必要性と程度を判断し、その程度に応じて、「患者を援助すること、患者が自立して自分一人で行えるような状況をつくりだすことが私のいう基本的看護ケアである」[3]というのです。

また、14の基本的ニードは、アブラハム・マズローのニード階層説に適合するものであり、対応させてみると理解しやすいといわれています。

マズローのニードの階層は、人間の欲求を分類し階層的に捉えたものです。低次から、①生理的ニード、②安全のニード、③愛情と所属のニード、④自尊心のニード、⑤自己実現のニードとなっています。

ヘンダーソンの基本的ニードと対応させたものが**図1**です。生理的ニードにはヘンダーソンの基本的ニードの1～8、安全のニードにはヘンダーソンの基本的ニードの9、愛情と所属のニードにはヘンダーソンの基本的ニードの10、自尊心のニードにはヘンダーソンの基本的ニードの10、11、自己実現のニードにはヘンダーソンの基本的ニードの12～14、がそれぞれ対応します（※1）。

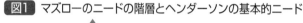

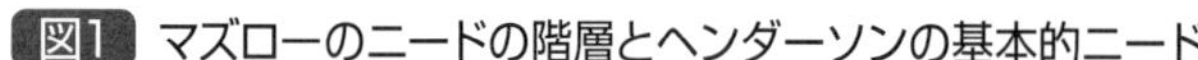
図1 マズローのニードの階層とヘンダーソンの基本的ニード

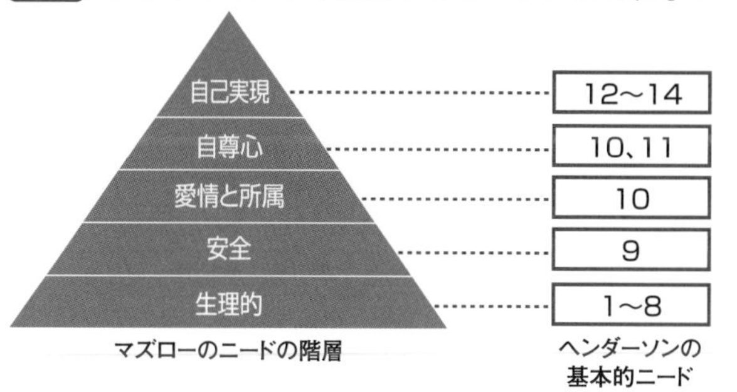

4．ヘンダーソンの14の基本的ニード

ヘンダーソンの14の基本的ニードについて、それぞれのニードがどんなことを指すのか、主なアセスメントの視点を**表2**に示しました。

ヘンダーソンの枠組みは、他の理論に比べてわかりやすく、“情報をどこに分類するか”で迷うことは少ないと思います。ただし、9～14の枠組みについては、改めてその意味を確認しておくことが必要と考えますので説明します。

9．環境のさまざまな危険因子を避け、また他者を傷害しないようにする

この項目には、①危険回避に対する知識や行動がとれるかどうか、安全教育の必要性はないか、②環境に危険なものはないか、転倒・転落の危険性はないか、③感染の危険性はないか、④精神症状や自殺のおそれはないか、他者に危害を及ぼす危険はないか、などが含まれます。

※1　マズローのニードとヘンダーソンの基本的ニードの対応には諸説ありますが、ここでは記述のように解釈します。

表2 ヘンダーソンの14の基本的ニードにおけるアセスメントの視点

1. 正常に呼吸する	2. 適切に飲食する
①十分なガス交換が行われているか（呼吸数、リズム、呼吸音、分泌物、爪色、口唇、検査データ《動脈血酸素飽和度：SaO_2*1など》） ②呼吸に対する異常感（呼吸困難感など）、精神的ストレスがないか ③安楽な呼吸を促進する方法を知っているか（体位、呼吸法、加湿、酸素吸入、吸引など） ④心地よい空気環境を提供できているか（室温、湿度、刺激性物質の有無など）、など	①適切な食事摂取量であるか（食事時間、回数、摂取量《水分、非経口的方法によるものも含む》、身長、体重、BMI*2、血液検査データ《TP*3、Alb*4、TC*5、TG*6など》 ②食事に対する満足感があるか（食欲、嗜好、タブー、食習慣の変化、食事療法の捉え方など） ③食行動の自立度（摂食行動、買い物、調理など） ④食事摂取量に影響を及ぼす因子はあるか（咀嚼・嚥下機能障害、口腔内の状況、精神的ストレスなど）、など
3. あらゆる排泄経路から排泄する	**4. 身体の位置を動かし、よい姿勢を保持する**
①正常な排泄であるか（排尿、排便回数、量、排泄物の性状、水分出納《in-out》） ②排泄に対する思い ③排泄行動の自立度 ④排泄習慣の変化、排泄習慣形成の必要性があるか ⑤排泄に影響を与える因子はあるか（精神的ストレス、うつ状態、環境の変化など）、など	①よい姿勢を保持できているか（姿勢･体位、バランス、褥瘡などの廃用症候群の有無） ②自立度（健康障害による影響、リハビリテーションの内容など）とその捉え方 ③よい姿勢や体位、体位変換に関する知識の程度、など
5. 睡眠と休息をとる	**6. 適切な衣類を選び、着脱する**
①十分な睡眠、休息をとることができているか（睡眠時間、就寝・起床時間、寝つき、昼間の眠気、睡眠習慣の変化など） ②熟眠感があるか ③安眠･安楽を妨げる因子はないか（痛み、苦痛、不安、精神的緊張、空腹、孤独感、環境の変化、運動とのバランスなど）、など	①適切な衣服を選び、身につけているか（身だしなみ、嗜好、季節に合わせた服装、障害に応じた服装など） ②衣服に関する満足度はあるか ③衣服の着脱の自立度、など
7. 体温を生理的範囲内に維持する	**8. 身体を清潔に保ち、身だしなみを整え、皮膚を保護する**
①体温が正常範囲内であるか（体温、呼吸数、脈拍数、血圧など他のバイタルサインへの影響、発汗、食欲、水分出納、脱水などの随伴症状） ②体温の変化に対する受け止め方、不快感の程度 ③体温に影響を及ぼす要因はないか（環境、発達段階など）、など	①身体の清潔を保てているか（入浴、洗髪、整髪、口腔ケア、爪、鼻、耳、陰部の状態、清潔習慣との比較など） ②清潔に関する受け止め方（清潔感覚、不快感など） ③清潔行動の自立度 ④清潔保持の必要性が高まる因子の有無（易感染性、皮膚の状態など）、など
9. 環境のさまざまな危険因子を避け、また他者を傷害しないようにする	**10. 自分の感情、欲求、恐怖、気分を表現して他者とのコミュニケーションをもつ**
①危険回避に対する知識や行動がとれるかどうか、安全教育の必要性はないか ②環境に危険なものはないか、転倒・転落の危険性はないか ③感染の危険性はないか ④精神症状や自殺のおそれはないか、他者に危害を及ぼす危険はないか、など	①情動の変化を表す心臓の鼓動の高まりや促迫した呼吸などの徴候がないか ②コミュニケーションに障害はないか ③重要他者やサポートシステムの有無と関係の変化 ④看護師に自分の欲求、関心、希望などを表出しているか、など
11. 自分の信仰や善悪の価値感に従って行動する	**12. 達成感をもたらすような仕事をする**
①信仰 ②倫理的な考え方、道徳上の価値観、信念 ③人生の意味の探求 ④自己に対する期待、など	①社会的な役割や家族内での役割についての本人の認識と情緒的反応 ②病気による役割の変化と受け止め方 ③一日の過ごし方の変化、達成感のある活動をする機会の有無、仕事と余暇のバランス ④経済的状況とその変化、など
13. 遊びやレクリエーションに参加する	**14. 学習し、発見し、好奇心を満足させる**
①遊び、レクリエーション、②気分転換 ③遊びや余暇を楽しむことができているか、生き生きとした時間の確保 ④生きがいの再発見、自分自身を作り直すこと、など	正常な発達や健康を導くような学習についての①知識の程度、②理解度、③意欲、④看護計画への参加度、⑤計画を実行するうえでの困難の有無、など

*1 SaO_2：arterial oxygen saturation *2 BMI（body mass index）：体格指数 *3 TP（total protein）：総タンパク
*4 Alb（albumin）：血清アルブミン値 *5 TC（total cholesterol）：総コレステロール *6 TG（triglyceride）：トリグリセリド

10. 自分の感情、欲求、恐怖、気分を表現して他者とのコミュニケーションをもつ

①情動の変化を表す心臓の鼓動の高まりや促迫した呼吸などの徴候がないか、②コミュニケーションに障害はないか、③重要他者やサポートシステムとの関係の変化の有無、④看護師に自分の欲求、関心、希望などを表出しているか、などが含まれます。

11. 自分の信仰や善悪の価値感に従って行動する

ヘンダーソンは『看護の原理と実際』のなかで、この項目を、"人生の意味の探求"として取り上げています[4]。個々の人格の根本のところにあるもので、宗教の信仰、倫理的な考え方、道徳上の価値観、人生の意味の探求、などが含まれると言っています。

信仰についても、キリスト教だけでなく世界中の宗教について触れています。仏教（主な宗派として、浄土宗、禅宗、真言宗、創価学会など）、神道についても詳しく解説しています。このことについては、日本ではあまり紹介されてはいません。また『看護の基本となるもの』では、spiritual needs（スピリチュアル・ニード）についても触れられています[5]。人格の根本にかかわることとして幅を広げてとらえる必要がありそうです。

12. 達成感をもたらすような仕事をする

社会的な役割や家族内での役割についての本人の認識と情緒的反応、病気による役割の変化と受け止め方、一日の過ごし方の変化、達成感のある活動をする機会の有無、仕事と余暇のバランス、経済的状況とその変化、などが含まれます。

13. 遊びやレクリエーションに参加する

遊び、レクリエーション、気分転換は、仕事と対比するものです。遊びや余暇を楽しむことができているかの視点も重要です。"re-create（リ・クリエイト）"には、自分自身を作り直すことや日常に変化をもたらすこと、生きがいの再発見など、もう少し深い意味があると言っています[6]。

14. 学習し、発見し、好奇心を満足させる

正常な発達や健康を導くような学習をし、発見や好奇心を満足させることができているかどうかが問われます。健康の回復や維持・増進するための計画に加わり、患者自身がイニシアチブをとれているかなどの視点が含まれます。

▶ヘンダーソンの理論と看護過程

ヘンダーソンの理論に基づき、基本的看護の構成要素である14の基本的ニードを鍵に、看護過程を展開するにあたって、各段階で重要となる考え方と看護師に求められる能力について解説します。

アセスメントから評価までの5段階のポイントについてまとめると**表3**のようになります。詳しくみてみましょう。

1. アセスメント

アセスメントは、基本的看護の構成要素である14の基本的ニードのアセスメントの視点に沿って、情報を系統的に収集し、それらの関連を解釈・分析し、看護がかかわるべき問題（看護診断）を明確化するプロセスです。

ヘンダーソンは、看護の定義で、その人が必要なだけの体力と意思力と知識をもっていれば、自分で基本的ニードを充足する自立した存在と捉えていました。

まず、情報収集では、自立に向けて体力･意思力･知識の3側面から、何がどの程度未充足か、①基本的ニードの充足状態を示す情報を整理します。次になぜ未充足なのかに関連する②基本的ニードに影響を及ぼす"常在条件"（個人を特徴づける条件で、発達段階や社会的文化的背景など）、③ニードを変容させる病理的状態（健康障害の種類・程度や症状など）を示す情報を収集します。

次に、基本的ニードについて、「人間には共通のニード

表3 ヘンダーソンの理論による看護過程の考え方

看護過程のプロセス	内容
1. アセスメント	①基本的ニードの充足状態、②基本的ニードに影響を及ぼす常在条件、③基本的ニードを変容させる病理的状態を示す情報を収集する 体力・意思力・知識の3側面から解釈・分析し、看護がかかわるべき問題を明確化する
2. 看護診断（看護問題の明確化）	アセスメントの結論として、抽出した未充足状態である問題と、その関連因子（原因・誘因）を特定し、看護診断として記述する
3. 看護計画の立案	自立へ向けて、体力・意思力・知識やその人固有のニードの満たし方を尊重した計画を立案する
4. 実施	健康の保持・増進、病気からの回復、または、平和な死に関連したその人のニードを満たすための援助を計画に基づき実施する
5. 評価	看護診断ごとに設定した期待される結果の達成度や、基本的ニードがどの程度自立して充足できるようになったか評価し、修正する

があるが、それらのニードがふたつとして同じものがない無限に多様の生活様式によって満たされている」と言っています[7]。そのため、その人にとっての意味やその人固有のニードの満たし方とその変化を示す情報を収集します。

解釈・分析では、これらの基本的ニードの充足状態に影響する情報間の関連を分析し、枠組みごとに基本的ニードの充足・未充足を判断し、自立に向けて看護がかかわるべき問題を明確化します。未充足の場合、なぜこの問題を抽出し、その原因や誘因になぜこれらを特定したのか、順序立ててわかりやすくその根拠を示し記載します。

2. 看護診断

アセスメントの結論として、抽出した基本的ニードの未充足状態である問題と、特定した関連因子（原因・誘因）を看護診断として記述し、優先度を決定します。

ヘンダーソンは、看護師は自分の解釈を患者さんと共有し、問題を患者さんと看護師の両方が確認して初めてそれに取り組む姿勢ができる、と言っています[8]。解釈や問題の共有は、患者さん自身もほとんど気づいていなかった思いや直面している真の問題を引き出す機会ともなります。

3. 看護計画

看護診断ごとに、その問題が解決された姿である期待される結果を段階的に設定します。自立をめざし、体力・意思力・知識の３側面やその人固有のニードの満たし方を尊重した計画を立案します。

ヘンダーソンは、計画は患者さんと家族、関係するヘルスケア提供者すべてと、連合した努力を導くあるいは方向づける道具の１つとして有効であること、さらに、看護診断や目標、計画が患者·家族、ヘルスケア提供者に公開・共有できることの大切さを強調し、看護師だけではなく誰もが理解できる、共通の用語としての看護記録のあり方を問い直す必要性を繰り返し述べています[9]。

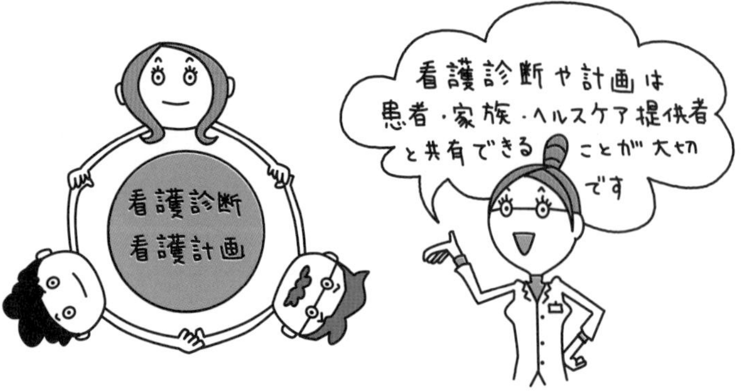
看護診断
看護計画
看護診断や計画は
患者・家族・ヘルスケア提供者
と共有できることが大切
です

4. 実施

その人にとっての健康の保持・増進、病気からの回復、または平和な死に関連した基本的ニードを満たすための援助を実施します。計画を、日々または時間によって変化する状態に合わせて、患者さんとの関係性の中で実施し反応を記述します。

5. 評価

看護診断ごとに設定した期待される結果の達成度や計画の変更の必要性を判断し、必要時修正を行います。

基本的ニードがどの程度自立して充足できるようになったか、自立が不可能な場合は、自分の限界をどの程度受け入れるようになったか、最終的に死が避けられないときには、それをどの程度受け入れ平和な死を迎えられるよう看護師が援助したかを評価します[10]。

＊

改めて、ヘンダーソンの理論では、何をめざして何のためにアセスメントし看護を実践し評価するのか、そのために求められる能力は何か、みてみましょう。「看護師ができるのは、ただ看護師自身が考える意味ではなく、その人にとっての健康や病気からの回復、よき死の意味に資するように行動するのを援助すること」[11]、であり、計画では、自立と基本的ニードを鍵にアセスメントで把握した「個別のニードを何としても考慮に入れる」[12]、実施では、「人間は２人として同じ人はいないので、無限の変容形のあるサービスである」[13]看護を創造的に行い、評価では、実施しながら把握した「その人の個別のニードの変化に従って修正する」[14]と言っています。さまざまな健康のレベルにある人に、アセスメントに基づく個別化したケアを実施し、ニードを満たし、その人にとっての意味に近づく生活ができるような状況をつくりだすことをめざしています。

そのために、看護師には患者の“皮膚の内側に入り込む”看護師の姿勢と人間関係の基盤が必要であること、具体的には、絶えず患者さんの言葉、沈黙、表情、動作の意味するところを謙虚に分析するという姿勢であり、自然で建設的な看護師－患者関係を生み出す看護師の行動は１つの“art（アート）”である、と言っています[11]。

さらに、看護が“art”であること、また看護に優れるということについて、「人々および人々の気持ちへの敏感さ、人間性への洞察力、本当のことと偽りのこととを見分ける力、努力し続けることのできる能力、関連の諸技術の熟達、これらの資質をもつことである。ただし、これは看護だけではなく、他の専門職分野でも素晴らしい仕事をしている多く見られる資質と同じである」、と言っています[15]。

なかなかこの域に到達できないと思ってしまいますが、ヘンダーソンは無名に終わるナースのなかに無数にいると言います。

世界中の看護師が励まされ、そうなりたいと自己研鑽へと導く、きらめく“キーワード”が、ヘンダーソンの看護論や論文集にはちりばめられています。1人ひとりの看護の原点が“看護の基本となるもの”のなかに確かにあり、何度も読み返すたびに自分の成長と課題を教えられ、再び立ち上がり努力を続ける勇気を得ます。理論を日々の実践に活かし、実践の意味を理論に学ぶ、そのことを継続していく一助になればと願っています。

〈文献〉
1. ヴァージニア・ヘンダーソン著，湯槇ます，小玉香津子訳：看護論―定義およびその実践、研究、教育との関連25年の追記を添えて 追加版新装版．日本看護協会出版会，東京，2017：40.
2. ヴァージニア・ヘンダーソン著，湯槇ます，小玉香津子訳：看護の基本となるもの 新装版．日本看護協会出版会，東京，2016：14，77.
3. ヴァージニア・ヘンダーソン著，湯槇ます，小玉香津子訳：看護論―定義およびその実践、研究、教育との関連25年の追記を添えて 追加版新装版．日本看護協会出版会，東京，2017：42.
4. ヴァージニア・ヘンダーソン，グラディス・ナイト著，荒井蝶子他監訳：看護の原理と実際3基本的ニードと援助．メヂカルフレンド社，東京，1979：481-535.
5. ヴァージニア・ヘンダーソン著，湯槇ます，小玉香津子訳：看護の基本となるもの 新装版．日本看護協会出版会，東京，2016：72.
6. ヴァージニア・ヘンダーソン，グラディス・ナイト著，荒井蝶子他監訳：看護の原理と実際3基本的ニードと援助．メヂカルフレンド社，東京，1979：449-456.
7. ヴァージニア・ヘンダーソン 著，湯槇ます，小玉香津子 訳：看護の基本となるもの 新装版．日本看護協会出版会，東京，2016：20.
8. ヴァージニア・ヘンダーソン 著，湯槇ます，小玉香津子 訳：看護の基本となるもの 新装版．日本看護協会出版会，東京，2016：21-22.
9. ヴァージニア・ヘンダーソン 著，小玉香津子 編訳：ヴァージニア・ヘンダーソン論文集（増補版）．日本看護協会出版会，東京，1994：75-76.
10. ヴァージニア・ヘンダーソン 著，湯槇ます，小玉香津子 訳：看護論―定義およびその実践、研究、教育との関連25年の追記を添えて 追加版新装版．日本看護協会出版会，東京，2017：43.
11. ヴァージニア・ヘンダーソン 著，湯槇ます，小玉香津子 訳：看護の基本となるもの 新装版．日本看護協会出版会，東京，2016：21.
12. ヴァージニア・ヘンダーソン 著，湯槇ます，小玉香津子 訳：看護の基本となるもの 新装版．日本看護協会出版会，東京，2016：30.
13. ヴァージニア・ヘンダーソン 著，湯槇ます，小玉香津子 訳：看護の基本となるもの 新装版．日本看護協会出版会，東京，2016：22.
14. ヴァージニア・ヘンダーソン 著，湯槇ます，小玉香津子 訳：看護の基本となるもの 新装版．日本看護協会出版会，東京，2016：84.
15. ハロラン・エドワード 編，小玉香津子 訳：ヴァージニア・ヘンダーソン選集―看護に優れるとは．医学書院，東京，2007：159.

Column 看護理論の歴史

看護の概念・原理・過程・機能などを体系的枠組みで示したものを看護理論といいます。つまり、看護とは何か、看護が看護であるための本質とは何か、について体系的に理論づけたものといえるでしょう。

最初の看護理論は、ナイチンゲールの「看護覚え書き Notes on Nursing」とされています。以降、多くの看護理論家と看護理論が生まれました（**表1**）。現在、看護理論の翻訳書や解説書がたくさん出版されていますので、それぞれの特徴を学んで、看護の実践に生かしてください。

表1 主な理論家と著書

	著書名	出版年	おもな内容
F. ナイチンゲール	看護覚え書き	1959	自然治癒力、環境の重視
H.E. ペプロウ	人間関係の看護論	1952	発達モデル、患者−看護師関係の発達の4局面
E. ウィーデンバック	臨床看護の本質	1964	相互作用モデル、臨床看護の4つの構成要素
V. ヘンダーソン	看護の基本となるもの	1960	看護独自の機能、14の基本的看護の構成要素
J. トラベルビー	人間対人間の看護	1971	人間対人間の関係に至る位相
D.E. オレム	オレム看護論	1971	セルフケア理論、セルフケア不足理論、看護システム理論
C. ロイ	ロイ看護論	1976	適応モデル（4つの適応様式）、システム論
P. ベナー	ベナー看護論	1984	達人ナースの卓越性、実践技能のレベル

|事|例| でわかる

ヘンダーソンの14の基本的ニードによる看護過程の展開①

脳梗塞患者の看護

樋口京子

事例紹介

A氏・68歳・男性。

【診断名】

脳梗塞。

【現病歴】

15年前、53歳のときから脂質異常症、高血圧を指摘されていた。5年前、63歳のときに一過性の脳虚血発作（transient ischemic attack：TIA）を発症。

6月△日の朝、歩行時に平衡感覚に違和感、左上下肢に重い感じがあり、左片麻痺が出現したため来院、緊急入院となった。MRI（magnetic resonance imaging：磁気共鳴画像診断装置）にて右側脳室後部（中大脳動脈の枝の一部が閉塞の可能性）の梗塞を指摘された。

看護過程の展開

学生が実習で受け持ったのは、入院して7日後です。実習開始後2日間で得た情報を、「ヘンダーソンの14の基本的ニード」（p.41）の枠組みを用いて整理しました。

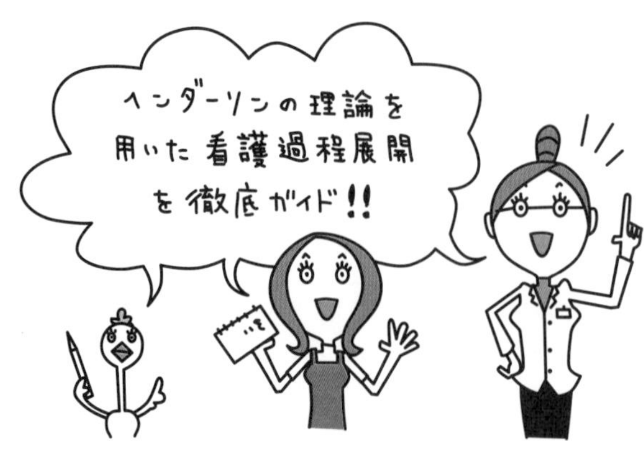
ヘンダーソンの理論を
用いた看護過程展開
を徹底ガイド!!

アセスメント① 情報収集

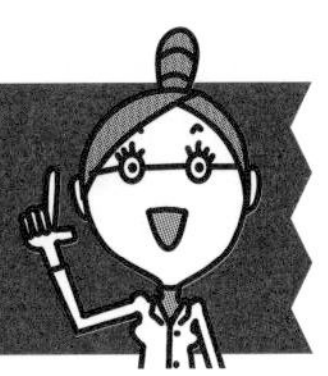

情報収集のポイント

看護過程において、アセスメントとは、14の基本的ニードの充足状態と影響する要因を示す情報を収集し、それらの関連を解釈・分析し、看護がかかわるべき問題（看護診断）を明確化するプロセスでした。ここでは、アセスメントのなかの情報収集について解説します。

大切な情報を見逃さない

臨地実習では、患者さんや家族、医療チームのメンバーや記録物からの情報、自分自身の五感を通して観察した情報など、あふれるほどの情報があります。また、患者さんの状態は刻々と変化し続けます。そのなかで、“いかに注目すべき大切な情報を見逃さずに選別し、枠組みを意識して実習記録に整理していくか”が情報収集のテーマです。

ヘンダーソンは、看護ケアを行うにあたって“大切な情報を見逃さない”ために、①基本的看護の構成要素である14の基本的ニードの充足状態と、②それらに影響を及ぼす常在条件と、③ニードを変容させる病理的状態をていねいに情報収集することが重要であると言っています[1]。

1. 14の基本的ニードの充足状態

まず、14の基本的ニードの充足状態を示す情報を、アセスメントの視点（p.42 表2）に沿って収集し整理します。

ヘンダーソンは、看護の定義で、人間をその人が必要なだけの体力と意思力と知識をもっていれば、自分で基本的ニードを充足する自立した存在と捉えています[2]。基本的ニードの充足状態を、自立に向けて体力·意思力·知識の3側面から、何がどの程度、なぜ不足しているのか、を示す情報に着目して整理します。

また、基本的ニードは、「ふたつとして同じものがない無限に多様の生活様式によって満たされている」と言っています[3]。そのため、共通の視点だけではなく、その人にとっての意味や患者さんの日常的な固有の満たし方とその変化を、Sデータ（主観的情報）を確認し、Oデータ（客観的情報）と対応させて整理することは重要です。

2. 基本的ニードに影響を及ぼす常在条件

常在条件には、年齢、社会的文化的背景、情緒的安定度、身体的（感覚器や運動）能力、知的能力、ケアがなされる場の条件などを挙げています。発達段階の特徴や家族内や、社会的役割、経済的背景など、生まれてから今までのその人を特徴づける固有の条件です。これらの条件の基本的ニード、特に満たし方への影響を整理しましょう。

3. 基本的ニードを変容させる病理的状態

病理的状態は、疾患だけではなく、呼吸障害、意識障害、発熱、疼痛、感染症など多くの疾患に共通してみられる症状、症候群を含めた状態を意味します。健康障害の種類・程度や症状、治療は、基本的ニードの充足に必要な体力、意思力、知識の3側面を変容させます。体力面だけでなく、今の状態の受け止め方や社会的役割や経済状態の変化は意思力を、自立や健康を回復・増進するための学習は知識面を変容させていないか、ていねいに情報を収集します。

これらの常在条件や病理的状態は、今生じている、または今後生じる可能性があると想定される基本的ニードの未充足状態、すなわち看護問題の原因や誘因となる可能性が高いと考えられます。したがって、基本的ニードの充足状態と常在条件や病理的状態との関連を考え、情報を整理することは、看護問題の明確化に向けても重要です。

以上から、ヘンダーソンの14の基本的ニードの枠組みに沿った情報収集のまとめ方のポイントは次の3つです。

①14の基本的ニードの充足状態を、自立へ向けて体力・意思力・知識の3側面から、何がどの程度、なぜ不足しているのかを示す情報を整理する。

②その人にとってのニードの意味や固有の満たし方とその変化を示す情報を、Sデータ（主観的情報）とOデータ（客観的情報）を対応させて整理する。

③発達段階や社会的役割などの常在条件や健康障害の程度や症状など病理的状態と、基本的ニードの充足状態との関連を整理する。

☑ 情報収集の実例

ヘンダーソンの14の基本的ニードの枠組みを用いて記載した情報

S：主観的情報
O：客観的情報

1. 正常な呼吸

情報（S・O）

O

- R（respiration：呼吸）＝16回/分、規則的。
- 53歳で脂質異常症、高血圧を指摘されてから禁煙。

2. 適切な飲食

情報（S・O）

S

- 「病院食は毎食6割程度食べている」❶
- （妻より）「病院食は好き嫌いを言わず、しっかり食べている」

<以前の食生活について>❷

- 「1,800kcal/日程度にしていた。減塩には気をつけていたが、漬物が好きでやめられなかった。朝食はパン食、昼食は肉類を中心とした外食で、夕食は自宅にて和食」
- 「脳梗塞になる可能性は言われていたのに、自覚が足りなかったんだね。脂質異常症の本は読んでいたが、単身赴任の生活が長かったため、肉や卵中心の自炊が多かった。それがよくなかったのだろうね」

O

- 身長：168cm、体重：62kg。❸
- 病院食、減塩（7g/日以下）、主食は全粥、1,600kcal/日。
- 7/△　TC（total cholesterol：総コレステロール）値＝243mg/dL、TG（triglyceride：トリグリセライド）＝108mg/dL、TP（total protein：総タンパク）6.7g/dL。
- 妻と2人暮らし、妻がキーパーソン。❹

❶△　咀嚼・嚥下障害（脳梗塞の症状）がないことも書いておきましょう。

❷○　本人がどのように取り組んできたか、今回の原因は何と考えているかなど、知識や意思力に関する情報が整理されています。

❸△　変化を“入院後2kg体重が減少”などと書きましょう。また、BMIを追加しましょう。

❹×　<10. コミュニケーション>に分類しましょう。

3. 老廃物の排泄

情報（S・O）

S

- 「便秘によって力むと血圧が上がると聞いている。便をやわらかくする薬はしばらく欠かせないね」❺

O

- 便1回/日、緩下薬を使用。❻
- 尿7回/日（夜間1回）。❼
- 6月△日～6月△日　ポータブルトイレ使用。
- 6月△日～　杖を使用してトイレまで歩行。❽

❺○　本人の知識の程度がよくわかります。

❻△　便の性状についても記載しましょう。また、以前の排泄習慣の情報も必要です。

❼△　情報不足! 残尿感は? 排尿困難は? 年齢から前立腺肥大症の可能性を示す情報が必要です。

❽△　情報不足! 排泄時の衣服の着脱の情報は?

4. 適切な姿勢の保持

情報（S・O）

O

- 脳梗塞による左上下肢麻痺。

▷歩行：杖を利用し自立可。

▷階段不可：左下肢の挙上困難、バランス不十分。

- 機能訓練は開始当初から積極的で午前と午後2回行う。❾
- 前腕の回内・回外自動運動不可。指の屈曲・伸展不可からゆっくりであるが、徐々に回復している。股関節の外旋・内旋は不可。

❾×　積極性を示す事実を書きましょう。

5. 睡眠・休息

情報（S・O）

S

- 入院前：「11時就寝、6時半起床」
- 入院後：「消灯時間9時前には寝られないけれど、11時までには眠っている。起床は7時」
- 「入院して初めの頃はなかなか眠れなかったね」
- （妻より）「病気に対する不安が大きかったと思いますよ」 ⑩

⑩△　休息、運動とのバランスについての情報不足!

6. 適切な衣類の選択と着脱

情報（S・O）

S

- 「紐は結べないね。両手を使うのはまだまだ無理だね」⑪

⑪○　回復への期待がわかります。

O

- 患側挙上困難があるため着衣困難あり。左上肢は前方30°まで挙上可。ボタンのかけはずしは健側で可能。

7. 体温を生理的範囲内に維持

情報（S・O）

O

- T（temperature：体温）＝36.8℃。
- 発熱は入院後なし。

8. 身体の清潔

情報（S・O）

S

- 「昔から汗をかきやすい体質である」

O

- シャワー浴（月、水、金）。
- シャワー浴時の自立状態。

▷脱衣時、椅子を利用し、ふらつきなし。

▷シャワーチェアを使用し、健側上肢、背部以外は自立。⑫

▷バスタオルで背部を拭くこと、やや困難。

⑫△　情報不足!　その他の補助具の利用状況は?

9. 環境・危険回避

情報（S・O）

S

- 「トイレや機能訓練室などへ移動時は、何があるかわからんからね。転倒して骨折でもしたら、自分だけじゃなくて病院にも迷惑がかかるからなあ」⑬

⑬○　危険回避に対する知識の程度がわかります。

＜自宅の状況＞

- 「階段・風呂には手すりがついている。建て直したときにつけた」⑭

⑭○　退院後の生活の準備に必要な情報です。

O

- BP（blood pressure：血圧）＝136/86mmHg、P（pulse：脈拍）＝68回/分、不整なし。⑮
- 入浴時、着脱の際、ズボンを脱ぐ場面でバランスを崩すことがあった。
- 歩行時、床の段差、突然の人の飛び出しに対応できない。
- リハビリテーションと検査が重なったときなど、疲労で左下肢が上がらなくなるときがある。

⑮○　循環を示す情報は、一番関連が深いと思われる枠組みに入れましょう。

● 視力障害なし。⑯

⑯○ このように脳梗塞の症状がない場合でも、そのことを書きましょう。

10. コミュニケーション

情報（S・O）

S

● 「前は顔が麻痺して、うまく話せないこともあって、会話することがおっくうだったけれど、今は、話したくなっているよ」⑰

● 「朗読の練習はしないといけないと思っているけれど、恥ずかしくてね」

O

● 梗塞後、顔面麻痺による構音障害は、顔面麻痺の回復にしたがってほとんど会話に支障はなくなってきている。⑱

● 50音順に発音練習を行っている。

⑲

⑰○ 構音障害の受け止め方の変化をSデータとOデータを対応させて整理しています。

⑱△ 言語中枢の障害の有無を書きましょう。

⑲△ 情報不足! キーパーソンは? 面会状況は? ほかにサポートしてくれる人は?

11. 信仰・善悪の価値観

情報（S・O）

S

● 特に信仰している宗教はない。

⑳△ 情報不足! 価値観や信念は?

12. 仕事・生産的な活動

情報（S・O）

S

● 「退職後も週2〜3日出勤した。つきあいでの外食も多い」

● 「講演や選挙の応援など、入院するまでは、ストレスがかなり高かった」㉑

● （妻より）「頼まれると断れないタイプなのよ。退職後は旅行してのんびりすると言っていたけれど、ほとんど行けていない」

㉑△ 情報不足! 今回の病気による、社会的役割への影響は?

13. 遊び・レクリエーション

情報（S・O）

S

● 「仕事が趣味のようなもの。趣味は強いていえばクラシック音楽鑑賞」

● 「仕事に追われる日々ではなく、休むことの大事さを再確認した」㉒

● （ストレスについて）「お酒も飲まないし、ストレスを抱え込むほうだと思うよ」

㉒○ このように気分転換だけでなく、自分自身を取り戻すことや生きがいの再発見も含みます。

14. 学習

情報（S・O）

S

● 「カロリー計算、単位換算などは、糖尿の境界域㉓であると8年前に言われてから、自分で考えながら外食をするようになった。でも穀類とデザートを少なくすることが中心であった」㉔

O

● ここ5年間は、毎年1回、消化器･循環器の精査のために入院している。健康管理に対する認識が高い。㉕

㉓× 食の情報に血糖値も書きましょう。

㉔○ 食事療法への意欲・学習状況の変化がわかります。

㉕× 判断なのでアセスメントに書きましょう。

☑ 情報収集の解説

▶ 枠組みごとに不足しがちな情報を意識して整理する

ヘンダーソンの14の基本的ニードの枠組みはわかりやすく、ほかの理論に比べて“情報をどこに分類するか”で迷うことは少ないと思います。

循環を示す情報については、枠組みがないので一番関連が深いと思われる枠組みに入れます。今回は下線部⓯のように、再梗塞の危険因子として＜9．環境・危険回避＞に入れています。

次に各枠組みについての不足しがちな情報を挙げてみます。

＜5．睡眠・休息＞では休息と運動とのバランス、＜10．コミュニケーション＞ではサポートしてくれる人やキーパーソンに関する情報が不足しがちです。下線部❹は＜2．適切な飲食＞ではなく、＜10．コミュニケーション＞に分類します。＜2．適切な飲食＞の枠組みを意識した書き方にすると、「調理は妻がしている」となるでしょう。

＜11．信仰・善悪の価値観＞では、宗教だけでなく、価値観や信念などの情報も記載しましょう。

＜13．遊び・レクリエーション＞では、気分転換の意味だけではなく、下線㉒のように、“re-create”、自分自身を取り戻すことや生きがいの再発見なども含みます。

▶ 体力・意思力・知識の3側面から情報を収集する

体力では、ヘンダーソンのいう病理的状態として欲求を変容させる健康障害の程度や症状、治療の情報が必要です。

下線部❸では、入院後や直近の２か月での変化を示す情報を追加しましょう。

また、下線部❶では咀嚼・嚥下障害、下線部⓰では視力障害、下線部⓲では言語中枢の障害など、脳梗塞の症状に関しては、症状がない場合でも、そのことを記載することは健康障害の程度を把握するうえで重要です。

また、再梗塞のリスクファクター（危険因子）として、高血圧、脂質異常症、喫煙歴、ストレス、糖尿病などがあります。意識して整理していますが、下線部㉓を示す検査データは不足しています。

また、再梗塞を予防するための知識の程度や障害の受容状態によって、意思力や意欲の低下がないかを、下線部❷❺⓫⓭などのように整理します。

▶ その人にとっての意味を示す情報を収集する

下線部⓱㉔では、その人にとっての意味やニードの満たし方に関する情報について、以前はどうか、今はどうか、変化したことをどうとらえているかを、SデータとOデータを対応させて整理することが重要です。

また、発達段階や社会的役割など基本的ニードに影響を及ぼす常在条件については、下線部❼のように、尿回数だけではなく年齢から前立腺肥大症の可能性はないか、下線部㉑では今回の疾患による社会的役割への影響、また、ケアの場の条件として退院後の生活を考えた下線部⓬⓮のような情報が必要になります。

その他に、下線部❾㉕では、事実と解釈・判断の区別を明確にしておく必要があります。

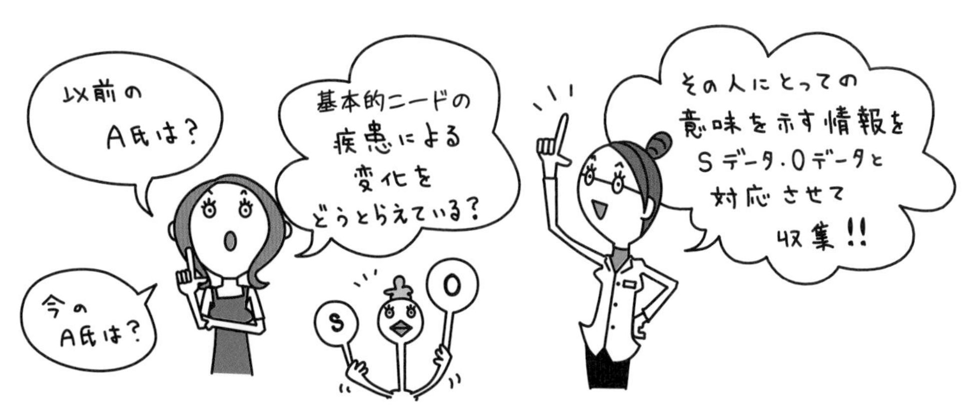
以前のA氏は？
今のA氏は？
基本的ニードの疾患による変化をどうとらえている？
S
O
その人にとっての意味を示す情報をSデータ・Oデータと対応させて収集!!

アセスメント②

情報の解釈・分析から看護診断（問題の明確化）までのプロセス

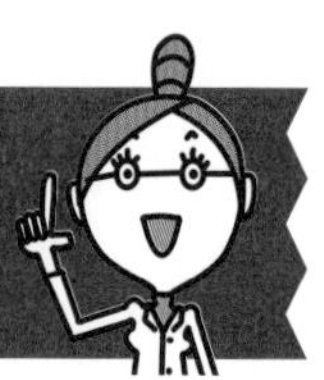

☑ 情報の解釈・分析から看護診断までのポイント

ここでは、枠組みを意識してまとめた情報から、看護師としてかかわる必要がある看護上の問題（看護診断）を明確にするために、情報を解釈・分析し統合するプロセスを学びます。

この情報の解釈・分析から看護診断までのプロセスは、看護過程において最も重要な段階であると同時に、学生時代だけではなく卒業後も苦手意識をもちやすいところです。今まで学んできた知識や看護に対する思いを結集させて、じっくり取り組んでいきましょう。

▶ 判断した根拠を順序立ててわかりやすく

情報の解釈・分析のまとめ方のポイントは、①なぜこの枠組みの基本的ニードを充足・未充足と判断したのか、②未充足の場合、なぜこの問題が抽出され、原因としてこれらを特定したのか、①②を判断した根拠が他者にわかるように、順序立ててわかりやすく記載することです。

整理した事実である情報は同じでも、解釈や分析はそれぞれの看護師によって異なる部分があります。“何をめざして、何を大切にした看護をしたいか”というそれぞれの看護観によって原因のとらえ方や問題表現は変わるからです。

各論実習では、知識不足のため、解釈がほぼ一致しているはずの健康障害の程度や治療の影響のとらえ方が難しく、学習しても追いつかないこともあるかもしれません。

しかし、今の状況をどのように受け止めているかなど、心理・社会面への影響に関しては、日々、学生として接していくなかで深まっているはずです。

そこで、自分自身の思考のプロセスを「解釈・分析」にていねいにまとめておけば、“なぜ（Why？）、そう判断するのか”に対する具体的なアドバイスを得ることができます。臨床指導者や教員、ときには、他の専門職との相違が明らかになり、自分の見方や思考を育て広げていくチャンスになるでしょう。

▶ その人にとっての意味をとらえた解釈を

解釈・分析で注意すべき点は、看護師自身が考える意味や価値観に基づく解釈をしないこと、整理した情報、特に主観的情報を根拠に、その人にとっての意味をとらえた解釈をすることです。

またヘンダーソンは、看護師は自分の解釈を患者さんと共有し、問題を患者さんと看護師の両方が確認することではじめて、その問題に取り組む姿勢が整う、と言っています[4]。

では、情報の解釈・分析から看護診断までのプロセスを、**図1**に示した7つのステップに従って、みていきましょう。

図1 情報の解釈・分析から看護診断までの7つのステップ

ステップ1
枠組みごとに整理した情報を、その人固有のニードの満たし方や発達段階の特徴、検査値の正常値などと比較する。

↓

ステップ2
不足している情報や、不一致がある情報を再確認する。

↓

ステップ3
基本的ニードの充足・未充足を体力・意思力・知識の3側面から判断し、その根拠を記載する。

↓

ステップ4
未充足である場合、未充足状態を引き起こしている原因・誘因をあらゆる角度から探り、それらの関係を記載する。

↓

ステップ5
基本的ニードを充足するために必要な援助の程度と看護の方向性を検討する。

↓

ステップ6
未充足状態がこのまま続けば、今後どのようなことが起こる可能性があるのか、“成り行き”を検討する。

↓

ステップ7
以上から、関連因子（原因・誘因）を特定し、抽出した看護診断を記載する。

☑ 情報の解釈・分析から看護診断までの実例

ヘンダーソンの14の基本的ニードの枠組みを用いて記載したアセスメント（情報*、解釈と分析）、看護診断

S：主観的情報
O：客観的情報
A：アセスメント

1. 正常な呼吸

情報（S・O）	情報の解釈と分析（A）	看護診断（問題の明確化）
O ●R（呼吸）＝16回／分、規則的。 ●53歳で脂質異常症、高血圧を指摘されてから禁煙。	●正常範囲内である。 ●再梗塞のリスクファクターである喫煙歴は約30年である。	充足

2. 適切な飲食

情報（S・O）	情報の解釈と分析（A）	看護診断（問題の明確化）
S ●「病院食は毎食6割程度食べている。かんだり、飲み込んだりは普通にできる」 ●（妻より）「病院食は好き嫌いを言わず、しっかり食べている」 <以前の食生活について> ●「1,800kcal／日程度にしていた。減塩には気をつけていたが、漬物が好きでやめられなかった。朝食はパン食、昼食は肉類を中心とした外食で、夕食は自宅にて和食」 ●「脳梗塞になる可能性は言われていたのに、自覚が足りなかったんだね。脂質異常症の本は読んでいたが、単身赴任の生活が長かったため、肉や卵中心の自炊が多かった。それがよくなかったのだろうね」 ●「カロリー計算、単位換算などは、糖尿の境界域（115mg／dL）であると8年前に言われてから、自分で考えながら外食をするようになった。でも穀類とデザートを少なくすることが中心であった」 O ●身長：168cm、体重：62kg、2か月で3kg体重が減少。BMI（体格指数）：22.0。 ●病院食、減塩（7g/日以下）、主食は全粥、1,600kcal／日。 ●7月△日　検査データ：TC値＝243mg／dL、TG＝108mg／dL、TP＝6.7g／dL、空腹時血糖＝90mg／dL。	●BMIは22.0、TPは6.7g/dLで正常範囲である。脳梗塞による咀嚼・嚥下障害はない。現在の摂取量は6割程度なので約1,000kcal／日。2週間で3kgの体重減少がある。❶　行動範囲を拡大する時期であり❷、摂取量・TPの値の変化を見守り、栄養不足にならないように注意する必要がある。 ●TC値243mg/dLと正常値より高い。❸脂質異常症、高血圧❹、高血糖は脳梗塞の再発や拡大の可能性があるリスクファクターである。❺　単身赴任中の肉食中心の外食や、塩分摂取を制限できなかったことが脂質異常症や動脈硬化の予防ができなかった原因と考える。❻　食事療法の必要性に対する知識はあるが、毎日の生活のなかで実行可能な脂質異常症・減塩に対する方法についての知識は不足していると考える。今回の入院で学習に対する意欲の高まりはみられるので、具体的な指導を行う必要がある。❼ ●食事療法の継続のためのキーパーソンになるのは妻である。減塩に注意するにも味の工夫や外食を弁当にするにも具体的な知識が必要であるので、年齢（68歳）と2人暮らしであることを考慮すれば妻の負担が大きいと考えられる。❽ ●対策として、a. 栄養士による相談を受ける、b. 減塩食を取り扱っている業者を利用する、c. 外食のワンポイントアドバイスをする、などが考えられる。❾	脂質異常症・減塩に関する知識不足・高齢者夫婦世帯・外食が多いことに関連した食事療法継続困難の可能性

❶○　健康障害の程度・正常値と比較して援助の必要性があるか判断しています。

❷○　今後の見通し、成り行きを考えて解釈できています。

❸○　健康障害の程度・正常値と比較して援助の必要性があるか判断しています。

❹×　食事療法の必要性の根拠を示す情報として血圧値の追加が必要です。

❺○　今後の見通し、成り行きを考えて解釈できています。

❻○　以前の食生活と比較して援助の必要性があるか判断しています。

❼○　体力・意思力・知識の何がどの程度不足しているのかを検討しています。

❽○　問題を解決するために必要な能力をどの程度もっているのかを発達段階などから検討しています。

❾×　具体的な援助は看護計画に書きましょう。

3. 老廃物の排泄

情報（S・O）	情報の解釈と分析（A）	看護診断（問題の明確化）
S ●「便秘によって力むと血圧が上がると聞	●入院中は緩下薬を使用し、排便コントロールをしている。努責に伴う血圧の上昇を	充足 現在は問題なし

＊「情報」欄は、p.48～50の添削内容で修正して記載したものです。

Part 2　ヘンダーソン ― 事例でわかる ①脳梗塞患者の看護

情報（S・O）	情報の解釈と分析（A）	看護診断（問題の明確化）
いている。便をやわらかくする薬はしばらく欠かせないね」 O ● 便1回/日、軟便、緩下薬を使用。 ● 尿7回/日（夜間1回）。3年前より残尿感あり、排尿困難軽度あり。 ● 6月△日〜6月△日　ポータブルトイレ使用。 ● 6月△日〜　杖を使用してトイレまで歩行。ズボンの上げ下ろしは健側の右上肢で行っている。	防ぐために重要である。本人は確実な知識をもっているので問題はない。⑩ ● 今回の梗塞後に発生した残尿感や排尿障害ではなく、3年前からみられていたことと年齢から考えると前立腺肥大症の可能性が大きい。⑪　夜間の回数に変化がなく、苦痛も軽度なので経過観察とする。 ● 移動時、特に夜間の排尿の際の転倒には注意が必要である。杖歩行はリハビリテーションによる回復に伴って安定感が出てきた。介助は必要ないが、危険回避についての知識・行動がとれているかを、日中に再確認する必要がある。⑫	ただし、トイレ歩行時の転倒などの危険については、<9. 環境・危険回避>の項目で、左半身麻痺の危険の一つとして取り上げ、排泄では問題として挙げない。⑬

⑩○　充足と判断した理由が記載されています。

⑪○　発達段階と比較して援助の必要性があるか判断しています。

⑬○　この枠組みでは問題として挙げない理由が記載されています。

⑫○　ほかの枠組みとの関連を検討しています。

4. 適切な姿勢の保持

情報（S・O）	情報の解釈と分析（A）	看護診断（問題の明確化）
O ● 脳梗塞による左上下肢麻痺。 ▷歩行：杖を利用し自立可。 ▷階段不可：左下肢の挙上困難、バランス不十分。 ● 機能訓練は開始当初から、ほとんど毎日午前と午後の2回、機能訓練室で行っている。 ● 前腕の回内・回外自動運動不可。 ● 指の屈曲·伸展不可からゆっくりであるが徐々に回復している。 ● 股関節の外旋·内旋は不可。	● 機能訓練は、毎日午前と午後に行くことが多く、積極的である。上下肢の自動他動運動を継続することで回復への手応えも感じている。⑭　しかし、脳梗塞の症状のうち、前腕の回内外や指の細かな動き、握力、後方挙上は回復が遅くなる、または障害が残ると考えられる。今後、回復の遅れによって意欲が低下することも考えられる。⑮ ● そのため、回復の進んでいる部位をうまく使ってできる運動やそれによって補えるADL（日常生活動作）をみつけるなど、理学療法士と連携して工夫していく必要がある。	回復の遅れの発生に関連した意欲低下の可能性

⑭×　事実を示す主観的データを追加しましょう。

⑮○　成り行きから潜在的問題を抽出しています。

5. 睡眠・休息

情報（S・O）	情報の解釈と分析（A）	看護診断（問題の明確化）
S ● 入院前：「11時就寝、6時半起床」 ● 入院後：「消灯時間9時前には寝られないけれど、11時までには眠っている。起床は7時」 ●「入院して初めの頃はなかなか眠れなかったね」 ●（妻より）「病気に対する不安が大きかったと思いますよ。元々、一生懸命になりすぎる性格で、休むことは苦手」	● 入院直後は、麻痺によるボディイメージの急激な変化が生じ、病気や今後に対する不安から悲観的な言葉があり、眠れない時期もあったようである。リハビリテーションも始まったことで、今週から普段の生活パターンに戻っている。回復への手応えも感じているので不眠も解消されていると考える。⑯ ● 一生懸命になりすぎる性格なので入院期間中は、休息と運動、退院後は仕事とのバランスがとれるよう意識づける必要がある。	充足 ただし、休息と運動のバランスについては、<9. 環境・危険回避>の項目で取り上げることにする。

⑯○　健康障害の程度やその状態の受け止め方の意思力やニードの満たし方への影響を考えて解釈できています。

6. 適切な衣類の選択と着脱

情報（S・O）	情報の解釈と分析（A）	看護診断（問題の明確化）
S ●「紐は結べないね。両手を使うのはまだまだ無理だね」	● 着脱の介助をしているが、次の点から自立が可能になると考えられる。①座位の状態で患側上肢を前方に30°程度は挙上できること、②健側肩の柔軟性が十分であ	左半身麻痺に関連したセルフケア不足：更衣

O ● 患側挙上困難があるため着衣困難あり。左上肢は前方30°まで挙上可。 ● ボタンのかけはずしは健側で可能。	ること、③ボタンのかけはずしが自立できていること、④A氏自身が自立に対して積極的であること、である。 ● 予測される危険として、座位で行わない場合、転倒の危険性がある。介護者である妻に対して、着脱に時間を要しても焦らず見守ることなど説明する必要がある。	＜8. 身体の清潔＞の項目で統合した問題として挙げる。

7. 体温を生理的範囲内に維持

情報（S・O）	情報の解釈と分析（A）	看護診断（問題の明確化）
O ● T（体温）＝36.8℃。 ● 発熱は入院後なし。	● 体温は、生理的範囲内に維持されており、充足状態と考える。冷房などによる環境の変化に応じて環境の整備が必要である。	充足

8. 身体の清潔

情報（S・O）	情報の解釈と分析（A）	看護診断（問題の明確化）
S ●「昔から汗をかきやすい体質である」 **O** ● シャワー浴（月、水、金）。 ● シャワー浴時の自立状態 ▷脱衣時、椅子を利用し、ふらつきなし。 ▷シャワーチェア、ブラシ、ループ付きタオルを使用し、シャワーノズルを固定し、健側上肢、背部以外は自立。 ▷バスタオルで背部を拭くこと、やや困難。	● 汗をかきやすい体質であり、7月という季節でもあるので、リハビリテーション後など必要時部分清拭などを行う必要がある。 ● シャワー浴時には、シャワーノズルの固定やブラシやループ付きタオルの補助具を利用して、健側をうまく使ってできるような工夫をする必要がある。また、椅子の利用と手すりの位置の確認などを確実に行い、転倒を予防する必要がある。 ● 退院に向けて理学療法士やソーシャルワーカーと連携して準備を進める必要がある。	左半身麻痺に関連したセルフケア不足：入浴・更衣 ＜6. 適切な衣類の選択と着脱＞に挙げた「左半身麻痺によるセルフケア不足：更衣」と重なるケア計画が多いので統合した問題とする。

9. 環境・危険回避

情報（S・O）	情報の解釈と分析（A）	看護診断（問題の明確化）
S ●「トイレや機能訓練室などへ移動時は、何があるかわからんからね。転倒して骨折でもしたら、自分だけじゃなくて病院にも迷惑がかかるからなあ」 ●（自宅の状況）「階段・風呂には手すりがついている。建て直したときにつけた」 **O** ● BP（血圧）＝136/86mmHg、P（脈拍）＝68回/分、不整なし。 ● TC値＝243mg/dL。 ● 入浴時、着脱の際、ズボンを脱ぐ場面でバランスを崩すことがあった。 ● 歩行時、床の段差、突然の人の飛び出しに対応できない。 ● リハビリテーションと検査が重なったときなど、疲労で左下肢が上がらなくなるときがある。 ● 視力障害なし。	● 高血圧、脂質異常症は、脳梗塞の再発や拡大の可能性があるリスクファクターである。再梗塞の可能性がある。 ● 歩行時、階段昇降時には、①麻痺のため、左下肢の挙上や身体のバランスが十分でないこと、②加齢による敏捷性などの低下のため、突発的な危険の回避が難しいこと、③前向きで意思力が強いため過度の運動による疲労の蓄積が考えられること、から転倒の危険性がある。疲労に注意し、安全を第一に考えられるよう理解を得ることが必要である。	高血圧、脂質異常症に関連した再梗塞の可能性 左半身麻痺・疲労に関連した歩行・階段昇降時の転倒の危険性

10. コミュニケーション

情報（S・O）	情報の解釈と分析（A）	看護診断（問題の明確化）
S ●「前は顔が麻痺して、うまく話せないこともあって、会話することがおっくうだったけれど、今は、話したくなっているよ」 ●「朗読の練習はしないといけないと思っているけれど、恥ずかしくてね」 O ●言語中枢の障害はない。梗塞後、顔面麻痺による構音障害は、顔面麻痺の回復に従ってほとんど会話に支障はない。 ●50音順に発音練習を行っている。 ●妻と2人暮らし、妻がキーパーソン。 ●妻の面会は毎日ある。 ●以前の仕事関係や退職後の仕事関係の友人の面会が毎日2～3人はある。	●顔面麻痺による構音障害は軽度あるが、言語中枢に関連する言語障害はない。講演など人前で話す機会が多かったため、発症当時は悲観し、会話も少なくなっていたと考えられる。 ●言語聴覚士による訓練は受けていない。自己でのトレーニングの必要性は理解している。とりたてて行う発音練習よりも、面会人が多く会話をもつことが訓練の一助となっている。回復の手応えも感じられるようになってきたので、会話時間や内容ともに充実しているように感じられる。 ●自分の欲求や気持ちを表現して他者とコミュニケーションをとるということでは、医療者との関係も良好である。今後、プライベートな時間と会話をもつ時間のバランスをとりながら、聴き手になるように心がけること、キーパーソンである妻の協力を得ながら、構音障害の回復を自然な形で促していくべきであろう。	充足

11. 信仰・善悪の価値観

情報（S・O）	情報の解釈と分析（A）	看護診断（問題の明確化）
O ●特に信仰している宗教はない。退職後も社会貢献できることが生きがいになっている。	●信念をもって仕事をしてきたことが窺われる。回復に向かっているため、スピリチュアルなニードの訴えは現在のところ特にみられていない。	充足

12. 仕事・生産的な活動

情報（S・O）	情報の解釈と分析（A）	看護診断（問題の明確化）
S ●「退職後も週2～3日は出勤。つきあいでの外食も多い」 ●「講演や選挙の応援など、入院するまでは、ストレスがかなり高かった」 ●（妻より）「頼まれると断れないタイプなのよ。退職後は旅行してのんびりすると言っていたけれど、ほとんど行けていない」 O ●現在会長職、単身赴任で海外生活も経験したビジネスマン、50歳からは会社の管理職を歴任。 ●子どもは2人それぞれ結婚して独立している。長男は名古屋に在住、次男はロンドン在住。	●退職後も断れずにかなりの仕事を抱え込んでいた。ストレスも高く、「頼まれると断れない」という人柄がストレスを増大させる要因になっている。そのことが今回の脳梗塞の引き金になったと本人、妻も理解している。一般に退職後は、社会的な役割の喪失によってさまざまな身体的心理的な不調を生じやすい。しかし、A氏の場合、退職後も同じような生活を継続していた。今後、仕事と余暇時間のバランスがとれるようにしなければ、再梗塞の可能性がある。	未充足の可能性 仕事と遊びのバランスをとることをしないと再梗塞の可能性があり、12. 13. の項目、両方とも未充足となる可能性がある。しかし、この点については、<9. 環境・危険回避>の項目で挙げた「高血圧・脂質異常症に関連した再梗塞の可能性」の一部でもあるので、12. 13. の項目では問題として挙げない。

13. 遊び・レクリエーション		
情報（S・O）	情報の解釈と分析（A）	看護診断（問題の明確化）
S ●「仕事が趣味のようなもの。趣味は強いていえばクラッシック音楽鑑賞」 ●「仕事に追われる日々ではなく、休むことの大事さを再確認した」 ●（ストレスについて）「お酒も飲まないし、ストレスを抱え込むほうだと思うよ」	●仕事中心で趣味も限られている。今後のストレス対策に課題が残る。今回休むことが大事という発言がみられたことから、今後、どのように仕事と余暇のバランスをとっていくかについて考える機会となるよう援助する必要がある。	<12.仕事・生産的な活動>の看護診断の項に同じ。

14. 学習		
情報（S・O）	情報の解釈と分析（A）	看護診断（問題の明確化）
S ●「自分なりに、本を読んで勉強している。今回は、妻にも脂質異常症などについては勉強してもらおうと思っている。よくなれば、昼は外食することもあると思うので、妻にまかせっきりにせず、学びたいと思っている」 O ●ここ5年間は、毎年1回、消化器・循環器の精査のために入院している。	●会社での役割や退職後の生活から考えても、相当広い視野で物事を理解することが可能な人である。また勉強熱心であり、自己の疾患に対する認識も高く、健康管理に対する意思力もある。今後、社会復帰に向けて必要な、①食事療法に対する知識、②リハビリテーションに関する知識、③休息と仕事とのバランスなど、焦点を絞って「目を向けて」もらい、行動化できるよう、妻の協力を得て進めていく必要がある。	学習意欲はあるため充足とする。 ただし、食事療法・疾患に対する知識については、<2. 適切な飲食><9. 環境・危険回避>で挙げた問題に含めて考える。

☑ 情報の解釈・分析から看護診断までの解説

情報の解釈・分析から看護診断までを、7つのステップ（p.52 図1）に基づいて解説します。

ステップ1 ▶ その人固有のニードの満たし方や発達段階、正常値と比較

枠組みごとに関連づけて整理した情報を、下線部❶❸では検査値の正常値、下線部❻では以前の食習慣、下線部⓫では発達段階と比較して、援助の必要性を査定しています。

下線部⓰のように、健康障害の種類と程度やその状態の受け止め方が、患者さんの意思力や日常的なその人固有の基本的ニードの満たし方にどのような影響を及ぼしているか、その変化を含めて解釈することがポイントです。

ステップ2 ▶ 不足している情報やデータの不一致を再確認

解釈・分析では、想像ではなく、事実である情報に基づいて判断することが何よりも重要です。下線部❹では食事療法の必要性の根拠を示す情報として血圧値の追加、下線部⓮では回復への手応えを感じていると判断したSデータが必要です。解釈・分析で初めて出てくる情報がないようにしましょう。

また、SデータとOデータは、できる限り対応させて記録する必要があります。主観的データと客観的データの不一致、例えば“不安がないと言っているが、表情は硬い”などは、未充足状態に気づく手がかりになることが多いからです。

ステップ3 ▶ 基本的ニードの充足・未充足を判断し、その根拠を記載

基本的ニードの未充足状態について、下線部❼のように体力・意思力・知識の3側面から、何がどの程度不足しているかを明らかにします。また、未充足のときだけでなく、充足していると判断したときにもその根拠を順序だてて記載することは重要です。

＜3. 老廃物の排泄＞の枠組みでは、下線部❿のように、緩下薬の使用で排便コントロールができること、努責の危険性を理解していることを根拠に、現在は充足と判断したことがていねいに記載されています。

ステップ4

▶ 未充足状態を引き起こしている原因・誘因とその関係を記載

未充足状態を引き起こしている原因・誘因をまず健康障害の程度などの病理的状態、発達段階などの常在条件から探ります。その際、枠組み内の情報だけではなく、ほかの基本的ニードとの関連を考えることがポイントです。

下線部⓬では、夜間のトイレ歩行について、＜4. 適切な姿勢の保持＞や＜9. 環境・危険回避＞の枠組みの情報と関連させて分析しています。並行して関連図を書くことで原因間や枠組み間の関係がよりクリアになります。

ステップ5

▶ 基本的ニードの充足に必要な援助の程度と方向性を検討

下線部❽のように、食のニードを充足するために、本人や家族がどのような能力をもっているのかを見極め、自分で主体的に解決できるのか、自立するために他者の援助がどの程度必要なのか、を検討します。

援助の方向性は見極めますが、下線部❾のように具体的な援助まで書く必要はありません。解釈・分析は“Why？(なぜ)”を中心にまとめ、“How？(どのように)”は看護計画に示しましょう。記録の重複を避けるためです。

ステップ6

▶ “成り行き”を検討

次に、未充足状態がこのまま続けば、今後どのようなことが起こる可能性があるのか、いわゆる“成り行き”を検討します。

下線部❷❺では、今後の見通しに基づいた解釈をしています。下線部❽では、未充足状態が長期化することの家族への影響を検討しています。

成り行きを検討するためには、まず予後予測についての知識を文献で深めることが必要です。同時に、多職種と協働してケアをしているので医師や理学療法士や栄養士などと意見交換を行うことも重要です。下線部⓯では、障害の回復についての知識を医師や理学療法士に確認し、連携することで、今後出現する可能性がある潜在している意欲面の問題にも気づくことができています。

ステップ7

▶ 関連因子を特定し、抽出した看護診断を記載

以上のステップ1～6のプロセスを踏み、ステップ3で未充足とした問題（看護診断）を、ステップ4で特定した原因・誘因（関連因子）と合わせて、“看護診断（問題の明確化）”の欄に記載します。

記載の方法は、「関連因子（原因・誘因）」に関連した「看護診断」というようにします。

その枠組みについて充足と判断した場合は、「充足」と記載しましょう。また、未充足状態はみられるが、他の基本的ニードと関連が強く、その項目で一緒に考えたほうがよいと判断した場合は、その理由を下線部⓭のように、簡潔にわかりやすく記載しておくとよいでしょう。

このように、枠組み間や問題間の関連を考えて統合していく思考のプロセスは、看護計画立案に向けて重要です。

看護診断（関連図、看護診断リスト）

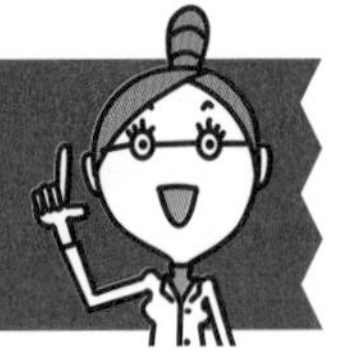

☑ 看護診断（関連図、看護診断リスト作成）のポイント

さて、ここでは、関連図の作成と、抽出した看護診断の優先度を決定し看護診断リストを作成します。それぞれのポイントは以下のとおりです。

関連図作成では、次の点を重視します。

①まず何歳のどのような人か、どんな病気になっているのかを中心近くにもってくる。

②基本的ニードを充足し、自立へ向けて援助が必要と思われる気がかりな情報を挙げる。
③②で挙げた情報間の関連を考え、原因や誘因、今後予測される成り行きを矢印でつなぐ。
④実在と潜在的なものに分け、抽出した看護診断名を示す。

看護診断リスト作成では、次の点が重要です。

・全体像を反映したものであるか再検討する。
・看護師としてかかわる必要がある問題を優先順に示す。

▶関連図作成のポイント

関連図は、全体像をとらえるために主な情報間の関連を図式化したものです。情報の整理、解釈・分析では、14の枠組みごとにていねいにみていきますが、ここでは、健康障害の程度や治療などの病理的な状態や、発達段階や心理社会的な要因などの常在条件がどのように患者さんの基本的ニードに影響を及ぼしているのか、情報間や14の枠組み間の関連を図示することで全体像を明らかにし、看護がかかわるべき問題を明確化するねらいがあります。

日頃、情報の解釈・分析と並行して関連図を書くことで思考が整理され、アセスメントがより根拠をおさえたものになることを、よく経験するでしょう。しかし、気がかりな情報を細かく列挙しすぎると、情報が絡まりすぎてかかわるべき焦点がみえなくなってしまう危険性があります。細かい情報は各枠組みの情報の整理と解釈・分析で、患者さん全体をとらえることは関連図で、と割り切って書くことも必要でしょう。

作成した後は、身体面に偏っていないか、患者さんの反応や社会的側面の特徴をおさえているか、情報間や枠組み間の関連を適切に書けているか、などをチェックすることが重要です。関連図の書き方を、**表1**に示しました。

表1 関連図の書き方

1. まず何歳のどのような人か、どんな病気になっているのかを中心近くにもってくる。
2. 基本的ニードを充足し、自立へ向けて援助が必要と思われる気がかりな情報を以下の3つの側面から挙げる。
   ❶基本的ニードの未充足状態
   ▷14の基本的ニードの枠組みで未充足状態を示す気がかりな情報
   ❷基本的ニードを変容させる病理的状態
   ▷健康障害の種類、程度や治療および症状（必要時、程度を示す検査データも記入）
   ▷それらに対する受け止め方や知識、理解度
   ❸基本的ニードに影響を及ぼす常在条件
   ▷発達段階の特徴的な情報、感覚器や運動能力、知的能力
   ▷社会的・文化的・経済的背景、家庭内の役割や社会的役割
   ▷情緒の安定度、気質
3. 情報間の関連、基本的ニードの枠組み間の関連、予測、成りゆきを矢印でつなぐ。（実在：実線、可能性：点線）
4. 全体像を捉えられているかを、体力・意思力・知識の面から、14の枠組みで見落としている項目の有無などから確認する。
5. 実在と潜在的なものに分けて抽出した看護診断名を記述する。

▶看護診断リスト作成のポイント

1. 全体像を反映した看護診断リストであること

看護診断リストを作成する場合、“この看護診断リストは、確かに患者さんの全体像をとらえたものであること”が伝わるようにすることが重要です。

ヘンダーソンは、その人にとっての意味を解釈していく必要性を繰り返し述べていることを、看護診断（問題の明確化）までのプロセスで確認してきました。しかし、看護診断リストになると急に個別のその人にとっての問題がみえなくなってしまい、思わず「あなたがとらえていたA氏はどこに消えてしまったの。あんなにアセスメントをていねいにしてきたのに……」と言ってしまうことがよくあります。

全体像を反映した看護診断リストにするためには、患者さんの今の健康問題を的確に表現しているか、患者さんにとっての健康障害や入院生活の意味や反応を含んだ表現であるか、自立に向けて14の基本的ニードの何が不足しているのかを、的確に浮かび上がらせているかが鍵になります。

アセスメントを生かした問題表現となっているか、以下の3点をもう一度確認しましょう。

1）体力・意思力・知識の3側面から問題を抽出しているか再検討する

看護診断リストは、体力すなわち身体面に偏ると、同一疾患であれば皆同じ看護診断リストになる危険性があります。

患者さんが置かれている状況をどのようにとらえ反応しているか、心理的・社会的・経済的側面に焦点を当て、意思力に関連する問題を抽出しているかを確認します。

ヘンダーソンの枠組みでは、<11. 信仰・善悪の価値観><12. 仕事・生産的な活動><13. 遊び・レクリエーション>でアセスメントした内容を反映した問題の有無の再確認が必要です。

☑ 関連図の実例

A氏の病態も含めた関連図

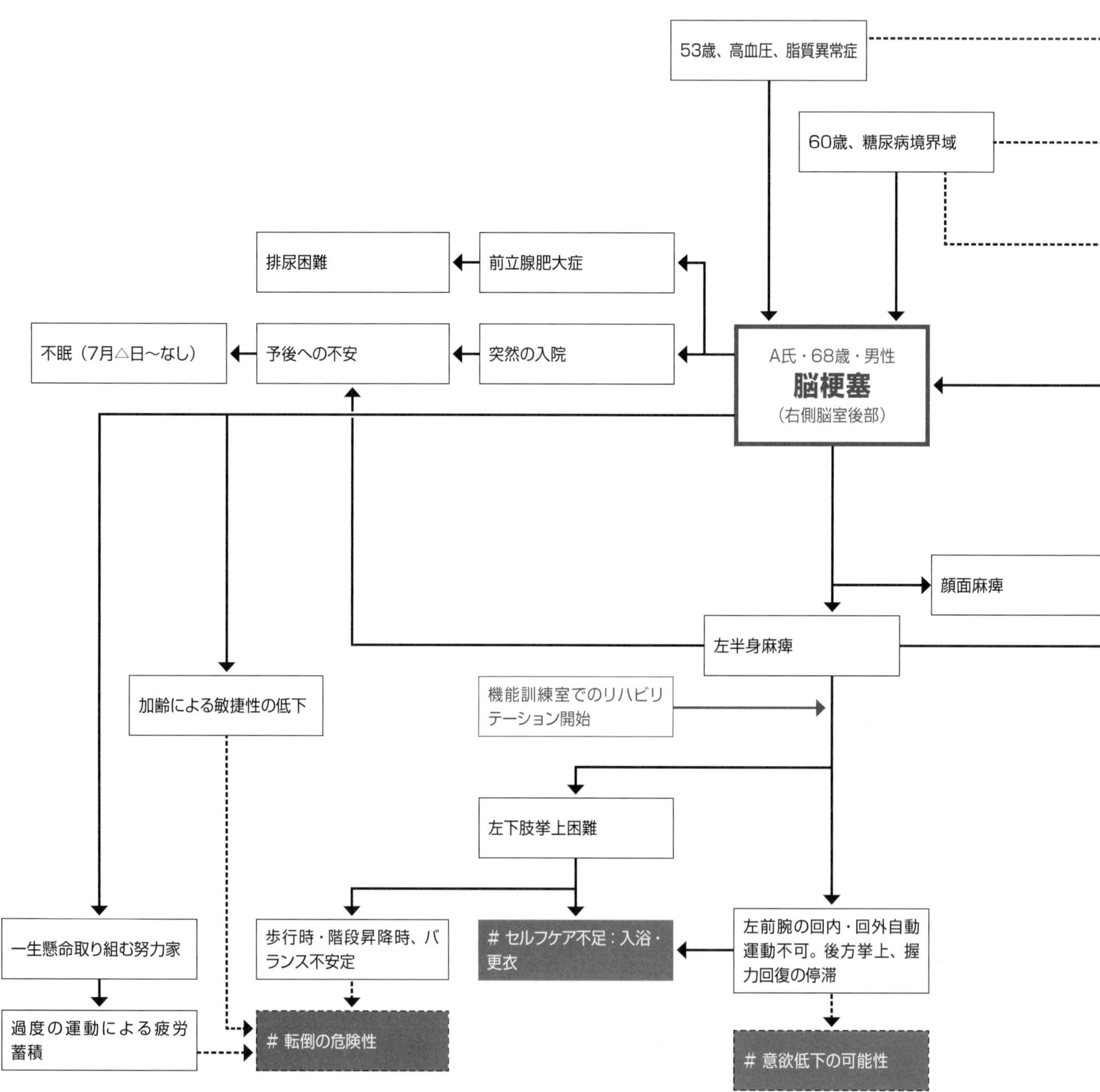
53歳、高血圧、脂質異常症
60歳、糖尿病境界域
排尿困難
前立腺肥大症
不眠（7月△日～なし）
予後への不安
突然の入院
A氏・68歳・男性
脳梗塞
（右側脳室後部）
顔面麻痺
左半身麻痺
加齢による敏捷性の低下
機能訓練室でのリハビリテーション開始
左下肢挙上困難
一生懸命取り組む努力家
歩行時・階段昇降時、バランス不安定
セルフケア不足：入浴・更衣
左前腕の回内・回外自動運動不可。後方挙上、握力回復の停滞
過度の運動による疲労蓄積
転倒の危険性
意欲低下の可能性

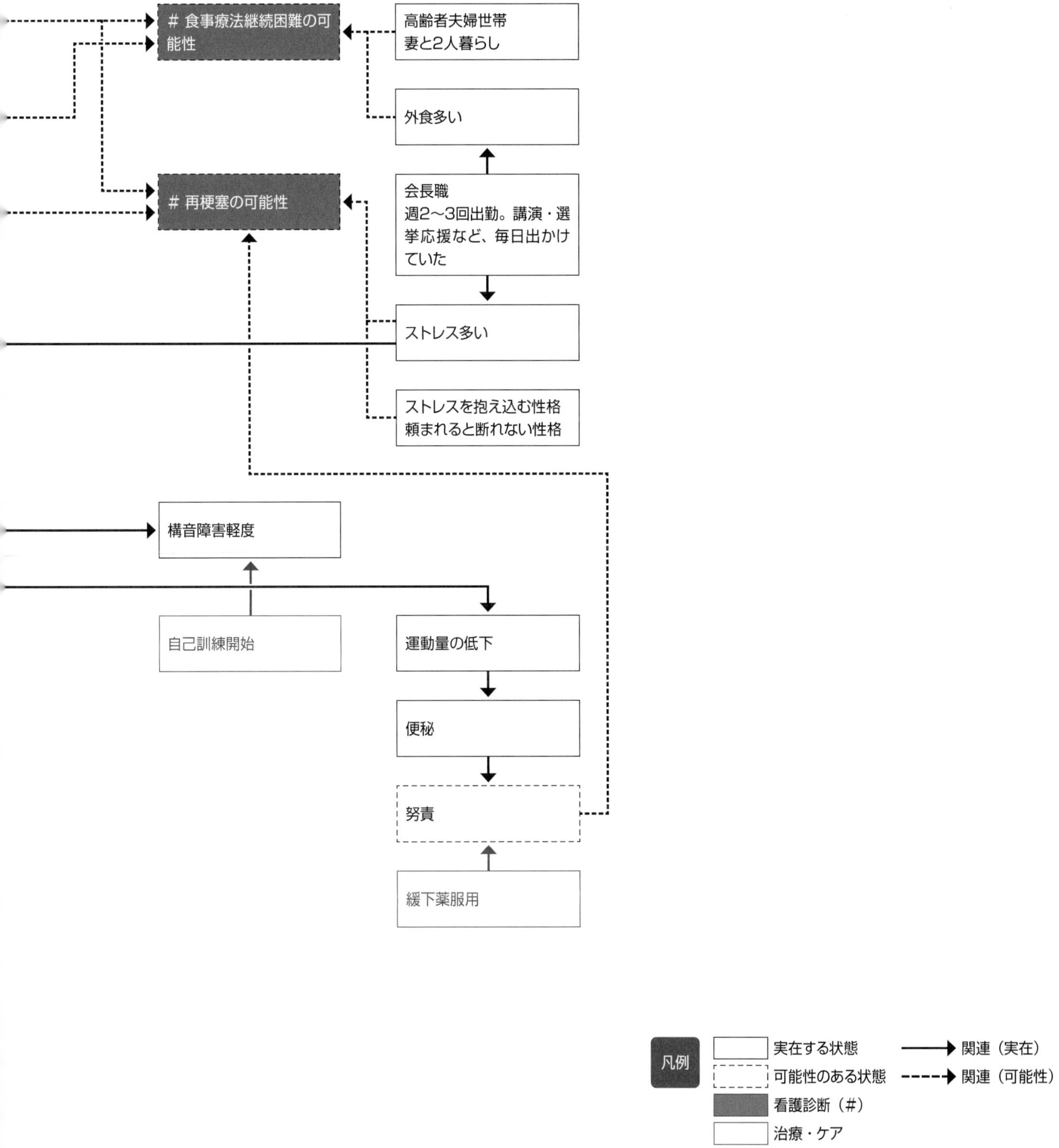

食事療法継続困難の可能性
高齢者夫婦世帯
妻と2人暮らし
外食多い
再梗塞の可能性
会長職
週2～3回出勤。講演・選挙応援など、毎日出かけていた
ストレス多い
ストレスを抱え込む性格
頼まれると断れない性格
構音障害軽度
自己訓練開始
運動量の低下
便秘
努責
緩下薬服用
凡例
実在する状態
可能性のある状態
看護診断（#）
治療・ケア
関連（実在）
関連（可能性）

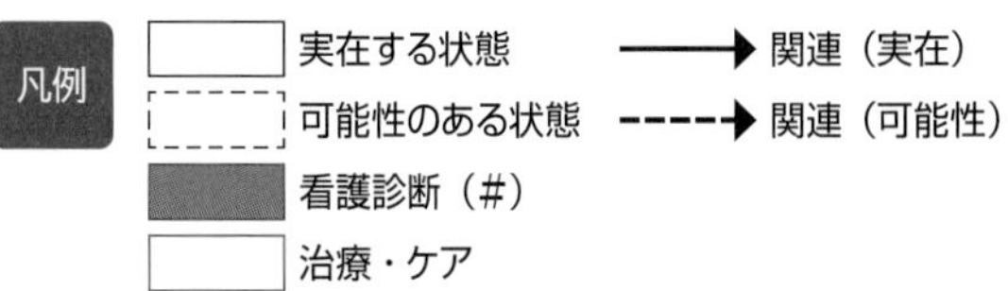

☑ 看護診断リストの実例

A氏の看護診断リスト

月日	No.	看護診断	解決月日
7/△	#1	左半身麻痺・疲労❶に関連した歩行・階段昇降時の転倒の危険性	
7/△	#2	左半身麻痺に関連したセルフケア不足：入浴・更衣	7/△
7/△	#3	脂質異常症・減塩に関する知識不足・高齢者夫婦世帯・外食が多いこと❷に関連した食事療法継続困難の可能性	
7/△	#4	回復の遅れ❸発生に関連した意欲低下の可能性	7/△
7/△	#5	高血圧、脂質異常症に関連した再梗塞の可能性	

❶❷○ 2番目の原因や誘因を関連因子に挙げると、焦点が明確になります。

❸× 障害を軽度に残したままの社会復帰になることを考えると、"遅れ"ではなく"停滞"のほうが適切です。

また、知識については、<14. 学習>に関連する知識の不足や、それぞれの基本的ニードについて学習する必要性の高まりなどがないかどうか再検討します。

2）関連因子はかかわるべき焦点を明確に示しているかを再検討する

関連因子（「〜に関連した」「〜による」の「〜」の部分。問題の原因句ともいう）は、問題を引き起こしている一番の原因を１つだけ挙げることが多いです。

記録の実例に示した看護診断リストの下線部のように、必要時２番目の原因や誘因と考えられる関連因子を並列に挙げることで、その人の反応や対処する能力の程度が伝わり、その人の特徴が描き出され、かかわるべき焦点がより明らかになります。

3）今後起こりうる可能性のあるリスク型看護診断を抽出する

今、実在している看護診断中心になっていないか、今後、起こりうる可能性のある潜在的なリスク型看護診断がないかどうか、再検討します。なぜなら今後起こりうる可能性を予測して、その徴候を見逃さないことや対応策を考え実践することで、予防や早期の解決につながるからです。

特に、退院後の生活を見通した退院計画を早期に多職種と連携して始めることは重要です。

2．優先順位を決定する

次に、明確化した看護診断の解決に向けて、今の患者さんにとってどの看護診断を優先する必要があるのかを決定します。優先度の決定は、系統的かつ計画的に問題解決を図るうえで重要であり、看護師には問題の本質を見きわめる能力と意思決定をする能力が求められます。

優先度を決定する指標には、①マズローのニードの階層説（p.41 **図１**）のほかに、②生命の危険度（緊急性）、③患者の主観的苦痛度（本人の訴えに基づいて、本人が一番苦痛に感じていること、関心事に焦点を当てる）、④根源性（１つの問題の解決がほかのいくつかの問題解決に及ぼす影響度）の程度、があります（**表2**）。

表2 問題の優先順位を決定する指標

❶ マズローのニードの階層説（p.41 図1）
❷ 生命の危険度（緊急性）
❸ 患者の主観的苦痛度（本人の訴えに基づいて、本人が一番苦痛に感じていること、関心事に焦点を当てる）
❹ 根源性（1つの問題の解決がほかのいくつかの問題解決に及ぼす影響度）の程度

☑ 看護診断（関連図、看護診断リスト）の解説

▶関連図

A氏は68歳で、脳梗塞により入院しています。入院から10日目に書いた関連図です。

まず、基本的ニードを変容させる病理的な状態を書きました。回復期にあるA氏の脳梗塞の症状で、気がかりとなる左半身麻痺、顔面麻痺を挙げ、その程度と、それらに対してどのような治療やケアが行われているかを示しました。それらの病理的状態やそれに対する知識不足などが、基本的ニードをどのように変容させているかを矢印で示しました。

さらに、今後の予測として、再梗塞のリスクファクターである、高血圧や脂質異常症、糖尿病などを発症からの期間を含めて書きました。

次に、基本的ニードに影響を及ぼす常在条件を考えました。

発達段階の特徴から気がかりな情報として、加齢による敏捷性の低下、前立腺肥大症があること、高齢者夫婦世帯であることを挙げています。情動の状態や意思力の面では、ストレスに対する反応や性格が、再梗塞や疲労の蓄積につながる可能性があることを示しました。

以上から、基本的ニードの未充足として、5つの診断名を導き出しました。

▶看護診断リスト

A氏の場合、現在、脳梗塞の回復段階にあり、再梗塞のリスクファクターはありますが、血圧もコントロールされた状態なので生命の危険度にかかわる問題の優先順位は低いと考えられます。また、患者さんの主観的苦痛度についても、現在、安楽面から苦痛を軽減する必要のある訴えはありません。一方、A氏の今の最大の関心事はリハビリテーションの訓練で、積極的に取り組んでいます。

＃１は、“左半身麻痺・疲労に関連した歩行・階段昇降時の転倒の危険性”としました。下線部❶のように疲労を追加した理由は、情報の解釈・分析で、A氏の意思力が前向きで強いため、休息と運動のバランスを考えず、積極的に訓練に取り組みすぎて疲労が蓄積して転倒する可能性が高いとした内容を反映する必要を再確認したからです。

また、老年期で敏捷性の低下や麻痺側の知覚麻痺もあることから、転倒は新たな障害の発生や今できていることを大きく後退させ、他のいくつかの問題に影響を及ぼすことが予想されます。したがって、根源性の面から優先順位が一番高いと考えました。

次に、自立へ向けての援助の視点から、入浴と衣生活に関してセルフケアの不足部分がみられるため、＃２としました。知識面では、脂質異常症と減塩についての食事に関する知識不足があり、＃３として挙げました。下線部❷のように高齢者夫婦世帯、外食が多いことを関連因子に追加することで、より具体的でわかりやすい教育の必要性が明確になります。

意思力の面から、今後回復が停滞し軽度の障害を残すと意欲が低下する可能性を考え、＃４に挙げました。また、問題表現も、下線部❸は、障害を軽度残したままの社会復帰になる可能性が高いので“遅れ”ではなく、“停滞”に変えましょう。

このように優先順位を決定する理由を考え、看護診断リストを検討するときも、“ヘンダーソンの看護とは何か？”の考え方に根ざして体力・意思力・知識の３側面などから考えると、判断の根拠が明快になり、全体像を反映したものになることが再確認できたと思います。

看護計画

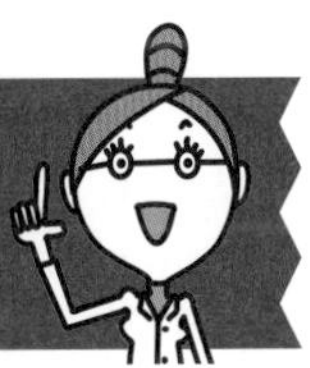

☑ 看護計画のポイント

ここでは最優先の看護診断（＃１）の計画を立案します。

看護計画の立案では、次のことを重視します。

・看護診断ごとに期待される結果を段階的に設定する。

・アセスメントを生かした個別的な計画を立案する。

今まで一生懸命アセスメントしてきた内容を、看護計画にいかにつながりをもたせ反映させていくか、みていきましょう。

▶計画立案のポイント

1．期待される結果を設定する

期待される結果は、この問題がプランを実施することで、どのような形で解決されるか、患者さんの解決された姿を具体的・段階的に示したものです。

1）看護診断ごとに問題が最終的に解決された姿を描く

第1に、この問題が最終的に解決された姿を描きます。最終的なゴールを描くわけですから、問題を逆転させた表現や、知識や行動を獲得した表現、軽減・緩和・維持を示す表現などを用いることになります。これを最終のゴールとして、期待される結果の最後にもってくることになります。

2）めやすとなる目標を段階的に示す

第2に、最終ゴールに到達するよう、達成に近づいていることを示すめやすとなる目標を段階的に設定します。段階的とは、単純なものから複雑なものへ、患者さんにとって到達しやすいものから難しいものへと順序を考え設定するということです。

新幹線に乗って遠出をするときを思い浮かべてみましょう。終点を最終目標とすると、途中の主要な駅に着くまでに何をするか、中くらいの目標をいくつか設定します。このめやすとなるいくつかの目標の達成を意識し、段階的に取り組むことで、確実に最終の目標に到達できるというイメージで設定するとよいでしょう。設定時には患者さんや家族、多職種とカンファレンスなどで共有しましょう。

3）観察や測定が可能な具体的な表現にする

第3に、具体的な表現にするよう心がけます。期待される結果は、患者さんの言動や行動に焦点を当て、患者さんが主語になるようにして、いつまでに、誰と、何を、どの程度、どのように行うのかを、誰がみても観察や測定が可能な表現にします。あいまいな表現、自分だけしかわからない表現になっていないかを吟味することが重要です。

めやすとなる“期待される結果”には、関連因子に考えた、それぞれの原因や誘因が除去・軽減・緩和した姿や、自立度や問題に対する対処能力が高まったことを示す記載があるとよいでしょう。これらを適切に表現することで、目標の達成度を評価するときの明確な視点となります。

表3 看護計画に記入すべき3つの計画とその内容

観察計画（O-プラン）	関連因子や問題の変化を観察する内容のほか、ケア計画や教育計画を実施する際に観察しなければならない内容を記載する。
ケア計画（C-プラン）	患者に行うケアの内容や精神的なサポートを示す計画を記載する。
教育計画（E-プラン）	患者とその家族に伝えることや教育が必要なことを記載する。

2．アセスメントを生かした看護計画の立案

段階的に設定した期待される結果を達成していくために必要なケアプランをいよいよ立案する段階です。

計画は、観察プラン（O-P：observation plan；観察計画）、直接的なケアプラン（C-P：care plan；ケア計画）、教育プラン（E-P：educational plan；教育計画）に分けて（**表3**）、看護師が替わってもプランを継続的に実行に移すことができるよう立案します。

自立をめざし、基本的ニードを充足するため、体力・意思力・知識やその人固有のニードの満たし方を尊重した計画を立案します。

アセスメントを生かした看護計画を作成するうえでのポイントをまとめると、**表4**のようになります。

表4 アセスメントを生かした看護計画にするためのポイント

- 体力・意思力・知識に関する変化を観察できる項目を含める
- 原因や誘因を除去・軽減するためにC-P、E-Pを対応させて立案する
- 患者さんや家族の固有のニードの満たし方や対処能力を高めるための計画を含める
- その人らしい反応に基づく精神的サポートを示す計画を含める
- 目標を達成するために必要とされる安全性・安楽性・自立性の視点からの計画を含める
- 5W1H（Who：誰が、What：なにを、When：いつ、Where：どこで、Why：なぜ、How：どのように）を活用して、誰がみても同じケアができるような具体的な表現を用いる

☑ 看護計画の実例

#1について記載した看護計画

看護診断

#1　左半身麻痺・疲労に関連した歩行・階段昇降時の転倒の危険性

期待される結果

1. 歩行時・階段昇降時に転倒の可能性があることが言える。
2. 他動運動を継続して行うことで関節可動域が拡大する。❶
3. 患者自身でできる自動運動の範囲が拡大する。❷
4. 杖を使用して歩行時にバランスがとれるようになる。
5. 疲労の程度を自覚し、危険回避行動がとれるようになる。
6. 杖を使用して階段昇降時にバランスがとれるようになる。
7. 転倒しない。❸

看護計画

O-P（観察計画）	❺ 1. バイタルサインの変化。 2. 意識レベル。 3. 左半身の運動障害および麻痺の程度（訓練時の自動・他動運動時）。 ● 杖歩行時のバランス、握力、関節拘縮の程度、関節可動域の変化（特に後方挙上、前腕の回内・回外運動、指の屈曲・伸展、股関節の外旋·内旋など）。 4. 機能訓練に対する思い、自信度。 5. 疲労の程度（左下肢の挙上困難、バランスの崩れの程度)、疲労の訴え、疲労を判断する基準の変化。 6. 痛みの程度。 7. 環境、危険因子の有無。❹ 8. 危険回避についての知識・行動（時間帯·危険な場所、履物）。
C-P（ケア計画）	1. 関節可動域訓練を行う（内容はパンフレット参照）。❻ 2. 機能訓練室では鏡で自分の歩行時の姿を映し、バランスを確認する。 3. 歩行時、床（外出時には道路）の段差に注意して下肢をできる限り高く挙上できているかを確認する。 4. 背筋を伸ばして腕を可能な限り振り、歩行時のバランスが保持できているか確認する。 5. 階段昇降時、杖と健側患側の順序を確認する。❼ 6. 検査や機能訓練時以外の病棟での練習は、人通りの少ない時間を選択する。❽ 7. 訓練室での疲労が強いときなどには、病棟での訓練を中止する。検査などが重なるときは、休息をとれる時間を確保できるように配慮する。❾ 8. がんばっている姿勢を認め、自信がもてるように精神的サポートを行う。❿ 9. 危険発生が予測される場所や疲労時、自ら回避行動がとれるかどうか見守り、できたときはともに喜び、できない場合にのみ注意を促すような態度で接する。⓫

❶❷✕　どの程度の拡大なのか、具体的に設定しましょう。

❸○　逆転させた表現を用いることで、最終的に解決された姿が描かれています。

❺○　体力・意思力・知識に関する変化を観察できる項目が含まれています。

❹✕　具体的な項目を挙げましょう。

❻○　パンフレットなどの補足資料により、ケアが共有できます。

❼○　転倒を防ぐための訓練が具体的に示されています。

❽❾○　このように時間帯の選択や検査の重なりを配慮することは大切です。

❿⓫○　本人の能力を高めることにつながる精神的サポートが示されています。

E-P（教育計画）	1. 機能訓練室とそれ以外のところでの注意の払い方の違いについて説明する。 2. 疲労時には、下肢の挙上も不十分になりやすく、注意力が散漫になりやすいことを説明する。 3. 杖の使い方や健側・患側の順序が混乱しやすいので、「昇るときは、引き上げるので健側から……」というように理由を確認しながら説明する。 4. 自分のペースを守り、焦らず歩行することで危険を回避することができることを説明する。 5. 歩行が安定することは、シャワー浴や排泄などの日常生活の自立に結びつくので確実にしていくことが大切であることを説明する。

⑫○ 危険回避のための教育内容が具体的に示されています。

☑ 看護計画の解説

1. 期待される結果

1）問題が最終的に解決された姿を描く

看護診断＃1が“転倒の危険性”なので、＃1の期待される結果7．のように、逆転させた表現を用いて、「転倒しない」と設定しました。

2）めやすとなる目標を段階的に示す

A氏の場合、理解力がある人なので知識の理解に関する目標はすぐに到達できると考え、1番目にもってきました。

意思力が影響すると考えられる疲労の自覚については、比較的達成が難しいと考え、5番目に挙げています。

3）観察や測定が可能な具体的な表現にする

期待される結果2．3．は、関節可動域や自動運動の拡大の範囲を具体的に示すことが必要です。

2. 看護計画

1）体力・意思力・知識に関する変化を観察できる項目を含める

O-Pの1．～3．6．は体力、4．5．8．は知識・意思力に関する思いや行動の変化を確実にとらえられる項目です。

とらえ方の変化の項目は、抜けてしまいがちなので注意が必要です。

2）原因や誘因を除去・軽減するためにC-P、E-Pを対応させて立案する

左半身麻痺・疲労に関連した転倒を防ぐために、E-P 1.～4.では、本人への教育や意識づけをどのように行うかを、C-P 6.7.では、疲労を軽減するために看護師が配慮する内容として、訓練の時間帯の選択や検査の重なりを避けるなどを、具体的に示しています。このようにC-PとE-Pを対応させて立案することは重要です。

3）患者さんや家族の固有のニードの満たし方や対処能力を高めるための計画を含める

C-P8．9.では、危険回避に関する知識を行動変容につなげ、本人自身が自立に向けて対処能力の高まりを自覚できるように接し方を変化させています。

4）その人らしい反応に基づく精神的サポートを示す計画を含める

C-P8．9.は、アセスメントまででとらえてきたA氏の特徴を生かした個別的なプランといえるでしょう。

5）目標を達成するために必要とされる安全性・安楽性・自立性の視点からの計画を含める

今回のプランは、この3つの視点からのプランがちりばめられています。ケアプランを立てた段階でいずれかに偏っていないかを確認しましょう。ただ、O-P7.は安全性の視点からの具体的な項目を挙げましょう。

6）5W1Hを活用して誰がみても同じケアができるような具体的な表現を用いる

C-P1．のように、パンフレットなどの補足の資料を用いて、ケアが共有できるように工夫しましょう。

さらに臨床では患者さんをめぐる状況は刻々と変化し続けるため、O-P、C-P、E-Pの間には、余白を設け随時追加修正できるようにしましょう。

実施・評価

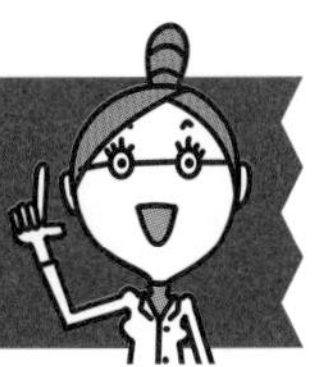

☑ 実施・評価のポイント

看護は実践の科学です。実習では、アセスメントを生かして立案したケアプランを、日々または時間帯によって変化する状態に合わせて、患者さんとの関係性のなかで実施し、反応を確認し、評価を行い、必要時は計画を修正することが求められます。

昨日までの状態を踏まえて計画を立てたとしても、当日の状態の変化によって実施できないこともあり、「苦労して寝る間も惜しんで看護過程に時間を費やしてきた意味がみえない」などと言いたくなってしまうこともあるかもしれません。

しかし、その体験を通して、“今、ここでの体力・意思力・知識”を的確に把握する能力と、状態の変化を予測し「もし○○の場合はこう」「違う場合は△△」などと、いくつかの方法を準備し、柔軟に対応できる能力をもつことの重要性を学ぶでしょう。

今回は、抽出した看護診断ごとに、実施した内容と結果を患者さんの反応を中心に記録する欄と、その反応について期待される結果に照らし合わせて評価する欄に分けてまとめる方法（p.68 **表5**）を用いて、実施・結果、評価のまとめ方のポイントをみていきましょう。

▶ 実施・結果のポイント

看護診断ごとに、問題解決や緩和に向けて基本的ニードを充足し、自立へ向けての援助を計画に基づいて実施した結果、患者さんの反応や行動、対処能力がどのように変化したのかを記録します。

まず、目標達成の程度やケア継続・修正・終了を判断する根拠となる反応や変化を、行動・意思力・知識の面から、Sデータ・Oデータを対応させてまとめます。これは、事前に立案しているO-P（観察プラン）を参考にしてまとめるとよいでしょう。

また、実施後の反応だけではなく、実施中の言語的、非言語的反応も見逃さずに記録します。反応を言動として引き出すには、患者さんの訴えの特徴をふまえたコミュニケーションの工夫や、ケア実施中に技術にのみ集中せず、反応を確かめられる心のゆとりが必要です。

さらに期待される結果が達成できていない場合は、なぜできないかを示す原因に対する情報をまとめます。これらは、すでに学んできた看護過程の情報収集のポイントと重なりますね。復習して深めることが大切です。

記録する主な内容は、**表5**のように①患者さんの当日の状態、②実施した内容、③患者さんの反応、です。

▶ 評価のポイント

ヘンダーソンは、『看護論』のなかで、以下のように述べています。

「（基本的看護の14の構成要素は、） 看護の評価に使えるというのが私の考えである。言いかえれば、患者がこれらの行動をどの程度自分でできるようになるまで看護師が援助したか、その程度がそのまま看護師の成功度を示すものなのである。患者の自立が不可能な場合は、患者が自分の限界もしくは避けることのできない死をどの程度受け入れるようになるまで看護師が援助をしたか、それが看護の評価を決定するはずである」[5]。

したがって、基本的ニードの充足を促進し自立するために計画し実践した看護活動に対し、患者さんの行動がどう変化したか、どのように事態を受け入れて反応しているかなどの結果に基づいて、評価します。評価のまとめ方のポイントは次の３つです。

①設定した期待される結果が達成されたかどうかの判断を示す。

②達成・未達成に影響した主な要因を明確にする。

③計画変更の必要性を判断し、必要時計画を修正する。

すなわち、評価では、結果に対して看護師が判断をした内容と、なぜそのように判断したのかをわかりやすく示す必要があります。

具体的にはp.68 **表5**に示した視点に沿って評価します。特に、計画を追加・修正・終了したときは、その理由や必要性が、その日の記録をみれば誰でもわかるように記載できていることが求められます。

表5 実施・結果、評価の様式とまとめ方のポイント

看護診断ごとに以下の1、2、3の内容を経時的にまとめる。
1. 患者の当日の状態
2. 実施した内容
   - 特に留意する必要があったことや変更して実施したことなどを中心に記録する。
3. 患者の反応
   - 目標達成の程度やケア継続・修正・終了の根拠となる反応や変化を行動・意思力・知識の面から、Sデータ・Oデータを対応させ記録する。

#1 左半身麻痺・疲労に関連した歩行・階段昇降時の転倒の危険性	
7月△日	
実施・結果	評価
9:50 O:BP=130/84mmHg、T=36.4℃、P=64回/分。 パンフレットを見ながら、病室にて手指・手関節運動、左下肢の自動・他動運動を実施する。 S:「先週より今週とだんだんよくなってきていることがわかるよ、うれしいね」 14:00 O:(機能訓練室へ移動時)床にある靴を患側の上肢で引っ掛けて手前に移動させる。健側を使って靴を履く。 S:「よくやった」 O:自分の手をなで喜ぶ。 14:40 O:(機能訓練室より帰室時)階段を下りる際バランスを崩す。	●回復に手応えを感じはじめている時期でもあること、リハビリテーションの努力が結果に結びついていることもあって、ますます熱心にリハビリテーションに取り組んでいる。しかし、午後のリハビリテーションの帰室時など、疲労が重なり、バランスを崩すことがあることから、危険回避行動をとるまでには至っていない。期待される結果5. に関する疲労の起こりやすい時間帯や疲労を自覚できるようなはたらきかけの強化が必要である。また、どのように捉えているかの知識を確認しなかったので、今後はそのつど行動と認識を確認していく必要がある。 ●以前は、健側の下肢を使って行っていたが、患側の筋力の回復や可動域の拡大によって可能になったADL(日常生活動作)をさらに定着させていこうとする意欲がみられる。このように、日常生活の自立に結びつき、本人が積極的に参加できるプランを一緒に発見し、考えながら習慣化していくことが必要である。計画に追加。

1. 期待される結果を達成できたかどうかの判断を記載する。
   - 期待される結果は現実的・具体的であったかを検討する。
2. 期待される結果の達成・未達成に影響した主な要因を明確にする。
   ①O・C・Eの各プランは適切であったか。
   - 安全性、安楽性、自立性をふまえた無理のない方法であったか。
   - 患者の限界や好み、発達段階などを考慮していたか。
   - 患者・家族が問題解決に積極的に参加できるようなアプローチをしたか。
   - 他の診断のプランとの関連はどうか。

   ②計画どおりに自分自身が実施できたか。
   - 自分自身の知識やコミュニケーション能力、技術に問題はなかったか。

   ③アセスメントまでのプロセスは適切であったか。
   - 情報収集や解釈・分析に不足はなかったか。
   - 看護診断は妥当であったか。
3. 計画変更の必要性を判断し、必要時計画の修正を行う。

☑ 実施・評価の実例

#1について記載した経過記録

#1 左半身麻痺・疲労に関連した歩行・階段昇降時の転倒の危険性	
7月△日	
実施・結果	評価
〈9:50〉 O:BP=130/84mmHg、T=36.4℃、P=64回/分。❶ パンフレットを見ながら、病室にて手指・手関節運動、左下肢の自動・他動運動を実施する。❷ S:「先週より今週とだんだんよくなってきていることがわかるよ、うれしいね」 〈14:00〉 O:(機能訓練室へ移動時)床にある靴を患側の上肢で引っ掛けて手前に移動させる。健側を使って靴を履く。 S:「よくやった」 O:自分の手をなで喜ぶ。❸ 〈14:40〉 O:(機能訓練室より帰室時)階段を下りる際バランスを崩す。❹	●回復に手応えを感じはじめている時期でもあること、リハビリテーションの努力が結果に結びついていることもあって、ますます熱心にリハビリテーションに取り組んでいる。しかし、午後のリハビリテーションの帰室時など、疲労が重なり、バランスを崩すことがあることから、危険回避行動をとるまでには至っていない。期待される結果5. に関する疲労の起こりやすい時間帯や疲労を自覚できるようなはたらきかけの強化が必要である。❾ また、どのようにとらえているかの知識を確認しなかったので❿、今後はそのつど行動と認識を確認していく必要がある。 ●以前は、健側の下肢を使って行っていたが、患側の筋力の回復や可動域の拡大によって可能になったADL(日常生活動作)をさらに定着させていこうとする意欲がみられる。このように、日常生活の自立に結びつき、本人が積極的に参加できるプランを一緒に発見し、考えながら習慣化していくことが必要である。⓫ 計画に追加。

❶○ 実施前の状態が詳しく記載できています。

❷△ "C-P1. 実施"と簡潔に記載してもよいです。

❸○ 目標達成を示す変化をS・Oデータを対応させて記載しています。

❹× バランスを崩したことに対する思いや表情などの情報が不足しています。

❾○ 計画の強化の必要性が記載されています。

❿○ 自分自身の確認不足が課題を含めて記載されています。

⓫○ 計画追加の必要性が記載されています。

7月△日	
実施・結果	評価
〈10：00〉 O：BP=138/86mmHg、T=36.4℃、P=68回/分。 O：入浴時、着衣時、立ったまま行おうとして少しバランスを崩した。 S：「座ってやれば安全なのに、上着を自分で着ることのほうに関心が向いてしまい、ついつい立ったまま行ってしまった。注意が必要だね」❺ 〈14：00〉 機能訓練室で輪投げの練習をする。❻ S：「こういうのが（回内・回外運動）まだうまくいかないし、握れないので難しいね」❼	●ADLを拡大していく時期なので、更衣動作の再獲得のほうが転倒に注意を払うことより、本人のより強い関心事になっていたと考えられる。危険に対する知識不足というよりも、新たに習慣化していくことが多く、関心が危険に向いていない状況と考えられる。⓬ そこで、歩行時、階段昇降時を中心に考えてきたが、それ以外の転倒についても考える必要がある。まず、衣服の着脱時には、「椅子に座ったほうが……」ということをタイミングよく伝え、注意を促す看護師側の配慮が必要である。#2のセルフケア不足：入浴の計画で、衣服の着脱の自立へ向けての援助を並行して確実に行うことでゆとりが生まれ危険防止にも関心が向くと考える。⓭ ●回復の速度には部位によって差があり、上肢の回内・回外運動は遅れることを自覚しはじめている。#4の意欲低下につながらないようにアプローチしていく必要がある。⓮

7月△日	
実施・結果	評価
〈13：00〉 O：（栄養相談室まで歩行時）杖を使ってバランスがとれている。 〈15：30〉 S：（機能訓練室より帰室時）「今日は昼から栄養相談もあったので、いつもより歩いたり階段を使ったりすることが多かった。ちょっと疲れたので階段を使わず、エレベーターで帰りたい」❽	●期待される結果4．については背筋を伸ばして腕を可能な限り振り、バランスをとることができているので目標達成とする。⓯ ●期待される結果1．についても達成、期待される結果5．についても自覚できるようになり、危険回避行動に対する対処能力の高まりがみられる。⓰ 疲労を判断する基準を自分でADLの拡大に伴い変化させていくことができるように、知識面や行動面を見守っていく必要がある。計画を削除。

❺○ バランスをなぜ崩したかが本人の関心事に注目してとらえられています。

❻○ 変更して実施したことを中心に記載されています。

❼× "#4 意欲の低下の可能性"で取り上げられるべき内容です。記録の重複を避けましょう。

❽○ 患者の変化（対処能力の高まりを示す事実）が詳細に記載されています。

⓬○ 患者の限界を考慮したプランであったかを検討しています。

⓭○ 他の問題のプランとの関連から目標未達成の要因が明記されています。

⓮× "#4 意欲の低下の可能性"で取り上げられるべき内容です。記録の重複を避けましょう。

⓯⓰○ 期待される結果の達成度が事実に照らし合わせて判断されています。

⓰○ 目標達成により計画削除の理由が記載されています。

☑ 実施・評価の解説

▶ 実施・結果

1．1日の行動のなかに組み替えて実施した結果を記録する

看護診断ごとに計画したプランはそのまま実践できるわけではありません。1日の行動のなかに、10時には何をし、機能訓練時には何をするなど、日々、状況によって組み替えて実施することになります。したがって、記録も実例のとおり、経時的にまとめます。

2．実施前の状態を詳しく、実施した内容は簡潔に記録する

臨床では、患者さんの状態は刻々と変化し続けるので、立案したプランをそのまま実施できるわけではありません。そのため、実施前の当日の状態を把握し、変更なしに実施することが可能かどうかを確認します。

機能訓練を実施する前には、下線部❶のようにバイタルサインの測定をしています。そして、計画どおりに実施できた場合は、実施内容は看護計画に挙げているので、何回も同じことを記録する必要はありません。下線部❷は「C-P 1．の実施」としてもよいでしょう。

実施した内容は、下線部❻のように変更して実施したことや、当日、特に留意する必要があったことなどを中心に簡潔に記録します。

3．実施中・後の患者さんの反応や変化をS・Oデータを対応させて記録する

下線部❸❺では、目標達成の程度を示す意思力や行動の変化をSデータ・Oデータを対応させてとらえられています。

また、下線部❽は行動・知識に変化がみられ、対処能力が高まった事実が詳細に記録されています。しかし、下線部❹ではバランスを崩したことに対する思いや表情などがとらえられていません。

下線部❺では、着衣時にバランスをなぜ崩したか、本人の今の関心事に注目して理由がとらえられています。プランをどのように変更すればよいか、判断の根拠となる情報ともなります。自立に向けた援助を行ううえで看護師にどのような配慮が求められるか、示唆を与えられる言動です。

下線部❼およびその評価である下線部⓮は、リハビリテーションに関することですが、「#4　意欲の低下の可能性」で取り上げるべき内容です。できるだけ重複して記録しないように、この問題で書くべき内容であるかを判断して記載しましょう。

▶評価

1．設定した期待される結果が達成されたかどうかの判断を示す

下線部⓯⓰は、設定した期待される結果の達成の程度を事実に照らし合わせて判断した結果を示しています。期待される結果があいまいな表現で達成時期も明らかでない場合は、この判断ができません。看護計画のところでも確認しましたが、期待される結果の2．3．(p.65「#1について記載した看護計画」参照）は、具体的であることが求められます。

2．期待される結果の達成・未達成に影響した主な要因を明らかにする

1）O・C・Eのプランが適切であったか

下線部⓫では、プランが歩行時や訓練時の内容に偏っていたため、追加する必要性を記載しています。日常生活全般に目を向けた自立性の視点からの方法、また本人や家族が積極的に参加できるプランを立案することの重要性がわかります。

下線部⓬では、ADL（日常生活動作）を拡大していく時期に再獲得すべき日常生活動作が多いなかで、患者さんの限界を超えたプランではなかったかが問われています。理解力はあるA氏ですが、老年期であることもふまえて立案することが必要です。

また、下線部⓭では、他の問題のプランとの関連を考え、歩行時・階段昇降時以外のアプローチも確実に行う必要があります。

表6　看護計画の変更例

追加する場合

C-P（ケア計画）	
	1. 関節可動域訓練を行う（内容はパンフレット参照）。 2. 機能訓練室では鏡で自分の歩行時の姿を映し、バランスを確認する。 3. 歩行時、床（外出時には道路）の段差に注意して下肢をできる限り高く挙上できているかを確認する。 4. 背筋を伸ばして腕を可能な限り振り、歩行時のバランスが保持できているか確認する。 5. 階段昇降時、杖と健側患側の順序を確認する。 6. 検査や機能訓練時以外の病棟での練習は、人通りの少ない時間を選択する。 7. 訓練室での疲労が強いときなどには、病棟での訓練を中止する。検査などが重なるときは、休息をとれる時間を確保できるように配慮する。 8. がんばっている姿勢を認め、自信がもてるように精神的サポートを行う。 9. 危険発生が予測される場所や疲労時、自ら回避行動がとれるかどうか見守り、できたときはともに喜び、できない場合にのみ注意を促すような態度で接する。 7月●日～　10. 移動時に靴を履く場合、患側を用いて行う。←このように記入

削除する場合

期待される結果
1. ~~歩行時・階段昇降時に転倒の可能性があることが言える。~~7月△日達成 ←このように記入 2. 他動運動を継続して行うことで関節可動域が拡大する。

C-P（ケア計画）	
	1. 関節可動域訓練を行う（内容はパンフレット参照）。 2. 機能訓練室では鏡で自分の歩行時の姿を映し、バランスを確認する。 3. 歩行時、床（外出時には道路）の段差に注意して下肢をできる限り高く挙上できているかを確認する。 4. ~~背筋を伸ばして腕を可能な限り振り、歩行時のバランスが保持できているか確認する。~~7月△日達成 ←このように記入 5. ~~階段昇降時、杖と健側患側の順序を確認する。~~

2）計画どおりに自分自身が実施できたか

下線部⑩のように自分自身の確認不足で評価ができないときは、そのことを課題も含めて記載しておきましょう。

3）アセスメントまでのプロセスは適切であったか

A氏の事例ではアセスメントの段階まで戻って適切性を考える必要はありませんが、情報収集、解釈・分析、看護診断の妥当性を検討することが必要になる場合があります。

3．計画変更の必要性を判断し、必要時計画の修正

下線部❾では計画を強化していくこと、下線部⓫では計画に追加すること、下線部⓰では達成により削除が必要なことを記載しています。

このような場合、評価の欄に記載するだけでなく、看護計画を変更します。問題が解決されたと判断したときは、継続をとりやめ、該当する期待される結果やプランの末尾に日付を記します。**表6**（p.70）に変更の例を示しました。

サマリー（看護要約）

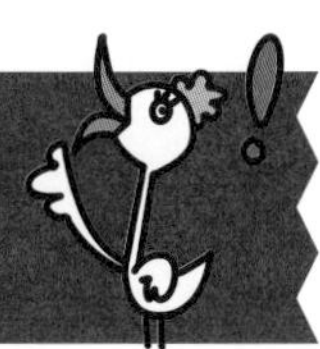

☑ サマリーのポイント

ここでは、受け持ち患者さんに対して、病棟で看護を継続していくために、学生として受け持ち期間にどのような看護を行ったか、残された課題は何かを伝える目的で書く要約について考えます。

要約は、次の５つから構成しました。

①情報の総括：疾患や今後の療養生活に影響を及ぼすと考えられる患者さんの情報と、入院目的と入院から受け持ちまでの経過を要約する。

②看護目標：問題ごとの期待される結果を統合し、設定した中・長期的な目標を記載する。

③看護診断：看護診断リストに挙げた問題を、継続が必要な問題と解決した問題に分けて記載する。

④各看護診断についてのケアの経過と残された課題：看護診断ごとにケアの経過と、継続が必要な看護診断については残された課題についても記載する。

⑤考察・今後の課題：患者さんを受け持たせていただき、ケアを実施した結果、どんな学びを得たかを記載する。

具体的にそれぞれどのように記載するかは、後ほど、記録の実例をみながら、説明していきます。

▶ 看護過程のプロセスに沿った自己評価について

さらに、看護過程のプロセスを今回の実習でどのように学んだかを振り返る１つの方法として、**表7**（p.72）のように、チェックリストを作成しました。それぞれの項で述べてきた内容を、情報収集→情報の解釈・分析→看護診断→関連図・看護診断リストの作成→看護計画の立案→実施→評価の流れでポイントを整理したものです。項目に沿って、自己評価をしてみましょう。

この実習で、看護過程を自分自身がどこまで理解し、実践できたのか、自分自身が得意な点、成長した点はどのような点か、さらに何を深める必要があるか、などを自分に焦点を当てて振り返ってみましょう。記録を完成させることに集中しがちですが、看護論や看護過程における自分自身の成長についても評価することを大切に、実習を重ねていただきたいと思います。そのことが、アセスメント能力や自己教育力を高めることになると思います。

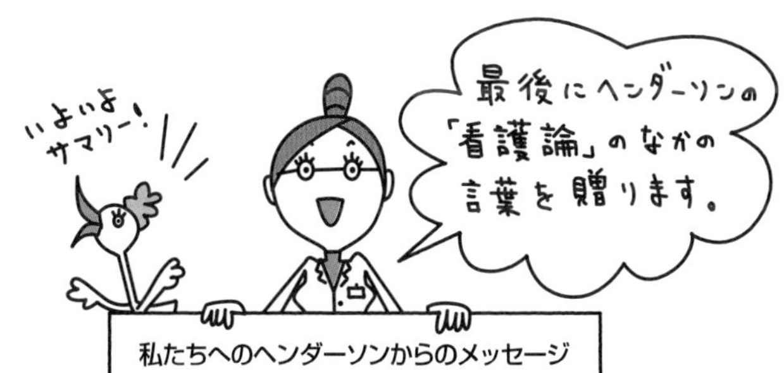
いよいよサマリー！
最後にヘンダーソンの「看護論」のなかの言葉を贈ります。
私たちへのヘンダーソンからのメッセージ
「患者ケアは個別化されるべきであること、また看護師は患者がニーズを満たし、かつ自分の力のゆるすかぎり、普通の生活を送るのを助けようと絶えず努力するであろう」[6]。

表7 看護過程のプロセスに沿った自己チェック表

プロセス	チェック項目
情報収集	□1. 体力・意思力・知識の3側面から、基本的ニードの充足状況を示す情報を整理できる。 □2. ニードに影響を及ぼす発達段階や社会的役割などの“常在条件”の情報を整理できる。 □3. ニードを変容させる健康障害の種類・程度や症状などの“病理的状態”についての情報を整理できる。 □4. その人にとっての意味を示す情報を整理できる。 □5. SデータとOデータを対応させて整理できる。
情報の解釈・分析	1. 枠組みごとに関連づけて整理した情報を比較できる。 □①その人固有の欲求の満たし方や習慣と比較できる。 □②発達段階の特徴と比較できる。 □③検査値の正常値と比較できる。 □2. 不足している情報や、不一致がある情報を再確認できる。 □3. 基本的ニードの充足・未充足を体力・意思力・知識の側面から判断し、その根拠を記載できる。 □4. 未充足である場合、未充足状態を引き起こしている原因・誘因をあらゆる角度から探り、それらの関係を記載できる。 □5. 基本的ニードを充足するために必要な援助の程度と看護の方向性を記載できる。 □6. “成り行き”を記載できる。 □7. 以上を枠組みごとに、充足・未充足の判断や原因・誘因を特定した根拠を順序立ててわかりやすく記載できる。
看護診断（問題の明確化）	□1. アセスメントの結果から、関連因子を特定し、抽出した看護診断を記載できる。 □2. 今後起こりうる可能性のあるリスク型看護診断を抽出できる。 □3. 体力・意思力・知識の3側面から全体像を反映した看護診断を抽出できる。
関連図・看護診断リスト作成	□1. 関連図で自立に向けて14の基本的ニードの何が不足しているのかを、的確に浮かび上がらせることができる。 □2. 情報間、基本的ニードの枠組み間の関連、成りゆきが記載できる。 □3. 優先順位をマズローのニード階層説、生命の危険度、患者の主観的苦痛度、根源性などの指標を用いて決定できる。 □4. 看護診断リストの修正・変更ができる。
看護計画の立案	1. 看護診断ごとに期待される結果を段階的に具体的に設定できる。 □①患者を主語に、期限を設定した観察や測定が可能な表現である。 □②目標を段階的に（単純→複雑、到達しやすい→難しい）など、順序を考えて設定できる。 □③問題が最終的に解決された姿を描くことができる。 □④関連因子が除去・軽減・緩和した姿を描くことができる。 2. アセスメントを生かした個別的なケアプランを立案できる。 □①体力・意思力・知識に関する変化を観察できる項目をO-Pに立案できる。 □②原因・誘因を除去・軽減・緩和するために、C-P、E-Pを対応させて立案できる。 □③患者や家族の固有のニードの満たし方や対処能力を高めるための計画を立案できる。 □④その人らしい反応に基づいた精神的サポートを示す計画を立案できる。 □⑤目標を達成するために必要とされる安全性・安楽性・自立性の視点からの計画を立案できる。 □⑥5W1Hを活用して誰がみても同じケアができるような具体的な表現である。
実施	□1. 看護診断ごとに立案した計画を1日の行動のなかで組み替えて実施できる。 2. 看護診断ごとに、実施した結果を記録できる。 □①実施前の患者の状態を詳しく、実施した内容は簡潔に記録できる。 □②実施中・後の患者のSデータとOデータを対応させて記録できる。 □③目標の達成度を示す情報を行動・意思力・知識の面から記録できる。
評価	□1. 設定した期待された結果が達成されたかどうかの判断を示すことができる。 2. 目標達成・未達成に影響した主な要因を明確にできる。 □①O・C・Eの各プランは適切であったかを評価できる。 ●安全性、安楽性、自立性をふまえた無理のない方法であったか。 ●患者の限界や好み、発達段階などを考慮していたか。 ●患者・家族が問題解決に積極的に参加できるようにできたか。 ●他の問題のプランとの関連はどうか。 □②計画どおりに自分自身が実施できたかを評価できる。 ●知識不足・コミュニケーション能力・技術に問題はなかったか。 □③評価に至るまでの看護過程のプロセスは適切であったかを評価できる。 ●情報収集や解釈・分析に不足はなかったか。 ●看護診断は適切であったか。 ●期待される結果は現実的・具体的であったか。 □3. 計画変更の必要性を判断し、必要時計画の修正ができる。

＊□に自己評価を記入する　〈自己評価の基準〉4：十分できた　3：できた　2：あまりできなかった　1：まったくできなかった

☑ サマリーの実例

A氏のサマリー

情報の総括

●68歳、男性。
●診断名：脳梗塞。
●既往歴：53歳　脂質異常症、高血圧、63歳　一過性脳虚血発作（TIA）。❶
●妻と2人暮らし。退職後も会社の会長職として週2〜3日出勤し、ストレスが高い。❷
●経過：6月△日朝、歩行時に平衡感覚に違和感と、左上下肢に重い感じがあり、緊急入院となる。右側脳室後部（中大脳動脈の枝の一部が閉塞）の梗塞で、左半身麻痺と顔面麻痺が軽度ある。減塩7g/日、1,600kcalの食事療法と、入院後3日目より機能訓練室でのリハビリテーションを行っている。血圧がコントロールされ、家庭での生活が自立して行える目途が立ったため、7月△日退院予定である。

看護目標

1. 左半身麻痺による運動障害やセルフケア不足に対して、危険を回避し自立できるように援助する。
2. 脳梗塞のリスクファクターに関する知識を高め、今までの生活を妻とともに見なおし、改善できるよう援助する。

看護診断

<継続>
#1　左半身麻痺・疲労に関連した歩行・階段昇降時の転倒の危険性
#3　脂質異常症・減塩に関する知識不足・高齢者夫婦世帯・外食が多いことに関連した食事療法継続困難の可能性
#5　高血圧、脂質異常症に関連した再梗塞の可能性
<解決>
#2　左半身麻痺に関連したセルフケア不足：入浴・更衣
#4　回復の停滞の発生に関連した意欲低下の可能性

各看護診断についてのケアの経過と残された課題

<#1　左半身麻痺・疲労に関連した歩行・階段昇降時の転倒の危険性>
●ケアの経過：最終目標である「杖を使用して、階段昇降時のバランス」については、とれるようになり、転倒もないため達成できている。「疲労の程度を自覚し、危険回避行動がとれる」ことについては、危険発生が予測される場所や疲労時に自ら回避行動がとれるように見守る姿勢で接した。❸　その結果、疲労による危険が生じやすい時間帯に安全を第一に考え、予定を変更するなど、危険回避に関する対処能力の高まりがみられる。しかし、外泊では、病院外で危険回避行動をとることの難しさや気疲れを訴えている。そのため、人通りが少ない時間以外にも練習を行うなど、自信がもてるように援助してきた。
●残された課題：退院後は、発生が予測される危険を確認し、徐々に行動範囲を拡大していくように、理学療法士と連携してサポートする必要がある。
<#3　脂質異常症・減塩に関する知識不足・高齢者夫婦世帯・外食が多いことに関連した食事療法継続困難の可能性>
●ケアの経過：栄養相談に予備知識や具体的な質問をもって臨むことができるようにと考え、家庭でよく作る料理・好きな料理について、あらかじめ情報収集を行い、パンフレットを作成❹して本人と妻に説明した。本人からは「今回麻痺が残るようになって初めて、今までの生活習慣やこれからについてよく考えるようになった」、妻からは「仕事が過密で疲れると自然に味の濃いものを好む。ストレスと食事はつながっているのですね」などの反応があった。疾患やストレスと食事の関係、今までの食習慣を生かした指導を試みたことで、栄養相談に向けて動機づけを行い、どこに目を向ける必要性があるかという方向性を示すことができたと考える。
●残された課題：7月△日の栄養相談では、カロリー、塩分、脂質異常症、外食時の工夫など栄養士から指導を受けた。❺　今後、外来で、退院後努力した結果を報告して再調整する機会を設けるなど、確実に定着するようにサポートする必要があると考える。
<#5　高血圧、脂質異常症に関連した再梗塞の可能性>
●ケアの経過：再梗塞の可能性に対し、リスクファ

❶❷○　脳梗塞のリスクファクターがどの程度あるかがわかる情報を選択して記述しています。

❹△　主なパンフレットの内容を示したほうがよいでしょう。

❸○　期待される結果に基づいて、実践した主な内容、評価が記載できています。

❺×　「残された課題」ではなく「ケアの経過」に書き、特徴的な反応を書く必要があります。

クターの説明を行ってきた。服薬せずに血圧は収縮期血圧130mmHg台、拡張期血圧80mmHg台でコントロールされている。脂質異常症治療薬は服用している。排泄については緩下薬により、毎日、排便がある。脂質異常症、高血糖については食事指導を受けている。ストレスについては、「この機会に仕事を減らすつもりである」と考えている。

● 残された課題：知識や生活の見なおしへの意思力はある。しかし、リスクファクターは重なっているので、今後も再梗塞の可能性はある。継続して観察していく必要がある。

以下、解決済みの問題

＜#2　左半身麻痺に関連したセルフケア不足：入浴・更衣＞

● ケアの経過：シャワー浴は、残存機能を生かしたループつきタオルや蛇口を用いての方法を提案することで、健側上肢以外は洗髪も含めて可能となった。更衣動作は着脱時椅子に座って行うことで安全に着脱できる。退院後も、改築時につけた風呂場の手すりが現在の麻痺にあった位置であることが理学療法士により確認されたので7月△日解決とした。

＜#4　回復の停滞の発生に関連した意欲低下の可能性＞

● ケアの経過：左半身麻痺の回復の速度は、部位によって回復に差があり、努力しても障害が残ることについて、医師、理学療法士から説明を受けている。前腕の回内・回外や指の細かな動き、握力、後方挙上は回復が遅く、元どおりにならない可能性を自覚しているという発言がある。しかしながら、そのことが意欲の低下にはつながらず、機能訓練に意欲的に取り組んでいる。外泊も行い、現在の状況に合わせて環境を変えていこうとする姿勢がみられているため、7月△日解決とした。

考察・今後の課題

受け持ち期間中の期待される結果として大きく2つを挙げ、5つの問題に対して取り組んできた。その結果、主に次の3点を学ぶことができた。

1. 機能訓練に前向きに取り組む姿勢すなわち意思力があっても、体力に見合っていない場合、また努力に見合った回復が疾病の特徴上得られない場合、一生懸命な姿勢が危険を伴う行動や意欲の低下になり得ることを学ぶことができた。自立への援助は、筋力の回復やADL（日常生活動作）の拡大へのサポートだけではなく、自分自身の限界を知り、それをどのように補う必要があるか、その知識や行動を身につけていることをサポートすることも含まれている。並行して進めていくことの重要性を学んだ。

2. インテリジェンスの高い方であったので、知識を確認してもよく知っておられ、受け持ち時点では何もすることがないと思ってしまった。しかし、その知識をどのように活用できているのか、以前の生活に関する具体的な情報を得て、改めて考えると学生として自分ができることがみえてきたと思う。今回、パンフレットを使用して、症状と結びつけて、実際の食事内容と照らして理解できるように工夫した。このことが、生活改善に向けて何を学ばなければならないかに気づくきっかけづくりになったと考える。行動変容につながる本当の意味での理解をめざしたかかわりでは、たとえ「飲食」１つの指導内容にしても広く深いものでなければ、信頼を得ることはできないこと、また、その人固有のニードに応える援助を展開するには、自分自身にはまだまだ多角的にとらえるための土台となる知識がないことがわかった。

3. 看護学生と看護師だけでなく、医師、理学療法士、栄養士と、どのように連携することが患者を中心に連携することになるのかを学ぶ機会となった。またそのなかで、学生としてできることにも注目して連携していったことは有効であったと考える。今後も連携について深めていきたい。

☑ サマリーの解説

▶ 情報の総括

まず、年齢・診断名と家族・社会的背景、生活習慣などのなかで、疾患や今後の療養生活に影響を及ぼすと考えられる点を簡潔に示します。経過では、今回の入院の目的、入院から受け持ち終了までの経過を要約します。

下線部❶❷では、脳梗塞の危険因子がどの程度あるかがわかる情報を選択して示しています。入院までの経過をそのまま書くのではなく、入院時の状況の概略、主な症状、治療、退院となる根拠を示す情報が簡潔に書かれています。

▶ 看護目標

ここでは、受け持ち時点での、中・長期的な視点に立って、患者さんの向かうべき方向（望ましい姿）を示す長期的な看護目標のことをいいます。看護診断ごとの期待される結果を統合して、実習期間内に何をどこまで到達するよう援助するのかを設定したものです。

この目標が実習中にめざす方向を指し示す大きな山となり、学生であるあなたを導いてくれるような気がしませんか？　また何をめざして、患者さんと問題を共有して解決に向けて取り組むのかを定め、修正し、受け持ちが終わった時点で、その期間を振り返り評価する指標にもなります。

▶ 看護診断

看護診断リストに挙げた問題を、継続が必要な問題と解決した問題とに分けて記載します。

▶ 各看護診断についてのケアの経過と残された課題

継続が必要な問題については、問題ごとに期待される結果として何を設定し、どのような看護を実施したか、その結果、どのような反応があったか、それらを評価し、継続してかかわるべき残された課題を明らかにします。看護が継続されることがサマリーを書く目的でした。なぜ、この課題を継続する必要があるのかが、相手にわかりやすく記載できているかがポイントになります。

解決済みの問題は、なぜ解決したと判断したかの根拠になる情報を中心に簡潔にまとめます。

下線部❸は、看護計画で立案した期待される結果に基づいて、どのように看護を実践し、どこまで到達したのかを示すことができています。下線部❹は、パンフレットの作成だけではなく、どのような内容であったか、主な項目を簡潔に示す、または、作成したパンフレットのコピーをサマリーと一緒に添付することもよいでしょう。

下線部❺は、残された課題に書く内容ではなく、経過のなかに書き、特徴的な反応を示す必要があります。

▶ 考察・今後の課題

考察・今後の課題は、今回の実習全体を通して、自分自身がどのような学びを得たかという観点で記載します。退院時や転院のサマリーの場合は、この部分は省きますし、受け持ち患者さんのサマリーでも、ここまで示すかどうかは意見が分かれるところです。最終カンファレンスで学んだことを発表するだけで、サマリーのなかの記載としては残していないかもしれません。

ここでの考察は、看護過程のプロセスについての学びというより、ヘンダーソンの看護論を用いて実践したなかでの学びに焦点が当てられています。1. では、体力だけではなく、知識・意思力の３側面からていねいにアセスメントしアプローチしていくことがいかに大切かを実感として体験できたことが記載されています。また、2. では、その人固有のニードに応じた看護を実践するには、健康や病気に関する幅広い知識が必要であること、3. では、本人・家族・ヘルスケアチームと問題を共有してケアを実践することが記載されています。

これらは、いずれもヘンダーソンの看護論の核となる部分です。ヘンダーソンが『看護の基本となるもの』のなかで伝えたいと思ったことが、見事にこの学生のうちに受け持ち患者さんの看護を通して結実していることを、私たちは学ぶことができます。このような学びを共有できることは、学生同士だけではなく、先輩看護師にとっても、教員にとってもとてもうれしいことです。

このように理論に照らし合わせてまとめることで、看護とは何かを問い、自分自身の看護観をさらに深めたいと思うきっかけとなり、違う理論ではどうだろうかなど、発展した学びにつながっていくのではないでしょうか。

〈文献〉

1. ヴァージニア・ヘンダーソン著，湯槇ます，小玉香津子訳：看護の基本となるもの．日本看護協会出版会，東京，2016：25-31.
2. ヴァージニア・ヘンダーソン著，湯槇ます，小玉香津子訳：看護の基本となるもの．日本看護協会出版会，東京，2016：14.
3. ヴァージニア・ヘンダーソン 著，湯槇ます，小玉香津子訳：看護の基本となるもの．日本看護協会出版会，東京，2016：20.
4. ヴァージニア・ヘンダーソン 著，湯槇ます，小玉香津子 訳：看護の基本となるもの 新装版．日本看護協会出版会，東京，2016：21-22.
5. ヴァージニア・ヘンダーソン著，湯槇ます，小玉香津子訳：看護論 -定義およびその実践：研究、教育との関連 25年後の追記を添えて．日本看護協会出版会，東京，2017：43.
6. ヴァージニア・ヘンダーソン著，湯槇ます，小玉香津子訳：看護論 -定義およびその実践：研究、教育との関連 25年後の追記を添えて．日本看護協会出版会，東京，2017：68.

事例でわかる ヘンダーソンの14の基本的ニードによる看護過程の展開②

急性心筋梗塞患者の看護

小野千秋、樋口京子

事例紹介

B氏・70歳・女性。

【生活歴】

無職（主婦）、夫、長女、次男の４人暮らし。

【診断名】

急性心筋梗塞（下壁）。

【既往歴】

10年前に高血圧、脂質異常症、冠攣縮性狭心症、発作性心房細動、５年前には脳梗塞。

【現病歴】

10年前に近医にて高血圧、脂質異常症、冠攣縮性狭心症、発作性心房細動、５年前には脳梗塞と診断され、現在まで内服治療〔ワーファリン錠3錠（夕）、バファリン錠1錠（朝）、ニューロタン®錠1錠（朝）、アムロジン®錠1錠（朝）、リスモダン®R錠 1錠（夕）、ハーフジゴキシン®KY錠 1錠（朝）、メバロチン®錠1錠（夕）〕を受けており、経過観察中であった。脳梗塞の後遺症などはない。５月△日外出中の13時ごろに、突然前胸部痛が出現し、救急搬送される。問診および心電図検査の結果、発症後90分の急性心筋梗塞（下壁）と診断され、緊急にPCI（percutaneous coronary intervention：経皮的冠動脈インターベンション）が施行された。右冠動脈の起始部の完全閉塞で硬い高度の狭窄と血栓によるものであった。治療後の経過は良好で4日目にはCCUから一般病床へ転室、6月△日には退院の予定で、治療がすすめられた。入院中から、タケプロン®OD錠1錠、ノルバスク®錠1錠、バイアスピリン®錠1錠、プラビックス®錠1錠、マグミット®錠3錠、メバロチン®錠1錠、ワーファリン錠3錠が処方されている。

看護過程の展開

学生が実習で受け持ったのは、発症3日目（5月△日）です。実習開始後2日間で収集した情報を「ヘンダーソンの14の基本的ニード」（p.41）の枠組みを用いて整理しました。

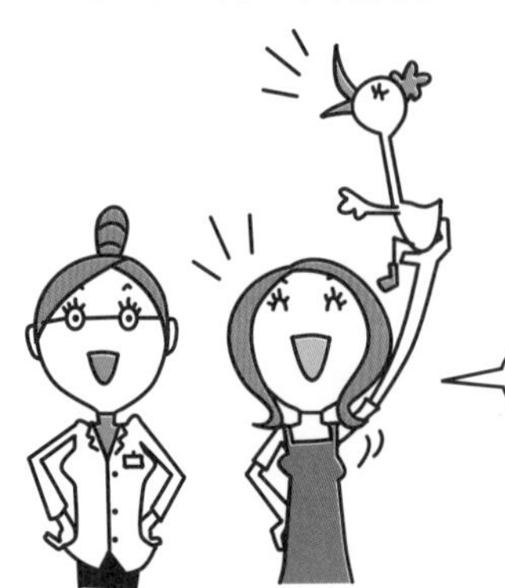

急性心筋梗塞で
緊急にPCIを受けた患者さんです

アセスメント、看護診断（問題の明確化）

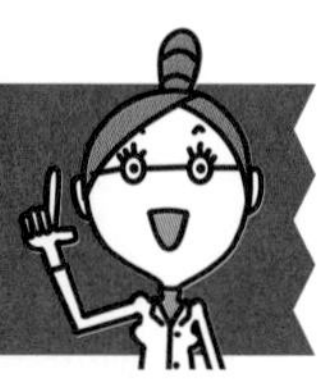

S：主観的情報　O：客観的情報　A：アセスメント

1. 正常な呼吸

情報（S・O）	情報の解釈と分析（A）	看護診断（問題の明確化）
<5月△日> O ● 外出中の13時頃に、突然前胸部痛が出現し、救急搬送される。発症後90分の急性心筋梗塞。 ● 心電図Ⅱ、Ⅲ、aVF誘導でST上昇、心エコー下壁に収縮異常あり。 ● 緊急にPCI（経皮的冠動脈インターベンション）❶である経皮的冠動脈拡張術（PTCA）とステント留置術を行い、来院後２時間で再灌流した。右冠動脈の起始部の完全閉塞で硬い高度の狭窄と血栓による心筋梗塞（下壁）である。 ● 治療中、心拍数30回/分となり一時的ペースメーカーを留置する。また、再開通後心室細動となり徐細動を行った。その後、不整脈は消失し、心電図時、STも下降した。 ● 入院時呼吸困難あり、酸素吸入2L/分（鼻）。治療翌日には中止。 ● 冠血管疾患のリスクファクターとなる生活習慣など：高血圧、脂質異常症、タバコ10本/日、飲酒500mL/日、女性ホルモンの欠乏。 <5月△日（発症2日目）> ● R（呼吸）＝18回/分、規則的、肺ラ音なし、CTR（心胸郭比）＝48%、SpO_2（経皮的酸素飽和度）＝98%。P（脈拍）＝78回/分、BP（血圧）＝130/77mmHg、心雑音なし。心電図Q波出現、心臓リハビリテーション開始。 ● 検査データ：CK(クレアチンキナーゼ)=1685IU/L、AST(GOT)=185IU/L。 <5月△日（発症3日目　受け持ち当日）> S ●「昨日よりも楽になった。徐々に	● 右冠動脈の起始部の完全閉塞で硬い高度の狭窄と血栓による心筋梗塞（下壁）である。冠動脈が粥腫と血栓による完全閉塞であったこと、壊死の程度を示すCKの値が高値であったことから、心負荷の程度を観察しながら、心臓リハビリテーションを行っていく必要がある。 ● リスクファクターとして高血圧、脂質異常症、喫煙、飲酒、肥満、女性ホルモンの欠乏が挙げられることから、再梗塞の可能性も高いと考えられる。 ● 循環動態が不安定な状態である。また、再梗塞の予防とステントを挿入していることから、内服薬も確実に服薬できるようにすることが重要になる。 ● 呼吸状態については、PCI治療後呼吸困難感もおさまり、SpO_2、呼吸数ともに落ち着いている。また、肺ラ音なく、CTR（心胸郭比）も50%以下であり、右心不全もないため、現在の時点では呼吸については安定していると考える。	急性心筋梗塞（下壁）、PCIに関連した再梗塞・合併症の発生のリスク

情報理解のための基礎知識

❶PCI（経皮的冠動脈インターベンション）は、経皮的冠動脈拡張術（PTCA）とステント留置術を併用した治療法である。検査データでは、心筋逸脱酵素の上昇によって心筋の壊死の程度を示すCK、ASTなどを確認する。行動範囲を拡大し、心臓リハビリテーションを開始する際にも、開始、変更のめやすとなる。

急性心筋梗塞の経時的な心電図の変化は、発症直後にT波の増高がみられ、ST上昇、異常Q波が出現する。経過とともに、冠性T波が出現する。

慣れていきますね」 **O** ● BP＝134/78mmHg、P＝76回/分、R＝18回/分、胸痛なし。顔色および皮膚色良好。心電図モニター装着中不整脈なし。 ● 検査データ：CK＝570IU/L、in 900mL、out 尿量1,200mL。		

2. 適切な飲食

情報（S・O）	情報の解釈と分析（A）	看護診断（問題の明確化）
S ●「病院食はおいしいよ。普段はもっと濃い味付けのものが好きだけど、薄味で食べられないことはないよ」 **O** ● 入院翌日の昼から心臓食（1,400kcal/日、塩分6g/日）開始。 ● 食欲はあり、病院食を全量摂取している。咀嚼および嚥下困難などなし。 ● 10年前から脂質異常症・高血圧を指摘されている。 ● 入院前の1日食事回数は2回で、食事療法は行っていなかった。 ● 身長：156cm、体重：58kg、BMI（体格指数）：23.8。 ● 飲酒：ビール500mL/日。 ● ヘモグロビン量（Hb）12.4g/dL、ヘマトクリット値（Ht）37%、総タンパク（TP）6.1g/dL。血清アルブミン値（Alb）3.8g/dL、総コレステロール値（TC）264mg/dL。 ● 食事は主に自分がつくっているが、外食も多い。	● BMIは23.8と正常範囲であるが上限域であり、やや肥満である。 ● 10年前から脂質異常症や高血圧を指摘されているが、食事などに気をつけておらず、少ない量だが飲酒、喫煙も続けている。 ● 心血管疾患のリスクファクター①の多くに該当している。 ● 食および嗜好品への欲求が高く、味も濃いものを好むことから、症状改善に向けての体重コントロールなども難しいと考えられる。	＜14.学習＞「心筋梗塞の治療に関する知識不足、生活習慣の変更の意思力に関連した非効果的健康自主管理」で一緒に取り上げる。

3. 老廃物の排泄

情報（S・O）	情報の解釈と分析（A）	看護診断（問題の明確化）
O ● 入院時14Fr尿道カテーテル挿入、尿量1,000～1,500mL/日あり、入院後2日目に抜去となる。 ● 排尿痛なし。 **S** ●「トイレに行きたい、早く管を抜いてもらえないかな」 ●「ベッドに寝たままでは便はでないわ。それでなくても便秘がちなのに……」	● 心筋梗塞の再梗塞の誘因に便秘が挙げられる。現在の便秘の原因にはベッド上安静、入院前も1回/2～3日、硬便で便秘気味であったこと、食事、環境の変化などが挙げられる。努責をしないでスムーズに排便できるようにコントロールしていくことが必要となる。 ● 車椅子での移送に対して申し訳なさを感じているため、排泄をがまん	便秘は、再梗塞を引き起こす誘因の1つであるため、＜1. 呼吸＞「急性心筋梗塞（下壁）、PCIに関連した再梗塞・合併症発生のリスク」に含めて取り上げる。

アセスメントの根拠

①心血管疾患のリスクファクター（危険因子）には、高血圧、脂質異常症、肥満、喫煙、飲酒、女性ホルモンの欠乏などがある。

O ● 入院前は通常の排便は1回/2〜3日で、硬便で便秘気味であるが、特に下剤などは常用していなかった。 <5月△日（発症3日目）> **O** ● 車椅子でトイレ可。胸痛なし。心電図上不整脈なし。 **S** ●「車椅子でトイレに連れて行ってもらうのは申し訳ないね」	したりしないように指導するとともに、患者が気を遣わないで依頼できる援助を心がける。 ● バイタルサインや胸痛の程度などの自覚症状の変化が生じたときは速やかな報告を促し、早期発見に努め、排泄の援助を行う必要がある。 ● 退院に向けての便秘予防に対して、今までの生活のリズムを確認し、それらを尊重しながら、食事内容や起床時間、効果的な水分のとり方などを指導する必要がある。	

4. 適切な姿勢の保持

情報（S・O）	情報の解釈と分析（A）	看護診断（問題の明確化）
<5月△日（発症2日目）> **O** ● 心臓リハビリテーション：自動座位可 座位前：BP=116/68mmHg。 座位後：BP=120/66mmHg。 ● 心電図異常なし。 ● 持続点滴中。 **S** ●「もう胸も苦しくないし、普通と変わらないみたいだけど、今日は座るだけですか」 ●「ちょっと緊張したけど、何ともなくて安心しました。こんなんやったら、歩けそうやわ。早く歩きたいわ」 <5月△日（発症3日目）> **O** ● 心臓リハビリテーション：立位可、3回/日。1回目立位の前後に心電図異常なし。 **S** ●「立ったら、少しふわーっとしたけど、すぐに治りました。ちょっと怖かった」 **O** ● 14:00に車椅子でトイレに移送。 →移送前：BP=114/66mmHg、P=58回/分。 →移送後：BP=122/64mmHg、P=61回/分。 ● 体動後も胸痛および胸部不快感などなし。不整脈なし。	● 症状が改善して身体的に楽になってきたと感じており、70歳になっても活動的な生活を送っていたため、安静を強いられることが苦痛になってきている。特に車椅子でのトイレ介助が申し訳なさを伴い、精神的な苦痛となっている。そのため指示された安静度が守れず勝手に動いてしまうことも予想される。 ● 心臓リハビリテーションの目的について「現在の心臓の状態は、まだまだ心臓に負担をかけられないこと、心筋の酸素必要量を軽減するために安静が必要なこと、少しずつ状態を見ながら合併症が起こらないよう行動範囲を拡大していること」を理解できるようにわかりやすく説明する。② また、医師の説明の理解度を確認し、知識不足を補うためにパンフレットの活用も検討する。 ● 意思力に対しては、今後の心臓リハビリテーション予定（明日は50m歩行、3回/日、3日後200m歩行、5日後500m歩行となること）を説明し、見通しをもって取り組むことができるように援助するとともに、今の安静では苦痛であることを確認し、安静が少しでも苦痛なく守れるよう腰部のマッサージなど工夫していく必要がある。	急性心筋梗塞による心負荷に関連した活動耐性低下 安静や活動範囲やADLが拡大しないことに対する身体的精神的苦痛については、<5. 睡眠・休息>「突然の症状出現による入院、行動制限、食事制限、環境の変化によるストレス発生のリスク」で取り上げることにする。

アセスメントの根拠

②心臓リハビリテーションは、循環動態の安定に伴い、徐々に心臓に負荷をかけて活動範囲を拡大し活動耐性を高めていくために行われる。したがって、再梗塞や合併症を起こさないよう心負荷と活動の関連に注意し、異常の早期発見に努めながらケアすることが求められる。

S ●「車椅子でトイレに連れて行ってもらうのは申し訳ないね」 ●「勝手に動いたらよくないよね。自分ではわからないけど心臓はまだ本調子ではないということやね」 O ●家ではほとんどじっとしていることがなく、活動的な生活を送っていた。運動の習慣はなかった。 ●脳梗塞の既往があるが、運動機能障害なし。		

5. 睡眠・休息

情報（S・O）	情報の解釈と分析（A）	看護診断（問題の明確化）
S ●「9時に消灯になるけどなかなか眠れない。家にいると9時なんて宵の口だからね。しかし前の病室（CCU）では、いろんな機械の音で眠れなかった。昨日から、眠れるようになった。ありがたい」 ●「今回みたいに生死をさまようようなきつい症状が出たのは初めてやったから、ビックリした」 O ●普段は、午前3時就寝、午前11時起床という生活をしている。 S ●「ビールでも飲むとよく眠れる」	●睡眠時間は、入院前は8時間。入院後は消灯後すぐには入眠できないので6時間くらいになっている。 ●不眠の訴えはなく、不安も今は軽減していると判断する。ただし、今後自覚症状が軽減しているにもかかわらず、行動制限、食事制限および排泄の援助を受けなければならないこと、活動的な生活を送っていたことからストレス発生の危険性があると考える。 ●入院前の習慣については、薬の服用などとの関連や飲酒のことも確認し、改善できるよう情報提供する必要がある。	突然の症状出現による入院、行動制限、食事制限、環境の変化によるストレス発生のリスク

6. 適切な衣類の選択と着脱

情報（S・O）	情報の解釈と分析（A）	看護診断（問題の明確化）
S ●「この心電図のモニターが何をするにも気になる」 O ●衣類の洗濯は家族（主に夫）がしてくれる。 ●下着の着脱は自立している。 ●清潔なものをいつも身につけている。 ●病衣は病院のものを使用している。	●家族の協力があり、清潔なものを身につけることができている。持続点滴もなくなり、モニターのコードだけ気にしている。常に袋に入れてポケットにということを意識づけるようにする必要がある。	充足

7. 体温を生理的範囲内に維持

情報（S・O）	情報の解釈と分析（A）	看護診断（問題の明確化）
O ●T（体温）＝36.6℃。発症2日目に37.2℃になったが、その後36℃台で	●体温調節機能は阻害されていないと考えられる。発熱による代謝の上昇は、全身と心筋の酸素消費量を増	充足

ある。 ● 感染徴候はなし。	すため、心臓に負荷がかかり、増悪因子となる。感染予防に努める必要がある。	

8. 身体の清潔

情報（S・O）	情報の解釈と分析（A）	看護診断（問題の明確化）
O ● 清拭（2回/週）、洗髪（1回/週）。 **S** ●「まだ暑い時期ではないので、がまんできる。家では毎日40℃程度の温度で入浴していた。5年前に脳梗塞になったときからそうしている」	● 陰部の清潔の必要性について確認し、温水洗浄便座の使用と拭き方の確認をする必要がある。 ● 安静、急な入院による不安、治療中心の病院生活のなかで、清潔の援助も回数では制限があるが、少しでも「気持ちいい」という気持ちが表出できるように、足浴や石けんを使用した部分的な清拭などを行う。 ● 食事についての注意事項や禁煙、禁酒などは行えていないようであるが、入浴の注意事項は守れている。禁止やできていないことばかりに着目するのではなく、よい面にも着目し意欲を低下させないようにかかわる必要がある。	急性心筋梗塞後、循環動態が不安定であることに関連する安静に伴う入浴セルフケア不足

9. 環境・危険回避

情報（S・O）	情報の解釈と分析（A）	看護診断（問題の明確化）
O ● 視力障害なし。 ● 突然の入院という環境の変化。 ● 脳梗塞の既往はあるが、麻痺などはない。 ● 心臓リハビリテーションの立位・歩行時ふらつきなし。	● 心臓リハビリテーション中であり、ADL拡大を進めている。70歳であり、安静による下肢の筋力低下も考えられるため、転倒防止にも留意しながら進める必要がある。	危険因子として、転倒については＜4. 適切な姿勢の保持＞で、再梗塞発生のリスクについては＜1. 呼吸＞で取り上げることにする。

10. コミュニケーション

情報（S・O）	情報の解釈と分析（A）	看護診断（問題の明確化）
O ● 呂律困難はなくコミュニケーション障害なし。 ● 夫の面会が毎日あり、よく話をしている。 ● 不安を学生や看護師に率直に訴えている。	● 重要他者や家族との関係は良好である。看護師にも率直に不安などを表出していることから今後も精神面の変化には気をつけ、信頼関係を構築し深めていく必要がある。③	充足

11. 信仰・善意の価値観

情報（S・O）	情報の解釈と分析（A）	看護診断（問題の明確化）
S ●「宗教は信仰していません」	● 本人の価値観から「楽しく暮らしていきたい」と言っている。身体の	＜14.学習＞「心筋梗塞の治療に関する知識不

アセスメントの根拠

③行動変容を起こすのは、なぜかという知識よりは、実感としてその必要性を感じることが動機づけとしては強いといわれている。感情や意思力にはたらきかけるためには、信頼関係を築くことがまず求められる。

●「楽しく暮らしたい。あまりがまんしたりしたくないな」	ために食事を制限したり、生活を改善したりすることを困難ととらえるということも考えられる。④できるだけがまんしないといけないという感覚にならないように、希望や見通しがもてるような指導の仕方が大切であると考えられる。	足、生活習慣の変更の意思力に関連した非効果的健康自主管理」で取り上げ、価値観を生かした対応ができるように考えていく必要がある。

12. 仕事・生産的な活動

情報（S・O）	情報の解釈と分析（A）	看護診断（問題の明確化）
S ●「家のことは、娘がしてくれるし心配はしていない」 O ●夫、娘、息子の4人暮らしで、家事全般を担っていた。	●家庭では家事を担っていたが、娘が代わりを務められることから心配はしていない。	充足

13. 遊び・レクリエーション

情報（S・O）	情報の解釈と分析（A）	看護診断（問題の明確化）
S ●「友だちと集まって、ワイワイ飲んだり食べたりするのが好きなの。カラオケなんかもよく行くよ。賑やかに楽しく遊ぶのが好きなのよ」	●友人と外食したり、お酒を飲む機会が多い様子である。外食時の注意点などの指導も大切ではあるが、今回の経験が今後に向けて、自分自身を見つめなおし、つくりなおす機会となるようにサポートする⑤ことも重要になる。	外食時の注意については、<14.学習>「心筋梗塞の治療に関する知識不足、生活習慣の変更の意思力に関連した非効果的健康自主管理」で一緒に取り上げる。

14. 学習

情報（S・O）	情報の解釈と分析（A）	看護診断（問題の明確化）
S ●「タバコや酒は身体に悪いとはわかっているけど、まあこの歳だし好きなようにしようと思ってた。そんなにたくさん飲むわけでもないのでね。でも今回は死ぬかと思った。みんなに迷惑をかけたし、これからは少し気をつけないといけないなあ❷」 ●「昼の薬を飲み忘れました」 ●「家でも忘れることがよくあります」 O ●内服薬は自己管理していた。薬の内容についてもある程度理解しているが、内服忘れがときどきある。 ●特に食事療法などは行っておらず、好きなものを好きなだけ食べていたようである。	●狭心症、心房細動の既往はあったが、入院し生命にかかわるほどの症状が出たのは今回が初めてである。脂質異常症や高血圧、脳梗塞の既往もあるが、疾患や症状について、または改善の方法についての知識が不足していると考えられる。今回初めて生死をさまようほどの状況に陥り、生活習慣を見なおす必要性を感じはじめている。 ●今後は、ワーファリン錠をはじめ薬剤を確実に継続して内服していく必要がある。心筋梗塞の治療に関する知識不足を補い、生活習慣の変更の困難さも念頭に置きながら、非効果的健康自主管理を問題に挙げケアしていく必要がある。	心筋梗塞の治療に関する知識不足、生活習慣の変更の意思力に関連した「非効果的健康自主管理」

アセスメントの根拠

④自分でコントロールできる範囲の生活習慣の変更であるという感覚をもち、自己期待や自己尊重の低下が起こらないよう、希望や期待感がもてるような対応ができるためには、行動の指針となる価値観に関する情報を収集することは重要である。

⑤ヘンダーソンがいう're-create'の視点を生かし気分転換にとどまらず自己をつくり直す機会となるようアプローチすることは重要である。

情報理解のための基礎知識

❷患者教育ではその人の生活の状況に合った方法で、最小限の変更で最大限の効果が得られる方法を見出すためにまず聴くことから始めることが基本となる。したがって、生活習慣を変更することに伴う感情を受け止めたうえで、今回の体験を生かして行動変容できるように、家族のサポートも得ながらかかわる必要がある。

B氏の病態も含めた関連図

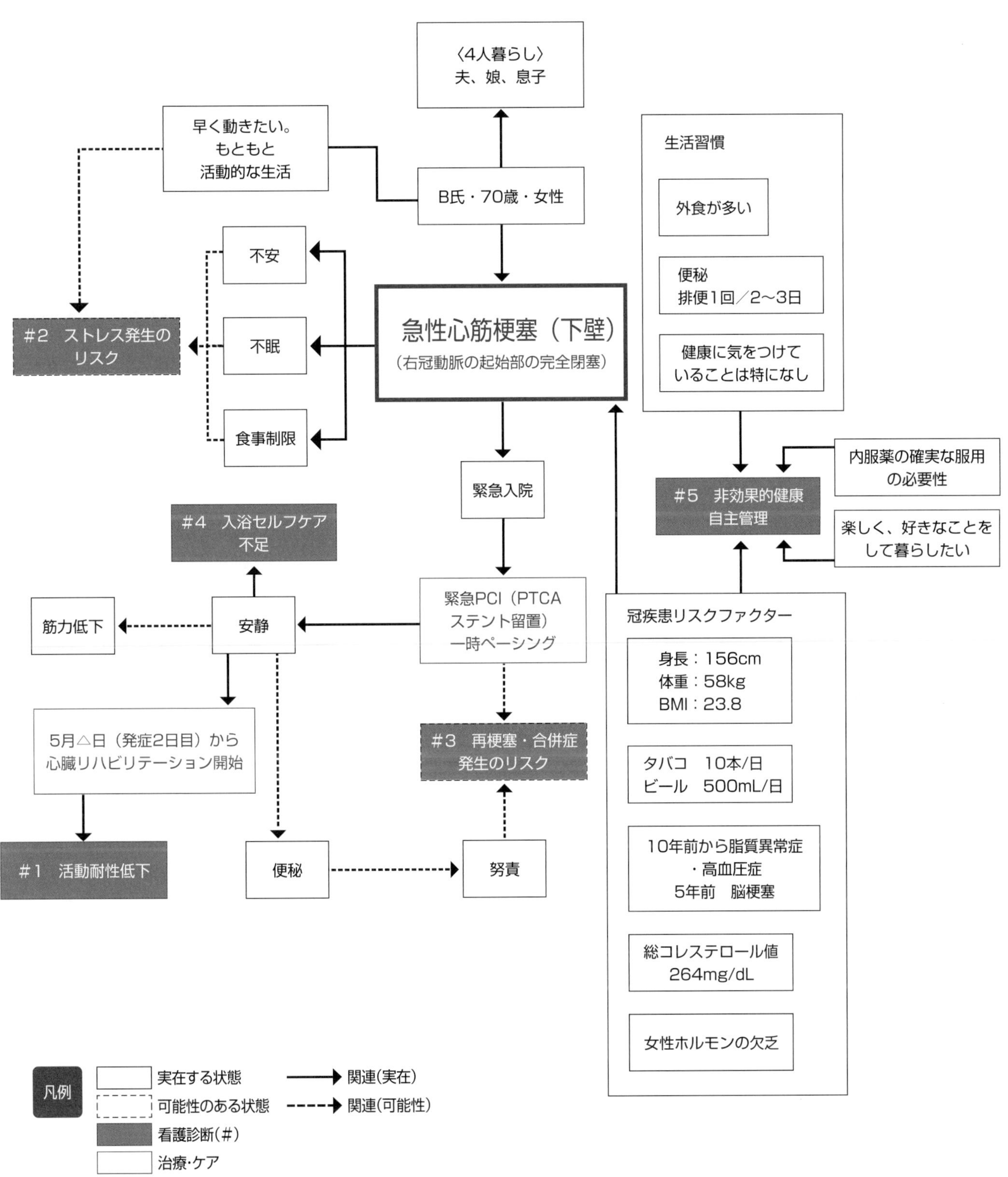

※p.83～93の看護診断名（一部除く）は、T. ヘザー・ハードマン，上鶴重美，カミラ・タカオ・ロペス 原書編，上鶴重美 訳：NANDA-I看護診断 定義と分類 2021-2023 原書第12版．医学書院，東京，2021．より抜粋して転載

B氏の看護診断リスト

No.	看護診断
#1	急性心筋梗塞による心負荷に関連した活動耐性低下※1
#2	突然の症状出現による入院、行動制限、食事制限、環境の変化によるストレス発生のリスク
#3	急性心筋梗塞（下壁）、PCIに関連した再梗塞・合併症発生のリスク
#4	急性心筋梗塞後循環動態が不安定であることに関連する入浴セルフケア不足※2
#5	心筋梗塞の治療に関する知識不足、生活習慣の変更の意思力に関連した非効果的健康自主管理※3

※1 定義：必要な、あるいは希望する日常活動を完了するには、持久力が不十分な状態
※2 定義：体を洗う（入浴）行為を自力では完了できない状態
※3 定義：慢性疾患を抱えた生活に固有の、症状や治療計画の管理、身体・心理社会・スピリチュアル面への影響の管理、ライフスタイル変化の管理が不十分な状態

看護診断の順位づけの根拠

順位づけをまず生命の危険度、問題の根源性の視点から考えた。

心筋梗塞を発症後4日目であり、心負荷を考慮しながら心臓リハビリテーションが開始された時期である。予定どおり進まない場合は、ほかの診断に挙げた再梗塞などの可能性や心理面、ADLの低下に及ぼす影響も大きい。

そのため、「心負荷に関連した活動耐性低下」を#1とした。

また、本人の主観的苦痛度から考えると、生命の危機状況を初めて体験したこと、入院前の生活と大きく違う環境であることからストレス発生のリスクを#2と考えた。

看護計画

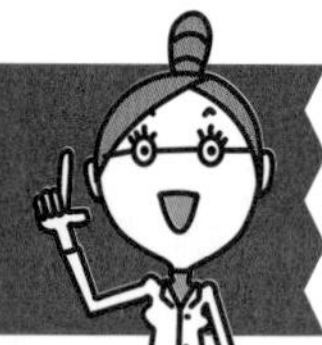

#1について記載した看護計画

看護診断

#1　急性心筋梗塞による心負荷に関連した活動耐性低下

期待される結果

<長期目標>
1. 心負荷の徴候がなく、予定どおり心臓リハビリテーションが進みADLが拡大する。

<短期目標>
1. 心負荷の自覚症状について報告できる。
2. 日程に応じた心臓リハビリテーションが進行し、活動範囲内で生活ができる。
3. 行動範囲拡大に対して積極的な言動がある。
4. 心負荷を示す、症状の訴えや心電図上の異常、不整脈がない。
5. 心臓リハビリテーションの予定が終了し、予定どおり退院できる。

看護計画の根拠・留意点

#1の計画の根拠：期待される結果の短期目標は長期目標にそって段階的に設定した。患者自身が異常の早期発見に対する知識を活用し、活動範囲を最大限に生かして生活でき、退院への意欲を高められるよう目標を共有し取り組めるように留意した。また目標の設定においても、体力、意思力、知識の3側面を意識し考えた。

看護計画

O-P(観察計画)	1. ADL、活動範囲の程度、下肢の筋力、ふらつきの有無。 2. 心臓リハビリテーションの内容およびステージアップの判定基準❶に沿って前後のバイタルサイン、心電図の変化（虚血性ST低下、著明なST上昇、不整脈の有無）などの確認、自覚症状（胸痛、呼吸困難感、動悸、疲労度）、顔色、苦痛様表情および発汗の有無。 3. 心臓リハビリテーションに対する理解度、反応、不安、自信度。 4. ADL拡大に伴うバイタルサイン、自覚症状の変化、活動範囲や自立度に対する訴え。
C-P(ケア計画)	1. 医師の指示に従い、ステージアップの判定基準に沿って心負荷がかかっていないことを確認しながら心臓リハビリテーションを進める。 ①発症２日後自動座位。②発症３日後立位、1回目のみ前後心電図確認。以後3回/日、車椅子トイレ可。③発症７日後 50m歩行、1回目のみ前後心電図確認。以後3回/日。④発症10日後から200m歩行、クリア後シャワー可。⑤発症12日後から500m歩行、3回/日。 2. 胸痛、めまい、呼吸困難、悪心、心悸亢進、顔面蒼白、チアノーゼ、不整脈、極度の倦怠感などの症状があればただちに活動を中止し、心電図を確認し医師に連絡する。 3. 心臓リハビリテーションによって活動範囲が拡大した成果に対する喜びを共有し、自信がもてるように精神的サポートを行う。 4. ADLに伴う変化を観察し、リハビリテーションの進行に応じた排泄、清拭、食事の援助を行う。特に排泄については、気を遣わず依頼でき、気持ちよく介助できるようにする。 5. 動きたいという気持ちが強い❷ので、勝手に安静度の拡大をしないよう十分説明する。活動はゆっくり行うよう声かけし、必要時休憩をとる。 6. 検査と日常生活援助が重なり、心臓に負荷をかけないように調整する。安静にしすぎないようにも注意する。
E-P（教育計画）	1. 心臓リハビリテーションの目的、注意点について理解度を確認し、わかりやすく説明する（現在の心臓の状態は、まだまだ負担をかけられないこと、心筋の酸素必要量を軽減するために安静が必要なこと、少しずつ状態を見ながら合併症が起こらないよう行動範囲を拡大していることなど）。 2. 活動を中止しなければならない徴候と、早期に気づき報告することの重要性について説明する。 3. 申し訳なさから1人で動いてしまう可能性がある❸ため、心臓リハビリテーションを計画通り行うことが回復への早道であること、必ず看護師と一緒に行うことを説明する。 4. 心臓リハビリテーションの予定や退院の見通しを説明し、目標をもって意欲的に取り組めるようにサポートする。 5. 過度に安静にするのではなく、日中はできるだけベッド上座位で過ごすよう指導する。拡大するにしたがってそのレベルに合った過ごし方を説明する。

看護計画の根拠・留意点

❶ステージアップの判定基準

心筋梗塞に対する心臓リハビリテーションを次のステージに進めるにあたって、心負荷が過剰になっていないかを判定するための基準のことで次の5つが挙げられる。

- a. 胸痛、呼吸困難、動悸などの自覚症状が出現しない
- b. 心拍数が120回/分以上にならない、または40回/分以上増加しない
- c. 危険な不整脈が出現しない
- d. 心電図上1mm以上の虚血性ST低下、または著明なST上昇がない
- e. 室内トイレ使用時までは20mmHg以上の収縮期血圧上昇・低下がない

日本循環器学会/日本心臓リハビリテーション学会合同ガイドライン. 心血管疾患におけるリハビリテーションに関するガイドライン（2021年改訂版）
https://www.j-circ.or.jp/cms/wp-content/uploads/2021/03/JCS2021_Makita.pdf (2022.3.8 アクセス) p.42より引用

❷❸B氏の行動パターンの特性を生かしてアセスメントした内容を計画に反映させることで、個別性のある計画を立案することができた。

#2について記載した看護計画

看護診断

#2　突然の症状出現による入院、行動制限、食事制限、環境の変化によるストレス発生のリスク

期待される結果

<長期目標>
1. ストレスを最小限に抑えられ、安楽に入院生活を過ごすことができる。

<短期目標>
1. ストレスがあることを表現できる。
2. 行動制限の必要性を心負荷との関連から言うことができる。
3. 現在の活動範囲内でできることを見出し、対処できるようになったと言うことができる。❹
4. ストレスを示す徴候がない。

看護計画

O-P(観察計画)	1. ストレスを示す徴候の有無。 ● 食欲不振、嘔気、腹痛（出現時の部位、持続時間、食事との関係）。 ● 食事摂取量の変化、睡眠状態、熟眠感。 2. 患者の言動（今の状況の受け止め方、自己期待や自己尊重に関する言動の変化、価値観に関する言動）。 3. 患者の置かれている家族背景、社会的状況の把握、今回の入院による人間関係の変化。
C-P(ケア計画)	1. 患者が思いを訴えやすい雰囲気をつくる。 2. 突然発症して救急搬送されたことや行動制限、食事制限などに対する思いを傾聴する機会をもつ。 3. 医師の許可範囲内を確認し、家族や知人に面会を勧める。 4. 床上およびベッド周囲の環境整備を行う。 5. 整髪、清拭、洗髪等により気分転換を図る。少しでも「気持ちいい」という快の刺激になるよう、希望を取り入れ、足浴や部分的に石けんを使用した清拭などを行う。 6. 過度に安静にするのではなく、日中は覚醒を促し、できるだけベッド上座位で過ごすよう指導する。 7. 不眠の訴えがある場合は、指示された睡眠薬を与薬する。
E-P（教育計画）	1. 現在の心臓の状態について理解度を確認し、心臓の予備能力に応じた安静を守る必要性を説明する。 2. 現在行われている処置や検査の説明を行う。 3. 施行された検査処置や疾患に対する疑問があれば何でも質問してよいことを説明する。 4. 活動範囲の拡大の見通しを心臓リハビリテーションの進行に沿って説明し、目標を共有できるようにする。

看護計画の根拠・留意点

❹計画を立案するうえで特に留意したのは、活動範囲を最大限に活用し少しでも快適な生活をできるよう配慮することである。制限というと、できないことに目がいきがちであるが、できることに目を向け、その範囲内での快の刺激や心地よさを提供する視点を生かした具体策を考えることは重要である。

実施・評価

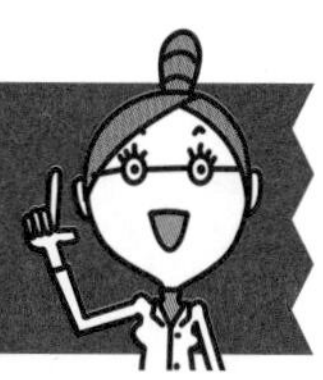

#1について記載した経過記録

<table>
<tr><th colspan="3">#1　急性心筋梗塞による心負荷に関連した活動耐性低下</th></tr>
<tr><td colspan="3">5月△日</td></tr>
<tr><td>実施計画（本日の計画）</td><td>実施したこと</td><td>評価</td></tr>
<tr><td>1. 心臓リハビリテーションの目的、注意点について理解度を確認し、わかりやすく説明する。</td><td>● 現在の心臓にステントが入っていることも含めて、図に書いて説明し、心臓リハビリテーションの目的、再梗塞や合併症の危険がまだあること、心臓の残っている力をみながら少しずつ行動拡大していく必要があることを説明した。その際、恐怖心や不安を与えないように気をつけ理解を確認しながら説明するように努めた。</td><td>S
●「心筋梗塞って怖いね。筋肉が死んでしまうんやね。血管を広げたって先生が言われてたけど、金属が入ってるんやね。気をつけなあかんね」
●「今回は死ぬかと思った。これからはちょっと気をつけないとあかんかな……」
A
● 説明後の反応から少しずつだが理解が得られたと思われる言動がみられた。❶今回の体験を生かして、今までの生活や疾患のリスクファクターを少しでも具体的に見直していけるようなかかわりをしていく必要がある。そのためには、知識だけではなく意欲を損なわないように、生活について細かく聴き、そのなかでの気づきを大切にし、行動変容できるようにかかわる必要がある。</td></tr>
<tr><td colspan="3">5月△日</td></tr>
<tr><td>実施計画（本日の計画）</td><td>実施したこと</td><td>評価</td></tr>
<tr><td>1. 医師の指示に従い、ステージアップの判定基準にそって心負荷がかかっていないことを確認しながら心臓リハビリテーションを進める。
2. 活動を中止しなければならない徴候と、早期に気づき報告することの重要性について説明する。
3. 申し訳なさから1人で動いてしまう傾向があるため、心臓リハビリテーションを計画通りに行うことが回復への早道であること、必ず看護師と一緒に行うことを説明する。</td><td>● 午前・午後で立位を1回ずつ行う。
● 昨日の説明内容の確認後、活動を中止しなければならない徴候およびリハビリテーションを慎重に進めていく必要があること、決して1人で行わないで、看護師とともに行わなければならないことを強調し説明した。</td><td>S
●「昨日よりまた今日のほうが楽です。だんだんと楽になっていくんですね。でも心臓の様子をみながら、少しずつ慎重にします」
O
● BP=109/55mmHg→134/74mmHg、P=58回/分→56回/分、胸痛なし、立位時ふらつきなし。
A
● リハビリテーションがなかなか進まないと感じていた時期もあったが、本日の説明に関しては、「慎重にします」との反応があった。心負荷と活動範囲の拡大の関係を少しずつ理解されていると考える。またトイレまでの移送の介助についても、依頼しやすい雰囲気を心がけた結果、「ありがとう」という言葉も聞かれ、徐々に信頼関係が築かれてきたと考えられる。</td></tr>
</table>

実施・評価の視点

❶評価では結果に基づいて記載することが求められる。結果には、意思力、知識、体力の小さな変化をも見逃さず反応を記載する。また、対処能力の高まりにも着目して書くとよい。

#2について記載した経過記録

#2 突然の症状出現による入院、行動制限、食事制限、環境の変化によるストレス発生のリスク

5月△日

実施計画（本日の計画）	実施したこと	評価
<10：00> 1. 突然発症して救急搬送されたことや行動制限、食事制限などに対する思いを傾聴する機会をもつ。	●安静や食事など制限されていることに対する思いを「今までずっと家で動かれていたので、寝ているのは苦痛でしょうね？」というふうに尋ねた。	S ●「今日は昨日に比べたらとても楽です。ありがとうございました。でも楽になったら勝手なもので、じっとしてるのがつらくなってきた」 ●「食事はね味が薄いしね……。あまり欲しくないけど、食べないとだめでしょう？食べられないほどではないけどね」 ●「こんなにひどいことになったのは初めて。ビックリした。怖かったですよ。それまで飛び回ってたのにね、こんなことになってしまった……。これから気を付けないとあかんと思う」 O ●安静や、食事に対する思いを話すときは少し表情が曇る。❷イライラした様子はみられない。 A ●身体的に症状が緩和してきたことで「じっとしているのがつらくなってきた」と表現していること、「もともと飛び回っていた」ことから安静を強いられることに対するストレスはかかっていると考えられる。 ●<期待される結果1. >で挙げた「ストレスが表現できる」については、がまんせずに率直にこちらに訴えてくる性格であると思われるため、表出することで考えや思いが整理され、ストレスの軽減を図っていけると考えられる。引き続き、聴く姿勢で接することが重要である。❸ ●明日は、<期待される結果2. >に挙げた心負荷との関連で安静をとらえられるようパンフレットを用いて説明することをEP−1に従って実施する。

5月△日

実施計画（本日の計画）	実施したこと	評価
<10：00> 1. 床上およびベッド周囲の環境整備を行う。 2. 整髪、清拭、洗髪等により気分転換を図る。 3. 過度に安静にするのではなく、日中は覚醒を促し、できるだけベッド上座位で過ごすよう指導する。	●日中はできるだけ座位になってもらい、ベッドサイドで話を聞く。 <14：00> ●夫が面会に来たので、気分転換してもらえるよう時間をとった。	S ●「なかなか、次に進まないね、早く歩けるようになって帰りたいのにね。しょうがないね」 O ●日中は座位を勧めているが、言われなければ臥位で過ごしていることが多い。立位での症状の変化はなし。前後のバイタルサインも安定している。 A ●早く歩けるようになって帰りたいという思いはあるが、横になっているほうが楽なので、日中も臥位で過ごしていることが多い。できるだけ生活のメリハリをつけるよう声かけしていく必要があるが、そのことがストレスにならないように気をつける。

実施・評価の視点

❷精神面への援助の評価は、SデータとOデータを対比させ、その間に相違がないかを確認し反応を記載する。そうすることで、患者の真意や確認すべき点がみえてくるようになる。意識してS、O両方の反応をとらえ判断できるよう取り組む必要がある。

❸評価は期待される結果に基づき、どこまで達成されたのかを根拠を明らかにして記載することが重要である。また、達成状況に影響したと考える要因を挙げることでケアの方向性を再検討する機会となる。

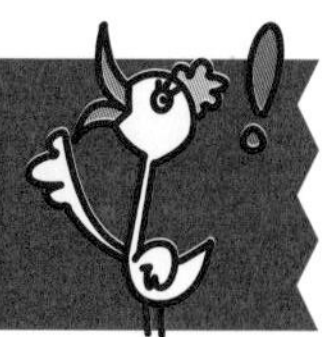

サマリー（看護要約）

☑ サマリー作成と看護診断リスト変更のポイント

5月△日、発症後90分の急性心筋梗塞（下壁、右冠状動脈の起始部の完全閉塞）と診断され、緊急にPCI（経皮的冠動脈インターベンション）が施行されてから、9日が経過した。心臓リハビリテーションも順調に進行してきたため、中間のサマリーを作成し、看護診断リストを見なおした。それぞれのポイントは**表1**、**表2**のようになる。

表1 中間サマリー作成のポイント

- 看護診断リストの優先順に、ケアの経過と、期待される結果がどこまで到達したのかを簡潔に記述する
- 継続する看護診断では、残された課題を記述する
- 解決とした看護診断は、なぜ解決と判断したのかその根拠を記述する
- 優先順位を変更する場合、なぜ、どのように変更するのかを記述する

表2 看護診断リストの変更のポイント

- 優先順位を変更する場合は、変更した日付と看護診断の欄に、優先順位変更と記述し、その順位を＃◆→＃●→＃■のように矢印で示す
- 解決とした看護診断には、解決日の欄に日付を記述する
- 新たに看護診断を追加する場合は、日付とNo.の欄に続きの番号、看護診断名を記述する
- 問題リスト作成時につけたそれぞれの看護診断の＃1などの番号（No.の欄）は、原則として変更しない

日付	No.	看護診断	解決日
5/△	#1	急性心筋梗塞による心負荷に関連した活動耐性低下	
5/△	#2	突然の症状出現による入院、行動制限、食事制限、環境の変化によるストレス発生のリスク	6/△
5/△	#3	急性心筋梗塞（下壁）、PCIに関連した再梗塞・合併症発生のリスク	6/△
5/△	#4	急性心筋梗塞後循環動態が不安定であることに関連する入浴セルフケア不足	6/△
5/△	#5	心筋梗塞の治療に関する知識不足、生活習慣の変更の意思力に関連した非効果的健康自主管理	
6/△		優先順位変更　#5→#1	

B氏のサマリー

#1　急性心筋梗塞による心負荷に関連した活動耐性低下

＜ケアの経過＞

- 心臓リハビリテーションも順調に進行し、現時点で200m歩行をクリアし、シャワー浴も心負荷を示す症状の訴えや心電図上の異常もなく終了することができた。
- 一連のプロセスのなかで、心負荷と活動やADLとの関連を理解した発言や心負荷を示す観察のポイントも言えるようになった。
- 活動範囲の拡大が自信にもつながり、退院後の生活リズムについても自ら提案できるようになってきた。

→＜期待される結果4.　＞までは達成できていると考える。よって、6/△の時点で優先順位を第2位に変更する。

＜残された課題＞

- 500mがクリアでき、予定どおり退院できるようにケアを続行する必要がある。

#2　突然の症状出現による入院、行動制限、食事制限、環境の変化によるストレス発生のリスク

<ケアの経過>
● 入院生活や環境にも慣れ、心臓リハビリテーションも順調に進行し行動制限も病棟内ではほとんどできるようになってきた。よって、これらによるストレスは軽減している状況である。
● 入院については「この機会に生活全般を見なおす機会となったことはよかった」という発言があり、今回の怖いという体験を今後に生かしたいという思いの表出がみられた。
→#2については解決とする。ただし、食事制限等退院後の生活に対する不安については、#5で一緒に取り上げ、反応を確認しながら、退院指導を進めていく必要がある。

#3　急性心筋梗塞（下壁）、PCIに関連した再梗塞・合併症発生のリスク

<ケアの経過>
● PCIに関連した再梗塞、合併症については、心臓リハビリテーションも順調に進行していることから出現の可能性は低いと考える。
● PCIの結果から、硬い高度の狭窄と血栓による完全閉塞であったことから、他の冠状動脈にも同様の病態がみられる可能性が高い。
● リスクファクターも多いため、再梗塞の可能性が高いと考えられる。
→#3の梗塞部位、治療に関連したリスクは解決とし、#5で取り上げている、症状の早期発見ができるようにする、内服薬の自己管理が継続できるようにする、などの指導を引き続き行うことにする。

#4　急性心筋梗塞後循環動態が不安定であることに関連する入浴セルフケア不足

<ケアの経過>
● 6月△日の時点で、心臓リハビリテーションも順調に進行し、シャワー浴も可能となった。
● 退院後の入浴時の注意事項は今までも守れていた。
→#4は解決とする。

#5　心筋梗塞の治療に関する知識不足、生活習慣の変更の意思力に関連した非効果的健康自主管理

<ケアの経過>
● #3の経過でまとめたように、今回の病変やリスクファクターを考えると生活習慣を是正していくことは重要であるが、「70歳なので楽しく生きたい」など予防していくための意思力は低いという反応がみられた。
● 心臓リハビリテーションを進めていくなかで、今回の体験を生かし、「気をつけないとあかんかな」という発言がみられるようになった。
● 症状も落ち着き、活動範囲も拡大し退院後の生活について関心が高まっていく時期である。
→6月△日の時点で#5を優先順位第1位として取り組むことにする。

<残された課題>
● 退院に向けて、再梗塞予防を生活に合わせて実行できるように、今回の体験から具体的にまず何から取り組もうと考えているのか、に焦点を当て主治医や薬剤師、栄養士とも連携し、家族の協力も得て理解を深めていく必要がある。

☑ 優先順位変更前後の看護計画

看護診断

#5 心筋梗塞の治療に関する知識不足、生活習慣の変更の意思力に関連した非効果的健康自主管理

期待される結果

<長期目標>

1. 疾病に対する理解が深まり、日常生活上の具体的な再梗塞予防計画を自ら立案することができる。

<短期目標>

1. 内服薬の自己管理ができる。
2. 再梗塞を予防するための具体的な改善策について自分から提案できる。
3. 禁煙に対して退院後も続けると言うことができる。
4. 食事療法の特に改善する必要性があることについて言うことができる。
5. 再梗塞予防のため日常生活の過ごし方の変更について取り組んでみると言える。

看護計画

O-P(観察計画)	1. 内服薬に対する患者の知識の内容、自己管理についての受け止め方。 2. 疾患に対する知識（異常、徴候の項目)、脈拍の測り方。 3. 心血管疾患リスクファクターについての理解度。 <6月△日追加> 4. 自分自身のリスクファクターとの今後の向き合い方について、今回の入院で変化した考え、思い。
C-P(ケア計画)	1. 新しい薬については、医師および薬剤師に説明を依頼する。 2. 内服についての思いを聴く。 3. 食事に対する思いを聴く。 4. 喫煙に対する思いを聴く。 5. わからないことは何でも尋ねられるような雰囲気を心がける。
E-P(教育計画)	1. ワーファリン錠の作用と副作用について説明する。 2. ワーファリン錠を内服しているため納豆は摂取しないように指導する。 3. 正確な内服の必要性を説明し、自己判断で内服を中止しないように指導する。 4. 副作用出現時には医師、看護師に連絡するよう指導する。 5. 心筋梗塞の症状について、脈拍の測り方について説明し確認する。 6. 脂質異常症を改善するための食事について栄養指導を行う。 7. 外食時に注意することについての理解度を確認する。 8. 喫煙が心臓に与える影響について説明し禁煙を促す。 9. 睡眠をよくとり、規則正しい生活を送るよう指導する。 <6月△日追加> 10. 今回の体験を生かし、再発を予防し楽しく暮らすために具体的にまず何から取り組むのかを確認する。 11. 6月△日に薬剤師から退院後の服薬について最終的な指導を娘とともに受ける。

優先順位および計画変更の根拠

心臓リハビリテーションが順調に進むことで、サマリーのように、#1および#2〜4の看護診断は、退院へ向けての指導内容以外はほぼ達成できた。その結果、#5の優先順位を第1位に変更した。

優先順位の変更とともに、残された退院までの時間内で、今までの計画を実施した結果や評価を生かし、具体的に、しかも退院後の生活に希望がもてるように進めていく必要がある。このことを念頭に置き、計画を追加した。

☑ 優先順位変更前後の実施・評価

#5 心筋梗塞の治療に関する知識不足、生活習慣の変更の意思力に関連した非効果的健康自主管理

5月△日（変更前）

実施計画（本日の計画）	実施したこと	評価
1. 内服についての思いを聴く。 2. 食事に対する思いを聴く。 3. 喫煙に対する思いを聴く。	● 午前中、今、内服している薬について「何の薬を飲んでおられるかご存じですか?」と質問してみた。食事についても、味の好みと好きな食べ物、よく食べるもの、外食の割合などを確認した。喫煙についてもどういう思いをもっているか尋ねた。 ● 自分の日常生活について、再発を防ぐために日常生活で気をつけることについて知識を確認すると同時にどう感じているか尋ねた。	S ●「血圧の薬とコレステロールを下げる薬、不整脈の薬と、血をさらさらにする薬と聞いてます。最近は飲んだか飲んでないか忘れることがありますねん。歳やからね」 ●「食事は外食が多いよ。味付けも家では濃いと思う。病院のご飯はずいぶん薄味ね。食べられないほど美味しくないことはないよ」 ●「タバコは癖みたいなものやから止められるかわからない。本数が少なくてもやっぱり止めないとだめですか?」 ●「もうあんまりがまんしたくないね、好きなように楽しく暮らしたいけどな……」 O ● 悪びれる様子もなく食事やタバコの習慣について話す。 A ● 合併症も多く、外食、濃い味付け、喫煙、悪い生活習慣と影響因子が多いがあまり気にしておらず、このままでは改善が難しいと考えられる。今回の心筋梗塞の記憶が新しいうちにきちんと指導をし、再発させないための生活習慣を理解してもらう必要がある。 ● 内服についてはこれまで自己管理していた経験はあるが、正確に飲み続けることの重要性を理解してもらうとともに、年齢的に忘れっぽくなっていることから、家族にも協力を求める必要がある。❶ ● 生活が規制されると楽しく暮らせないと感じていると思われる。元気で生きていくために努力することの楽しさについて話し合う必要がある。

6月△日（変更後）

実施計画（本日の計画）	実施したこと	評価
1. 新しい薬については、医師および薬剤師に説明を依頼する。 2. 内服についての思いを聴く。 3. 食事に対する思いを聴く。 4. 喫煙に対する思いを聴く。	● 午前中検温の際に内服薬の内容と今後、自己中断などすることなく、正確に飲み続けなければならないことを説明した。 ● 食事について、外食時の注意事項、味付けについての工夫を説明した。	S ●「薬は大切だということはわかってるんですけど、多くなってくるとね。特に夜はホッとして食事が終わってテレビ見てたりしたら忘れることがありますわ。気をつけて飲むようにします」「食事はね、薄味はいややね。慣れるかな?」「醤油などは全体にかけないで、つけて食べるように言われるけど、ついざっとかけてしまう」 O ● 毎日の食事はほとんど摂取している。 A ● 内服薬については、同居の娘にも必要性を説明し、協力を得ていく。そのために日程を調整し薬剤師から明日、服薬指導を受けることになった。 ● 自分の食事の仕方や好みが身体に少なからず悪影響を及ぼしていることは理解している。病院食についても薄味だが何と

実施・評価の視点

❶評価はO-P（観察計画）に挙げた項目の変化を見逃さず追っていく必要がある。また、その人が経験してきたことのよい点とさらに工夫を要する点を見逃さず、経験を指導にどのように生かすかが重要になる。そのためにはその人の今までの生活に耳を傾け注意深く聴くことが重要になる。

		か食べており、努力すれば続けられることを理解してもらう必要がある。
6月△日		
実施計画（本日の計画）	実施したこと	評価
1. 今回の体験を生かし、再発を予防し楽しく暮らすために具体的にまず何から取り組むのかを確認する。	● いろいろな話を通して、今回の体験を生かし、また楽しく暮らしていけるよう、何から具体的に取り組むのか考えたことについて尋ねた。 ● 食事については、レモンや酢を利用する方法を実際に説明する。	S ●「太く短くと思ってきたけど、やっぱり死ぬのはこわいね、楽しく暮らしていくためには元気でいないとあかんわね」 ●「醤油は少しずつつけたらしっかりした味で食べられるね。これからもベースは薄味で、つけたい物にだけ醤油やソースをつけるようにやってみます」 A ● 実際に発作時の記憶を思い出してもらい、話を進めることでよりリアルに生活を見なおさないといけないという思いを引き出すことができたと思う。食事に関しても実際に昼食時に試してもらうことで、実感でき納得してもらえた。入院中ではなく、自宅での食事を書いてきてもらい、外来で栄養指導を受けるほうが効果的と考え、栄養士と相談し2週間後に受けることができるように調整した。 ● 今までの価値観である「楽しく暮らしたい」という願いと今回の体験から、そのためには、何をしないといけないのかを具体的に考え始めている言動がみられた。「楽しく暮らしたい」という願いを尊重しながらも、喫煙に関しては、具体的に取り組む内容として自分からの発言はなかったので、明日喫煙に関して確認することにする。
6月△日		
実施計画（本日の計画）	実施したこと	評価
1. 喫煙が心臓に与える影響について説明し禁煙を促す。	● 優先度が高いと思われる喫煙について、再度、血管を収縮させ心臓に負担をかけるリスクファクターであり、禁煙してもらうよう説明した。	S ●「禁煙の大事さはわかったけれど、できるかどうか……」 A ● 喫煙に関しては、主治医と相談し、再度主治医から説明と禁煙外来の紹介が実施されることになった。 ● 明日退院である。立案時の反応と比べると、今回の体験を生かし日常生活上の具体的な改善策を自ら提案できるようにはなってきている。家族に心配をかけたことが行動変容をしようとする動機になっていたため、娘に薬剤師との相談、退院後の栄養相談に参加してもらうこと、禁煙外来についても夫とともに参加することを提案したことで何らかのきっかけになり、継続できるようになればと考える。 ● 入院中だけではなく、外来での多職種による相談室の活用などを考え、助言を受けて調整できたことはよかったと考える。❷

実施・評価の視点

❷退院へ向けての援助では、多職種と連携して行う場面が多い。どのような情報提供をほかの専門職にするのか、また、行われた指導内容をふまえ、どのように患者・家族にフィードバックするのか、など連携における看護の専門職としての役割を意識して取り組む必要がある。

事例でわかる ヘンダーソンの14の基本的ニードによる看護過程の展開③

多発性硬化症患者の看護

江藤真紀

事例紹介

C氏・39歳・女性。

【生活歴】

会社員（事務職）、夫と２人の息子（小学６年生と３年生）の４人暮らし。

【診断名】

多発性硬化症。

【現病歴】

９年前に大学病院にて多発性硬化症と診断された。その後、入退院を繰り返し、２～３週間に１回程度の外来通院をしていた。

２週間前から右半身にしびれが出現し、さらに軽度の歩行困難もあり、多発性硬化症再発の疑いで今回３回目の入院となった。副腎皮質ステロイドによるパルス療法（間欠療法：一定の休薬期間をおきながら服薬する治療法）によりメチルプレドニゾロンの点滴を３日間行い、その後12錠のプレドニン®錠の内服が開始された。

右上半身のしびれは軽減したが、右下半身のしびれとそれによる歩行困難が残っている。現在はプレドニン®錠10錠を内服している。

看護過程の展開

学生が実習で受け持ったのは、プレドニン®錠10錠の内服となった２日前（入院５日目）です。実習開始後２日間で収集した情報を「ヘンダーソンの14の基本的ニード」（p.41）の枠組みを用いて整理しました。

多発性硬化症（MS）とは？[3]

多発性硬化症（multiple sclerosis：MS）は、神経の線のもとである髄鞘が壊れてしまう、中枢神経系の疾患です。一般的には欧米人に多く、視神経や脊髄のみならず、大脳や小脳に病変が多発します。原因はわかっていませんが、自己免疫説が有力とされています。再発を繰り返すことも特徴です。

MSの症状は、どこに病変ができるかによって千差万別です。視神経が障害されると視力が低下したり、視野が欠けたりします。脳幹部が障害されると目を動かす神経が麻痺して、ものが二重に見える（複視）、目が揺れる（眼振）、顔の感覚や運動が麻痺する、そして嚥下困難やしゃべりにくさが生じます。小脳が障害されるとまっすぐ歩けなくなったり、手がふるえたりします。脊髄が障害されると胸や腹の帯状のしびれ、疼痛、手足のしびれや運動麻痺、尿失禁、排尿障害などが起こります。

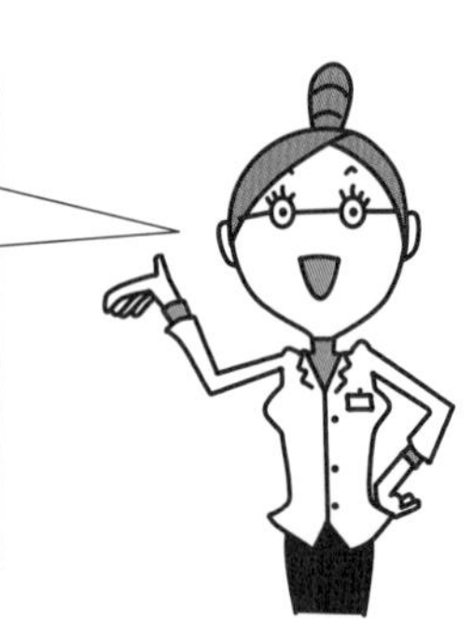

アセスメント

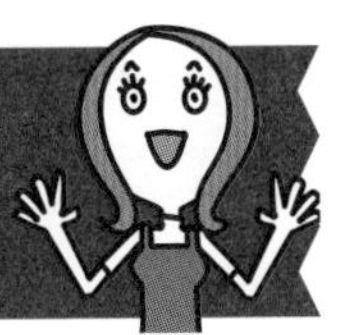

S：主観的情報　O：客観的情報　A：アセスメント

S・O	A
S ●「息苦しさはない」 ●「横になっているのが一番楽」 **O** ● R（respiration：呼吸）＝18回/分。トイレなどの歩行直後は22回/分。P（pulse：脈拍）＝78回/分、PaO_2（動脈血酸素分圧）＝98Torr、BP（blood pressure：血圧）＝110/74mmHg。❶ ● トイレから戻るとベッドで臥床していることが多い。 ● 胸痛なし。心雑音なし。心電図検査は異常なし。	● 呼吸数・脈拍ともに正常値である。呼吸による身体的負担はないと考え、安楽な呼吸ができていると判断する。
S ●「最近、眠れないし、食欲もない。おなかもすかないし」 ●「あまり動かないから食べられないのかなぁ。入院前は普通に食べていたのに」 ●「入院前は46kgあったのに」 **O** ● 食事療法なし。 ● 偏食なし。 ● 主食3割、副食4割摂取。お見舞いにもらった菓子を食べることもあるが、それもときどき。 ● 身長：159cm、体重：43.5kg、体脂肪率：22%、BMI（体格指数）：17.2。❶ ● 飲酒・喫煙習慣なし。 ● Hb（hemoglobin：ヘモグロビン量）＝10.8g/dL、Ht（hematocrit：ヘマトクリット値）＝32%、Alb（albumin：血清アルブミン値）＝4.4g/dL。❶	● 睡眠不足や活動性の低下があることから食への欲求が低下している。 ● やせ型であり貧血傾向が考えられるが、アルブミン値は異常ない。①
S ●「病院のトイレはなんとなく気兼ねする」 ●「薬のせいかなぁ。いつも下痢してる。❷ トイレにすぐ行きたくなるけど、足が思うように動いてくれないから。だから水分をあまり摂らないようにしてるの」 **O** ● 尿5回/日、便2〜3回/日、月経は順調（30日周期）。	● 副腎皮質ステロイドの副作用による下痢が生じている。水分の補給が重要となる。ほかの入院患者への気兼ね、右下肢のしびれで思うように歩行ができない。これらのことでトイレに行く回数を少なくしようと思い、水分摂取量を自己で制限しているのかもしれない。

情報理解のための基礎知識

❶以下に成人の基準値を示す。
呼吸数15〜20回/分、脈拍60〜80回/分、PaO_2（動脈血酸素分圧）80〜100Torr、血圧：収縮期血圧110〜130mmHg、拡張期血圧60〜80mmHg、体脂肪率：成人男性15〜19%、成人女性20〜29%、BMI［体格指数、体重（kg）÷身長（m）^{2}］：18.5≦〜＜25、ヘモグロビン量：男性13.7〜16.8g/dL、女性11.6〜14.8/dL、ヘマトクリット値：男性40.7〜50.1%、女性35.1〜44.4%、血清アルブミン値4.1〜5.1g/dL。

❷副腎皮質ステロイドの副作用：薬理作用は多彩であるが、反面、副作用も多々ある。主な副作用は、満月様顔貌、消化性潰瘍、感染症、下痢、悪心・嘔吐、胃痛、胸やけ、腹部膨満、口渇、食欲不振、食欲亢進、浮腫、白血球増加、脱毛・多毛、発熱、疲労感、瘙痒感などがある。

アセスメントの根拠

①体脂肪率は正常範囲内であるが、BMIが正常範囲を下回っている。しかし、血清アルブミン値には異常はないため、低栄養状態ではないと考えられる。ただし、ヘモグロビン量とヘマトクリット値も低値であるため、軽度の貧血状態であると判断した。

4. 適切な姿勢の保持

情報（S・O）	情報の解釈と分析（A）
S ●「仕事が終わってからスイミングに通うつもりでいたんだけど、また入院になっちゃったからしばらくは無理ねぇ。バスと電車で通勤していたからそれが唯一の運動だった」 ●「家事は夫と子どもたちに手伝ってもらいながら私が中心でやっていた」 ●「右足がしびれているから、歩きにくいし、転びそうになるからあまり歩きたくない」 **O** ●日中はベッド上で横になっているか、端座位になりテレビをみていることが多い。 ●家族が来ると談話室に移動している。 ●院内を移動するときは手すりを使っている。	●入院前より運動習慣はなかったものの、仕事をしていたために必然的に身体を動かす習慣はあった。しかし、入院したことにより身体を動かす必要性がなくなり、加えて下肢のしびれもあるために、身体活動性は低下してしまっている。②

5. 睡眠・休息

情報（S・O）	情報の解釈と分析（A）
S ●「入院前は7時間睡眠だったが、最近、眠れない。入院してから夜中によく目が覚める」 ●「人の気配ですぐ目が覚める」 ●「家族が来るのが楽しみで、来ると安心できる」 ●「子どもたちのことが気がかり」 ●「身体がだるいし、これからのことを考えると不安でならない」 **O** ●睡眠時間4時間、日中にうとうとしている。	●睡眠時間は入院前は7時間、入院してからは4時間と短くなっている。 ●倦怠感や不安感、子どもたちが気になるなどのために睡眠時間が短くなっている。 ●昼間に少しは眠っているようであるが、入院前の睡眠時間に比べると、日中の睡眠を考慮しても睡眠が十分とはいえない。 ●家族が心の支えになっている。

6. 適切な衣類の選択と着脱

情報（S・O）	情報の解釈と分析（A）
S ●「着替えは夫と実母が洗濯をしてもってきてくれる」 **O** ●病衣は病院のものを使用。家族の面会は1日おき。	●入院生活のためおしゃれはできないが、家族のサポートもあり、清潔な衣類を身につけている。

7. 体温を生理的範囲内に維持

情報（S・O）	情報の解釈と分析（A）
S ●「病室の気温はちょうどいい」 **O** ●右下肢のしびれ感はあるが、衣服の着脱は自立している。 ●T（体温）＝36.6℃、室温21℃、湿度60%。	●体温調整機能を阻害しているものは特にない。体温は正常に保たれている。

アセスメントの根拠

②入院により、一気に生活パターンが変化した。入院前は仕事をもち、かつ家事をこなしていたため、一定の運動量を確保することができていた。しかし、入院により、一定の運動量は激減し、さらに疾患による自分の将来、それとともに子どもの将来などが気がかりとなり、心理的にも低迷状態である。また、現在は身体症状として下肢のしびれからくる軽度の歩行困難があり、運動量の激減を加速させている。

8. 身体の清潔

情報（S・O）	情報の解釈と分析（A）
S ●「入院前は仕事もしていたからお化粧をしていたけど、入院してからお化粧はしていない。口紅くらい塗るといいんだけどね」 O ●入浴は1日おき。洗髪もそのときにする。それ以外の日は蒸しタオルにて清拭をする。 ●義歯なし。褥瘡なし。全身に軽度の浮腫あり。❸	●入浴、洗髪ともに自立している。身体の清潔や身だしなみは自立していると考える。 ●副腎皮質ステロイドの副作用による浮腫が出現しはじめている。

9. 環境・危険回避

情報（S・O）	情報の解釈と分析（A）
S ●「家では子どもたちに部屋を片づけるように注意をするのは自分の役目だったのに、ここでは子どもたちから注意されることがある。情けないよね」 O ●4人部屋である。ベッド周囲やオーバーテーブルの上がときどき散らかっている。	●ときどきベッド周囲やオーバーテーブルの上が散らかっていることがあるが、促せば自分で片づけることができる。

10. コミュニケーション

情報（S・O）	情報の解釈と分析（A）
S ●「どうして私ばかり入院しなければならないのか」 ●「何も悪いことはしていないのに、こんなつらい思いをしなければならないのか、わからない」 ●「前回の退院したときでもう二度と入院したくないと思っていたのに。治る病気じゃないと主治医から言われてたから、再発が一番心配だった。これからもっとほかの症状も出てくるのかなぁ」 ●「自分と子どもたちの将来が不安でたまらない」 ●「入院した日はもうどうにでもなれと思ったけど、今はそうは思わない。がんばって退院したいけど、退院するのも怖いし、退院したらそのうちまた入院するかもと思ったらまた投げやりな気持ちになりそう」 ●「前回の入院では、薬の副作用でご飯が食べられなくなったり、むくんできたりしたの。また今度も顔がパンパンになるかもしれないね」	●再入院の直後はかなり後ろ向きであったことが窺える発言が聞かれたが、少しずつ落ち着きを取り戻している。しかし、自分や子どもの将来については、不安をもっていることがわかる。 ●意思の伝達や自己表現能力に問題はない。 ●病状の変化によってそれに対する不安や心配などの自己表現の必要性が高まることが考えられる。③ ●多発性硬化症が完治しにくい疾患である自覚とその事実を認めたくない気持ちが出現している。④

11. 信仰・善意の価値観

情報（S・O）	情報の解釈と分析（A）
S ●「特に信仰している宗教はない」 ●「自分の宝物は家族です」	●信仰している宗教はなく、宗教による疾患への影響や治療への影響、日常生活への規制などは考えられな

情報理解のための基礎知識

❸ （p.95 情報理解のための基礎知識❷参照）

アセスメントの根拠

③④神経難病の場合、ほかの内科系疾患や外科系疾患と違い、完治の可能性が望めない疾患がほとんどである。また、神経難病の告知の際は、今後の人生において、いかに病気と向き合うかを十分に説明することが大切である。そのためには、医療者は、筋肉組織や中枢神経系に炎症性の病変が生じるため、再発と寛解を繰り返しながら進行していくことを患者とその家族が理解し受容できるよう支援していかねばならない。

また、神経難病は筋肉組織や中枢神経系などの身体機能が著しく低下していくが、理解力や意識の低下はないため、患者本人が著しく低下していく自分の身体機能を目の当たりにしなければならず、患者の葛藤ははかり知れない。そのため、患者本人とその家族への心理的サポートが重要となる。それと同時に、常に身体的ADL（日常生活動作）の変化（低下）を観察、アセスメントし、変化に応じた身体的サポートを行う。

情報（S・O）	情報の解釈と分析（A）
O ●信仰宗教はない。家族（特に息子）の話をよく聞く。	い。また同様に信仰に基づいた行動が影響されることもない。

12. 仕事・生産的な活動

情報（S・O）	情報の解釈と分析（A）
S ●「短大を卒業してずっと会社で事務仕事をしてきたし、これからも続けたいと思っている」 ●「家では家事をするが、みんなが協力してくれる」 ●「会社の経理のことが心配」 ●「子どもたちのことが気がかりでならない」 ●「私の宝物は家族です」 ●「子どものサッカーの試合がもうすぐあり、応援に行きたいけど、難しいかなぁ」 ●「子どもたちが成人するまでは元気でいたい」 ●「家族に迷惑をかけている」 O ●夫は地方公務員。夫と実母は1日おきに面会に来る。子どもたちは週2回程度面会に来る。 ●子どもたちの前では笑顔をつくっているが、夫や実母の前では落ち込んでいる様子。	●入院治療により仕事ができない状況になっている。また仕事だけではなく、妻として、母親としての役割も果たせないでいる。子どもたちが成人するまでは自分も元気でいたいと思っている。⑤ ●入院が長引くと、子どもたちの世話やサッカーの応援に行けなくなることが気がかりな様子である。 ●家族への負い目や負担が気になっている様子である。⑥

13. 遊び・レクリエーション

情報（S・O）	情報の解釈と分析（A）
S ●「入院前、休日は家の掃除をしたり、買い物に出かけたりしていた」 ●「家族旅行が大好きだけど、病気をしてからはなかなか行けなくなった」 ●「入院中は女性誌や新聞を読むようになった」 ●「子どもが面会に来るのが一番の楽しみ」 O ●夫か実母が来ると談話室に移動している。 ●ベッド上でテレビをぼーっとみていることがある。	●右下肢のしびれがあるために、行動範囲は狭く、ベッド上で過ごしていることが多い。そのため、余暇活動が充足できず気分転換が十分に行えていないことが考えられる。⑦ ●家族、特に子どもたちの面会を楽しみにしており、人との接触や会話の機会をもち続けていく必要がある。

14. 学習

情報（S・O）	情報の解釈と分析（A）
S ●「前回入院した後は、無理をしないようにしていた」 ●「栄養を考えて献立を考えていた」 ●「この病気になってから家事は夫と子どもたちに手伝ってもらいながらやっていた」 O ●今回3回目の入院。病名は多発性硬化症。初回の入院期間は約2か月間、2回目は1か月半であった。	●2回の入院で食事や休養の必要性を考えるようになってきているが、知識として十分でない可能性がある。 ●患者、家族ともに疾患に対する自覚はあり、身体状態を考慮した健康管理ができていると考えられる。

アセスメントの根拠

⑤（p.97アセスメントの根拠③④参照）

⑥自分が入院していることで、妻として母としての役割を果たせていないことが常に気になっている。もうすぐ思春期となる成長著しい時期の息子たちに栄養バランスのとれた手作りの食事を食べさせられない、働きざかりの夫に家事をすべて任せるしかないという負い目がストレスになりつつある。

⑦下肢のしびれが主原因となり、ベッド上で1日のほとんどを過ごしている。さらに、不眠や病気、自分の将来への不安がベッド上生活を助長させていると考えられる。入院前の生活とは大きく異なり、余暇活動が行えていない。何がどのように不安なのか、ほかに院内、病棟内、ベッド上でできる余暇活動はないのかなど、患者と向き合いつつ、下肢のしびれの程度とその部位についての観察が必要である。

看護診断（問題の明確化）

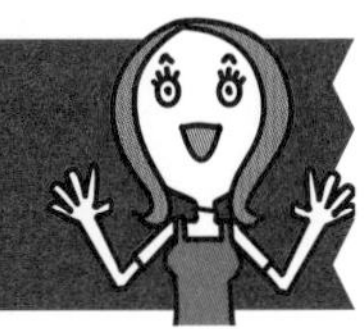

C氏の基本的ニード間の関係を示した関連図

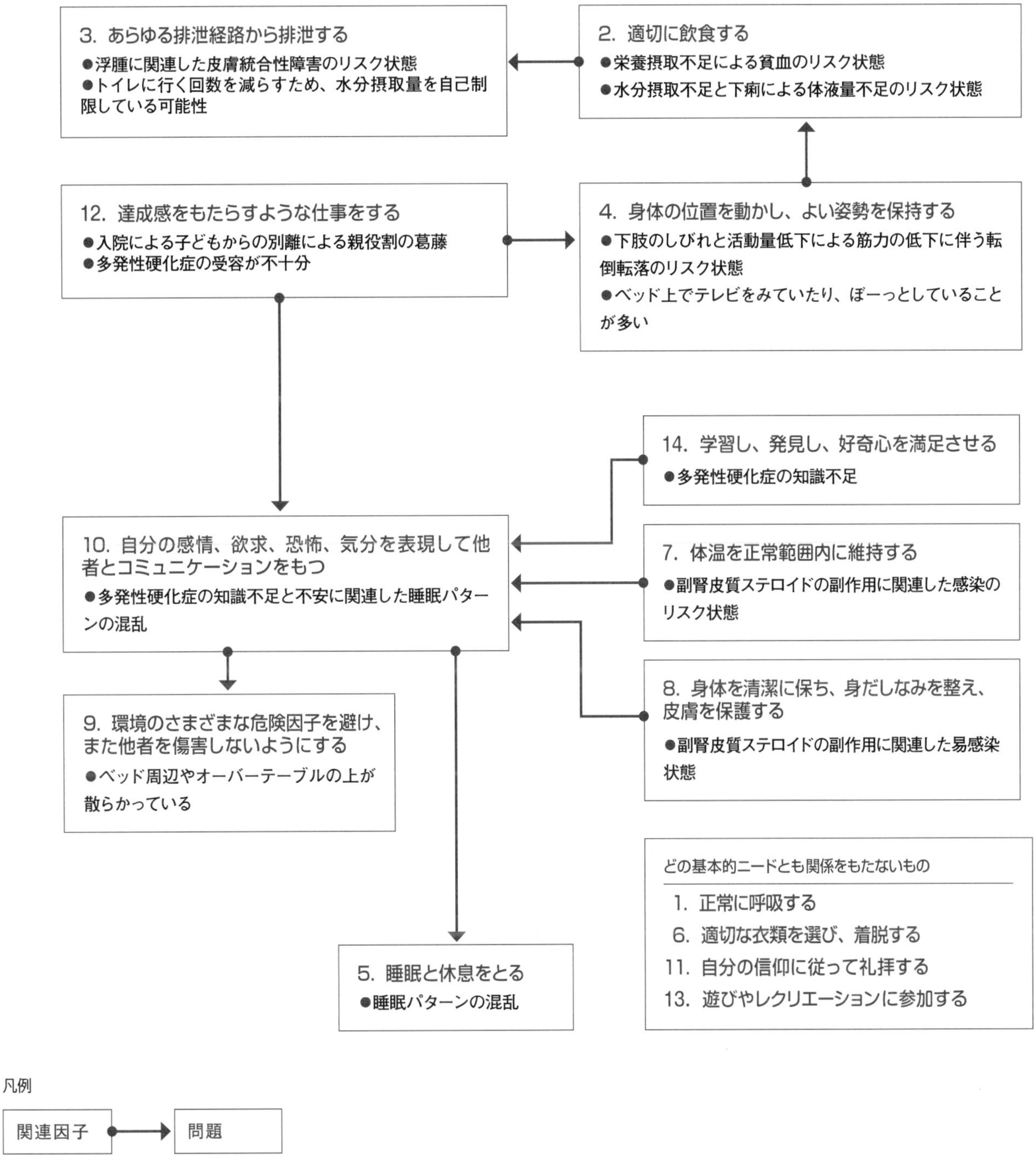

3. あらゆる排泄経路から排泄する
- 浮腫に関連した皮膚統合性障害のリスク状態
- トイレに行く回数を減らすため、水分摂取量を自己制限している可能性

2. 適切に飲食する
- 栄養摂取不足による貧血のリスク状態
- 水分摂取不足と下痢による体液量不足のリスク状態

12. 達成感をもたらすような仕事をする
- 入院による子どもからの別離による親役割の葛藤
- 多発性硬化症の受容が不十分

4. 身体の位置を動かし、よい姿勢を保持する
- 下肢のしびれと活動量低下による筋力の低下に伴う転倒転落のリスク状態
- ベッド上でテレビをみていたり、ぼーっとしていることが多い

14. 学習し、発見し、好奇心を満足させる
- 多発性硬化症の知識不足

10. 自分の感情、欲求、恐怖、気分を表現して他者とコミュニケーションをもつ
- 多発性硬化症の知識不足と不安に関連した睡眠パターンの混乱

7. 体温を正常範囲内に維持する
- 副腎皮質ステロイドの副作用に関連した感染のリスク状態

8. 身体を清潔に保ち、身だしなみを整え、皮膚を保護する
- 副腎皮質ステロイドの副作用に関連した易感染状態

9. 環境のさまざまな危険因子を避け、また他者を傷害しないようにする
- ベッド周辺やオーバーテーブルの上が散らかっている

5. 睡眠と休息をとる
- 睡眠パターンの混乱

どの基本的ニードとも関係をもたないもの
1. 正常に呼吸する
6. 適切な衣類を選び、着脱する
11. 自分の信仰に従って礼拝する
13. 遊びやレクリエーションに参加する

（関連：2→3、4→2、12→4、12→10、14→10、7→10、8→10、10→9、10→5）

凡例

関連因子 ●→ 問題

C氏の病態も含めた関連図

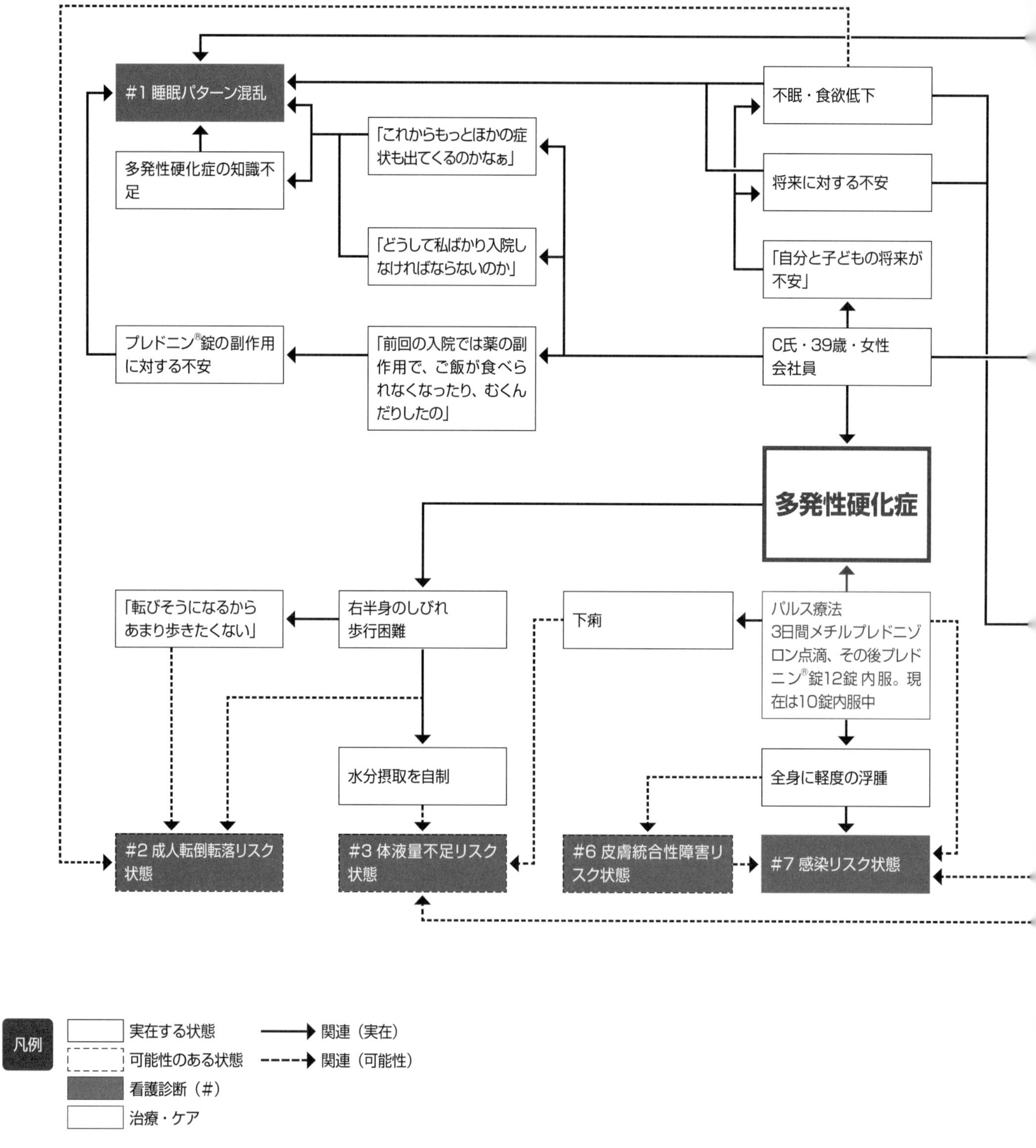

#1 睡眠パターン混乱

多発性硬化症の知識不足

「これからもっとほかの症状も出てくるのかなぁ」

「どうして私ばかり入院しなければならないのか」

プレドニン®錠の副作用に対する不安

「前回の入院では薬の副作用で、ご飯が食べられなくなったり、むくんだりしたの」

不眠・食欲低下

将来に対する不安

「自分と子どもの将来が不安」

C氏・39歳・女性
会社員

多発性硬化症

「転びそうになるからあまり歩きたくない」

右半身のしびれ
歩行困難

下痢

パルス療法
3日間メチルプレドニゾロン点滴、その後プレドニン®錠12錠 内服。現在は10錠内服中

水分摂取を自制

全身に軽度の浮腫

#2 成人転倒転落リスク状態

#3 体液量不足リスク状態

#6 皮膚統合性障害リスク状態

#7 感染リスク状態

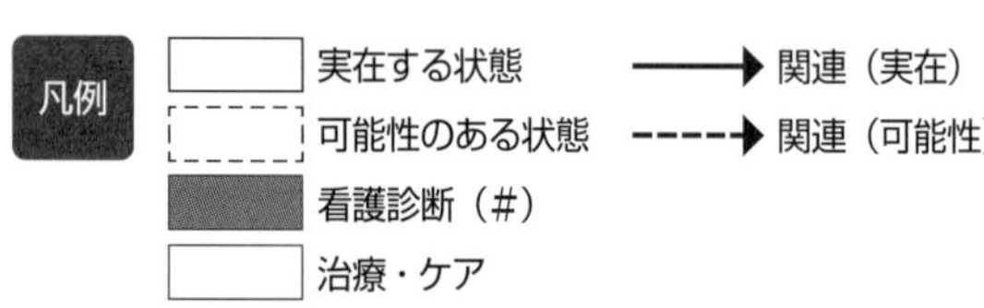

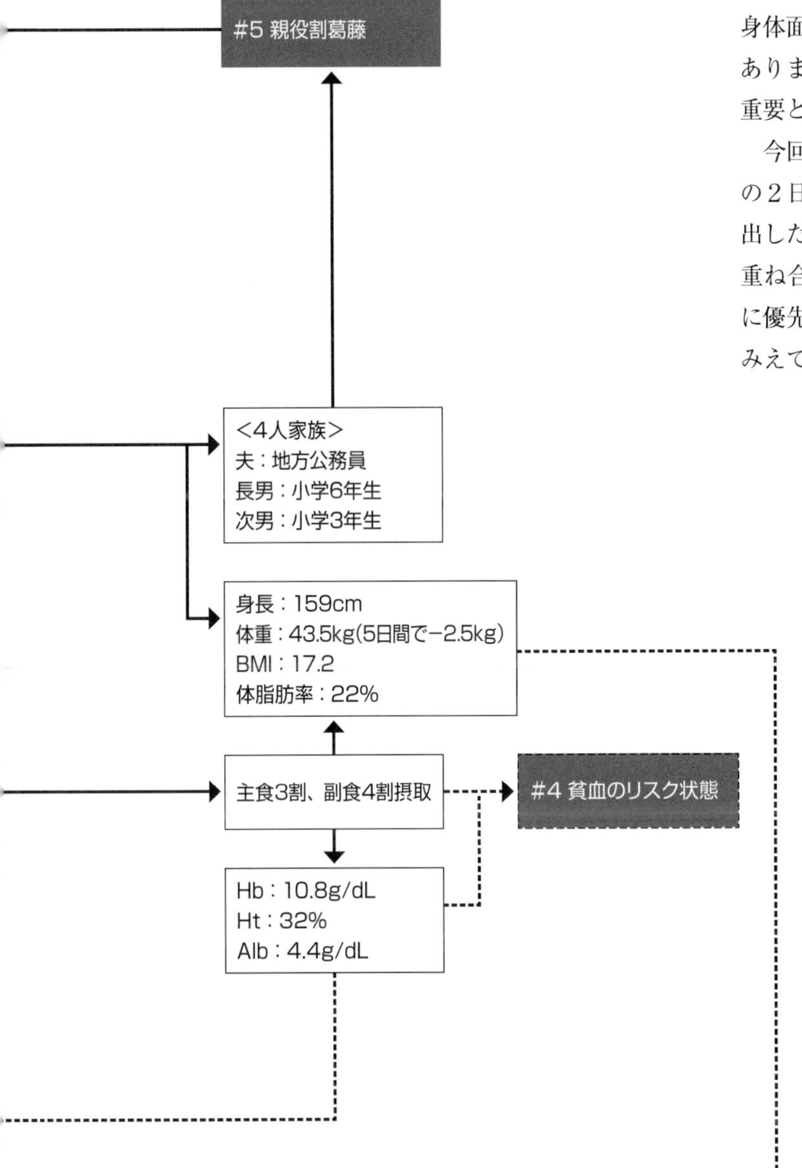

C氏は９年前に多発性硬化症と診断され、入退院を繰り返しています。普段は外来通院をしながら、通常の生活を送っていますが、２週間前から右半身のしびれと歩行困難を訴え、入院し、副腎皮質ステロイドによる治療を受けています。

神経難病の場合、心理的葛藤や副腎皮質ステロイドの副作用など心身両面への看護がありますが、場合によっては身体面よりも心理面への看護が優先されることもしばしばあります。そのため、心理面の情報収集やアセスメントが重要となってきます。

今回の関連図は入院５日目に学生が受け持ち、さらにその２日後の状態（入院７日目）を整理し、看護診断を導き出したものです。関連図を書くことで、身体面と心理面を重ね合わせた要因関連を明確にし、看護診断（看護問題）に優先順位をつけることができれば、患者さんの全体像もみえてくるはずです。

※ p.100～111 の看護診断名（一部除く）は、T. ヘザー・ハードマン, 上鶴重美, カミラ・タカオ・ロペス 原書編, 上鶴重美 訳：NANDA-I 看護診断－定義と分類 2021-2023 原書第 12 版．医学書院, 東京, 2021. より抜粋して転載

C氏の看護診断リスト

No.	看護診断
#1	多発性硬化症の知識不足と不安に関連した睡眠パターン混乱※1
#2	下肢のしびれと活動量低下による筋力の低下に伴う成人転倒転落リスク状態※2
#3	水分摂取不足と下痢による体液量不足リスク状態※3
#4	栄養摂取不足による貧血のリスク状態
#5	入院による子どもからの別離による親役割葛藤※4
#6	浮腫に関連した皮膚統合性障害リスク状態※5
#7	副腎皮質ステロイドの副作用に関連した感染リスク状態※6

※1 定義：外的要因による，限られた時間の覚醒
※2 定義：成人がうっかりして、地面や床などの低い高さのところに着地する事故を経験しやすく、健康を損なうおそれのある状態
※3 定義：血管内液・組織間液・細胞内液のすべて、またはいずれかが減少しやすく、健康を損なうおそれのある状態
※4 定義：親が経験する、危機に反応した役割の混乱と葛藤状態
※5 定義：表皮と真皮の両方またはどちらか一方に変化が起こりやすく、健康を損なうおそれのある状態
※6 定義：病原体が侵入して増殖しやすく、健康を損なうおそれのある状態

看護診断の順位づけの根拠

手術直後の生命の危機と直結した患者のような場合、看護診断（看護問題）の優先順位は明確となる。しかし、慢性期、特に内科系慢性期にある患者の場合は、短時間内に生命の危機に直面することはまず考えられないため、その順位づけは看護者によって、また1日足らずの時間経過でも異なってくることが多い。

今回のケースでは、慢性疾患患者、特に神経難病を発症している患者に多い、疾患にまつわる知識不足と不安が原因となっている睡眠不足を第1位に挙げた。このような患者への看護の優先順位を考える場合、十分な情報収集とアセスメントが鍵となる。そしてその情報は常に新しいものを収集し、情報内容の変化に留意しなければならない。情報不足や表面的なアセスメントになれば、看護診断の優先順位は大きく変わってくる。患者の心身の状態や気持ちに少しでも近づく努力をし、看護診断を挙げるとともに、その優先順位を考えてほしい。

看護計画

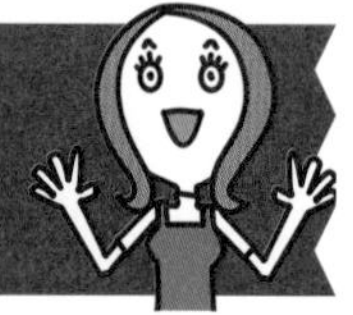

#1について記載した看護計画

看護診断

#1　多発性硬化症の知識不足と不安に関連した睡眠パターン混乱

期待される結果

<長期目標>
1. 十分な睡眠時間と熟睡感を得ることができる。

看護計画の根拠・留意点

#1の計画の根拠：関連因子は神経難病の典型的なものである。疾患のこと、疾患に関連した今後の自分や家族の将来についての不安、副腎皮質ステロイドの副作用への不安など、心配になることが増大し、夜も眠れなくなってきている。それらの不安感を取り除くことで、夜間の睡眠を確保することができる。

<短期目標>
1. 病気の特性（運動麻痺、筋力低下、四肢のしびれ、視力障害、知覚鈍麻など）や、治療方針（副腎皮質ステロイドの作用・副作用、パルス療法など）を理解する。
2. 今後の生活について、家族とともに病気と共存する。

看護計画

短期目標1について

O-P(観察計画)	1. 主治医や看護師に話しかける内容。 2. 多発性硬化症の症状に関する発言。 3. 副腎皮質ステロイドやパルス療法に関して現在もっている知識の確認。
C-P(ケア計画)	1. 副腎皮質ステロイドに対する思いを聴く。 2. 同じ病気あるいは、同系列の筋・神経疾患患者との交流の場を設定する。
E-P(教育計画)	1. 副腎皮質ステロイドの効果を説明する。 2. なぜ一定の休薬期間をおきながらの治療（パルス療法）が必要かを説明する。 3. 多発性硬化症の症状❶について説明する。

短期目標2について

O-P(観察計画)	1. 患者・家族が主治医や看護師に話しかける内容。 2. 今まで（入院前）の生活内容。 3. 患者と家族の関係性。 4. 家族の病気に対する理解度。
C-P(ケア計画)	1. 家族に患者に対する思いを聴く。 2. 患者に家族に対する思いを聴く。 3. 同じ病気あるいは、同系列の筋・神経疾患患者との交流の場を設定する。
E-P(教育計画)	1. 家族へ副腎皮質ステロイドの作用・副作用について説明する。 2. 多発性硬化症の症状について説明する。 3. 患者会や家族会を紹介する。❷ 4. 患者が退院してからの家族の協力の必要性を説明する。

#2について記載した看護計画

看護診断

#2　下肢のしびれと活動量低下による筋力の低下に伴う成人転倒転落リスク状態

期待される結果

<長期目標>
1. 1人で転ばずに歩行ができる。
<短期目標>
1. 治療により下肢のしびれが軽減・消失する。
2. 筋力が保持・増進できる。

看護計画の根拠・留意点

❶多発性硬化症の症状について、繰り返し患者に説明する必要がある。ただし、その症状を説明する場合、それは一種の告知と考えても支障はないほどの衝撃を患者やその家族が受けることを十分に配慮しなくてはならない。

p.97のアセスメントの根拠③④のところでも説明したが、神経難病は、理解力は低下せず筋肉組織や中枢神経系などの身体機能が著しく低下するため、歩行や食事はもちろんのこと、いずれは呼吸すら自分ではできなくなる。看護をする場合、このことを念頭に置き、時間をかけて、患者の病気の受容状況を十分に観察しながら、顕在・潜在する症状を説明することが必要である。

❷患者会や家族会は多数存在する。病院が実施しているものもあれば、地域の自治体（保健所）が実施しているものもある。また、患者会や家族会が自立して実施している場合やNPOが実施している場合もある。患者が退院した後のことも考えて、会の存在だけでなく、会の情報（開催頻度、開催場所、参加人数、交通の便、参加している患者の疾患の種類、会の意向や趣旨がこの患者に適合するかなど）についても提供することが望ましい。

＃2の計画の根拠：多発性硬化症の症状として下肢のしびれが出現している。そのため、活動範囲が一気に縮小され、下肢の筋力低下も招いていることが考えられる。このことから、トイレ歩行や面会時に談話室に移動する際などに転倒することが考えられる。転倒は骨折や打撲などだけではなく、二次的障害（転倒恐怖感によるさらなる活動範囲の縮小、抑うつなどの心理的障害）を招くこともあるので、その予防は重要であると考えられる。

看護計画

短期目標1について

O-P(観察計画)	1. 確実なプレドニン®錠の内服。 2. 正確なプレドニン®錠の内服量。 3. しびれの程度。 4. しびれの部位。 5. 歩行速度。 6. 歩行時の歩幅。 7. 歩行時の右下肢の挙上の程度。 8. 立位時、歩行時の身体バランス。❸
C-P(ケア計画)	1. 内服時間にプレドニン®錠を配布する。 2. トイレや入浴などは自立していても常に援助の体制を整えておく。 ● 座位から立位、立位から座位など姿勢が変化するとき。 ● ベッドサイド、浴室内、更衣室、トイレの中。
E-P(教育計画)	1. 副腎皮質ステロイドの効果について説明する。 2. 転ばないように自分のペースでゆっくり歩くように説明する。また、手すりを利用するように勧める。 3. スリッパではなく、かかとも包み込むことができるシューズなどの履物を使用するように勧める。

短期目標2について

O-P(観察計画)	1. 両下肢の筋力。 2. 足関節、膝関節、股関節の柔軟性。 3. 歩行状態。 4. 歩きやすさの自覚と感覚。
C-P(ケア計画)	1. 体重・体脂肪測定（毎日朝食前に学生と実施）。 2. ベッド上でのリハビリテーションを行う。 ● 毎日14時から1時間かけて理学療法士か受け持ち看護師が実施。 ❹ ● 足関節、膝関節、股関節の屈曲伸展運動を各10回ずつ2クール。 ● 腹筋5回、大殿筋5回、中殿筋5回、腸腰筋5回、下腿三頭筋5回、大腿四頭筋5回。 ● ストレッチ（広背筋、腸腰筋を各3回）。 ● これらを無理のないように行う。途中疲れた表情があれば、すぐに中止する。 3. 11時と15時に病棟の廊下を2周する。 ● 学生か看護師が付き添い、転ばないように患者のペースでゆっくりと歩く。疲れた表情をしたら声をかけ、立ち止まったり休憩をしたりする。
E-P(教育計画)	1. 下肢筋力の維持・向上の必要性を説明する。 2. リハビリテーションの必要性を説明する。 3. 転ばないように自分のペースでゆっくり歩くように説明する。また、手すりを利用するように勧める。 4. 退院後もリハビリテーション内容の実施を続けるように勧める。 5. 栄養摂取（特にタンパク質）の必要性を説明する。

看護計画の根拠・留意点

❸下肢の状態を常に観察しておく必要がある。しびれのある部位や程度が変化するようであれば、主治医や理学療法士と即座にカンファレンスを行う必要が生じるであろう。場合によっては、一時的に歩行器や車椅子を使うことも考えられるし、逆に活動範囲の拡大を促すことも考えられる。

また、観察のポイントとしては、歩幅が小さくなったり、下肢の挙上が低くなったりした場合は、しびれが増強していると考えなくてはならないし、その逆が観察されれば、しびれは軽減されていると考えられる。

❹これらのケアを実施する場合は、常に緊張感をもちつつ、患者の表情や発言に注意をしておかなくてはならない。その日のバイタルサインを頭に入れておき、絶対に無理をさせてはならない。また、リハビリテーション実施中は、患者の四肢末梢の温感・冷感をみながら、運動の合間には適度に休憩を入れる必要がある。

実施・評価

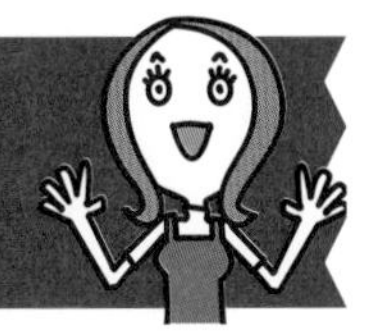

#1について記載した経過記録

<table>
<tr><th colspan="3">#1　多発性硬化症の知識不足と不安に関連した睡眠パターン混乱</th></tr>
<tr><td colspan="3">2月△日</td></tr>
<tr><td>実施計画（本日の計画）</td><td>実施したこと</td><td>評価</td></tr>
<tr><td>1. 副腎皮質ステロイドに対する思いを聴く。
2. 副腎皮質ステロイドやパルス療法に関して現在もっている知識を確認する。「Cさんにとってプレドニン®錠はどんな効果があるかご存じですか?」と聴いてみる。
3. 副腎皮質ステロイドの効果について副作用も含めて説明する（パンフレット作成）。</td><td>●午前中の検温時に、「前回の入院でプレドニン®錠を使ってどんな思いをしましたか?」と聴いてみた。
●午後の検温時に、プレドニン®錠によるパルス療法や作用・副作用についてパンフレットを用いて説明をした。❶</td><td>S
●「点滴が終わってから飲み薬に変わり、2週間くらいしてから吐き気が始まり、ご飯が食べられなくなってきた。それから少しして、顔が腫れてきたの。今回もそうなるのかなぁ……」
O
●プレドニン®錠について話すときにはうつむき加減で、声が暗い。
●パンフレットを用いた説明も実習時間の関係で、一方的になりがちで終わってしまった。
A
●治療にプレドニン®錠が必要なことはわかってはいるが、効果よりも副作用の負担のほうが大きいようである。❷
●パンフレットを再度利用し、プレドニン®錠の効果と避けられにくい副作用について説明を加え、副作用もあるがその効果も大きいということが理解できるようにする必要がある。</td></tr>
<tr><td colspan="3">2月△日</td></tr>
<tr><td>実施計画（本日の計画）</td><td>実施したこと</td><td>評価</td></tr>
<tr><td>1. 昨日渡したパンフレットを用いて、再度プレドニン®錠についての説明を1時間程度行う。</td><td>●午前中の検温時に、「昨日、お渡ししたパンフレットを読んでみましたか?」とたずねてみた。「午後の検温が終わったら、もう一度、パンフレットを使いながら説明しますね。わからないことは何でも聞いてください」と伝えた。
●午後の検温が終了してから、1時間15分かけて、C氏のプレドニン®錠に対する思いを聴き、パンフ</td><td>S
●「前回の入院では、確かに手足のしびれが段々なくなっていったんだけれど、その反面、吐き気や食欲不振が始まって、いつの間にかそればかり気になり、薬によってしびれがなくなったことは忘れてしまっていた。吐き気や食欲不振の印象が強くて、今回もそれが気になっていたから……」
●「副作用の強さも前回ほどかどうかはわからないし、効果もあるって思ってがんばってみるわ」
O
●プレドニン®錠の副作用だけでなく、そ</td></tr>
</table>

実施・評価の視点

❶プレドニン®錠について、患者のもっている知識を確認しながら、イラストや図表を使ったパンフレットで説明をする。さらに、C氏の個別性に配慮した「C氏のパンフレット」を使うことで、よりわかりやすく納得のしやすいものにする。

❷プレドニン®錠の副作用だけでなく、効果についても注目ができるように時間をかけて1つずつ説明することが必要であろう。前回の入院でのプレドニン®錠の使用量や使用時・使用後の患者の状態などと一緒に評価すると、今回の経過や今後の予測も考えやすくなる。

	レットを用いてプレドニン®錠の効果と出現しやすい副作用について説明をした。	の効果についても認識できたようである。 A ●2日後に再度、プレドニン®錠についての印象を確認し、正しくプレドニン®錠の効果と副作用を理解できているか確かめる。
2月△日		
実施計画（本日の計画）	実施したこと	評価
1. 家族に患者に対する思いを聴く。夫に、「奥様の病気についてどう思いますか?」と声をかけてみる。	●夕方、面会に来た夫に廊下であいさつをし、「お仕事の帰りですか?　いつも面会にいらっしゃっていて仲がよいのですね。奥様のご病気をどう思われていますか?」と聴いてみた。	S ●「最初はショックでした。すぐに動けなくなって寝たきりみたいになるのかと思って。子どもたちもまだ小さいし、どうやって育てていこうかと悩みましたよ。でも今は、家族みんなで支え協力しようと思っています。ただやはりいつ寝たきり状態になるかと思うと不安は募ります」 A ●妻に対する思いは深く、家族で協力しながらこれからの生活を送ることを考えている。しかし、多発性硬化症の症状や予後についての知識不足が考えられる。夫に対する多発性硬化症の正しい知識の提供が必要である。❸

#2について記載した経過記録

#2　下肢のしびれと活動量低下による筋力の低下に伴う成人転倒転落リスク状態		
2月△日		
実施計画（本日の計画）	実施したこと	評価
1. 体重・体脂肪測定を行う（毎日朝食前に実施）。 2. 11時と15時に病棟の廊下を2周する。	●朝、申し送りが始まる前に、訪室し一緒にナースステーション前で体重と体脂肪を測定した。このときに「おなかをすかせるためにも一緒に歩きましょう」と伝えた。 ●11時すぎに訪室し、声をかけて病棟の廊下を2周した。 ●15時前に、「歩きませんか?」と声をかけ、歩きはじめたが、1周したところで、疲れたから横になりたいと病室に戻った。	S ●「えー、また減ってる。どうしてだろう。やっぱりご飯が食べられないからかなぁ。ちょっとがんばって歩いてみるわ」 ●「最初は結構歩けるもんだと思ったけど、やっぱり 1 周目の最後くらいからきつくなってきた。体力、落ちてるわね。これじゃ退院しても動けないわ。前回の入院ではここまで歩けなくはなかったと思うんだけど」 O ●体重42.5kg、体脂肪率23%。体重計に乗った瞬間、表情をくもらせたが、気持ちを切り替えたのか、病棟の廊下を歩くと笑った。❹

実施・評価の視点

❸多発性硬化症について、夫にもその症状や予後、治療方法や効果、そして社会資源（保健所や訪問看護ステーション、福祉用具貸与利用など）についての説明が必要であると考える。また退院後のことを考えて入院中の患者情報を保健所、保健師に伝達する。夫の病気への理解度や退院後の社会資源利用の知識について評価をしていけば、夫に必要な看護が導き出せる。
❹前日の食事摂取量（水分摂取含む）、排泄量、運動量を合わせて評価をする。短期間で数値の大きな変化は望めないが、根気よく続けることが肝心である。

		●1周目が終わったところで、いったん病室に戻り、5分程度休憩し、お茶を湯呑み半分飲んだ。2周目は途中立ち止まり少し休んだが1周目よりもゆっくりと歩きながらも自分で歩ききった。歩行後、BP=122/80mmHg、P=88回/分であり、疲れたと言っていたが、表情は明るかった。 ●午後は午前中の疲れからか、病棟の廊下を1周したところでベッドに横になった。BP=118/78mmHg、P=80回/分。 **A** ●しばらく動くことが少なかったせいか、歩行後は息が切れ気味だったが❺、明るい表情をみせ、うれしそうだった。午後は1周しかできなかったが、明日はがんばると言っていた。 ●明日も無理はせず、C氏の表情や血圧、脈拍、下肢の疲れ具合を確認しながら歩行訓練を行うようにする。
2月△日		
実施計画（本日の計画）	**実施したこと**	**評価**
1. 体重・体脂肪測定を行う（毎日朝食前に実施）。 2. 11時と15時に病棟の廊下を2周する。	●朝、病棟に行くと同時に訪室し、気分を聞いてみた。そのままナースステーションの前で体重と体脂肪率を測定した。「今日も歩きますか？」と聞くと笑いながらうなずいた。 ●10時の検温時に何時頃から歩くか尋ねると「今から歩く」と言い、病棟の廊下を2周した。 ●午後は検温の後、同じように病棟の廊下を2周歩いた。	**S** ●「体重は昨日と変わらないわね。1日じゃ変わらないか……。今日は昨日よりも歩くからね」 **O** ●体重42.5kg、体脂肪率23%。しかし、朝食は主食5割、副食4割摂取。午前中の検温終了後、病棟の廊下を2周した。途中3回ほど立ち止まり呼吸を整えたが、座ることなく歩いた。やはり右足をときどき引きずるようにしていたが、ゆっくりであれば自立歩行が可能である。右手で手すりを持つように話した。 ●午後からの歩行訓練では、2周目の途中で談話室の椅子に座り10分程度話をしながら、休憩した。 ●午前の歩行訓練後BP=122/84mmHg、P=84回/分、午後の歩行訓練後BP=134/78mmHg、P=80回/分。 **A** ●歩行訓練に対しての気持ちは前向きである。途中、立ち止まったり、休憩したりすることも必要であるが、徐々に慣れていくと思われる。このまま毎日継続とする。

実施・評価の視点

❺常にバイタルサインや歩行中の表情や発言に気をつけつつ、歩行状態（速度、歩幅、下肢挙上）などを評価することで、歩行訓練の内容を検討することができる。場合によっては、主治医、理学療法士とともにカンファレンスをもちながら、計画内容を検討・実施する必要がある。また、本人の希望を聞きながら、歩行状態をアセスメント・評価する。

2月△日		
実施計画（本日の計画）	実施したこと	評価
1. 体重・体脂肪測定を行う（毎日朝食前に実施）。 2. 11時と15時に病棟の廊下を2周する。 3. 栄養摂取（特にタンパク質）の必要性を説明する。	● 朝、病棟に行くと同時に訪室し、そのままナースステーションの前で体重と体脂肪率を測定した。 ● 10時の検温が終わると同時に、病棟を1周弱歩いた。 ● 午後は検温の後、病棟を1周歩いた。 ● 夕方、訪室し病棟にあったパンフレットを使って栄養摂取の必要性を説明した。	<歩行訓練について> S ●「昨日は午前・午後とも2周歩いたよね。だからかなぁ、ちょっと眠れたような気がする。でもね、今日は左の股関節がちょっと痛いの。たいしたことはないんだけど」❻ O ● 体重42.8kg、体脂肪率23%。朝食は主食4割、副食5割摂取。❼午前中の検温終了後、病棟の廊下を1周弱歩いた。途中左股関節が痛いと言い、1周の途中で病室に戻った。 BP=130/78mmHg、P=78回/分。 ● 午後も、「左股関節が痛い」と言いながらも自分から歩きたいと言い、1周歩いた。 A ● 左股関節の痛みは筋肉痛のようである。今までのベッド上での生活の影響が考えられる。様子（血圧、脈拍、左股関節の痛みの程度、食欲、睡眠状況）を観察しながら、歩行訓練を継続する。 <栄養摂取の必要性について> S ●「私の病気でも栄養が足りないとよくないんだ…。まぁ、家にいるときはバランスを考えてご飯はつくっていたけど。入院してからはあまり食べたくなかったのよね。でもそのうち薬の副作用で食欲が落ちていくだろうけど、それでも食べなきゃだめってことね」 O ● はじめは他人事のように聞いていたが、なぜこの病気の治療には栄養が必要なのかがわかってきたようで、表情が真剣になってきた。 A ● 栄養の必要性が少しずつ理解できてきたように思う。再度、栄養の必要性について確認し、今後は退院後の献立や調理の工夫についても話をしていく。❽

実施・評価の視点

❻歩行訓練を始めたことで、無意識に軽度のしびれのある右下肢を左下肢がかばっているために、左股関節に痛みが生じていることが考えられる。痛みの程度と持続を常に観察しつつ、患者のやる気をそがないように支援する必要がある。

❼❽栄養状態については、血液検査を含めてアセスメントし評価する必要がある。軽度の貧血傾向（ヘモグロビン量、ヘマトクリット値）もあるため、常に栄養士と連絡をとりつつ、情報交換し、患者に適合したエネルギー量・栄養素の食事を支給する。また、退院後の献立や料理の工夫については、栄養士の協力を得て、患者だけでなく家族にも説明する。

サマリー（看護要約）

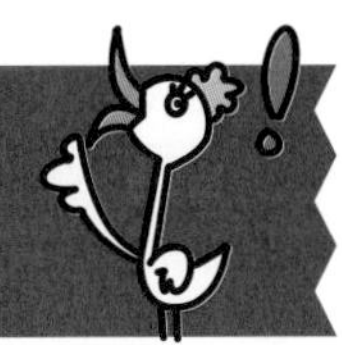

#1について記載したC氏のサマリー

#1　多発性硬化症の知識不足と不安に関連した睡眠パターン混乱		
実施内容	評価	自己評価
●今回3回目の入院であり、自分の将来はもちろんのこと、家族、特に子どものことが非常に気がかりになっていた。また、副腎皮質ステロイドの副作用や多発性硬化症に対する知識不足から不安が増大し、それが睡眠不足につながっていた。そのため、実習中は副腎皮質ステロイドや多発性硬化症に対する患者の思いや家族に対する思いを傾聴しつつ、現在の患者の副腎皮質ステロイドと多発性硬化症における知識量を確認するよう心がけた。 ●患者の脳裏には、前回の入院での副腎皮質ステロイドの副作用出現が強くあり、それが気がかりとなり、効果については、印象としてはあまり残っていないようであった。また、繰り返しの入院により今後、自分がどうなっていくのかという思いと、家族、特に子どもたちのことが心配になっていた。これらのことが誘因となり不眠を引き起こしていたようであった。副腎皮質ステロイドに対しては、副作用だけでなく効果についても正しく理解できるようにパンフレットを作成し、患者と一緒に内容の確認を行った。 ●パンフレットを使用して副腎皮質ステロイドの話をするようになった4日目くらいから、副作用に対する不安な思いはあるものの、「でもこの薬を使わないと病気も治らないよね。病気が治らないと家にも帰れないしね」と前向きな発言が聞かれ、その話をするときの表情にもやわらかさが出てきた。実習2週目、3週目と段々と副腎皮質ステロイドに対する悲観的な発言は少なくなっていくと同時に、睡眠時間も少しずつ長くなっていった。実習最終日には、「嫌な薬だけど、私にとってはとても大切な薬でもあるからこれからは薬と仲よくするわ」という発言が聞かれた。このことから、副腎皮質ステロイドに対する正しい知識が備わったと考え、パンフレットの効果が窺える。睡眠時間は大体5～6時間程度になっていった。 ●夫に対しても患者本人のことや病気のことについて、受け持ち5日目に聴いてみた。病気に関しては十分な知識をもち得ているわけではなかったが、患者に対しては深い愛情をもっており、病気に対して正しい知識をもってもらうことにより、今まで以上に生活面や心理面における協力が期待できると考えられる。	●結果的に睡眠パターンの混乱という問題は完全に解決できなかったが、その原因となっていた病気や副腎皮質ステロイドに対する知識不足を解消するための手助けはできたと思う。また、夫についても病気への知識量を増やしてもらい、患者の生活や心理に対しての協力がさらに期待できるようになったと思う。睡眠パターンの混乱という問題を解決するために、この計画は継続していくことにした。ただし計画としては一部変更とする。変更した計画を**表1**（p.111）に示す。	●看護診断の立て方は適切であったと思う。ただし、3週間と期間の決まった実習であったため、実習期間中に問題を解決するに至らなかった。よって、計画は一部変更して継続していく必要があると考える。

#2について記載したC氏のサマリー

#2　下肢のしびれと活動量低下による筋力の低下に伴う成人転倒転落リスク状態		
実施内容	評価	自己評価
●多発性硬化症の症状とベッド上での生活が影響して、下肢筋力の低下が考えられ、転倒転落のリスクを看護問題として挙げた。 ●受け持ち3日目から1日1回の体重測定と体脂肪測定を毎日実施した。最初は体重減少について暗い表情を浮かべ、測定に対して前向きな気持ちにはなれなかった様子が窺えた。しかし、体重測定と同時に病棟の廊下の歩行訓練を開始し、徐々に歩くことに意欲を示すと同時に体重測定に対しても悲観的な発言は聞かれなくなってきた。 ●病棟での廊下の歩行訓練では、訓練開始初日、2日目と思うように歩くことができず、疲れや軽度の倦怠感があった様子が確認できた。患者の様子（発言や表情、バイタルサインチェックなど）を常に観察しながら、無理をしないように配慮し、患者の状態に合わせながら訓練を続けた。 ●実習3週目には、計画通りに病棟の廊下をゆっくりではあるが、2周歩くことができるようになった。これは副腎皮質ステロイドの投薬量が徐々に減量されていることもあるが、毎日の歩行訓練の効果が出ていると思う。歩行訓練の効果としては、下肢筋力の低下を予防するほかに、気分転換活動の１つとも考える。今のところ、転倒はしていない。ただし、今後、転倒転落の可能性がなくなったわけではないため、この計画はこのまま継続していくこととした。 ●また、受け持ち5日目に、病棟にあったパンフレットを使い、栄養摂取の必要性について説明をした。この1回の説明では十分に理解できなかったため、病院の栄養給食部の栄養士にお願いし、実習2週目の最終日に再度、患者へ栄養摂取の必要性について説明をしてもらった。実習3週目に入り、その意味や必要性について理解が深まったようで、患者が自分の夫と実母にその内容を話している姿が見受けられた。また、病院の食事は、実習3週目に入り、摂取量が増えていった。これは、栄養摂取の必要性が理解できたことと、病棟内の歩行訓練により適度な運動、気分転換ができたことなどが影響していると思われる。	●目標に到達したと判断（評価）するにはまだ時間的に足りない。また、病棟の廊下の歩行訓練は患者の訴え、表情、バイタルサインのチェック結果によっては、1回につき2周を2周半、3周と徐々に増やしていく。よって廊下の歩行訓練の一部のみ変更し、計画はこのまま続行とする。	●看護診断の立て方は適切であったと思う。ただし、この看護診断は短期間に解消されるものではないため、退院まで継続した計画と介入が必要であると考える。よって計画は歩行訓練内容の一部のみ変更して継続していく必要があると考える。

表1 #1の看護計画の変更

看護診断	
#1　多発性硬化症の知識不足と不安に関連した睡眠パターン混乱	
期待される結果	
<長期目標> 1. 十分な睡眠時間と熟睡感を得ることができる。 <短期目標> 1. 病気の特性（運動麻痺、筋力低下、四肢のしびれ、視力障害、知覚鈍麻など）や治療方針（副腎皮質ステロイドの作用・副作用、パルス療法など）について、わからないことを自分から質問できる。 2. 今後の生活について家族と話し合いをもち、具体的な生活像がイメージできる。	
看護計画	
短期目標1について	
O-P(観察計画)	1. 多発性硬化症の症状や副腎皮質ステロイドに関する発言。 2. 副腎皮質ステロイドやパルス療法に関して現在もっている知識の確認。
E-P(教育計画)	1. 患者から質問を受けるなど、必要に応じて副腎皮質ステロイドの効果と副作用を説明する。 2. 患者から質問を受けるなど、必要に応じて多発性硬化症の症状について説明する。
短期目標2について	
O-P(観察計画)	1. 患者・家族が主治医や看護師に話しかける内容。 2. 家族の病気に対する理解度。
C-P(ケア計画)	1. 家族に患者に対する思いを聴く。 2. 患者に家族に対する思いを聴く。
E-P(教育計画)	1. 家族（夫）から質問を受けるなど、必要に応じて副腎皮質ステロイドの作用・副作用について説明する。 2. 家族（夫）から質問を受けるなど、必要に応じて多発性硬化症の症状について説明する。

計画変更のポイント

多発性硬化症や副腎皮質ステロイドについての説明を受け、患者と家族の理解が得られたと判断し、医療者側からの積極的な情報提供はいったん中止とする。ただし、患者やその家族から、その要望と思われるような発言や知識不足と思われるサインがあれば、そのときの状態に応じた多発性硬化症や副腎皮質ステロイドの情報や内容を医療者側から伝えることとする。

〈文献〉
1. ヴァージニア・ヘンダーソン著, 湯槇ます, 小玉香津子訳：看護の基本となるもの. 日本看護協会出版会, 東京, 2006.
2. T. ヘザー・ハードマン, 上鶴重美, カミラ・タカオ・ロペス 原書編, 上鶴重美 訳：NANDA-I 看護診断 定義と分類 2021-2023 原書第12版. 医学書院, 東京, 2021.
3. 国立難病情報センターホームページ
https://www.nanbyou.or.jp/（2021.12.22.アクセス）

Column 問題解決のキホンのキ

看護過程は、問題解決法を看護に適用したものです。「問題解決」は、日常生活でも仕事でも日々必要とされるスキルです。

看護学生や看護師が看護過程の展開を難しいと思うように、ビジネスの世界でも問題解決の力をつけることは容易ではありません。ビジネススクールなどでは問題解決のトレーニングを積むそうです。看護過程が得意になれば、ビジネスの世界で生き抜く力がついて、病棟運営にも強くなりますね。

さて、看護過程を得意にするために、問題解決の基本を押さえておきましょう。最短で成果を出すためには、行き当たりばったりではなく、問題解決の考え方を十分理解して実践を積む必要があります。

1.「問題→原因→解決策」の順に考える

1つ目は、考える順番です。まず、「問題はどこにあるのか」、続いて「問題の原因は何か」そして「どのようにすればよいか」を考えます。問題→原因→解決策の順です。

よく見かけるのは、問題が目についたらすぐに、「どのようにすればよいか」に着手してしまうことです。例えば、「感染しやすい状態にある」という問題が見えると、学生は「うがいと手洗い、歯みがきをしてもらうように声をかける」など、解決策を頭に浮かべて、そのまま看護計画にしてしまいがちです。学生ばかりでなく看護師でも、すぐに原因を追及するか、解決策に思考が飛んでしまうことがあります。「感染しやすい状態」というのは、どれくらい感染しやすい状態で、どのような場面が特に感染しやすいのか、など現状をよく把握することが重要です。問題が決まらないうちに、解決策に着手すると行き当たりばったりの解決策となってしまい、有効な対策に行き着かず患者さんに負担をかけ、不快な思いをさせることになります。

2.「原因」に対して「解決策」を立てる

2つ目は、問題解決では、原則として「解決策」は「原因」に対して立てるということです。**図1**に、「問題」と「原因」と「解決策」、「あるべき姿」の関係を示しました。原因に対して解決策を立てて実行することによって、問題が解決し、あるべき姿になる、という考え方が問題解決の基本です。NANDA-Iの看護診断でいうと、「問題」は「診断名」、「原因」は「関連因子」ですね。「あるべき姿」は看護過程でいうと、「期待される結果」のことです。

3. 問題と原因の関係に惑わされない

3つ目は、問題と原因の複雑な関係に惑わされないことです。問題は1つに絞りますが、その原因は複数ある場合もあります。また、**図2**に示したように、原因2は問題1の原因ですが、原因4と原因5によって起こった問題でもあります。いくつかの問題と原因のセットができるので、どこを取り出すか、そして有効な解決策が立てられそうかを考えながら、問題と原因を特定します。この図は、実習記録における要因関連図ですね。

このように、問題解決法は、細かく分けることによって効果的な解決策を見いだすことにメリットがあります。逆に、細分化したために全体の方向性が見えにくくなることがデメリットです。患者さんが生きてこられたプロセスをていねいにたどり、今の状態を身体面、心理面、社会面、そしてスピリチュアルな面からもとらえ、今後どのような状況をめざすのかを患者さんとともに考えるという看護の視点があるからこそ、問題解決法が生きてきます。

（任　和子）

図1 問題・原因・解決策・あるべき姿の関係

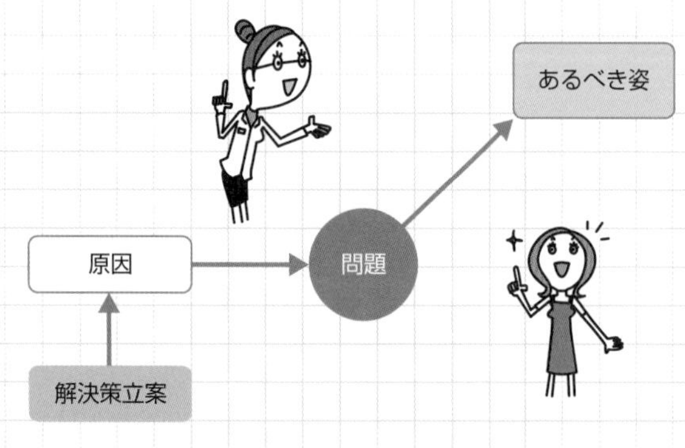

図2 問題と原因の複雑な関係に惑わされない

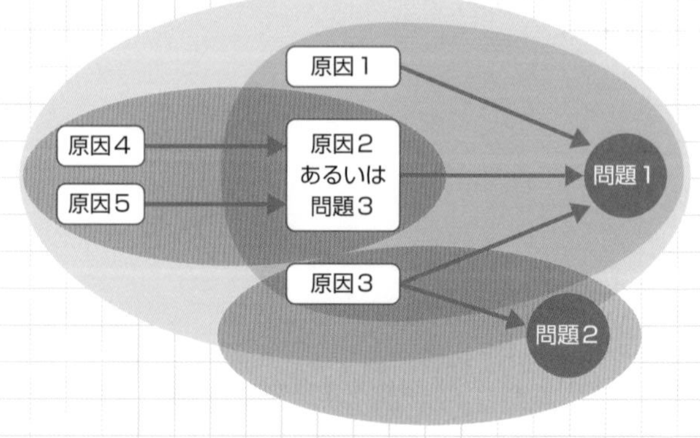

Part 3

ゴードンの11の機能的健康パターンによる看護過程の展開

- ゴードンの11の機能的健康パターンと看護過程の展開
- 事例でわかる ゴードンの11の機能的健康パターンによる看護過程の展開
  ①糖尿病患者の合併症重症化予防に向けた看護
  ②肺がん患者の終末期における看護
  ③乳がん患者の術後回復期における看護
  ④胃がん患者の術直後における看護
  ⑤網膜剥離患者の術後における看護

ゴードンの 11の機能的健康パターンと看護過程の展開

任　和子

▶ゴードンの機能的健康パターンの使い方

機能的健康パターンは、看護アセスメントを導くための、そして看護診断名をグループ化するための分類区分として提供するために、マージョリー・ゴードン（Marjory Gordon）によって1975年ごろ作成されました。その後、世界各国で翻訳され普及しています。ゴードンの『看護診断マニュアル』[1]が日本で最初に翻訳されたのは1985年ですが、現在では日本でも多くの病院で、機能的健康パターンがアセスメントツールとして用いられています。

このように機能的健康パターンが臨床現場に急速に幅広く普及したのは、11の機能的健康パターンが臨床の看護師にとってわかりやすいことが最も大きいと思います。

機能的健康パターンはアセスメントをし、看護診断するための枠組みとして、どのような理論にも対応できるものをめざして開発されました。年齢や疾患、重症度の異なる患者さんに共通の様式でアセスメントすることができ、よりどころとなる看護理論が何であろうと使えるので、院内で標準化した記録様式を用いるのに大変実用的です。さらに、それぞれのパターンに対応して、看護診断が分類されていますので、看護診断を立てるためにも有用です。

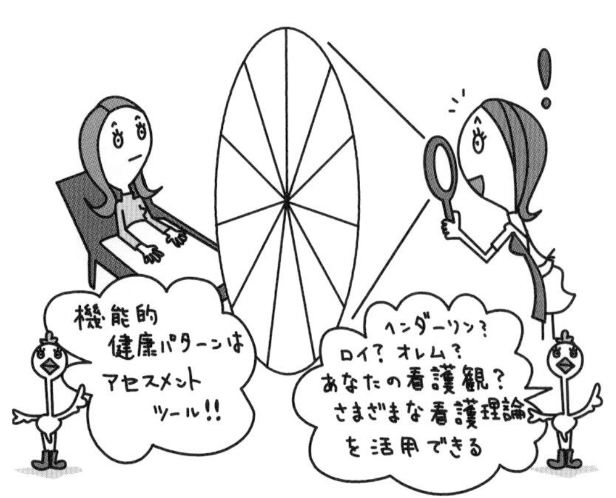
機能的
健康パターンは
アセスメント
ツール!!
ヘンダーソン？
ロイ？ オレム？
あなたの看護観？
さまざまな看護理論
を活用できる

このように、機能的健康パターンは、看護理論や概念枠組みではなくアセスメントをするためのツールです。ですから、ゴードンの機能的健康パターンを用いる場合、何のために、どのようなものの見方や考え方で、看護をするのかを明確にする必要があります。そこでは、さまざまな看護理論や看護モデルを活用することができます。

看護学生の場合は、学校で準備されたカリキュラムに看護理論や看護モデルが組み込まれています。一方、ゴードンの機能的健康パターンをアセスメントツールとして用いている病院や病棟では、多くの場合、共通の看護理論や看護モデルは明確ではありません。しかし、すぐれた看護ケアをしている病棟のケースカンファレンスでは、一人ひとりの看護師やその看護チームが、「何を手がかりとして診断をし、どのような状態をめざして、どのように行動し、その結果をどのように評価するのか」という看護過程がよく見え、そこから、実習する病院や病棟が大事にしている文化やよりどころとなる看護観を垣間見ることができるでしょう。

▶ゴードンの機能的健康パターンの使い方

ゴードンの機能的健康パターンは＜健康知覚－健康管理パターン＞、＜栄養－代謝パターン＞というように、「パターン」という言葉を使っていることが特徴です。ゴードンは、パターンを「一時的ではなく連続的に起こる行動の全体構造である」[2]と定義しています。さらに、「パターン」を英和辞典で調べると、「型」や「様式」という意味があることがわかります。つまり、パターンは、その人の行動にみられる、一定の在り方を示しているといえるでしょう。

パターンを把握するには、「昼食が半分しか食べられていない」ということだけをみて、「栄養摂取量が少ない」と判断するのではなく、「朝も食べられていないのか、今日だけのことなのか、3日も続いているのか」というように、時間の経過のなかでデータをとらえなければなりません。

観察者である看護師にパターンが直接見えるわけではありません。患者の言動や看護師が観察したことから、いろいろなデータを集め、それらをまとめることによってパターンが浮かび上がります。その患者のパターンを知るためには、①患者の体験していることを感じ取り、患者の語る言葉をよく聴き、行動を観察すること、②時間の経過のなかで繰り返される行動や出来事に気づくことが必要です。

「機能」という言葉を使うこともゴードンの特徴です。機能的健康パターンで用いられる「機能パターン」「機能不全パターン」「潜在的機能不全パターン」というゴードン固有の用語の意味を**表1**にまとめました。

「機能」とは一般に、ある物事に備わっているはたらきのことであり、相互に関連し合って全体を構成する個々の各部分が、全体のなかで担っている固有の役割のことです。医学では「呼吸機能」や「脳機能」など器官や系統の生理学的なはたらきを表すことに使います。しかし、「機能的健康パターン」における「機能」は医学とは異なります。

例えば「<栄養－代謝パターン>は生理的機能を表すパターンで、<自己知覚－自己概念パターン>は心理社会的機能を表すパターンである」と考えることは間違いです。もちろん、<栄養－代謝パターン>の理解には生理学、<自己知覚－自己概念パターン>の理解には心理学や社会学の知識が有用です。しかし、それぞれのパターンが生物心理社会的で、スピリチュアルなことも包含した全人的なものであるとゴードンは強調しています。「機能的健康パターン」とは、健康の観点からみた、患者や家族、地域社会の「生き方」や「生活の仕方」であると考えましょう。

機能的健康パターンは、個人、家族、地域社会のアセスメントに適用することができます。病院では特に、個人のアセスメントを中心に実施しますが、個人の機能的健康パターンには、家族や地域社会との関連が強かったり影響を受けたりすることが多いので、必要に応じて、家族や地域社会の機能的健康パターンをアセスメントするとよいでしょう。

▶ゴードンの機能的健康パターンの枠組みを用いた看護過程

ゴードンの機能的健康パターンの枠組みを用いたアセスメントでは、まず、11パターンあるすべての機能的健康パターンに基づいて、過去と現在の基礎的情報を整理します。これらを基準として、その後の変化を評価するので、入院時や初めて患者さんを受け持った時点で実施する初回アセスメントはきわめて重要です。

次に、整理した情報から、それぞれのパターンについて、うまく機能しているか（機能パターン）、機能不全を示すもの（機能不全パターン）や、その危険因子となるものはないか（潜在的機能不全パターン）を分析します。機能的健康パターンは絶えず変化しているものですが、過去、現在、未来に分けたその変化をp.116 **図1**に示しました。例を挙げてみてみましょう。

商社に勤めるA氏は、十分な睡眠をとり、毎日出勤し、仕事にやりがいを感じていました。ところが、椎間板ヘルニアで手術のため、入院することになりました。過去には、うまく機能していたパターンが、椎間板ヘルニアという疾患をきっかけに、その痛みや入院という環境の変化をもたらし、A氏の機能的健康パターンは機能不全を示しています。そこで、望ましいA氏の未来の姿を想定し、それに向

表1 ゴードン固有の用語の意味

	全般的な意味	看護診断との関連
機能パターン	安寧の感覚に寄与する健康関連行動の形態。その人の強みとなる	ヘルスプロモーション型看護診断
機能不全パターン	標準値、あるいはその患者の基準値以下で全般的な機能に否定的な影響を与える健康関連行動の形態	問題焦点型看護診断 シンドローム
潜在的機能不全パターン	機能不全パターンに先立ってみられる、行動、状況、あるいはその両方の形態	リスク型看護診断

マージョリー・ゴードン 著，江川隆子 監訳：ゴードン博士の看護診断アセスメント指針 よくわかる機能的健康パターン　第2版．照林社，東京，2006：6．を元に一部加筆し、作成

図1 ゴードンの機能的健康パターンの枠組みを用いたアセスメント

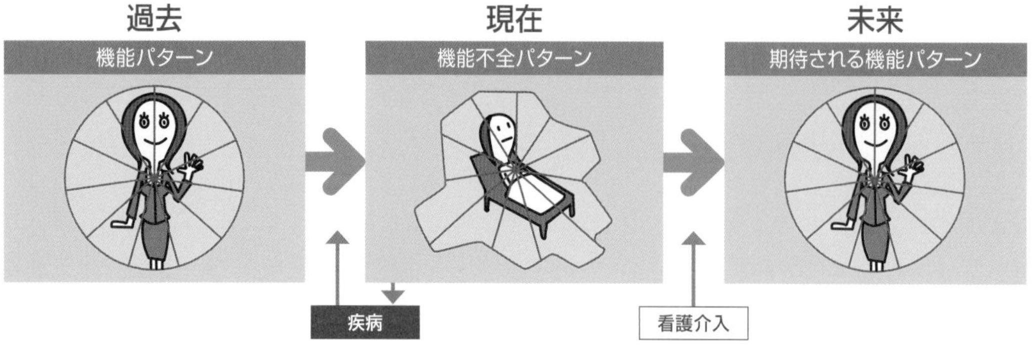

疾病をきっかけに機能していたパターンが機能不全を示す。そこで、期待される未来に向けて看護介入が必要となる。

表2 ゴードンの機能的健康パターンの分類

1. 健康知覚－健康管理パターン
クライエント*が認識している健康と安寧のパターン、健康管理の方法を表す

2. 栄養－代謝パターン
代謝に必要な飲食物の摂取についてのパターンと、身体各部への栄養供給状態がわかるパターン指標を表す

3. 排泄パターン
排泄機能（腸、膀胱、皮膚）のパターンを表す

4. 活動－運動パターン
運動、活動、余暇、レクリエーションのパターンを表す

5. 睡眠－休息パターン
睡眠、休息、リラクゼーションのパターンを表す

6. 認知－知覚パターン
感覚－知覚と認知のパターンを表す

7. 自己知覚－自己概念パターン
クライエントの自己概念パターンと、自己に関する理解（例えば、自己の理解や価値観、ボディイメージ、情動）を表す

8. 役割－関係パターン
役割関与と人間関係についてのクライエントのパターンを表す

9. セクシュアリティ－生殖パターン
セクシュアリティパターンに関する満足と不満足についてのクライエントのパターン、および生殖パターンを表す

10. コーピング－ストレス耐性パターン
クライエントの全般的なコーピングパターンとストレス耐性との関連で、そのパターンの有効性を表す

11. 価値－信念パターン
クライエントの選択や意思決定を導く価値観、目標、信念（霊的／精神的なものも）、目標についてのパターンを表す

＊クライエントとは、患者さんのことです。

かって看護介入をします。

このように疾病は、機能パターンを変化させたり、機能不全パターンを引き起こしたりします。一方、疾病がなくても、機能不全パターンは、疾病を導く可能性があり、疾病を予防するために介入することも重要です。

▶ ゴードンの機能的健康パターンを理解しよう

表2に、ゴードンの11の機能的健康パターンの分類を示しました。この分類をみただけではイメージがつきにくいとよく言われるパターンは、＜自己知覚－自己概念パターン＞と＜価値－信念パターン＞です。

＜自己知覚－自己概念パターン＞は、＜認知－知覚パターン＞と混同されることも多いですが、区別は簡単です。＜自己知覚－自己概念パターン＞は、自分のことを自分自身ではどのように考えているのか、自分自身に対しての感情や態度です。一方、＜認知－知覚パターン＞は視覚や聴覚などの感覚や言葉を通して周囲の環境から情報収集する能力や、意思決定など判断するための認知能力のことです。

＜価値－信念パターン＞は、意思決定や行動の選択を導く価値観や信念のことです。信仰や宗教も含まれます。「その人にとって大切なことは何か、その人がどのように生きたいと願っているか」は、患者さんの擁護者として立つ看護活動の根幹となることです。患者さんが重要な決断をしなければならない事態に寄り添うときに初めてわかることも多いので、一度聞いたことにこだわらず、いつも念頭に置いて患者さんにかかわることが重要です。

＜コーピング－ストレス耐性パターン＞も難解ですが、最近では「コーピング」という用語が看護領域では一般的になってきましたので、コーピング理論を学習すれば容易にイメージはつきます。健康な自分から慢性疾患とともに生きる自分へと変わらなければならないときや、人間関係や環境が変わるときなどのような変化があったとき、どのように乗り越えるのか、変化に対して乗り越える力をどのくらいもっているか、その人にとってどのような支援が有効かということをアセスメントします。

▶ ゴードンの機能的健康パターンでアセスメントするコツ

11のパターンは、＜健康知覚－健康管理パターン＞、＜栄養－

代謝パターン＞、＜排泄パターン＞、＜活動－運動パターン＞、＜睡眠－休息パターン＞、＜認知－知覚パターン＞、＜自己知覚－自己概念パターン＞、＜役割－関係パターン＞、＜セクシュアリティ－生殖パターン＞、＜コーピング－ストレス耐性パターン＞、＜価値－信念パターン＞という順番になっています。この順番は、アセスメントをする際の順番として活用できます。

一般に、入院時や初めて受け持つ患者さんをアセスメントする場合には、受診した理由やこれまでの患者さんの健康状態や生活状況、内服管理などを含めた健康管理の状況などを尋ねることから始まります。入院目的とつながる内容なので答えやすく、初対面でも話しやすいですし、患者さんの心配事が表現されることが多いからです。このような＜健康知覚－健康管理パターン＞は、その他の10のパターンにも関連しており、このパターンで得た情報は、その後のパターンのアセスメントの手がかりとなります（**図2**）。

また、＜自己知覚－自己概念パターン＞、＜セクシュアリティ－生殖パターン＞、＜コーピング－ストレス耐性パターン＞、＜価値－信念パターン＞などは、信頼関係がないと語られる内容が浅くなったり、ぎこちない面接になってしまいます。相手が看護師だからこそ、通常は人には話さないことを患者さんは話すのですから、患者－看護師関係、治療的関係を築くことが重要です。最初の＜健康知覚－健康管理パターン＞に続く、＜栄養－代謝パターン＞、＜排泄パターン＞、＜活動－運動パターン＞といった質問や診察しやすいパターンのアセスメントを通して、緊張をやわらげ、信頼される人間関係を築くことができます。

このように11の機能的健康パターンの順番は有用ですが、それにこだわるあまり、患者さんの関心事や推測される問題を無視することは賢明ではありません。患者さんが、明日の手術が怖くて逃げて帰りたい思いでいるのに、＜栄養－代謝パターン＞のアセスメントを淡々と続けたら、患者さんは正確な情報を話してくれないかもしれません。その場合は、＜自己知覚－自己概念パターン＞や＜コーピング－ストレス耐性パターン＞から始めてもよいのです。＜健康知覚－健康管理パターン＞のアセスメントをしながら、その後のアセスメントの流れをつくっていくことが大切です。

11の機能的健康パターンをすべて、入院時などの初回アセスメントで終えなければならないのかという疑問や、入院期間も短くなり1泊2日のこともあるので、疾患別や手術などの治療内容別に、アセスメントするパターンを限定してはどうかということが看護現場ではよく話題になります。糖尿病患者さんの場合には、＜栄養－代謝パターン＞に詳細な情報が必要と推測できます。精神科入院の患者さんの場合には、＜栄養－代謝パターン＞よりも＜自己知覚－自己概念パターン＞のほうがより詳細に情報がいるかもしれません。このように、患者さんの状態によって必要な情報量が異なることはあるでしょう。しかし、情報がないからといって、あるいは情報をとっていないからといって、そのパターンが存在しないということではありません。機能的健康パターンは、でこぼこがあってもいつも11のパターンがあり、それぞれ相互に関係しあって変化し続けています。

図2 健康知覚－健康管理とその他のパターンのイメージ

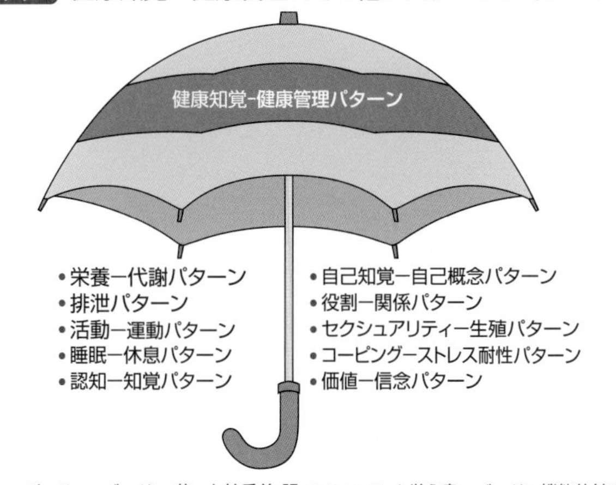
健康知覚-健康管理パターン
•栄養ー代謝パターン
•排泄パターン
•活動ー運動パターン
•睡眠ー休息パターン
•認知ー知覚パターン
•自己知覚ー自己概念パターン
•役割ー関係パターン
•セクシュアリティー生殖パターン
•コーピングーストレス耐性パターン
•価値ー信念パターン

マージョリー・ゴードン 著，上鶴重美 訳：アセスメント覚え書　ゴードン機能的健康パターンと看護診断．医学書院，東京，2009：22．より引用

アセスメントをしなければ、患者さんのどのような状態に対して、何を目標に、どのような看護介入をするのかを導くことはできません。現在の医療状況でも、外来の段階からアセスメントすることや、スクリーニング目的で短時間にアセスメントするチェックリスト方式のアセスメントツールを使うことや、一度にすべてのパターンをアセスメントできなくても、なるべく早い段階で追加アセスメントするなど、さまざまな工夫ができます。

実習で、受け持ち患者さんに看護歴のインタビューや診察によってアセスメントをする際には、機能的健康パターンに関する文献を参考にして、その患者さんに合わせたアセスメントツールをつくりましょう。

〈文献〉

1．マージョリー・ゴードン 著，看護アセスメント研究会 訳：ゴードン 看護診断マニュアル 原著第11版．医学書院，東京，2011．
2．マージョリー・ゴードン 著，松木光子，江川隆子，近田敬子，他 訳：看護診断－その過程と実践への応用 原著第3版．医歯薬出版，東京，1998：82．
3．マージョリー・ゴードン 著，江川隆子 監訳：ゴードン博士の看護診断アセスメント指針 よくわかる機能的健康パターン 第2版．照林社，東京，2006：6．
4．Gordon M. *Nursing Diagnosis : Process and Application.* 3rd ed. St.Louis: Mosby; 1994: 70.
5．マージョリー・ゴードン 著，上鶴重美 訳：アセスメント覚え書 ゴードン機能的健康パターンと看護診断．医学書院，東京，2009：22．

事例でわかる ゴードンの11の機能的健康パターンによる看護過程の展開①

糖尿病患者の合併症重症化予防に向けた看護

任　和子

事例紹介

D氏・68歳・女性。

【診断名】

2型糖尿病、糖尿病神経障害、高血圧。

【現病歴】

15年前より、高血圧と不眠で近くのクリニックに定期通院していたが、1週間前から倦怠感が強く体重減少もあり、体調が心配になって総合病院を受診した。入院後、2型糖尿病と診断され、インスリン療法が開始になった。意識障害は、糖尿病神経障害のための起立性低血圧、高血糖からくる脱水状態、睡眠薬内服が複合して生じたのではないかと推測された。

看護過程の展開

学生が実習で受け持ったのは、入院して5日後です。実習開始後3日間で得た情報を、「ゴードンの機能的健康パターン」（p.116）の枠組みを用いて整理しました。

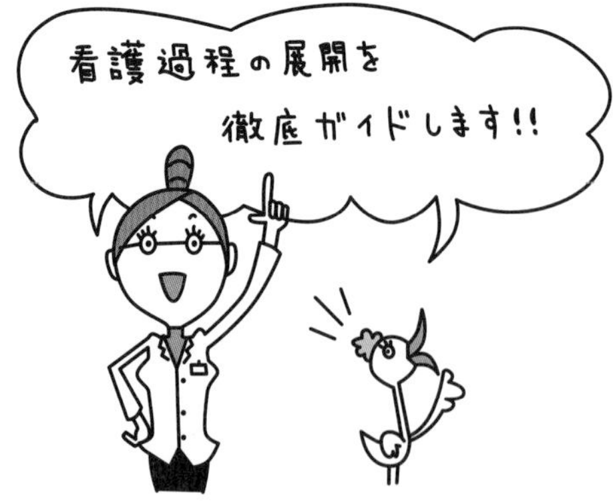

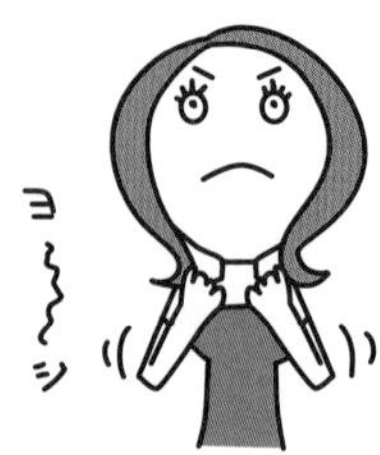

アセスメント① 情報収集

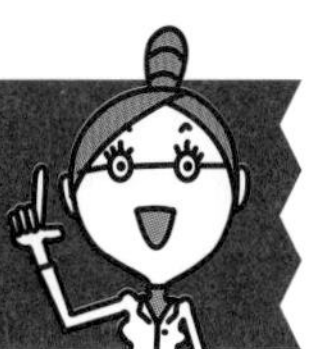

☑ 情報収集のポイント

看護過程においてアセスメントとは、情報収集に基づく健康状態の評価であり、これには「情報の収集」と「情報の解釈と分析」が含まれています。

「情報の収集」は、枠組みに沿って、診療録（カルテ）や看護記録、患者さん（やご家族）への面接や観察で得た情報を記載していきます。

「情報の解釈と分析」は、看護介入をするために情報から意味を引き出すことです。

ここでは、ゴードンの機能的健康パターンの枠組みを用いて、集めた情報の整理について解説します。

▶ 情報を分類できないわけ

実習で受け持つ患者さんが決まったら、みなさんは、患者さんやご家族から話を聞いたり、診療録を読んだり、清拭をしたり、車椅子を押したり、といった援助をしながら、情報を集めていきます。実習記録を書くためには、まず、その情報を整理しなければなりません。ゴードンの機能的健康パターンの枠組みを用いた情報収集のポイントとまとめ方をみていきましょう。

さて、この枠組みを用いて情報を分類する際に、多くの学生が困ることとして、以下の２点が挙げられます。

①どこに分類していいのかわからない。

②たくさんの情報があるにもかかわらず、パターンによっては情報が不足して白紙になってしまう。

①と②の共通の原因として、11種類ある機能的健康パターンのそれぞれの内容を、パターン名から推測してしまうために、患者さんからの情報をきちんと当てはめられないことがあります。まず、11種類ある機能的健康パターンの分類をしっかりと理解しましょう。機能的健康パターンについては、「ゴードンの11の機能的健康パターンと看護過程の展開」（p.114〜117）を参照してください。

このほか、②の原因には、患者さんが気がかりにしていることや、目に見えている問題に気をとられて、広い視点で観察できていないことが挙げられます。しかし、一見すると情報が不足しているパターンでも、集めた情報のなかに手がかりとなるものが含まれていることもあります。もう一度、収集した情報を見直してみましょう。

もう一つ、②の原因として考えられるのは、日常的にあまり言葉にすることがなかったり、そう簡単に他人には言わない内容であったりするために、意識的に観察していなければ情報収集できないということがあります。<自己知覚－自己概念パターン>や<価値－信念パターン>のなかに分類される情報が、これに当てはまります。

今ある情報のなかからパターンにあてはまる可能性のあるものを見つけ出し、足りない情報を明らかにして、これからのかかわりにつなげていくことが大切です。

▶ Sデータ、Oデータとは

情報は、POS記録システムを活用してSデータ（主観的情報）、Oデータ（客観的情報）に分けて記載しましょう。Sデータとは、面接など、患者さんとの言語的コミュニケーションによって得られた情報のことで、患者さんの言葉をそのまま記載します。Oデータとは、患者さんの状態を客観的に見た情報のことで、観察したことや測定したことなどを記載します。

例えば、コミュニケーション時に、患者さんから「〜な感じがする」「〜が苦しい」などという言葉が聞かれたことは、Sデータになります。逆に、「体温37.5℃」などのバイタルサインや、「肝臓の腫大がみられる」などのフィジカルアセスメントで得られる情報はOデータになります。

Sデータを大事にして、より詳しく知るためにOデータで裏づけをとると、思い込みではない、患者さんに役立つ仮説が浮かび上がります。

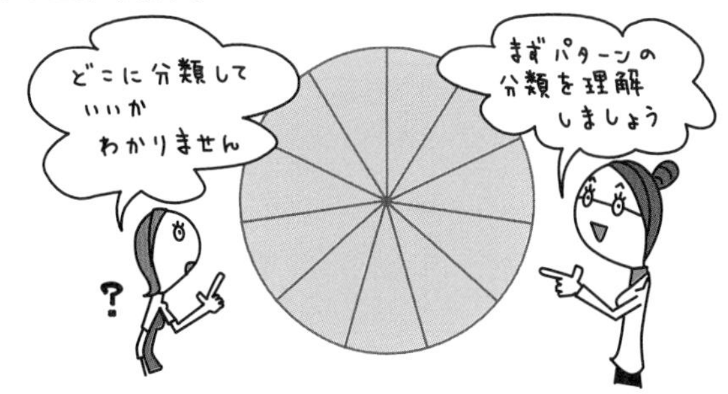
どこに分類していいかわかりません
まずパターンの分類を理解しましょう
?

☑ 情報収集の実例

ゴードンの11の機能的健康パターンの枠組みを用いて記載した情報

S：主観的情報
O：客観的情報

1. 健康知覚ー健康管理パターン

情報（S・O）

S

- 「2年前からめまいがひどかった」
- 「入院するまでは糖尿病のことをまったく知らなかった」
- 「今までなんともなかったのに、急に糖尿病だと言われても、どうしていいのか。ましてや、インスリン注射をするなんて」
- 「こんな年になってまで自己管理をしないといけないなんて。若かったらまだ先があるけど。もういやになるわ」❶
- 「身体を治すことが一番です。きちんと歩けるようにならないとだめです」❷
- 入院後、2型糖尿病と診断。糖尿病に対する病識がなく、糖尿病の受容が不十分。❸
- 「これからインスリン注射をしてよくなるのだったら希望ももてるけど、もう治らんし」❹
- 「インスリンやってやめたら悪くなるけど、治らんでしょう」
- 「インスリン打っても病気をおさえるだけでよくなるわけでもないしね」
- 「知識的なことは読めばわかる。でも、できないとだめです」❺

❶× 自己知覚ー自己概念パターンに分類しましょう。

❷× 価値ー信念パターンに分類しましょう。

❸× Oデータです。推測では？ 事実を書きましょう。

❹× 自己知覚ー自己概念パターンに分類しましょう。

❺× 健康知覚ー健康管理パターンだけでなく価値ー信念パターンにも分類しましょう。

2. 栄養ー代謝パターン

情報（S・O）

S

- 「入院前から食欲がなかったので、食べたり食べなかったりしていた。❻ あの頃から糖尿病があったのかな」
- 「しんどいときは、夫ができあいのものを買ってきたりして、あり合わせのもので食事をすませることが多い。❼ 入院する1週間前から身体がだるくて、食欲もなかったのであまり食べていなかった」
- 「タンパク質や脂質、糖質の三大栄養素を考えて献立を立てていた。家の食事と病院での食事は違う」❽
- 「今は、朝食はおいしく食べているが、昼食と夕食は身体のためにと無理に食べている」

O

- 食事は毎日全量摂取。❾
- 入院時のグリコヘモグロビン（HbA1c：hemoglobin A1c）は14.2%。
- 血糖値は変動が激しい。

朝食前：110〜140mg/dL
昼食前：180〜260mg/dL
夕食前：150〜200mg/dL
眠前：170〜280mg/dL

- インスリン療法：毎食直前超速効型6単位／眠前持効型溶解10単位。

❻❼× 情報不足! 食事の摂取量は？ 身長・体重、BMI、体重の変化、TPは？

❽❾× 情報不足! 三大栄養素の割合は？ 食事の塩分量は？ 総カロリーはどれくらい？

3. 排泄パターン

情報（S・O）

O

- 入院前から便秘ぎみ。入院後は坐薬を入れて、1日1回出ている。❿
- 排尿も排便もポータブルトイレでしている。⓫

❿× 情報不足! どのような坐薬を使っているの？ 効果はいつ現れるの？ 便の量と性状は？

⓫× 情報不足! 排尿回数は？ 活動ー運動パターンにも分類しましょう。

4. 活動－運動パターン

情報（S・O）

S

- 「自宅では、毎日入浴していた」
- 「体力がないので、受診時はタクシーで通っていた」
- 「柵など支えがないと歩きづらいが、身体のことを思って、時々病室内をつたい歩きしている」

O

- 現在は、シャワー浴（付き添い程度の介助が必要）。シャワー室までは車椅子を使用。
- 外来への移動は車椅子。⑫
- 歩幅が小さく、ちょこちょこ歩きとなっている。
- 何かにつかまらないと歩行ができない。⑬

⑫✕ 情報不足！ なぜ、車椅子で移動しているの？

⑬✕ 情報不足！ なぜ、つかまらないと歩けないの？

5. 睡眠－休息パターン

情報（S・O）

S

- 「自宅でも睡眠薬を使用しないと眠れない」
- 「入院後、ずっと不眠が続いている。朝に少し眠るときがある」⑭
- 時々頭痛があり、気が休まらない。

O

- ベッド上で臥床している時間が長い。

⑭✕ 情報不足！ 睡眠薬は使っているの？ 睡眠時間はどれくらい？ 寝つきはどう？ 眠りの深さは？ 不眠の原因は？ 寝ようとしたのは何時くらい？ 目が覚めたのは何時頃？

6. 認知－知覚パターン

情報（S・O）

S

- 「手足にしびれた感じがあるが、痛みはない」
- 「時々頭痛がある」

O

- 外来で意識障害を起こし、そのまま緊急入院となったが、入院後は意識障害はない。
- 難聴なし。老眼鏡を使用して、新聞が読める。

7. 自己知覚－自己概念パターン

情報（S・O）

O

- 考え込んでいることがある。

8. 役割－関係パターン

情報（S・O）

S

- 「夫は毎日面会に来るが、身体が悪いのでかえって心配だ」⑮

O

- 夫（72歳）と2人暮らし、子どもはいない。
- 元幼稚園教員だが、そのことについて聞いても話したがらない。⑯
- 夫は脱肛の手術後で、身体状態があまりよくない。妻が糖尿病であることの受け入れが不十分。⑰
- 自分から、同室の人に話しかけることはない。

⑮✕ コーピングーストレス耐性パターンに分類しましょう。また、⑮はp.122のAに関する重要な情報でもあります。迷う場合は重複してもよいので複数のパターンに記載してもよいでしょう。

⑯✕ 推測では？ 事実を書きましょう。

⑰✕ 推測では？ 事実を書きましょう。

9. セクシュアリティ－生殖パターン

情報（S・O）

O

- 閉経50歳。

10. コーピング－ストレス耐性パターン

情報（S・O）

S

- 「夫婦2人だから、何でも相談して乗り越えてきた」A

11. 価値－信念パターン

情報（S・O）

情報収集の解説

必要な情報が抜けている

「必要な」情報は、病気の種類やその段階、治療、心理・社会面、生活への影響などによって異なります。そのため、観察できたことを手がかりにして、さらに詳しく情報を得たり、その範囲を広げていくことが大切です。

例えば、下線部❻「入院前から食欲がない」、下線部❼「あり合わせのもので食事をすませることが多い」というD氏の身体への栄養供給状態を評価するためには、食事の摂取量に加えて、身長や体重、現在のBMI（体格指数）(※1) 値や体重の変化、TP（総タンパク）値などの情報が必要です。

また、下線部⓮では、「入院後、ずっと不眠が続いている」とありますが、睡眠薬は使用しているのでしょうか。その不眠は、寝付きが悪いのでしょうか、あるいは眠りが浅くて途中で目が覚めてしまうのでしょうか。何時頃に眠ろうとし、何時に目が覚め、何時間眠っているのでしょうか。糖尿病による夜間の頻尿で目が覚めるといったように、不眠の原因がわかっているのなら、その情報もここに記載する必要があるでしょう。

以上のように、下線部❻～⓮の部分は、吹き出し内に示した情報が必要となります。これらの情報のほとんどは、診療録などから簡単に集めることができ、患者さんにも質問しやすい内容です。患者さんの言動を裏づけていくことや、言動からではわからない身体の中を推測するという意味でも、情報不足にならないようにしましょう。

パターンによる情報量の違い

パターンによって情報量が違うのは、必要な情報が患者さんの状況によって異なるからなので、それ自体は問題ではありません。

しかし一般に、＜自己知覚－自己概念パターン＞＜セクシュアリティ－生殖パターン＞＜コーピング－ストレス耐性パターン＞＜価値－信念パターン＞は、情報量が少なくなりがちです。

だからといって、「あなたは自分のことをどのような人間だと思いますか」と質問しても、患者さんは答えにくいでしょうし、セクシュアリティに関することを唐突に質問することで、不快な思いをさせてしまうかもしれません。

一方、情報を得ているにもかかわらず、分類できていないこともあります。例えば、下線部❶❹の情報は、糖尿病と診断されたことによって自分の身体へのイメージが変わったことや、無力感が生じていることの表現なのかもしれません。それなら、＜自己知覚－自己概念パターン＞に分類することができます。

同様に、下線部❷❺の情報は、健康や行動を決めるもとになる価値観を表していると考えられますから、＜価値－信念パターン＞に分類できるでしょう。

また、下線部⓯「夫は毎日面会に来るが、身体が悪いのでかえって心配だ」は、下線部Aの「夫婦２人だから、何でも相談して乗り越えてきた」というD氏夫婦の、＜コーピング

※1　BMI:体重(kg)÷[身長(m)]^{2}で計算し、日本肥満学会の基準では18.5≦～＜25を普通体重とする。

－ストレス耐性パターン＞に関する重要な情報であるといえるでしょう。

各パターンの定義を理解したうえで、どのパターンに分類するか迷ったときは、複数のパターンに記載しても構いません。実際、患者さんが語られる言葉には、いくつかのパターンに属する意味が込められていることもあるからです。

▶事実を記載する

情報には、解釈や推測を入れないで事実を記載します。記載された情報から分析・解釈を行いますから、記載されている情報が事実でないと、正確な分析・解釈ができなくなってしまいます。下線部❸⓰⓱については、解釈や推測が入っています。解釈や推測のもとになった事実が必要です。

アセスメント② 情報の解釈・分析

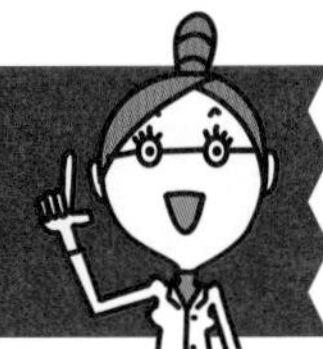

☑ 情報の解釈・分析のポイント

さて、先にも述べましたが、看護過程においてアセスメントとは、情報に基づく健康状態の評価であり、これには「情報の収集」と「情報の解釈と分析」が含まれています。「情報の解釈と分析」とは、"看護介入をするために情報から意味を引き出すこと"でした。ここでは、「情報の解釈と分析」について解説します。

▶何をどのように分析するのか

学生はよく、「情報を集めてとりあえず分類したものの、それをどのように分析したらいいかわからない」と言います。「情報収集のポイント」(p.119) のところで解説したように、11種類ある機能的健康パターンのそれぞれの内容がしっかりと理解できていないと、"何を"分析していいかわからず、"とりあえず"分類することになります。

ゴードンの機能的健康パターンの枠組みを用いた分析・解釈では、それぞれのパターンについて、うまく機能しているもの（機能的パターン）、機能不全を示すもの（機能不全パターン）や、その危険因子となるもの（潜在的機能不全パターン）を分析します。つまり、"正常"であるか"異常"であるか、放っておくと"異常"となる可能性があるか、判断するのです。

このような解釈・分析をするためには、収集した情報と基準となるものとを比較する必要があります。

例えば、血糖値などの検査データには基準値がありますので、それと患者さんのデータを比較することによって、情報の意味を知ることができます。１週間前のデータや、治療前後のデータを比較することもできるでしょう。数値で表すことのできないパターンについては、病気になる以前の状態や入院前の生活、入院時のデータベースで示されている情報が基準となります。

▶情報不足で解釈・分析ができない場合

解釈・分析の段階で、情報の不足やあいまいさに気づいた場合には、患者さんに直接確かめたり、看護記録から得たりして、できる限り正確な情報を十分に集めることが大切です。

しかし、患者さんの身体や心の状態は日ごとに変化するうえに、患者さんとの関係が深まるにつれて、より詳しい情報が加わるので、アセスメントのプロセスには終わりがありません。「情報が足りない、情報があいまいだ」と思ってばかりいると、いつまでも初期のアセスメントを終えることができず、看護計画を立てられませんので、ある程度のところでまとめましょう。

アセスメントは、その時点での暫定的な分析であり、不確定要素を含んだものであるので、足りない情報は「情報の解釈と分析」の欄にそれらを書き出しておき、徐々に補っていくとよいでしょう。

▶判断した筋道がわかるように書く

「情報の解釈と分析」には、学生が考え、判断したことを記載します。指導者は、実習記録に記載された「情報（事実）」と「情報の解釈と分析」とを比較して、学生が思い込みや想像で判断していないか、考え方の筋道が正しいかどうかを確認します。

ですから、それらをどのような筋道で判断したのかがわかるように、詳しくていねいに記載することが大切です。

そうすれば、適切なアドバイスを得ることができ、正確なアセスメントを書く助けになります。

☑ 情報の解釈・分析の実例

ゴードンの11の機能的健康パターンの枠組みを用いて記載したアセスメント（情報*、解釈と分析）

S：主観的情報
O：客観的情報
A：アセスメント

1. 健康知覚－健康管理パターン

情報（S・O）	情報の解釈と分析（A）
S ●「2年前からめまいがひどかった」 ●「入院するまでは糖尿病のことをまったく知らなかった」 ●「今までなんともなかったのに、急に糖尿病だと言われても、どうしていいのか。ましてや、インスリン注射をするなんて」 ●「インスリンやってやめたら悪くなるけど、治らんでしょう」 ●「インスリン打っても病気をおさえるだけでよくなるわけでもないしね」 ●「知識的なことは読めばわかる。でも、できないとだめです」 O ●入院後、2型糖尿病と診断。	●糖尿病と診断されたばかりであり、「急に糖尿病と言われても、どうしていいのか」という言葉からも、まだ病気を受容するに至っていないと推測される。 ●入院時、意識障害があったため、糖尿病についての教育はこれからであり、糖尿病に関する知識はほとんどないと推測される。看護師から手渡された糖尿病教育用の冊子が床頭台に置かれているが、読んでいるところはみたことがない。❶「知識的なことは読めばわかる」と言っていることから、時々読んでいるのかもしれない。糖尿病の学習に興味をもっているかや、どの程度、知識を得ているかを確認する必要がある。 ●現在は、看護師がインスリン注射をしているが、いずれは自分でしなければならないことはわかっている。インスリンについては不安がいっぱいで、インスリンのことが頭にあって考えごとが多い様子である。❷ インスリンに対する否定的な感情があるようなので、インスリンについてどのように考えているのか、情報を収集する必要がある。

❶× 情報の記載漏れです。患者についての重要な情報なので、情報の欄に書き加えましょう。

❷× ほかのパターンと重複に注意！ 自己知覚－自己概念パターンのアセスメントです。

2. 栄養－代謝パターン

情報（S・O）	情報の解釈と分析（A）
S ●「入院前から食欲がなかったので、食べたり食べなかったりしていた。あの頃から糖尿病があったのかな」 ●「しんどいときは、夫ができあいのものを買ってきたりして、あり合わせのもので食事をすませることが多い。入院する1週間前から身体がだるくて、食欲もなかったのであまり食べていなかった」 ●「タンパク質や脂質、糖質の三大栄養素を考えて献立を立てていた。家の食事と病院での食事は違う」 ●「今は、朝食はおいしく食べているが、昼食と夕食は体のためにと無理に食べている」 ●「家では体重を計る習慣はないが、最近やせてきた」	●食生活の乱れが糖尿病を悪化させたのかもしれない。また糖尿病のために全身倦怠感が強く、食欲の低下を招いていたのかもしれない。全身倦怠感のため、食事を作ることができず、夫が買ってきたものを食べることになり、栄養のバランスが悪くなり、さらに糖尿病を悪化させるという悪循環であったと推測される。 ●日中運動することがないので、食欲が落ちているのかもしれないが、全量摂取できているので現在の食事摂取量に問題はない。 ●最近はやせてきたというが、BMI（体格指数）24.9と肥満ぎみであり、入院時のHbA1c（グリコヘモグロビン）が14.2%と、かなり高値であることから、

＊「情報」欄は、p.120～122の添削内容で修正して記載したものです。

情報（S・O）	情報の解釈と分析（A）
O ●食事は、毎日全量摂取。食事の内容は、糖尿病食1,400kcal/日（糖質190g/日、タンパク質71g/日、脂質43g/日）、塩分7g/日。血清TP（総タンパク）7.2g/dL。 ●身長：150cm、体重：56kg、BMI24.9。 ●入院時のHbA1cは14.2%。 ●血糖値は、変動が激しい。 朝食前：110〜140mg/dL 昼食前：180〜260mg/dL 夕食前：150〜200mg/dL 眠前：170〜280mg/dL ●インスリン療法：毎食直前超速効型6単位／眠前時効型10単位。	退院後に適正な摂取カロリーを守れるように食事指導をする必要がある。❸　入院前の食生活について、特に「家での食事と病院での食事の違い」について詳しく情報を収集する必要がある。

❸× 栄養ー代謝パターンが機能しているかを書きましょう。アセスメント（健康状態の評価）がずれるのを防ぎます。

3. 排泄パターン

情報（S・O）	情報の解釈と分析（A）
O ●入院前から便秘ぎみ。入院後は、新レシカルボン®坐剤を入れてもらって、1日1回出ている。坐剤挿入後30分程度で反応があり、便の性状は普通便である。しかし、時々下痢をする。 ●排尿は、10〜12回/日。尿量は2,000〜2,500mL/日。排尿困難はない。 ●排尿も排便もポータブルトイレでしている。	●坐剤を入れることにより便秘は解消できているが、時々下痢をするということから、自律神経障害により、排便パターンに障害が起こっている可能性がある。 ●尿量2,000〜2,500mL、尿回数が10〜12回/日と多量傾向と頻尿を認めることから、高血糖による浸透圧利尿が影響している可能性があり、脱水の徴候をとらえていく必要がある。

4. 活動ー運動パターン

情報（S・O）	情報の解釈と分析（A）
S ●「自宅では、毎日入浴していた」 ●「体力がないので受診時はタクシーで通っていた」 ●「柵など支えがないと歩きづらいが、身体のことを思って、時々病室内をつたい歩きしている」 **O** ●現在は、シャワー浴（付き添い程度の介助が必要）。シャワー室までは車椅子を使用。 ●排尿も排便もポータブルトイレでしている。 ●入院後、ベッド上臥床の時間が長かったため、筋力や体力の低下があり、何かにつかまらないと、足がふらつき歩行ができない。歩幅が小さく、ちょこちょこ歩きとなっている。 ●外来への移動は車椅子。	❺ ●毎日ではないが、清拭も含めて清潔は保たれている。 ❹**A** ●入院によって、あまり動かなくなり、ますます体力が落ちる可能性がある。**B** ●長距離になると、なかなか歩行では困難である。**C** ●動く意欲はある。しかし、筋力が回復していないので、転倒の恐れがある。**D** ●68歳であり、ベッド上に臥床している時間が長いと、廃用症候群が出現する可能性が高くなる。身体面での機能低下だけではなくベッド上でじっとしていることで精神面での機能低下、すなわち脳への刺激が少なくなるので活動意欲の低下が起こりやすくなる。**E**

❹× 情報の記載漏れです。患者についての重要な情報なので、情報の欄に書き加えましょう。

❺× 5つある項目を、セルフケアに関することA、移動に関することCD、動くための身体機能の影響BEの3つにまとめてみましょう。

5. 睡眠ー休息パターン

情報（S・O）	情報の解釈と分析（A）
S ●「自宅でも睡眠薬を使用しないと眠れないが、6時	●入院前から、睡眠薬を服用する習慣があったが、入院後は、その効果がなく不眠が続いている。頭痛は不眠に

間くらいは眠っている」 ●「入院後、ずっと不眠が続いている。朝に少し眠るときがある」 ●「寝つきが悪く、眠りが浅い。眠れない」 ●「時々頭痛があり、気が休まらない」 **O** ●睡眠薬（レンドルミン®錠0.25mgを1錠）を22時に服用しているが、不眠が続いている。 ●ベッド上で臥床している時間が長い。	よるものかもしれない。糖尿病のこと、インスリン注射のことなどをとても心配しており、気にしているので、不眠や頭痛はそのために起こっているのかもしれない。糖尿病の正しい知識を得ることができれば怖さが軽減して眠れるようになるかもしれない。話を聴くことで少しでも不安がなくなり、眠れるようになるかもしれないので、なるべく話をする時間をもちたい。❻　日中もベッド上で臥床している時間が長く、目を閉じていることが多いが、近づくと目を開ける❼ので、昼と夜が逆転しているわけではない。身体は休まっているかもしれないが、気持ちは休まっていないのではないかと考えられる。

❻× 不眠の原因は推測です！ 不眠の原因を明らかにすることで、看護介入の方向性を導き出せます。

❼× 情報の記載漏れです。患者についての重要な情報なので、情報の欄に書き加えましょう。

6. 認知−知覚パターン

情報（S・O）	情報の解釈と分析（A）
S ●「手足にしびれた感じがあるが、痛みはない」 ●「時々頭痛がある」 **O** ●外来で意識障害を起こし、そのまま緊急入院となったが、入院後は意識障害はない。 ●難聴なし。老眼鏡を使用して、新聞が読める。	●手足のしびれは、糖尿病神経障害と考えられるが、日常生活に影響はないようである。インスリン自己注射の操作に問題が出てこないか、継続して観察する。 ●手足のしびれがあることから、患者が気づいていない糖尿病足病変がないか情報の追加が必要である。 ●患者が日常生活の中で、身体の安全防御のため行っている行為について情報を収集する必要がある（例えば、しびれを自覚して、湯の温度を腕で確認する、足を観察するなどの行為）。

7. 自己知覚−自己概念パターン

情報（S・O）	情報の解釈と分析（A）
S ●「こんな年になってまで自己管理をしないといけないなんて。若かったらまだ先があるけど。もういやになるわ」 ●「これからインスリン注射をしてよくなるのだったら希望ももてるけど、もう治らんし」 **O** ●考え込んでいることがある。 ●元幼稚園教員だが、そのことについて聞くと、「昔々のことだから。今は、何もできません」と小さな声で言い、目線をそらした。	●インスリンのことが不安で考え込むことが多い。緊急入院であるうえに、急に糖尿病と診断されて、即インスリン注射をすることになったことは、患者の心の負担になっていると考えられる。インスリンについての感情や、インスリン注射について、どのように考えているのかなどについて、情報を収集する必要がある。 ●加齢や病気によって変化していく自分を受け入れられていないのかもしれない。自分を否定するような言葉も聞かれており、自尊感情が低下していると考えられる。

8. 役割−関係パターン

情報（S・O）	情報の解釈と分析（A）
O ●夫（72歳）と2人暮らし、子どもはいない。 ●元幼稚園教員。 ●夫は、「脱肛の手術をして1か月であり、体力がない。長く歩くと疲れた感じが残る」というが、毎日面会に来ている。 ●自分から、同室の人に話しかけることはない。	●キーパーソンは夫である。夫は身体の調子が悪いにもかかわらず毎日面会に来ており、お互いに支え合っている。しかし、加齢やお互いの病気により、役割が変化しつつあるかもしれない。

9. セクシュアリティ－生殖パターン	
情報（S・O）	情報の解釈と分析（A）
O ● 閉経50歳。	● 機会をみて、情報を得ていく。

10. コーピング－ストレス耐性パターン	
情報（S・O）	情報の解釈と分析（A）
S ●「夫婦2人だから、何でも相談して乗り越えてきた」 ●「夫は毎日面会に来るが、身体が悪いのでかえって心配だ」 O ● 夫は、「脱肛の手術をして1か月であり、体力がない。長く歩くと疲れた感じが残る」と言うが、毎日面会に来ている。「同じように生活をしているのに、妻だけが糖尿病になったのはなぜだろう」と言う。	● 夫の身体の調子が悪く、お互いを支え合う力が弱くなっていると考えられ、これまでのコーピング方法が有効にはたらかない可能性がある。夫もまだ妻の糖尿病を受け入れることができていないので、このままでは、D氏を支えることは難しい。

11. 価値－信念パターン	
情報（S・O）	情報の解釈と分析（A）
S ●「知識的なことは読めばわかる。でも、できないとだめです」 ●「身体を治すことが一番です。きちんと歩けるようにならないとだめです」	● 知識的なことは読めばわかると言っており、知識より実際を重んじている。 ● きちんと歩くことが、かなり重要なことであるととらえているようだ。

☑ 情報の解釈・分析の解説

▶ パターンの解釈・分析

1つのパターンの解釈・分析を詳しく書いているうちに、どのパターンの解釈・分析かわからなくなったり、いつの間にかほかのパターンの解釈・分析だったりすることがあります。重複は少しあっても構いませんが、焦点がずれないよう注意しましょう。

特に<健康知覚－健康管理パターン>は、健康をどのようにとらえ、健康管理・行動しているかをアセスメントするので、ほかのパターンと重複しがちです。

例えば、<健康知覚－健康管理パターン>の下線部❷「インスリンについては不安がいっぱいで、インスリンのことが頭にあって考えごとが多い様子である」は、感情状態をアセスメントする<自己知覚－自己概念パターン>の解釈・分析と考えられます。

▶ 看護介入のためのアセスメント

看護介入をするためにアセスメントをするのですから、どのような介入が必要かを「情報の解釈と分析」に記載することは、悪いことではありません。しかし、記載の中心となるのは、それぞれの健康パターンの情報からその意味を引き出すことです。

例えば、<栄養－代謝パターン>の下線部❸では、「肥満ぎみ」「HbA1cが高値」という情報から、「食事指導をする必要がある」という看護介入の方向性を出していますが、その前に、<栄養－代謝パターン>がうまく機能しているかどうかを記載しなければ、アセスメントの焦点がずれてしまいます。「肥満ぎみ」「HbA1cが高値」という情報から、「栄養摂取量が必要量よりも多かった可能性がある」という意味を引き出したからこそ、「退院後に適正な摂取カロリーを守れるように食事指導をする」という介入の方向性が出るのです。

＜睡眠－休息パターン＞の下線部❻も、看護計画が記載されています。記載されている情報からは、不眠の原因はわかりません。「糖尿病やインスリン注射に関する心配」が不眠の理由かもしれないと推測することは大切ですが、まずはそれを確かめなくては、介入の方向性を導き出せません。

▶ 情報の記載漏れを防ぐ

「情報の解釈と分析」に、「情報」の欄には記載されていない重要な事実が出てくることがあります。情報が不足しているのではなく、情報の記載漏れがあるのです。アセスメントの段階でそのことに気づいたら、「情報」の欄に書き加えましょう。例えば、＜健康知覚－健康管理パターン＞の下線部❶の「糖尿病についての教育はこれから」「糖尿病教育用の冊子が床頭台に置かれている」は重要な「情報」です。下線部❹❼も同様です。

▶ 似た情報はまとめる

事例では、＜栄養－代謝パターン＞＜活動－運動パターン＞に多くの情報があります。このような場合には、似た情報を集めてアセスメントしましょう。

＜栄養－代謝パターン＞はうまくまとめられていますが、＜活動－運動パターン＞の点線囲み部❺は、まとまりがみえにくくなっています。入浴などのセルフケアに関することと、歩いたり車椅子に乗ったりと移動に関すること、動くための身体機能の影響の3つに分けてまとめるとよいでしょう。

看護診断（問題の明確化）

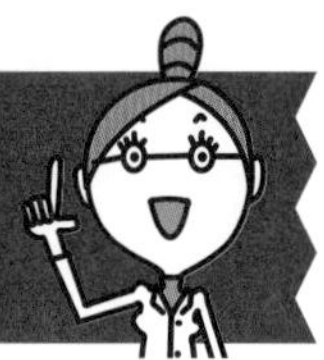

☑ 看護診断（問題の明確化）のポイント

集めた情報を整理し、その解釈と分析を終えたら（アセスメントを終えたら）、次は「看護診断」です。「看護診断」とは、看護介入を必要とする事項を決定し、原因や関連する事項とともに問題を明確化し、その優先順位を決定することで、「問題の明確化」ともいいます。

"問題"というと、患者さんの"あら探し"をするイメージがあるかもしれませんが、「看護介入が必要な患者さんの健康問題」と考えましょう。

このような「看護介入が必要な患者さんの健康問題」には、実在する問題と潜在的な問題があります。実在する問題とは、現に生じている問題です。潜在的な問題とは、放っておくと将来困った状況を引き起こす可能性のある問題です。

「看護診断」では、NANDA-I看護診断がよく用いられています。ゴードンやカルペニートは、NANDA-I の診断名をもとに、11の機能的健康パターンに対応させて分類し独自の定義をしています。ここでは、NANDA-Iの診断名を使用し、「看護診断」について解説します。

▶ 情報のつながりをイメージする

さてここまで、アセスメントでは11の機能的健康パターンに分類して情報を整理し、解釈と分析を行いました。その各パターンは相互に関連し合っています。あるパターンの機能障害の原因は、同じパターン内にあることもあれば、ほかのパターンにあることもあります。つまり、ある機能障害パターンは、ほかの機能障害パターンの原因になるのです。

このように関連し合ったパターンから、問題を抽出するためには、情報から少し離れた視点で、集めた情報全体を見渡すことが必要です。問題は複雑に絡み合って存在しているので、"1枚1枚の葉をよく眺めて木を描いた後に離れて森を見る"というように、焦点を変化させます。

全体を見渡すためには、情報のつながりをイメージして図式化することをおすすめします。各学校の実習記録様式には、「要因関連図」や「問題関連図」、「全体像」など、いろいろな名称で表現され、ある程度、書き方が指定されていることも多いでしょう。ここでは、D氏の情報を整理した時点での情報の関連図について、2つの実例を示します。

まず1つ目を**図1**（p.130〜131）に示しました。これは、病態も含めて書いた関連図です。このような図を書く場合、まず、年齢と性別、主たる疾患名を書き、

①病気によって身体機能に起こっている変化
②生命に影響を及ぼす病態や増悪因子
③治療によって起こる二次的な心身の反応
④病気や治療、障害に伴う日常生活の変化
⑤疾病の回復過程に影響を及ぼす療養行動や環境要因

という順序で考えていきます。この④や⑤に看護介入する必要のある患者さんの健康上の問題があるといえます。

2つ目は、パターン間の関連を図に書いたものです（**図2**）。11の機能的健康パターンを並べて、それぞれの間に線を引いてみます。各パターンには、実在する問題や潜在的な問題を簡単に記載しておくとわかりやすいでしょう。一度にうまく書くのは困難かもしれませんが、「並べ替えて線を引いて…」を繰り返すうちに、全体の関連が見えてくるでしょう。

▶「看護診断」の表現の仕方

「看護診断」は、「関連因子」と「診断名」のセットで表現します（**図3**）。「関連因子」とは、「診断名」の誘因や原因となっているものです。

「関連因子」と「診断名」との関係は、直接的な因果関係や影響を示すものではありません。「関連因子」の部分が改善すれば問題も改善するだろうという関係です。つまり、「診断名」の誘因や原因となっている「関連因子」が示されれば、それらに看護介入することで診断名に示された患者さんの問題を解決できるということです。

診断名で表した問題そのものに看護介入することもありますが、基本的には「診断名」は、それが解決した後の患者さんの状態（期待される結果）を導くものであり、看護介入を導く状態は「関連因子」であると考えましょう。

「関連因子」と「診断名」をつなぐには、「〜に関連した」「〜に伴う」「〜を起こさせる」「〜の一因となる」などの表現を用います。

それでは具体的に、「看護診断」の表現の仕方について、「看護診断リスト」の実例をみながら検討していきましょう。

ここでは、理解しやすくするために、看護診断を「関連因子」と「診断名」に分解したものも示しました。

図2 D氏の機能的健康パターンの「関連因子」と「問題」の関係を示した関連図

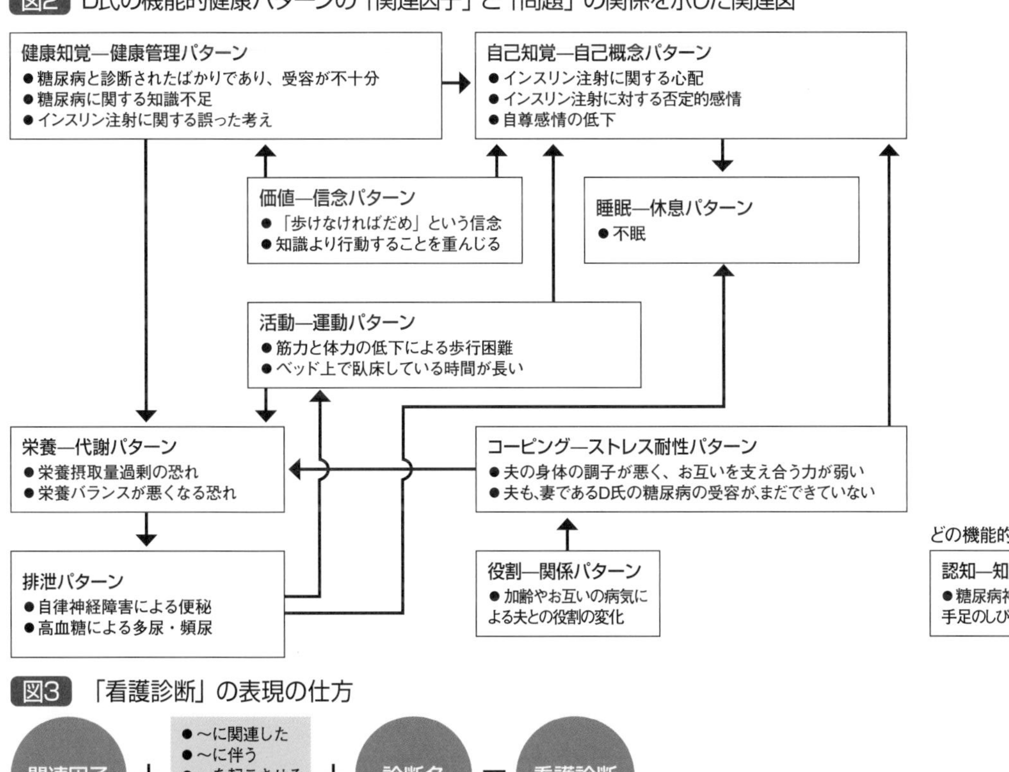

図3 「看護診断」の表現の仕方

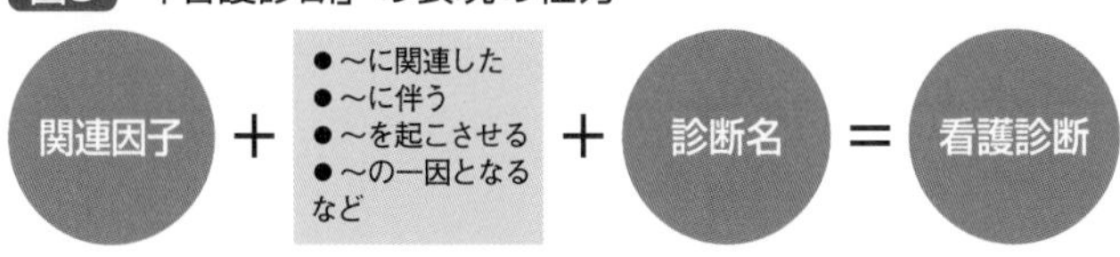

図1 D氏の病態も含めた関連図

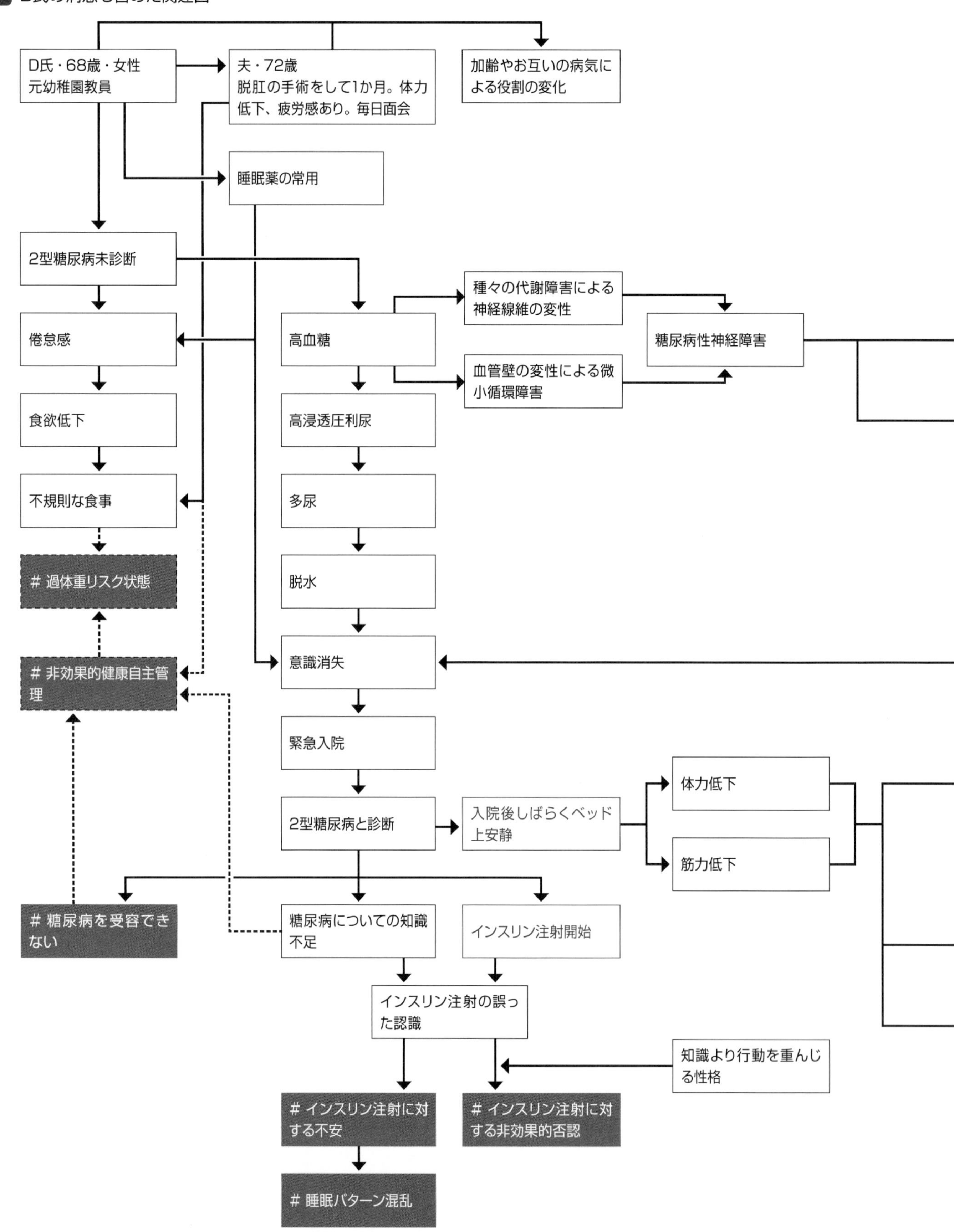

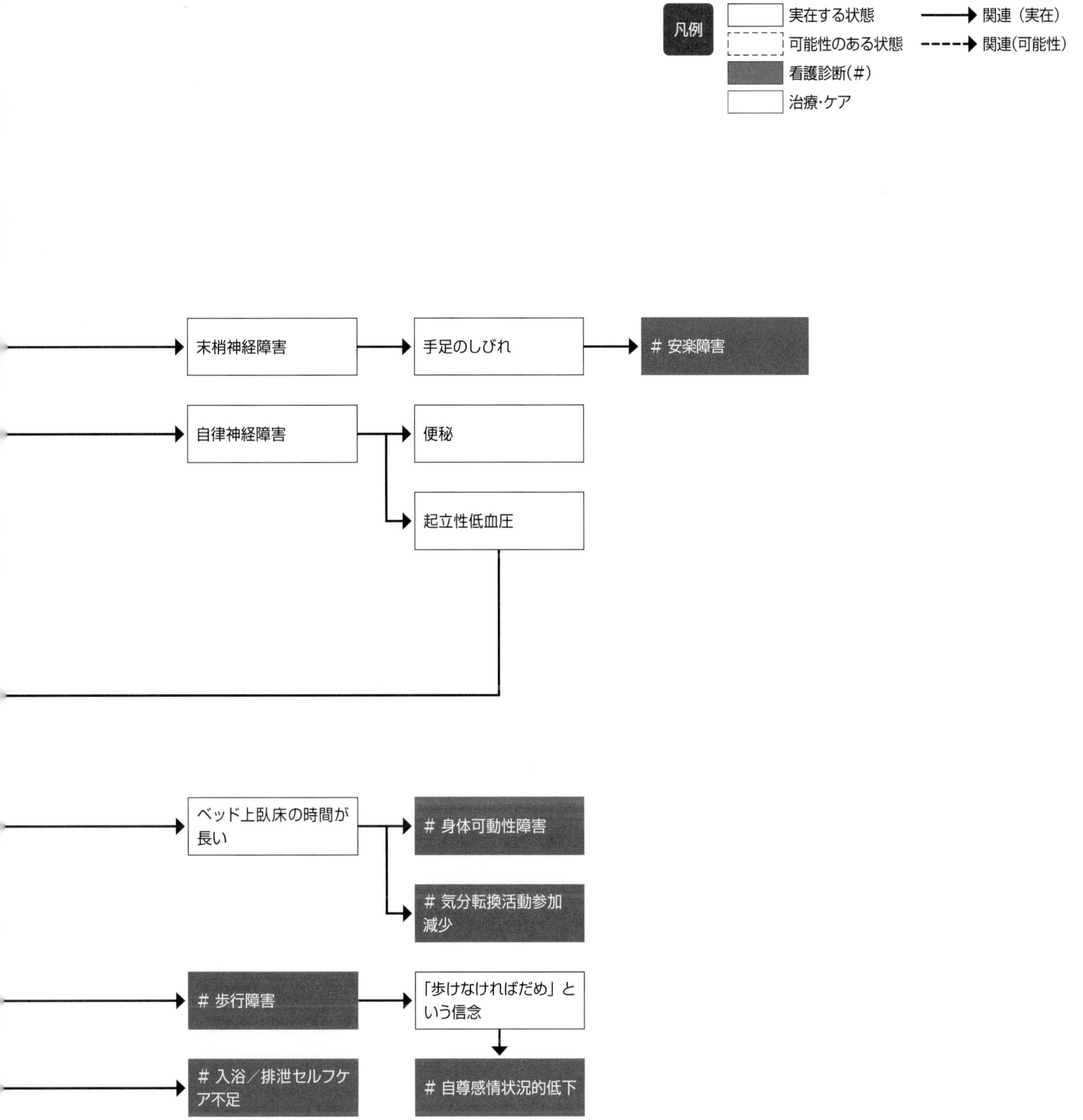

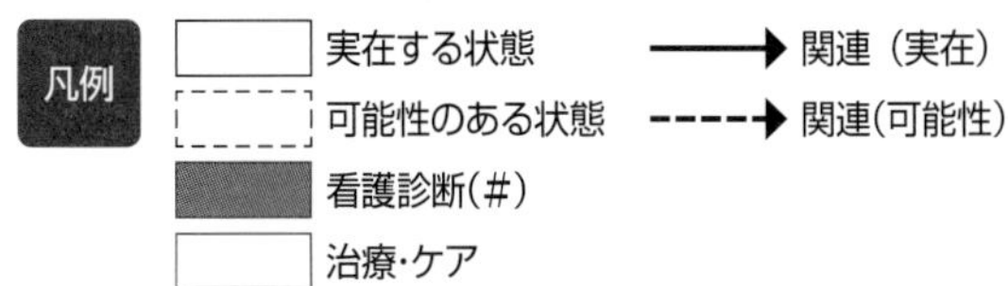

末梢神経障害 → 手足のしびれ → # 安楽障害

自律神経障害 → 便秘

自律神経障害 → 起立性低血圧

ベッド上臥床の時間が長い → # 身体可動性障害

ベッド上臥床の時間が長い → # 気分転換活動参加減少

歩行障害 → 「歩けなければだめ」という信念 → # 自尊感情状況的低下

入浴／排泄セルフケア不足

※ p.130 ～ 145 の看護診断名および p.132 の看護診断の定義は、T. ヘザー・ハードマン，上鶴重美，カミラ・タカオ・ロペス 原書編，上鶴重美 訳：NANDA-I 看護診断－定義と分類 2021-2023 原書第 12 版．医学書院，東京，2021．より抜粋して転載

☑ 看護診断の実例

NANDA-Iの診断名で記載したD氏の看護診断リスト

日付	No.	看護診断
○/△	#1	インスリン注射に関する心配による不安❶
○/△	#2	インスリン注射に関連した非効果的否認❷
○/△	#3	筋力と体力の低下に伴う歩行障害❸
○/△	#4	ベッド上臥床による身体可動性障害❹と気分転換活動参加減少❺
○/△	#5	筋力と体力の低下に伴う入浴／排泄セルフケア不足❻
○/△	#6	歩行できないことによる自尊感情状況的低下❼
○/△	#7	寝つきが悪く、眠りが浅いことに伴う睡眠パターン混乱❽
○/△	#8	糖尿病性神経障害による手足のしびれによる安楽障害❾
○/△	#9	糖尿病の食事療法に関する知識がないことに関連した退院後の過体重リスク状態❿
○/△	#10	糖尿病の受け入れができていない

看護診断の定義

❶漠然とした差し迫った危険・大惨事・不運を予期するような、広範な脅威に対する情動反応
❷不安や恐怖を軽減するために、ある出来事についての知識やその意味を、意識的または無意識的に否定しようとする試みが、健康を損ねる原因になっている状態
❸環境内での自力徒歩移動に限界のある状態
❹胴体あるいは1つ以上の四肢の、意図的な自力運動に限界のある状態
❺レクリエーションやレジャー活動からの刺激、またそのような活動への関心や参加が減少した状態
❻体を洗う（入浴）行為を自力では完了できない状態／排便や排尿に関連する行為を自力では完了できない状態
❼現状を受けて、自己価値・自己受容・自己尊重・能力・自分に対する態度についての認識が、肯定的から否定的へと変化した状態
❽外的要因による、限られた時間の覚醒
❾身体的・心理スピリチュアル的・環境的・文化的・社会的側面における、安心・緩和・超越が欠如していると認識している状態
❿体脂肪の蓄積が年齢・性別標準値に比べて過剰になりやすく、健康を損なうおそれのある状態

D氏の看護診断を「関連因子」と「診断名」に分解したもの

日付	No.	関連因子	診断名
○/△	#1	インスリン注射に関する心配❶による	不安
○/△	#2	インスリン注射に関連した	非効果的否認
○/△	#3	筋力と体力の低下に伴う❷	歩行障害
○/△	#4	ベッド上臥床による	身体可動性障害と気分転換活動参加減少❸
○/△	#5	筋力と体力の低下に伴う	入浴／排泄セルフケア不足
○/△	#6	歩行できないことによる❹	自尊感情状況的低下

❶× 関連因子と診断名が重複しています。#2と統合して、関連因子を「インスリン注射についての誤った認識や知識の不足」としましょう。

❷× なぜ、どのように、筋力と体力が低下しているのでしょうか。関連因子を2つに分けて、具体的に書きましょう。

❸× 「身体可動性障害」と「気分転換活動参加減少」の2つの診断名が書かれています。2つに分けるか、1つにまとめるかして、診断名は1つにしましょう。

❹× 歩行できないことで自尊感情が低下している理由を、具体的に書きましょう。

❺✕ 関連因子と診断ラベルが重複しています。不眠の原因にはインスリン注射に対する不安が考えられるので、これを関連因子に書きましょう。

○/△	#7	寝つきが悪く、眠りが浅いことに伴う❺	睡眠パターン混乱
○/△	#8	糖尿病性神経障害❻による手足のしびれ	安楽障害
○/△	#9	糖尿病の食事療法に関する知識がないことに関連した	過体重リスク状態
○/△	#10	糖尿病の受け入れができていない❼	

❻✕ 手足のしびれはありますが、患者さんに苦痛などの安楽障害があるという情報がなく、現時点ではほかのパターンへの影響もないので、看護診断からはずしましょう。

❼✕ 診断直後なので、糖尿病を受容できないのは自然な感情です。関連因子が不足していますので、看護診断からはずしましょう。

看護診断の解説

▶「関連因子」はできるだけ具体的に表現する

「診断名」が同じでも、「関連因子」によって看護介入は異なります。

例えば、「自分で摂食することができない」という問題が、「一時的な視力障害」に伴うものである場合と、「上肢の筋力低下により摂食具を保持できない」ことに伴うものである場合では、摂食の援助方法が異なります。つまり、看護診断における患者さんの個別性は、「関連因子」で表現できるのです。より個別的な看護介入を導き出すために、「関連因子」はできるだけ具体的に表現することが大切であるといえます。

では、実例をみていきます。＃6の「歩行できないことによる自尊感情状況的低下」の背景には、D氏の「歩けなければだめという信念」があります。「歩行できないこと」に加えて、それを「関連因子」に表現することで、仮にD氏にとって満足できない歩行レベルでも、自尊感情が高まるような看護介入を導き出せるかもしれません。

▶「関連因子」が複数になる場合がある

1つの「診断名」に対して、「関連因子」が複数になることがあります。

例えば、＃3には、「関連因子」が「筋力の低下」と「体力の低下」の2つあると考えられます。「筋力と体力の低下」と表現しただけでは、“なぜ”“どのように”「筋力と体力が低下」しているのかがわかりません。そこで、「ベッド上臥床が長いことによる下肢の筋力低下」と、「体力低下」の2つに関連因子を分けると、より具体的になります。

また、D氏の「体力低下」の詳しい情報はありませんが、入院前から体力の低下を感じていることや、高血糖による倦怠感、入院後の臥床の影響などが推測されます。現時点で明確な原因がわからなくても、「自覚的な体力低下」を「関連因子」に挙げておけば、具体的な看護介入につながるでしょう。

「関連因子」が複雑で長すぎる場合には、「診断名」とつないで一文にせずに、まず「診断名」を書き、その「関連因子」として箇条書きにして表現することもできます。

このように、「関連因子」は複数あってもよいのですが、「診断名」は1つです。

例えば＃4は、「身体可動性障害」と「気分転換活動参加減少」の2つの「診断名」が書かれています。2つに分けるか、1つにまとめるかしましょう。

＃5は入浴、排泄と2つの問題が含まれているようですが、「関連因子」は同じなので、「セルフケア不足」の具体的な内容が入浴と排泄であると考えて、1つの「診断名」として取り上げてもよいでしょう。

▶「関連因子」と「診断名」が同じことを繰り返している

＃1の「インスリン注射に関する心配」による「不安」と、＃7の「寝つきが悪く、眠りが浅い」ことに伴う「睡眠パターン混乱」は、それぞれ「関連因子」に「診断名」の徴候を示すものが記載されています。結局、「関連因子」と「診断名」が同じことの繰り返しになっています。

＃1は、＃2の「インスリン注射に対する非効果的否認」と統合して、「関連因子」に「インスリン注射についての誤った認識や知識の不足」を挙げるとよいでしょう。

＃７は、入院後の不眠の原因として「インスリン注射に対する不安」があるようなので、それを「関連因子」として挙げることができるでしょう。

▶「関連因子」や「診断名」が不明瞭である

＃８の「関連因子」である「糖尿病神経障害」は医学診断です。「糖尿病神経障害による手足のしびれ」は、患者さんの生活に影響を及ぼすため、看護介入の対象ですが、苦痛の訴えがなく、ほかのパターンへの影響もないので経過を観察し、必要であれば看護診断に挙げましょう。もしも苦痛があれば、「安楽障害」として診断名をつけることができます。歩行に障害があるようなら、「歩行障害」と挙げることもできます。

＃10の「糖尿病の受け入れができていない」は情報が不足しています。D氏は糖尿病と診断されたばかりなので、受容できていないことは自然な状態かもしれません。受容の過程を阻害するような「関連因子」があれば、看護診断として取り上げる必要がありますが、現段階では経過を見守るだけでよいでしょう。看護診断として取り上げる場合の診断名は「リスク傾斜健康行動」が候補となります。診断指標に「健康状態の変化を受け入れない態度」があるからです。もちろん、「悲嘆」や「自己尊重状況的低下」も候補になります。

しかし、一つひとつの看護介入が糖尿病の受容に向けたかかわりになるように、計画を立てることが必要です。

Column　看護診断の「ヘルスプロモーション型」「リスク型」ってなに？

「～リスク状態」や「～促進準備状態」など看護診断を挙げる際に、みなさん使用しているのではないかと思います。ここでも、「過体重リスク状態」などと、登場していますね。これは「診断状態」を示しています。

NANDAインターナショナルの看護診断は、「診断状態」でも分類できるようになっています。この診断状態を示す分類には、「問題焦点型」「ヘルスプロモーション型」「リスク型」「シンドローム」の4つがあります。「リスク状態」は危険因子で、他はすべて「診断指標」で裏づけられます。

ここでは、その意味を簡単に解説しますので、看護診断名の理解に役立ててください。まだ、看護診断を確定するだけの情報がなく、さらなる情報収集を行い、明確にしていく必要がある場合は、「～の可能性」とすることがあります。しかし、これはまだ、推論の段階ですので、看護診断名はついていない状態と考えましょう。もちろん、この段階では具体的に看護介入していくことができません。

1．問題焦点型看護診断

NANDAインターナショナルで承認されている看護診断のほとんどがこの「問題焦点型看護診断」です。現時点で健康状態や生命過程に対する好ましくない人間の反応がある状態のことです。診断指標に当てはまる徴候や症状が、患者のデータベースに存在することから診断ができます。すべての問題焦点型看護診断で使われる標準的な用語というものはなく、「～リスク状態」「～促進準備状態」などがつかないものは問題焦点型看護診断名です。

2．ヘルスプロモーション型看護診断

より健康になりたいという望みや動機づけがある状態です。栄養や運動などの健康行動をよりいい方向へ促進しようとする準備があることから、診断ができます。どのような健康状態でも使用することができます。ヘルスプロモーション型看護診断名はすべて「～促進準備状態」という言葉がつきます。

3．リスク型看護診断

その状態が起こる恐れのある状態です。診断指標に当てはまる徴候や症状はないものの、その状態を起こしやすくする危険因子がデータベースに存在していることから、診断ができます。リスク型看護診断名にはすべて「～リスク状態」という言葉がつきます。

4．シンドローム

1～3とは異なり、診断指標にあるような徴候と症状がほとんどいつも同時に起こるような状態をいい、「～シンドローム」という言葉がつきます。これにさらに「リスク状態」がつく看護診断名もあります。

また、特定のウェルネス（健康）状態をさらに高いウェルネス（健康）レベルへ移行しようとする場合に「ウェルネス型看護診断」がありましたが、2012年の改訂から、「ヘルスプロモーション型看護診断」に含まれるとし、このカテゴリーを使用しないことになっています。

看護計画

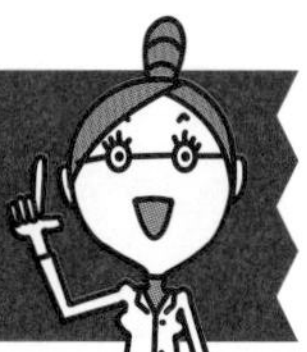

☑ 看護計画立案のポイント

さて、看護診断（問題の明確化）の次は、看護計画の立案です。看護計画の立案には、期待される結果の設定と看護介入の選定が含まれます。

▶ 期待される結果を設定する

先にも述べましたが、看護計画の立案では、看護診断（問題）ごとに期待される結果を設定し、それを達成するための看護介入を選択します。

看護計画を立案するときに、「長期の臥床が続いているので、歩く練習をしてもらおう」など、学生にはすでに実施する必要のある看護介入がイメージできている場合があります。看護計画を立案するまでの間に、すでに現場の看護師が立てた看護計画のもとで、リハビリテーションに付き添ったりして、実行している看護介入もあるでしょう。

しかし、看護診断を決めたら、まず、期待される結果を明確にしなければなりません。なぜなら、期待される結果を示さないままに実施した看護介入は、その効果を評価する基準がないからです。

それでは、期待される結果は、どのように設定すればよいのでしょうか。期待される結果は、ある看護診断（問題）を解決するために看護介入を行った結果、「患者さんがこういう姿や状態であったらいいな、こういう行動や反応が患者さんにみられたらいいな」ということを言葉にしたものです。ですから、期待される結果を、長期目標と短期目標の２つの種類に分けて、看護診断との関連で考えてみるとわかりやすいでしょう。

ここでは長期目標は、その看護診断の解決を示すものです。通常は、問題が解決したことを示すように表現します。

一方、短期目標は、関連因子に焦点を当てます。短期目標は最低でも関連因子の数だけ挙げ、さらに段階的に細かく具体的に挙げていくようにします。

一つひとつの短期目標の解決を前提に看護介入を行うことにより、結果としてその問題を解決することになります。ですから、一般的には、短期目標がすべて解決すれば、長期目標は達成されると考えられます。

学校によっては、時期により遠い目標を長期目標に、近い目標を短期目標に挙げるように指導される場合もあります。

▶ 看護介入は期待される結果ごとに選択する

期待される結果を設定したら、それを達成するための看護介入を選択します。このとき、できる限り短期目標ごとに、看護介入を選択します。

短期目標は個別性のある関連因子から導き出されるので、患者さんに合った個別的な看護計画を立案することができます。文献などにある標準看護計画を参考に、短期目標に合わせた看護介入を選択しましょう。

一般的に看護介入計画にはp.136 **表1**に示した３つの要素があります。これらを分けずに記載する場合もありますが、その場合も３つの要素が含まれるように記載することで、より綿密な計画を立てることができます。

ここでは、一般的に多く用いられている観察プラン（O-P：observation plan）、直接的なケアプラン（C-P：care plan）、教育プラン（E-P：educational plan）を使用していきます。

▶ 看護計画は優先順位の高いものから立てる

看護計画を立案するときには、看護診断を看護介入の優先順位の高いものから順に並べて記載します。

何を基準にするかという絶対的な法則はありませんが、一般的にはマズローのニードの階層（p.136 **図1**）を使って、患者さんの生命を脅かす生理的問題や、患者さんの安楽や安寧を脅かす問題を優先します。また、顕在的問題と潜在的問題では、顕在的問題を優先します。患者さんが解決を望んでいる順序を考慮することも大切です。

もしも看護計画を立案するとき、どの問題を優先するかで悩んだ場合は、一応の暫定的な優先順位を決めて、先へ進みましょう。実際には複数の問題の看護介入が同時進行で実施されるものであり、また実施時の患者さんの状況により、優先順位は変化することもあるからです。

表1 看護介入計画に記入すべき3つの計画とその内容

観察計画（O-P）または診断計画（D-P）※	関連因子や問題の変化を観察した内容のほか、ケア計画や教育計画を実施する際に観察しなければならない内容を記載する。
ケア計画（C-P）または治療計画（T-P）※	患者さんに行うケアの内容を記載する（清拭や歩行の介助など）。
教育計画（E-P）	患者さんとその家族に伝えることや指導することを記載する。

※本書では、観察計画（O-P）とケア計画（C-P）を用いています。

図1 マズローのニードの階層

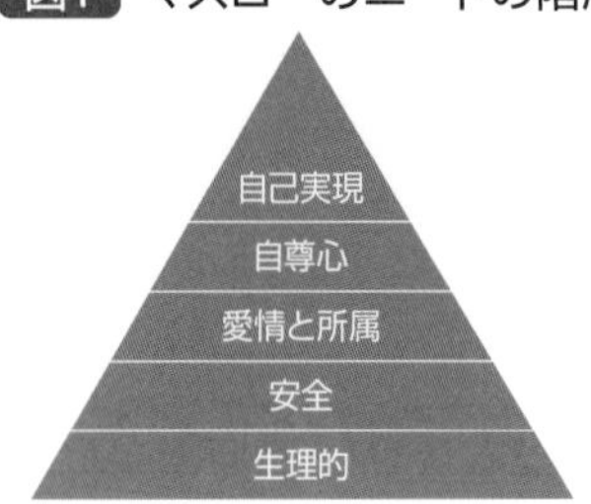

人間の欲求を高次から低次に分類したもの。欲求が高いものから順に、①生理的ニード、②安全のニード、③愛情と所属のニード、④自尊心のニード、⑤自己実現のニード、となっている。

#1について記載した看護計画

看護診断

#1　インスリン注射についての誤った認識や知識の不足に関連したインスリン注射に対する非効果的否認

期待される結果

<長期目標>

1. インスリン注射に対する否定的感情がなくなり、糖尿病を受容する。❶

<短期目標>

1. インスリン注射についての正しい認識がもてるようにする。❷
2. インスリン注射について必要な知識を理解する。❸

❶× 患者さんの状況を2つ含んでいます。1つにしましょう。また、目標は測定可能、観察可能なものにしましょう。患者の行動の形で表現しましょう。

❷× 期待される結果は患者さんを主語にして、できるだけ具体的に表現しましょう。

❸× もっと具体的に表現しましょう。

看護計画

短期目標1について

O-P（観察計画）	1. インスリン注射に対する言動。 2. インスリン注射をするときの表情。 3. 血糖値の変化への言動。
C-P（ケア計画）	1. インスリン注射に対する気持ちをよく聴く。 2. インスリン注射をするときに、インスリン注射が身体をよくするものであるということが伝わるような声のかけ方をする。❹ 3. インスリン注射のよいところと悪いところを挙げてもらう。 4. インスリン注射を続けながら、自分なりの生活を楽しんでいる患者たちと、さりげなく交流がもてるようにする。 5. インスリンの効果がわかるように、血糖値を一緒に振り返る。
E-P（教育計画）	1. インスリン注射をすることのメリットを伝える。 2. インスリン量の変更、薬剤の変更時は、理由を理解しているか確認し、必要時補足説明する。

❹○ 身体をよくするものであることを伝えるのでE-Pともいえますが、いずれにしても実施することなので、どちらでも構いません。

短期目標2について

O-P（観察計画）	1. インスリン注射について、現在もっている知識。 2. インスリン注射の指導時の表情や言動。
E-P（教育計画）	1. インスリンの作用。 2. インスリンが不足するとどのようになるか。 3. インスリン注射をすることによる低血糖について。

＊「看護診断」は、p.132〜133の添削内容で修正して記載したものです。

#2について記載した看護計画

看護診断

#2　ベッド上臥床が長いことによる下肢の筋力の低下と自覚的な体力の低下に伴う歩行障害

期待される結果

<長期目標>
1. 1人で、支えなしで、歩行することができるようになる。❺
<短期目標>
1. 筋力が増える。❻
2. 体力低下を感じなくなる。❼

看護計画

短期目標1について	
O-P（観察計画）	1. 両下腿の筋力。 2. 歩行の状態。 3. 筋力トレーニング中の表情。 4. 歩きやすさについての自覚。
C-P（ケア計画）	1. ベッド上でのリハビリテーションを行う。❽ 2. 毎食後に病棟の廊下を歩行する。❾
E-P（教育計画）	1. 歩くために必要な筋肉と、それを増強する方法について説明する。 2. 転倒しないように、ゆっくり行うように伝える。ふらつくときは、手すりをもつように言う。
短期目標2について	
O-P（観察計画）	1. 倦怠感の有無を確認。 2. 体力低下の自覚の程度。 3. 歩行の状態。
C-P（ケア計画）	1. 倦怠感のあるときは、無理に歩行せず、ベッド上でできるリハビリテーションを優先して行う。❿
E-P（教育計画）	1. 身体の調子がよい時間に、少しずつリハビリテーションを行うように言う。

❺✕　いつまでに、どれくらいの歩行ができるようになればいいのかを、具体的に書きましょう。

❻❼✕　あいまいな表現です。看護介入で行おうと思っていることを先に挙げてから、短期目標を立てると、より具体的に表現できます。

❽❾✕　4W1Hをもとに書くことで、看護計画に個別性が出ます。

❿✕　ベッド上でできるリハビリテーションの内容を具体的に挙げましょう。

☑ 看護計画立案の解説

▶ 期待される結果

1. 評価ができるように設定する

＃1の下線部❶には、「否定的感情がなくなる」と「受容する」の2つの患者さんの状況が含まれています。インスリンに対する否定的な感情がなくなったとしても、糖尿病を受容できるかどうかはわかりません。これでは、看護介入の結果、否定的感情が消失したとしても、期待される結果に到達したことにはならないでしょう。この看護診断からすると、「否定的感情がなくなる」ことが長期目標としてふさわしいのですが、これを観察して評価するのは困難です。

そこで、「インスリン注射についての否定的な言動がなくなる」

などのように、測定可能、観察可能である目標を設定し、しかも患者さんの行動の形で表現するとよいでしょう。

＃１の下線部❸「インスリン注射について必要な知識を理解する」も同様です。「インスリン注射をする理由について説明できる」や、「インスリン注射をすることで身体に栄養を吸収することができると言う」など、特に、短期目標については、細かく具体的に設定するようにします。

このように、個別性のある目標を設定するためには、看護診断（問題の明確化）のために収集した情報が役立ちます。アセスメントの際に11の機能的健康パターンのなかで機能不全を示したデータが、どのように変化すればいいのかを考えれば、目標を具体的にできるのです。

2. 患者さんが主語

＃１の下線部❷「インスリン注射についての正しい認識がもてるようにする」は、学生が主語の表現になっています。期待される結果は、患者さんの目標なので、患者さんを主語にします。

例えば、「インスリン注射をすることは自分にとって悪いことよりもよいことのほうが多い、と言う」や「インスリン注射をするときの表情が明るくなる」などのように表現します。

3. できる限り、具体的に期限を設定

＃２の下線部❺「１人で、支えなしで、歩行することができるようになる」は、かなり具体的に長期目標が設定されています。しかし、これは退院時なのか、１年後の状態を示しているのか、といった期限があいまいです。また、「どのくらい」歩行できるようになるのが目標なのかもあいまいです。入院中は、退院時の状態を指すことが多いと思いますが、実習ではさらに短く、受け持ち期間終了までをめやすにすると、目標を設定しやすいでしょう。短期目標では、例えば３日後、１週間後、10日後などをめやすに、「○月○日までに、～ができる」と記載しましょう。

4. 看護介入に合わせて設定

期待される結果の設定がうまくいかないと感じたときは、実施しようとしている看護介入を書き出し、「それを実行したら、患者さんはどんな状態になっているかな」と考えることによって、期待される結果が具体的になることもあります。

＃２の下線部❻「筋力が増える」、下線部❼「体力低下を感じなくなる」は、関連因子と対応していますが、あいまいで評価をすることは難しいです。しかし、看護計画で、「ベッドサイドでできる筋力アップの運動を取り入れよう」ということが出てくれば、「１日３回、10分ずつ、座位で足の上げ下ろしを行う」といった具体的なトレーニングの目標が導き出されます。その行動を続けることにより、歩くための筋力の増強が期待できるでしょう。

▶ 看護計画

1. 具体的に書くコツ

#1、#2も、大体、どのようなことを実施するのかは理解できます。しかし、#2の下線部❽❿「ベッド上でのリハビリテーションを行う」や、下線部❾「毎食後に病棟の廊下を歩行する」という計画を実行しようとしても、どのようにしてよいのかがわかりません。それは、個別性がなく、歩行困難な人なら誰にでも当てはまりそうな内容になっているからです。

指導者から「個別性がない」「もっと詳細に計画を立てなさい」と指摘された経験のある学生も多いと思います。看護計画を、個別的、具体的に記載するコツは、4W1H（※2）を意識して書くことです。誰が、何を、いつ、どこで、どのようにするかを記載することです。

＃２の下線部❾「毎食後に病棟の廊下を歩行する」を、「転倒しないように看護者が付き添い、患者さんが毎食後30分～１時間以内に、病棟の廊下を片道（約50m）歩く。復路は歩行器か車椅子を使用する」と書くだけで、すぐに実行できそうな計画になります。

2. どのプランなのかと迷ったら

＃１の下線部❹に、「インスリン注射をするときに、インスリン注射が身体をよくするものであることが伝わるような声のかけ方をする」とあります。

これは、「声をかける」のだからC-Pのようにも思えますが、「身体をよくするものである」と伝えることでもあるため、E-Pともとらえられます。

このように、C-PなのかE-Pなのかと迷うこともありますが、あまり深く考える必要はありません。C-PであろうとE-Pであろうと、実施することに変わりはないからです。＃１の短期目標２.のように、C-PがなくE-Pが主体になることもあります。

大事なことは、看護計画が現実的なものか、患者さんに実行して無理がないかを検討する判断材料になるくらいに詳しく書くことです。そうすることで、教員や指導者から具体的なアドバイスを得ることができ、患者さんにも安全で喜んでもらえる看護介入の計画が立てられるでしょう。

※2　4W1H（Who：誰が、What：何を、When：いつ、Where：どこで、How：どのように）

実施・評価

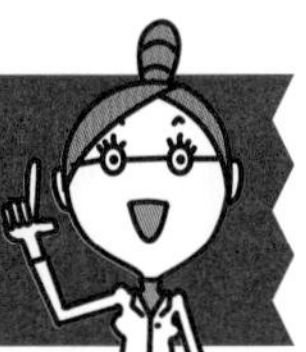

☑ 実施・評価のポイント

看護計画の立案までが終わりましたから、いよいよ次は、看護計画に基づいて看護介入を行い、評価する段階です。実施・評価の書き方を解説します。

記録様式が異なるわけ

さて、「情報収集」や「アセスメント」、「看護診断ごとの看護計画の立案」では、学校によって、また専門領域（例えば、成人看護学や小児看護学）によって、実習記録の様式が大きく異なるようなことはあまりないと思います。

ところが、「実施と評価」の記録様式は、学校や専門領域によって、かなり異なることがあります。「同じ学校なんだから同じ記録様式を使ってほしい」という学生の意見を聞くこともありますが、“記録することによって何を学んでほしいか”という教育目的がそれぞれ異なるので、記録様式の違いには大きな意味があります。

ここでは、「期待される結果」を達成するための看護介入を、日々、計画・実施・評価できるように工夫した経過記録の様式（**表1**）を用いて、毎日の「実施と評価」の書き方を解説します。

何を評価するか

「実施と評価」を書く場合に難しいと感じたこととして、「最初は、何を評価するのかがわからず、とまどった」ということをよく聞きます。

「評価」は「期待される結果」に対応しています。つまり、実施したことが「期待される結果」をもたらしたか、「期待される結果」に向かっていたかを評価するのです。

「期待される結果」が達成されれば、その看護診断は解決したことになります。

計画どおりに実施しても、「期待される結果」をもたらさないこともあります。その場合は、計画を続行するのか、追加するのか、変更するのか、中止するのかを検討します。

「期待される結果」の解説（p.137～138）で述べたように、「期待される結果」には、「いつまでに」という期限を設定（たいていは実習の終わり）します。

ただし、評価は設定した日に行うのではなく、実施したそのとき、その日に必ず行うことが大切です。それによって、次の日の計画を具体的に立てることができるのです。

表1 経過記録の様式と書き方

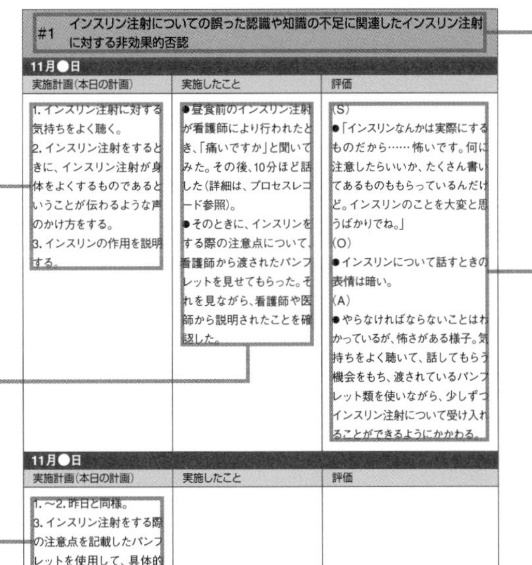

#1 インスリン注射についての誤った認識や知識の不足に関連したインスリン注射に対する非効果的否認

実施計画（本日の計画）	実施したこと	評価
11月●日		
1. インスリン注射に対する気持ちをよく聴く。 2. インスリン注射をするときに、インスリン注射が身体をよくするものであるということが伝わるような声のかけ方をする。 3. インスリンの作用を説明する。	●昼食前のインスリン注射が看護師により行われたとき、「痛いですか」と聞いてみた。その後、10分ほど話した（詳細は、プロセスレコード参照）。 ●そのときに、インスリンをする際の注意点について、看護師から渡されたパンフレットを見せてもらった。それを見ながら、看護師や医師から説明されたことを確認した。	(S) ●「インスリンなんかは実際にするものだから……怖いです。何に注意したらいいか、たくさん書いてあるものももらっているんだけど。インスリンのことを大変と思うばかりでね。」 (O) ●インスリンについて話すときの表情は暗い。 (A) ●やらなければならないことはわかっているが、怖さがある様子。気持ちをよく聴いて、話してもらう機会をもち、渡されているパンフレット類を使いながら、少しずつインスリン注射について受け入れることができるようにかかわる。
11月●日		
1. ～2. 昨日と同様。 3. インスリン注射をする際の注意点を記載したパンフレットを使用して、具体的に説明する。		

●看護診断
●看護計画に基づいて、その日の実施計画を記載する。
●C-PとE-Pを中心に記載する。O-Pについては、フローシートも活用して、時系列にデータを整理する。
●実習スタート時には、記載されていること。
●実施後に記載する。
●看護計画に沿って、実施したことを具体的に記載する。
●計画どおりに実施してよいかどうかの判断や、実施中に観察したことも含めて記載する。
●翌日の計画をここに記載する。
●SOAP形式で記載する。
●評価をするための情報を記載する（S、O）。
●記載した情報をもとに、以下のことを評価し、記載する（A）。
①実施したことが、期待される結果（看護目標：長期目標、短期目標）の達成につながっているか。
②実施したケアや教育は、患者に無理がないか、ケアや教育の内容に追加や変更の必要はないか、観察することに追加や変更はないか。
●ここでの評価に基づいて、翌日の計画を立てる（P）。

加えて、実施の方法については、患者さんの身体状態や気持ちに沿っていたか、患者さんの安全・安楽は確保されていたか、自立を促進するものであったのかも評価します。たとえ「期待される結果」をもたらす看護介入であっても、その方法が患者さんに適していなければ、望ましい方法とはいえず、計画の変更や中止が必要となるからです。

また、「評価」は実施したことにより得られた患者さんの反応（事実）に基づいて行います。

このように、看護過程での「評価」は、患者さんの状態を評価するものです。

ところが、学生自身の技術不足や準備不足、実習に臨む態度などに関する反省が書かれていることがあるので、注意が必要です。

例えば、「洗髪を患者さんに実施したのは初めてだったので、時間がかかってしまった」「必要物品がそろっていなくて、患者さんに迷惑をかけた」などは、「評価」ではありません。それらは、「反省」や「感想」といったところで書くものです。

☑ 実施・評価の実例

#1について記載した経過記録

#1 インスリン注射についての誤った認識や知識の不足に関連したインスリン注射に対する非効果的否認		
11月△日		
実施計画（本日の計画）	実施したこと	評価
1. インスリン注射に対する気持ちをよく聴く。 2. インスリン注射をするときに、インスリン注射が身体をよくするものであるということが伝わるような声のかけ方をする。❶ 3. インスリンの作用を説明する。❷	●昼食前のインスリン注射が看護師により行われたとき、「痛いですか」と聞いてみた。その後、10分ほど話した（詳細は、プロセスレコード参照）。❹ ●そのときに、インスリン注射をする際の注意点について、看護師から渡されたパンフレットを見せてもらった。それを見ながら、看護師や医師から説明されたことを確認した。❺	S ●「インスリンなんかは実際にするものだから……怖いです。何に注意したらいいか、たくさん書いてあるものももらっているんだけど。インスリンのことを大変と思うばかりでね」 O ● インスリンについて話すときの表情は暗い。 A ●やらなければならないことはわかっているが、怖さがある様子。気持ちをよく聴いて、話してもらう機会をもち、渡されているパンフレット類を使いながら、少しずつインスリン注射について受け入れることができるようにかかわる。
11月△日		
実施計画（本日の計画）	実施したこと	評価
1. ～2. 昨日と同様。❸ 3. インスリン注射をする際の注意点を記載したパンフレットを使用して、具体的に説明する。		

❶✕ 具体的にどのような声かけをするのか明記しましょう。また、話す内容をあらかじめ準備しておきましょう。

❷✕ いつ、何を用いて、どのような内容を説明するのか記載しましょう。

❸✕ どのように行うのか、具体的な計画を明記するようにすれば、「昨日と同様」とはならないはずです。

❹○ 会話により実施したことをプロセスレコードで表すのは有用です。

❺✕ 実施の内容を患者の状況がわかるよう、具体的に記載しましょう。

#2について記載した経過記録

#2 ベッド上臥床が長いことによる下肢の筋力の低下と自覚的な体力の低下に伴う歩行障害		
11月△日		
実施計画（本日の計画）	実施したこと	評価
1. 午前10時と午後2時に、ベッド上で、以下のリハビリテーションを行う。①足関節の運動（10回ずつゆっくり回す）。❻ ②大腿四頭筋等尺運動（仰臥位で、膝をまっすぐに伸ばし、膝の後面を床に押し付けるように力を入れ、同時に大腿の筋肉に緊張を加える。力を入れたままゆっくり5つ数え、その後、力を抜く。これを10回繰り返す）。③下肢伸展挙上訓練（仰臥位で、膝を伸ばしたまま約10°下肢を上げ、ゆっくり5つ数え下ろす。これを10回繰り返す）。④ベッド上で殿部挙上運動10回。これを2回繰り返す。⑤ベッドに端座位になり、足の上げ下ろしを10回行う。 2. ベッド上でのリハビリテーションの後、歩行練習をする。歩行器を用い、廊下まで出る。	●昨日は、少し眠れたようで、朝訪室したときの表情が明るかった。ベッド上でのリハビリテーションや歩行練習をすることを提案すると「やらないといつまでも歩けないものね」と意欲的な発言もあった。午前は、計画どおり実施したが、一部できないものがあった。❼ ●午後は疲れた様子だったので、ベッド上でのリハビリテーションは行わず、歩行器を用いての歩行練習のみにした。❽	S ●「やらないといつまでも歩けないものね」。 ●「ベッド上でいろいろやるだけでも、結構たいへんです。少しずつやりたいので、どのようにしたらいいか、教えてくださいね」❾ O ●ベッド上のリハビリテーションの内容がハードな様子。❿ ベッド上のリハビリテーションと歩行練習を続けて行うと、疲労が強い。 A ●やる気はあるので、それが維持できるように計画を続行する。ただし、ベッド上のリハビリテーションの内容、および歩行練習の時間を変更する。⓫

❻○ 具体的に記載されています。患者が自分で行うのか、学生が援助して他動運動を行うのかがあればカンペキです。

❼❽× 実施の内容を患者の状況がわかるよう具体的に記載しましょう。

❾○ 実施後、患者に直接聞いて得た情報です。患者の評価を得ることは有用です。

❿× もう少し事実を詳細に書きましょう。アセスメントが深まり、次の計画につながります。

⓫× 下線❿を詳細に記載することで、⓫のアセスメントはAのように変更できます。具体的に評価することで、より患者に適した、具体的な計画の修正ができます。

A 下線⓫の変更例

ただし、計画した方法では疲労が強いので、以下の方向で修正する。
①程度を軽くする。
②ベッド上のリハビリテーションの回数を増やすため、D氏が自分で行えるように、方法を図に書いて説明する。
③ベッド上でのリハビリテーション後、休息をとってから歩行練習を行う。
④歩行練習の前に立ち上がり練習、ベッド柵につかまり背のび運動を加える。

☑ 実施・評価の解説

▶ 実施計画

実施計画には、立案した看護計画に基づいて、その日の実施計画を具体的に記載します。

先にも述べたとおり、看護計画は観察計画（O-P）、ケア計画（C-P）、教育計画（E-P）に分けて考えますが、実施計画にはC-P、E-Pを中心に記載します。

O-Pについては、フローシート（経過一覧表）などを活用して、経時的にデータを整理するなど工夫しましょう。

前日には翌日の実施計画を書き上げ、技術の復習や必要な資料を読むなどして、準備をしておくことが、よいケアを実施するために大切です。

＃1の下線部❶には、具体的にどのような声のかけ方をするのかが明記されていません。「インスリン注射をしているから、働き続けてくれた膵臓にちょっとお休みしてもらっているのですね」など、話す内容をあらかじめ準備しておくと、いざというときに実施できる、役立つ計画となります。そのようにすると、下線部❸も「昨日と同様」にはならないでしょう。

下線部❷は、いつ、何を用いて（例えば、パンフレットや本、絵など）、どのような内容を説明するのかを記載しておく必要があります。

＃２の実施計画はとても具体的に書いてあります。「ベッド上のリハビリテーション」だけではなく、下線部❻のように「足関節の運動（10回ずつゆっくり回す）」とありますので、よくわかります。誰が行うのか（患者さんが自分で行うのか、学生が援助して他動運動するのか）があれば、さらによいです。

▶実施したこと

ここでは、看護計画に沿って、実施したことや状況を詳しく書くことが大切です。実施したことだけではなく、計画どおり実施してよいかどうか判断したことや、実施中に観察したことも含めて記載します。

患者さんの言葉や反応、観察したこと、感じたことなどを忘れないように、なるべく実施直後に、ポイントをメモ帳に書き留めておきましょう。

診療録としての看護記録には、「○時清拭」と簡潔に書いてあることが多いですが、実習記録では細かに記述することで、観察力を養えます。また、その場にいなかった教師や指導者がその記述を読めば、どのようにその状況を解釈すればよいかという点で、アドバイスしてくれるでしょう。

＃1の下線部❹のように、会話したやりとりで実施したことは、プロセスレコード（※3）で状況を書き出すのも有用です。

＃２の下線部❼「午前は、計画どおり実施したが、一部できないものがあった」は、その内容を具体的に書きましょう。例えば、「午前９時40分から、計画どおりベッド上でのリハビリテーションを行った。大腿四頭筋等尺運動を10回繰り返すと、『結構疲れるわね』との言葉が聞かれた。下肢伸展挙上訓練は、３つ数えるところまでしかできなかったが、５回繰り返した。端座位での足の上げ下ろしはスムーズに実施できた」などと記載すると、患者さんの状況がよくわかります。

＃１の下線部❺、＃２の下線部❽も同様です。説明された内容をどれくらい理解していたか、そのときの患者さんの反応はどうだったか、どのくらいの距離を歩いたか、足取りはどうだったか、などを書くと具体的になります。

▶評価

評価では、情報に基づいて評価を記載します。「情報収集のポイント」（p.119）のところでSデータ、Oデータについてすでに説明しました。評価では、経過記録を書く際に用いる「SOAP形式」によって、情報を主観的情報（Sデータ）と客観的情報（Oデータ）に分けています。

Sデータでは、患者さんの言葉をそのまま記載します。Oデータでは、観察したことや測定したことなどを記載します。「SOAP」の「A」は「assessment：アセスメント」の略ですが、「情報から判断されること＝期待される結果は達成されたか、計画変更・追加の必要はあるか」を記載します。

「実施したこと」にも、観察したことや患者さんの言葉を記載するので、内容が重なることもありますが、そのようなことをアセスメントするための情報を「評価」には書きます。

「P」はプランのことで、ここでは、「実施計画」がそれに相当します。

＃２の下線部❾は、実施後、患者さんにリハビリテーションの感想を直接聞いて確認したものです。このように、患者さんの評価を得ることは有用です。

＃２の下線部❿は、もう少し事実を詳細に書く必要があります。詳細に事実を書くことでアセスメントも深まり、次の計画につながります。例えば、「大腿四頭筋等尺運動は、７回目くらいから力の入り方が弱くなった。下肢伸展挙上訓練では、下肢を上げたまま３秒の保持しかできず、続けて５回行うと、下肢が上がらなくなった。立ち上がりは、支えがあれば一人でできた。歩行器に支えられると、ふらつきなどなく、歩行できた。足もよく上がっていたが、歩幅が小さい」というように、情報を記載すれば、下線部⓫のアセスメントは、🅰に示したように書くこともできます。

このように、具体的に評価をすることで、それを翌日の実施計画に反映させます。＃２の実施計画１.の③に関しては、「10°の下肢挙上を３秒、これを５回繰り返す」、実施計画２.に関しては、「２. ベッド上でリハビリテーションの後、１時間おいて、歩行練習をする。①足関節の運動。②ベッド上に端座位になり、足の上げ下ろしを行う。③歩行器を用い、廊下まで出る」などのように修正し、実施できるようにします。

※3　プロセスレコード：学生（看護師、医療者）と患者間の、会話と、観察された非言語的情報を記載し、相互作用をみる記録方法（p.36参照）。

サマリー（看護要約）

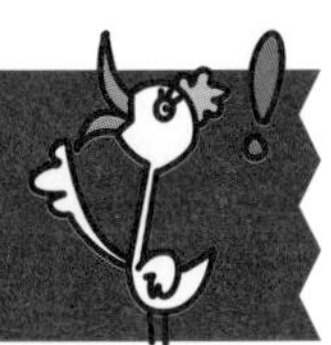

☑ サマリーのポイント

実習が終了すると、患者さんの健康上の問題に対して、何を実施し、その結果、その問題はどのように変化したのかについて、まとめます。サマリーの内容は、何のためにサマリーを書くのか、書かれたサマリーを誰がどのような目的で用いるのかによって決まります。病院では、看護の継続を目的に、一般的には**表1**に示したような項目で、1枚程度にまとめられていることが多いでしょう。ここでは、実習記録でのサマリーの書き方について解説します。

▶ 要約・看護の継続・自己評価を行う

実習記録でのサマリーの目的としては、①要約する、②看護を継続する、③自己評価する、を挙げることができます（**表2**）。

実習では、「自己評価」として、看護診断の挙げ方や計画などの看護過程展開についての技術や、提供した清拭や洗髪などの技術について振り返ることをサマリーの目的の一つに入れています。

学生は実習で、アセスメントがうまくいかず何度も看護診断を立て直したり、看護診断の表現に困ったり、看護技術に習熟していないために適切なケアができなかったりということが、とても多いでしょう。つまり、患者さんよりむしろ学生側の要因によって、期待される結果に到達できないことがあるのです。

また、期待される結果に到達した場合でも、「到達してよかった、解決した」だけで終わるのではなく、自分の実施した看護がどのように有効だったのか、あるいはその変化は、自分の実施したこととは別の要因によるものなのかを、さまざまな情報から判断することが必要です。

▶ 看護の継続とは

さて、サマリーには「看護を継続する」目的がありますが、学生は何を誰に継続するのでしょう。実習では、看護診断ごとに設定した「期待される結果」に到達するために、実施と評価を繰り返します。この過程で期待される結果に到達すれば、その看護診断に対する看護介入の必要はなくなります。一方、実習終了日になっても到達していない場合、看護介入を継続する必要があります。

学生の実習終了後、継続して患者さんに看護介入をするのは、患者さんがまだ入院している場合は病棟の看護師、退院するのであれば外来の看護師、転院するのであれば転院先の看護師です。学生の書いたサマリーを実際にどのように利用して継続看護に生かすかは、各学校や病院のシステムによりさまざまですが、いずれにしても、サマリーの読み手を意識して、簡潔に正しく情報が伝わるように書くトレーニングをしましょう。実習生といっても、チームの一員として責任を果たすという視点をもつことが重要です。

▶ 簡潔に書く

p.144 **表3**に、サマリーの様式と書き方の例を示しました。看護診断ごとに「実施したこと」「評価」を書く点は経過記録と同様です。しかし、日々の経過記録に書いたことを、そのまま転記すると、膨大な量になってしまい、サマリーの意味がなくなります。年齢や性別、診断名（病名）、受け持ち期間などの基本的事項を加えて、すべての看護診断について要約して、実習記録用紙1～2枚にまとめることになりますので、簡潔に書きましょう。

表1 看護記録でのサマリーの内容

●氏名、年齢、性別	●看護経過
●診断名（病名）および手術名	●残された問題と継続事項
●入院年月日、退院（転院）年月日	●現在の治療内容（内服薬等）
●入院から現在までの経過（治療内容を含む）	●本人、家族への説明

表2 実習記録でのサマリーの目的

①要約する	看護診断ごとに、実施したケアの内容を要約し、期待される結果の到達度を評価する
②看護を継続する	期待される結果に到達していない看護診断については、今後どのようなケアが必要であるかを考える
③自己評価する	看護過程展開や提供した看護技術について振り返り、自己の課題を明確にする

表3 サマリーの様式と書き方

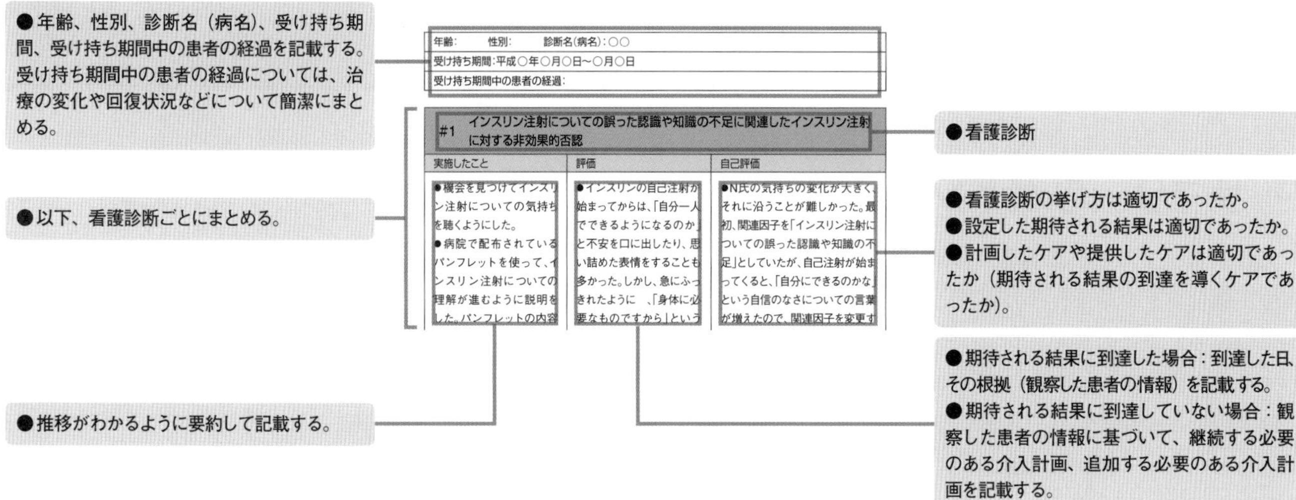

●年齢、性別、診断名（病名）、受け持ち期間、受け持ち期間中の患者の経過を記載する。受け持ち期間中の患者の経過については、治療の変化や回復状況などについて簡潔にまとめる。
●以下、看護診断ごとにまとめる。
●推移がわかるように要約して記載する。
年齢： 性別： 診断名(病名)：○○
受け持ち期間：平成○年○月○日～○月○日
受け持ち期間中の患者の経過：
#1 インスリン注射についての誤った認識や知識の不足に関連したインスリン注射に対する非効果的否認
実施したこと
評価
自己評価
●看護診断
●看護診断の挙げ方は適切であったか。
●設定した期待される結果は適切であったか。
●計画したケアや提供したケアは適切であったか（期待される結果の到達を導くケアであったか）。
●期待される結果に到達した場合：到達した日、その根拠（観察した患者の情報）を記載する。
●期待される結果に到達していない場合：観察した患者の情報に基づいて、継続する必要のある介入計画、追加する必要のある介入計画を記載する。

☑ サマリーの実例

#1について記載したD氏のサマリー

#1 インスリン注射についての誤った認識や知識の不足に関連したインスリン注射に対する非効果的否認		
実施したこと	評価	自己評価
●機会を見つけて❶、インスリン注射についての気持ちを聴くようにした。 ●病院で配布されているパンフレット❷を使って、インスリン注射についての理解が進むように説明をした。パンフレットの内容については理解されていたが、インスリンに対する怖さが強いようだった。❸インスリン自己注射が開始になったので、昼食前の自己注射のときは、その手技を一緒に行った❹（朝と夕、眠前は病棟看護師）。最初はやらなければならないという思いだけが強かったが、徐々に受け入れがよくなった。	●インスリンの自己注射が始まってからは、「自分一人でできるようになるのか」と不安を口に出したり、思い詰めた表情をすることも多かった。しかし、急にふっきれたように❺、「身体に必要なものですから」という言葉が聞かれ、「実際にしていかなくてはならないのは自分なので、積極的に練習しなければなりません」という言葉が聞かれるようになり、前向きな姿勢に変わった。❻ よって期待される結果に到達した（11月△日）。	●D氏の気持ちの変化が大きく、それに沿うことが難しかった。最初、関連因子を「インスリン注射についての誤った認識や知識の不足」としていたが、自己注射が始まってくると、「自分にできるのかな」という自信のなさについての言葉が増えたので、関連因子を変更する必要があった。❼ パンフレットを利用して説明したが、内容はすぐに理解され、知識の不足というよりも、むしろ読むことを避けていたのだということが、後でようやくわかった。 ●インスリンの受け入れについて気をとられているうちに、インスリンの自己注射が始まってしまった。自分に自己注射についての知識がなかったので、看護師さんが説明されるのを一緒に聞いていた。自己注射になることは予測できたので、もっと早めに準備をしておけばよかった。

❶✕ どのような「機会」が効果的だったのか、具体的に拾い上げて書きましょう。

❷○ このようにどのような教育媒体を使ったのかを明記することで、継続看護に生かすことができます。

❸✕ どのような看護介入を行ったのかを中心に簡潔に記載しましょう。

❹✕ 何を意図したのかを具体的にするとよいでしょう。

❺✕ どのような看護介入が機能したのかが書かれていません。経過から考察する必要があります。

❼○ 治療内容の変更や患者の気持ちの変化によって関連因子が変化することがあります。

❻✕ 期待される結果に到達したといえます。しかし、❺でどのような看護介入の結果、到達できたのかが書かれていません。

#2について記載したD氏のサマリー

#2 ベッド上臥床が長いことによる下肢の筋力の低下と自覚的な体力の低下に伴う歩行障害		
実施したこと	評価	自己評価
●ベッド上で、筋力アップの運動❽を行った。一人でもできるように、方法を図にして❾ベッドサイドに掲示した。午前と午後の歩行練習前に一緒に行ったほか、自分一人で5分くらいの運動を1日3〜4回行っていた。 ●はじめは歩行器を使い、安定してからは歩行器なしで午前と午後に100m程度の歩行練習を行った。 ●徐々に距離を延ばし、外来まで歩行練習をした。	●支えなしで一人で歩けるようになったものの、「足がだるい、疲れる」という言葉が聞かれ、外来までは途中で休憩が必要である。筋力も体力もかなり回復してきているが、もう少し継続して筋力アップと歩行練習を続ける❿必要がある。 ●「このままでは家に帰って家事ができない」という言葉も聞かれるので、退院に向けて自信をつけてもらうために、計画に階段の昇降を加える。⓫	●歩行練習はとても意欲的であり、その分、疲労を残してしまうこともあった。筋力トレーニングや歩行の様子を観察して、少しずつ段階を上げていくタイミングが難しかった。 ●期待される結果を「外来まで、一人で支えなしで歩けるようになる」としたが、計画を立ててから2週間では、ちょっと早かったかもしれない。また、最終的にどこまでできるようになるのかを予測することが難しいので、長期目標が立てにくかった。⓬ ●日に日に回復してこられ、外来まで歩けるようになったことがとてもうれしかった。

❽✕ 運動の種類を記載すれば、より具体的になります。

❾○ オリジナルの教育媒体を使用した場合、このように患者の個別性を考慮したところを強調するとよいでしょう。

❿✕ 継続する必要のある介入を明確にしておくとよいでしょう。その際、その問題の解決に効果的であると考えられる介入を挙げておきます。また、「もう少し継続して」ではなく、より具体的な期待される結果を書きましょう。

⓬○ 計画を立てた時点からだいぶ先のことであっても、経験が少ないと、期待される結果を具体的に設定することは困難が伴うものです。客観的な振り返りとして、自己評価を利用しましょう。

⓫○ このように、追加する介入計画があればそれを加えます。

☑ サマリーの解説

▶ 実施したこと

1. 看護介入の内容を中心に書く

経過記録の「実施したこと」をまとめて書きます。経過記録では、計画どおり実施してよいかどうか判断したことや、実施中に観察したことも含めて詳しく記載しました。しかし、サマリーでは、どのような看護介入を行ったのかを中心に簡潔に記載することが大切です。

例えば、＃１の下線部❸に「怖さが強いようだ」という情報が書かれていますが、ここではむしろ「怖さ」を軽減するためにどのような説明をしたのかを中心に記載したほうがよいです。

2. 継続看護に生かせるよう具体的に書く

＃１の下線部❶の「機会を見つけて」は、例えば「インスリン注射をするとき」や「散歩に行ってベンチに座って休憩をしているとき」など、特に効果的だった場面を拾い上げておくと、D氏に効果的な「機会」とはどのようなときだったのかがわかります。＃１の下線部❹も、何を意図したのかを具体的にするとよいでしょう。

＃２の下線部❽には、「大腿四頭筋等尺運動、下肢伸展挙上訓練、端座位での足の上げ下ろし」というように、運動の種類を書いておくとより具体的になります。

＃１の下線部❷のように、その病棟オリジナルのパンフレットや市販されているテキストなど、どのような教育媒体を使ったのかを明記することで、継続看護に生かすことができます。

もしも、自分でオリジナルのパンフレットを作成した場合には、「インスリンのメカニズムを図式化」や、＃２の下線部❾のように「一人でもできるように、方法を図にして」など、患者さんの個別性を考慮したところを強調するとよいでしょう。

▶評価

1. 健康上の問題が解決したか、看護介入を継続する必要があるかを書く

評価では、それぞれの看護診断ごとに、患者さんの健康上の問題が解決したのかどうか、看護介入を継続する必要があるのかどうかを判断します。

期待される結果は、看護介入を行った結果、「患者さんがこういう姿や状態であったらいいな、こういう行動や反応が患者さんにみられたらいいな」ということを言葉にしたものでした。そこで、この期待される結果で表現した「患者さんの姿」と、看護介入したことで得られた患者さんの情報を比較して、期待される結果に到達したのかどうかを判断します。

2. 到達した場合、機能した看護介入を明記する

＃１の下線部❻の「『実際にしていかなくてはならないのは自分なので、積極的に練習しなければなりません』という言葉が聞かれるようになり、前向きな姿勢に変わった」ことにより、「インスリン注射に対する否定的な言動がなくなった」と判断されるので、期待される結果に到達したといえるでしょう。

ただ、下線部❺に「急にふっきれたように」とありますが、この表現では、どのような看護介入が機能したのかがわかりません。時間経過に伴う自然な成り行きだったのか、それとも実習生が話を聴いたことや、インスリン注射を一緒に行ったことで患者さんのインスリン注射に対する受け入れを促進したのか、あるいは患者さんのインスリン注射の知識が増えたことが問題の解決に有効にはたらいたのかなど、経過を振り返って考察する必要があります。

3. 到達していない場合、継続する必要のある介入を明記する

一方、期待される結果に到達していない場合については、＃２の下線部❿「もう少し継続して筋力アップと歩行練習を続ける」のように、継続する必要のある介入を明確にしておくとよいでしょう。その際、その問題の解決に効果的であると考えられる介入を挙げておきます。逆効果で実施しないほうがよいことが明確であれば、それを記載しておくことも効果的です。また、「もう少し継続して」という表現は、「外来まで休まずに歩行できるまで」というように具体的に表現するとよいでしょう。

＃２の下線部⓫のように、追加する介入計画があればそれを加えます。このときも、「外来まで休まずに歩行できるまで」と同じように、期待される結果をある程度明確にしておくと、継続看護に生かすことができます。

▶自己評価

1. 自分の考えたことを客観的に振り返る

自己評価では、看護診断の挙げ方は適切であったか、設定した期待される結果は適切であったか、計画したケアや提供したケアは適切であったか、を記載します。

＃１の下線部❼のように、治療内容の変更や患者さんの気持ちの変化によって関連因子が変化することがあります。また、看護介入を実施したことによって、ようやく関連因子が明確になってくることもあるでしょう。

さらに、＃２の下線部⓬で振り返っているように、計画を立てた時点から２週間くらい先のことであっても、経験が少ないと、期待される結果を具体的に設定することは困難が伴います。

挙げた看護診断や期待される結果は、患者さんに変化があったり、新しく気づいたことがあればどんどん変更すればよいと頭ではわかっていても、実習記録にタイムリーに反映させることは、なかなかできません。しかし、それを振り返って整理することで、事実に基づいて判断していたかどうかや、その判断は正しかったのかなど、自分の思考過程を確認することができます。

自己評価は、後追いであっても自分の考えたことや行ったことを客観的に振り返るために使いましょう。

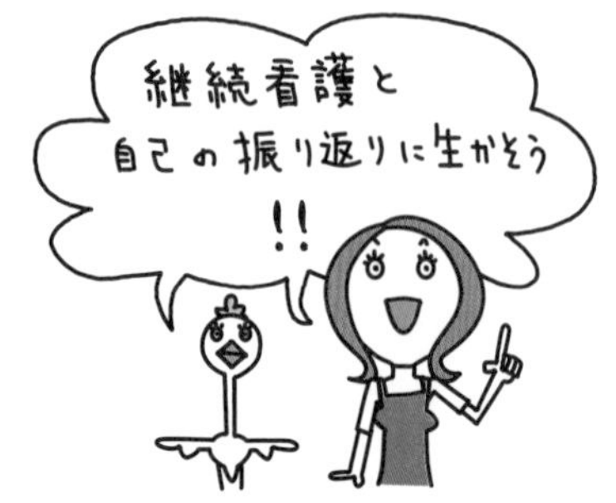

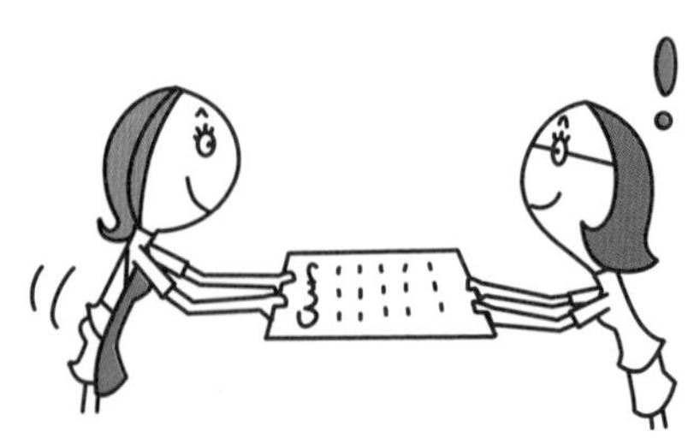

ゴードンの11の機能的健康パターンによる看護過程の展開②

事例でわかる 肺がん患者の終末期における看護

鈴木要子

事例紹介

E氏・65歳・男性。

【診断名】

肺がん。

【既往歴】

特になし。

【現病歴】

2年前、血痰がみられ、近医を受診したが、特に問題ないと言われた。1か月前から再び血痰がみられたので同じ近医を受診したところ、肺がんが疑われるということで大学病院を紹介された。大学病院での検査で、右肺尖部の非小細胞肺がん（扁平上皮がん）ⅢB期と診断された。医師から化学療法と放射線療法を勧められているが、E氏は治療を拒否している。

看護過程の展開

学生が実習で受け持ったのは、診断を受けてから10日後です。実習開始後2日間で得た情報を、「ゴードンの機能的健康パターン」[1]の枠組みを用いて整理しました。

アセスメント

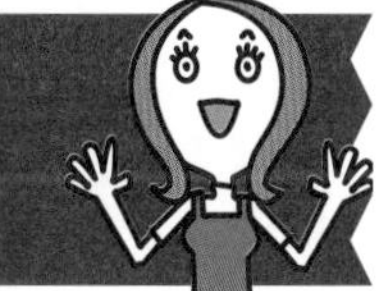

S：主観的情報
O：客観的情報
A：アセスメント

1. 健康知覚－健康管理パターン

情報（S・O）	情報の解釈と分析（A）
S ●「たばこをずっと吸っていたので肺がんになったのだと思う」 ●「がんだから何をしても治らない」 ●「抗がん剤は副作用ばかりでわしには効かないと思う」 ●「禁煙はできない。肺のために本数は減らすようにしている」	●肺がん（扁平上皮がん）と喫煙の関係を認識し、「肺のために」と本数を減らしているが、やめていない。 ●医師に対して信頼感を抱くことができず、がんの治療についても検討する以前に「効かない」と思い込んでいる。また、「がんだから治らない」「入院は終わりにしたい」という発

●「先生（医師）のことが信じられなくなった。2年前にもちゃんと診てもらっていたのに今になって手遅れなんて、何をしてもどうせ治らない」 ●「元気になりたいが、きっと治らない……」 ●「入院は終わりにしたい」 ●「これ以上入院したら仕事がなくなる。それは死ぬのと同じくらいつらい」 **O** ●10代から喫煙し、1日に40本から60本吸っていた。現在は10本に減らしている。 ●気管支拡張薬や去痰薬の処方を受け、毎食後内服している。 ●飲酒は肺がんの診断を受けてからやめている。 ●医師の説明（10日前に妻・子どもとともに受ける）。「右の肺に肺がん❶があり、進行した状態。抗がん剤と放射線治療❷をすれば効果を期待できる。抗がん剤の治療には副作用の影響を軽減させる治療を併用❸するが、副作用を取り除くことはできない。治療の効果❹は約3割だと考えられる」 「たばこはやめましょう」「治療をしない場合は余命が短い」 ●（妻より）「仕事やお金のことはなんとかなるから、治療を受けてほしい。がんの治療を受けてほしいと子どもも願っている」	言から、病気の特性や経過について理解しようという姿勢が認められず、現状に対する否認とあきらめが見受けられる。①処方を受けている気管支拡張薬や去痰薬を内服していること、たばこの本数を減らしていることから、治療すべてを拒否しているわけではない。 ●家族ががんの治療を受けてほしいと希望していることから、②E氏のがんに対する治療を拒否する意思に変化が生じる可能性がある。 ●「元気になりたい…」、血痰出現時にすぐ受診する、喫煙の本数を減らす、飲酒をやめる、処方薬をきちんと内服するなど、健康を回復させたい意思が認められる。

2. 栄養ー代謝パターン

情報（S・O）	情報の解釈と分析（A）
S ●「痰が絡むような感じがして飲み込むときにつかえる感じがする」 ●「あまり食欲がわかない」 ●「咳き込むと吐き気がして、あまり食事が摂れない」 ●「あまり水分を摂らないほうである」 **O** ●入院後に食欲が低下、病院食摂取量5割程度。 ●（妻より）「小食なうえに食べ物の好き嫌いが激しい」 ●病院食は1日1,700kcalのメニューである。 ●身長：162cm、体重：45kg（1か月前に比べ4kg減少している）。 ●BMI 18.7→17.1。 ●1日水分摂取量800～1,000mL程度。 ●1日尿量1,000～1,100mL。 ●前頸骨部に浮腫（圧迫痕）なし。 ●○月●日BT（body temperature：体温）＝36.4～36.8℃、P（pulse：脈拍）＝82～92回/分・不整なし、BP（blood pressure：血圧）＝98/72mmHg、R	●年齢と体格から算出される1日に必要とされるエネルギー量1,200kcalと比較し、摂取エネルギーが不足している。元から小食であること、入院後に食欲が低下していること、嚥下困難や咳き込みによる悪心、入れ歯が合わなくなってきたことなどから食事が十分に摂取されていない。1か月前に比べ4kg体重が減少しさらにやせたこと、血液検査データのTP、Albの値からも低栄養状態の持続・悪化が予測される。 ●体温は正常であるが、WBC③はやや高値であること、肺雑音、粘稠な喀痰が認められることから、感染に注意する必要がある。 ●Ht、Hb、RBCより軽度の貧血④が認められ、低栄養状態の持続や、化学療法や放射線治療の副作用によ

情報理解のための基礎知識

❶肺がんは小細胞がんと非小細胞がんの2つに大別される。小細胞肺がんは増殖が速く転移しやすい特徴がある。治療は薬物療法が中心に行われる。

非小細胞肺がんは小細胞がんでない肺がんの総称で、腺がん、扁平上皮がん、大細胞がんなどがあり、手術を中心とした治療が行われる。

扁平上皮がんの特徴として、喫煙との関連が大きい、男性に多い、肺門部に近い気管・気管支にできやすい、咳・血痰などの症状が出やすいなどがある[2]。

❷ⅢB期の非小細胞肺がんに対する治療は、抗がん剤による化学療法、放射線療法と化学療法の併用、放射線療法を単独に行うなどがある[2]。

❸主に抗がん剤の投与日から数日間にわたって現れる悪心・嘔吐に対しては、予防する薬剤が投与される。白血球減少が高度な場合、感染症の合併を防ぐため顆粒球コロニー刺激因子（G-CSF：granulocyte colony-stimulating factor）が投与される。貧血、血小板減少が高度な場合には輸血を行うこともある。間質性肺炎に対しては、薬剤の中止と、ステロイド薬の投与が行われる[3]。

❹病期Ⅲ期の非小細胞肺がんの5年相対生存率は28.4%である（がん診療連携拠点病院等院内がん登録生存率集計2012-2013年5年生存率）。

アセスメントの根拠

①がんであることを知らされて間もない場合は、ショックや否認の時期にあることが多く、病気や治療について理解し判断することは非常に困難である。病状や治療に関する理解に矛盾が生じることはまれではない。患者の心理状態をふまえ、どのような部分に矛盾や混乱が生じているかアセスメントする必要がある。

②家族の病状や治療に関する理解や治療に対する希望と、本人のものとの違いを明らかにし、影響をアセスメントする。

(respiration：呼吸)＝18～24回/分、肺雑音あり、SpO_2(経皮的酸素飽和度)＝95～99%、チアノーゼなし。

● 身体を動かした後に息切れがみられることがある。

● 咳嗽、喀痰（粘稠痰・黄色、血痰）がみられる。

● 血液検査データ❺（10日前と昨日検査分）

項目	基準値*4	10日前	昨日
Ht（ヘマトクリット値）	男性40.7～50.1%	36.8	35.9
Hb（ヘモグロビン量）	男性13.7～16.8g/dL	12	11.9
WBC（白血球数）*1	3,500～8,700/μL	8,200	8,100
RBC（赤血球数）*2	男性435～555×10^4/μL	400	398
Plt（血小板数）*3	15.7～34.6×10^4/μL	17	16
Na（血清ナトリウム）	138～146mmol/L	135	140
K（血清カリウム）	3.7～4.8mmol/L	3.6	3.7
Cl（血清クロール）	100～108mmol/L	97	101
TP（総タンパク）	6.6～8.1g/dL	6.0	5.8
Alb（血清アルブミン値）	4.2～5.2g/dL	3.2	3.1

● 皮膚は乾燥し、痒みがある。擦過の痕はみられない。

● 部分入れ歯を使用。最近合わなくなっている。

って増悪することが予測される。

● 皮膚が乾燥し痒みがあるが、水分出納バランスもよく、皮膚を擦過している様子がないため、現在のところ皮膚統合性は問題ないと考えられる。

3. 排泄パターン

情報（S・O）

S

●「入院前は毎日排便があった」

●「すっきり出ないときもあるが便秘ではない」

O

● 1～2日に1度排便。便の性状はやや硬め。

● 排尿9回/日。残尿感や尿漏れはなし。

情報の解釈と分析（A）

● 排尿の回数は多めであるが、残尿感や尿漏れがなく問題ないと考えられる。

● 以前に比べ便秘傾向にあるが、現在のところパターンの変調には至っていないと考えられる。

4. 活動－運動パターン

情報（S・O）

S

●「家事以外の身の回りのことはすべて自分で行う」

●「倦怠感があり、以前より活動しなくなった」

●「普段は徒歩と電車で通勤している」

●「国内旅行が趣味」

O

● 入院中はベッド上で横になって過ごすことが多い。

● 身体運動機能は障害なし。

● ○月●日BT＝36.4～36.8℃、P＝82～92回/分・不整あり、BP＝98/72mmHg。

● R＝18～24回/分、肺雑音あり、日中の$SpO_2$95～98%、睡眠時の$SpO_2$97～99%、チアノーゼなし。

● 咳嗽、喀痰（粘稠痰・黄色、血痰）がみられる。❻

● 身体を動かした後に息切れがみられることがある。

● 昨日：Ht35.9%、Hb11.9g/dL、RBC398×10^4/μL。

● 右肺尖部にがんがある。

情報の解釈と分析（A）

● 横になって過ごすことが多いにもかかわらず、呼吸回数と脈拍が多めである。肺雑音があり粘稠な喀痰・血痰がみられることから、気道の浄化が維持されていない。SpO_2値が低めであること、倦怠感があること、体動後の息切れなどから、活動耐性の低下⑤が認められる。

● Ht、Hb、RBCより軽度の貧血が認められ、それも活動耐性の低下の要因となっている。

● 現時点ではガス交換に問題は認められないが、注意が必要である。

● 身体運動機能は問題ないが、今後、活動耐性の低下に伴い、セルフケア不足になる可能性がある。⑥

情報理解のための基礎知識

❺血液検査データは、一つひとつのデータの逸脱の度合いだけでなく、経時的変化を合わせてみる必要がある。10日前と昨日の値から、大きな変化はないと判断できる。

❻扁平上皮がんは太い気管支にできやすく、咳嗽や血痰の症状が多くみられる。がんによる気管支の狭窄・閉塞が起これば、呼吸困難、喘鳴、肺炎などが起こる。

アセスメントの根拠

③④白血球数の増加と軽度の貧血が認められ、おそらく肺がんによるものと考えられる。がんの進行や治療によってそれらが強まることを予測する必要がある。

⑤がんによる肺野の縮小、粘稠な喀痰や血痰により気道の清浄が保たれていないことや、軽度の貧血によって、活動耐性の低下が生じていると考えられる。今後ガス交換の障害や貧血の増強による、活動耐性のさらなる低下を予測する必要がある。

⑥肺尖部のがんの特徴として、肩から腕や手に痛みやしびれ（パンコースト症候群）が起こってくる。現在は身体運動機能に問題が認められていないが、今後これらの症状によってセルフケア不足が生じることが考えられる。

*1 WBC：white blood cell count
*2 RBC：red blood cell count
*3 Plt：platelet
*4 基準値は、日本臨床検査医学会ガイドライン作成委員会：臨床検査値のガイドラインJSLM 2018 検査値アプローチ/症候/疾患. 2018. より引用

5. 睡眠−休息パターン

情報（S・O）	情報の解釈と分析（A）
S ●「自宅では23時から6時まで睡眠をとる」 ●「入院中は夜中に2〜3度、目を覚ます。熟睡感がない」 ●「あまりリラックスできない」 ●「夜中に咳き込んで目を覚ますこともある」 **O** ●睡眠時SpO_2 97〜99%。	●夜間に中途覚醒していることや熟睡感がないことなどから、不眠の症状が認められる。

6. 認知−知覚パターン

情報（S・O）	情報の解釈と分析（A）
S ●「咳がつらい」 ●「咳き込むと吐き気がする」 ●「薬の効果❼は3割ぐらいらしい。効くと肺がよくなるらしい。抗がん剤は非常に強い薬なので副作用もいろいろあると言われた。抗がん剤以外の治療もしなければならない。しかし、これだけしても先生は『治る』とははっきり言わなかった。逃げられているようでイヤになる。自分の身体は自分で治すしかない」 **O** ●皮膚の瘙痒感あり。 ●意識障害なし。 ●知覚機能：視力障害あり（近視と老眼で眼鏡着用。見えにくさなどはない）。 ●右肺尖部❽にがんがある。	●眼鏡で近眼と老眼は補われており、知覚機能に問題はない。 ●皮膚の瘙痒感や咳嗽、咳き込み時悪心の不快感が認められる。 ●右肺尖部がんにより、今後右肩〜腕の疼痛やしびれが予測される。 ●「薬が効くと肺がよくなる」と理解の内容があいまいであり、化学療法の効果と副作用についての合理的な分析・判断がなされていない。治療効果についての理解が医師に対する感情によって混乱し、冷静な判断を妨げている可能性がある。⑦

7. 自己知覚−自己概念パターン

情報（S・O）	情報の解釈と分析（A）
S ●「こんな病気になるとは思わなかった。でも治療は受けられない。これ以上入院したら仕事がなくなる。それは死ぬのと同じぐらいつらい」 ●「妻や子どもたちは治療を受けることを望んでいる」 ●「明日や先のことを考えると不安である」 ●「ほかの人に迷惑かけるのが嫌い。ほかの人にはあまり口出ししたりしない。おかしいな〜と思っても、よけいなこと言わないでおこうって思ってしまう」 ●「先生（医師）のことが信じられなくなった。2年前にもちゃんと診てもらっていたのに今になって手遅れなんて、何をしてもどうせ治らない」 **O** ●（妻より）頑固で負けず嫌い、内向的な性格である。 ●（妻より）無口なほうである。	●がんに対する不安とともに、入院によって仕事を失うことへの不安が認められる。 ●内向的で負けず嫌いな性格と無口な傾向から、不安を抱えたまま孤立感を抱く可能性がある。また、仕事を失うことが死ぬことと同じという気持ちをもっている。また、治療を受けるか否かが家族の意思と異なっていること、入院という孤立した環境におかれていることから、自己尊重に変化をきたす可能性がある。

情報理解のための基礎知識

❼医師による治療効果の説明には、生存率や奏功率がよく用いられる。患者側は、その確率の値がどのような事態を示しているのかイメージできず、理解が困難なことが少なくない。

❽肩から腕や手に痛みやしびれ（パンコースト症候群）が起こることが予測される。

アセスメントの根拠

⑦がんであることを知らされた場合、心理的な混乱や抑うつが起こることはまれではない。このような状況では、治療効果について冷静に分析し、意思決定することは難しい。さらにE氏の場合は、進行したがんであること、医師に対して不信感を抱いていることなどから、治療についての冷静な理解・判断・意思決定は困難をきわめると予測される。

8. 役割ー関係パターン	
情報（S・O）	情報の解釈と分析（A）
S ●「これ以上入院したら仕事がなくなる。それは死ぬのと同じくらいつらい」 ●「がんだから何をしても治らない」 O ●以前働いていた工場にて非常勤勤務をしている。 ●家族は妻と娘35歳と息子32歳（子どもたちは家庭をもち別居、娘は近くに住んでいる）。 ●娘に孫が1人いて、孫の世話をすることもある。 ●妻の面会はほぼ毎日である。 ●生計支持者。 ●身の回りの世話は妻が行っている。 ●治療の説明時には妻と2人の子どもが同席する。 ●（妻より）「仕事やお金のことはなんとかなるから、身体の治療を受けてほしい。がんの治療を受けてほしいと子どもも願っている」	●妻が毎日面会していること、治療の説明時に子ども2人同席していること、妻も子どもも、「治療を受けてほしい」と望んでいることから、入院生活を支える家族機能ははたらいていると考えられる。 ●入院によって、生計支持者として働くことや、孫の世話ができなくなることから、役割遂行に変調をきたしている。 ●家族は治療を望んでいるが、E氏は治療を拒否しており、家族内での役割遂行に問題が生じている。

9. セクシュアリティー生殖パターン	
情報（S・O）	情報の解釈と分析（A）
S ●「もうそういうのはないな～」	●今後情報収集が必要であるが、現時点では問題はみられない。

10. コーピングーストレス耐性パターン	
情報（S・O）	情報の解釈と分析（A）
S ●「悩みがあっても自分でなんとか解決する」 ●「妻には少し相談することもあるが、基本的には自分でなんとかしたい」 ●「ときどき夫婦で旅行して、きれいな景色をみてストレス解消するようにしている」 ●「明日や先のことを考えると不安である」 ●「先生（医師）のことが信じられなくなった。2年前にもちゃんと診てもらっていたのに今になって手遅れなんて、何をしてもどうせ治らない」	●自分で考えて対処するコーピングスタイルをもっているが、自分の判断と医師・家族の判断が異なっていること、医師への不信感があることから、コーピングが効果的に作用していない。⑧ ●効果的でないコーピングによって不安が生じている。⑨

11. 価値ー信念パターン	
情報（S・O）	情報の解釈と分析（A）
S ●「信仰している宗教は特にない」 ●「明日や先のことを考えると不安である」 ●「何をしてもどうせ治らない」 ●「薬の効果は3割ぐらいらしい」 O ●肺がん（扁平上皮がん）ⅢB期と診断された。	●肺がんが進行した状態であること、「何をしても治らない」という思い、「明日や先のこと」への不安から、今後、スピリチュアルペインが生じる可能性がある。⑩

アセスメントの根拠

⑧⑨元来のコーピングスタイルである「自分でなんとか解決する」ためには、病状や治療について医療スタッフに説明を求め理解することが必要であるにもかかわらず、病状や治療についてたずねたり考えたりすることを回避する姿勢がみられる。

⑩スピリチュアルペインとは、全人的苦悩（身体的苦悩・心理的苦悩・社会的苦悩・霊的苦悩）の一つ。「生きるとは何か」「自分とは何者か」などといった実存的な悩みを含む。

看護診断（問題の明確化）

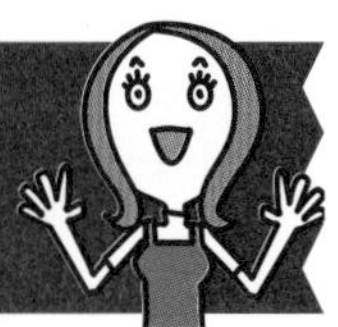

E氏の病態も含めた関連図

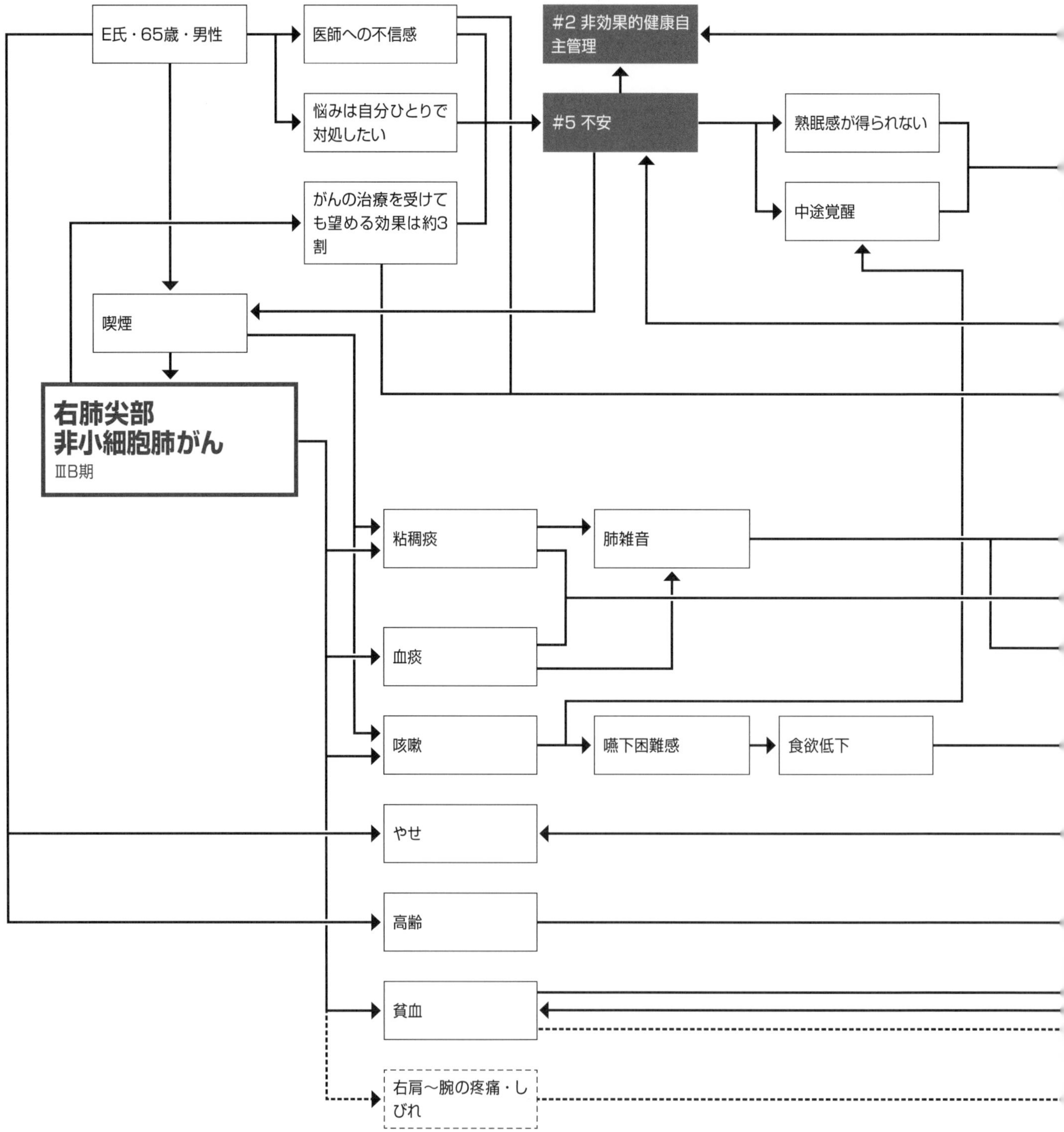

E氏・65歳・男性

医師への不信感

悩みは自分ひとりで対処したい

がんの治療を受けても望める効果は約3割

#2 非効果的健康自主管理

#5 不安

熟眠感が得られない

中途覚醒

喫煙

右肺尖部
非小細胞肺がん
ⅢB期

粘稠痰

肺雑音

血痰

咳嗽

嚥下困難感

食欲低下

やせ

高齢

貧血

右肩～腕の疼痛・しびれ

E氏は、右肺尖部非小細胞肺がんⅢB期と診断されました。「悩みは自分ひとりで対処する」コーピングスタイルであることから、肺がんⅢB期で治療の効果が約３割と低いことに悩み、不安（＃５）に感じています。不安から熟睡感が得られない状態にあり、夜間咳嗽で中途覚醒することとあわせて不眠（＃６）になっています。主治医は治療を勧め、家族も治療を受けてほしいと望んでいますが、E氏は長い入院によって仕事を失うのではないかという心配と、医師への不信感、治療効果が約３割と低いことから、治療を拒否しています（＃２）。E氏は入院せずに仕事を続け、家計支持者としての役割を維持したいと考えていますが、家族が治療を望んでいることから、役割遂行に葛藤を抱いています（＃７）。

肺がんによる症状と喫煙の影響により咳嗽、粘稠痰、血痰、肺雑音があり、気道の浄化が保たれていません（＃３）。また、咳嗽は食欲低下を引き起こしており、もともと痩せていることと相まって低栄養状態（＃１）になっています。現在はガス交換の障害（＃８）は顕在していませんが、気道の浄化が保たれない状態（＃３）や低栄養状態（＃１）の持続・悪化によって、顕在化する可能性があります。

貧血によって起こる倦怠感と息切れ、不眠からくる倦怠感、低栄養状態から、活動耐性の低下（＃４）がみられています。今後、ガス交換の障害（＃８）が生じた場合、さらに活動耐性は低下することが予測されます。また、パンコースト症状（右肩から腕の疼痛・しびれ）が出た場合は、入浴／更衣／摂食／排泄セルフケアに不足（＃９）が起こる可能性が高いと考えられます。

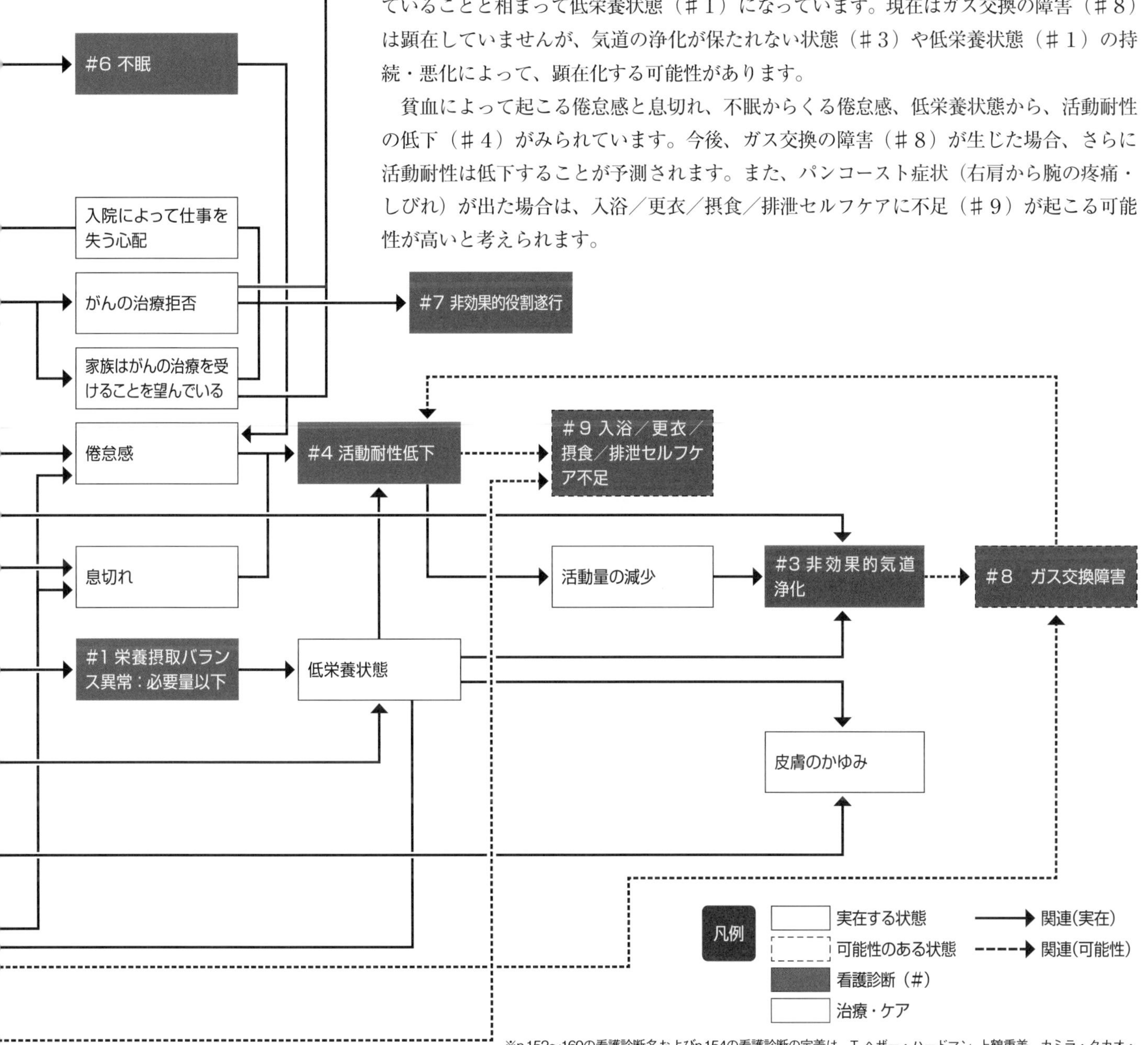

※p.152〜160の看護診断名およびp.154の看護診断の定義は、T. ヘザー・ハードマン, 上鶴重美, カミラ・タカオ・ロペス 原書編, 上鶴重美訳：NANDA-I看護診断ー定義と分類2021-2023. 医学書院, 東京, 2021.より抜粋して転載

E氏の看護診断リスト

No.	看護診断
#1	栄養摂取バランス異常：必要量以下❶（因子：食欲低下、咳嗽による嚥下困難）
#2	非効果的健康自主管理❷（因子：がんの治療拒否、医師への不信感、不安）
#3	非効果的気道浄化❸（因子：粘稠痰・血痰、低栄養状態、活動量の減少）
#4	活動耐性低下❹（因子：倦怠感、低栄養状態）
#5	不安❺［因子：がんと知らされる、治療を受けても望める効果は約3割（治療効果が低いという認識）、医師への不信感、悩みは自分ひとりで対処したい］
#6	不眠❻（因子：不安、咳嗽）
#7	非効果的役割遂行❼（因子：入院によって仕事を失う心配、がんの治療拒否、家族はがんの治療を受けることを望んでいる）
#8	ガス交換障害❽の可能性（因子：非効果的気道浄化、貧血）
#9	入浴／更衣／摂食／排泄セルフケア不足❾の可能性［因子：活動耐性低下、パンコースト症候群（右肩～腕の疼痛・しびれ）］

看護診断の定義

❶栄養摂取が代謝ニーズを満たすには不十分な状態
❷慢性疾患を抱えた生活に固有の、症状や治療計画の管理、身体・心理社会・スピリチュアル面への影響の管理、ライフスタイル変化の管理が不十分な状態
❸きれいな気道を維持するために、分泌物または閉塞物を気道から取り除く力が低下した状態
❹必要な、あるいは希望する日常活動を完了するには、持久力が不十分な状態
❺漠然とした差し迫った危険・大惨事・不運を予期するような、広範な脅威に対する情動反応
❻睡眠を開始または継続できず、機能が低下する状態
❼行動と自己表現のパターンが、周囲の状況・規範・期待に合わない状態
❽酸素化と二酸化炭素排出の両方またはいずれか一方が、過剰または不足した状態
❾体を洗う（入浴）行為を自力では完了できない状態／衣服の着脱を自力ではできない状態／自力で食べることができない状態／排便や排尿に関連する行為を自力で完了できない状態

看護計画

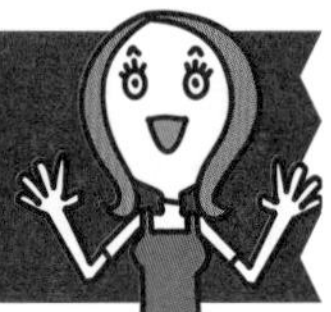

#1、#2について記載した看護計画

看護診断

#1　栄養摂取バランス異常：必要量以下　（因子：食欲低下、咳嗽による嚥下困難）

期待される結果

<長期目標>
1. 栄養摂取量が1日1,200kcalを超える。

<短期目標>
1. 摂取カロリーが増える。
2. 咳嗽反射を抑え、咳嗽時の悪心が軽減され、食欲が増す。
3. 去痰により嚥下困難感が軽減される。
4. 食欲を増進させる工夫を行うことができる。
5. 栄養を摂取する必要性を述べることができる。

看護計画	
O-P（観察計画）	1. 食事摂取状況 ● 食事摂取量。 ● 摂取しやすい食物・摂取しにくい食物。 ● 好きな食物・嫌いな食物。 ● 活動量。 ● 飲水量とその種類。 ● 血中タンパク［TP（総タンパク）、Alb（血清アルブミン値）］。 ● 体重（1週間に1回、木曜日の10時に測定する）。❶ 2. 食欲とそれに対する認識の状況 ● 食欲に関する言動。 ● やせに対する言動。 ● 食欲を左右する因子の有無とその内容（睡眠、悩みごと、内服薬、検査）。❷ 3. 食欲低下を引き起こしている原因となる症状 ● 咳嗽頻度。 ● 喀痰粘稠度、喀痰の量と頻度。 ● 喘鳴、肺雑音の有無。 ● 嚥下困難感、悪心の有無。 ● 心配事。 ● 倦怠感の有無。 ● 発熱の有無。
C-P（ケア計画）	1. 摂取しやすい食物を摂取してもらう。 ● 病院食の内容変更、家族に差し入れをしてもらう、など。 2. 摂取しにくい食物を避ける。 ● 病院食の内容変更。 3. ほかの人と一緒に食事する機会をつくる。 ● 食堂を利用する、家族と一緒に食事をする。 4. 咳嗽・痰の粘稠性の増強を避けるために加湿を行う。❸ ● 含嗽、加湿器の使用、マスクの使用。 ● こまめに飲水する。 5. 体調や気分のよいとき、気分転換活動を介助する。 ● 看護師や家族と一緒に散歩する、車椅子で散歩する、など。
E-P（教育計画）	1. 栄養を摂取する必要性について説明する。 ● 低栄養状態にあること。 ● 低栄養状態がもたらす弊害（倦怠感、易感染、貧血、活動耐性の低下）。 2. 家族に、積極的に栄養摂取する必要性があることを説明する。 3. 家族に、E氏が好きな食物や摂取しやすい食物の差し入れを提案する。 4. 気分転換活動の必要性を説明する。 5. 急な温度・湿度変化によって咳嗽が起こりやすいこと、温度・湿度変化の影響を防ぐために、室外へ行く際はマスクを着用することを説明する。

看護計画の根拠・留意点

❶定期的に体重を測定し食事摂取量や血中タンパクの値と合わせて変化をみることが必要である。E氏が体重の増減を気にしすぎないように、測定の間隔を設定する。

❷現時点ではされていないが、化学療法や放射線療法が実施されれば食欲を低下させる要因となる。

❸湿度50～60％をめやすに行い、急激な湿度の変化を感じることがないように、マスクを使用する。

看護診断

#2　非効果的健康自主管理（因子：がんの治療拒否、医師への不信感、不安）

期待される結果

<長期目標>

1. 自ら、肺がんによる健康の悪化を抑え生活を管理することができる。

<短期目標>

1. がんに対する治療内容（効果・副作用）について説明できる。
2. 禁煙できる。
3. 医師・家族と協力して治療を受けることができる。
4. 現在の病状や予測される経過を述べることができる。
5. 合併症の予防のために必要な行動をとることができる。
6. 家族とともに健康管理行動を行うことができる。
7. がんの進行を遅らせるために必要な行動をとることができる。

看護計画

O-P（観察計画）	1. 自己効力感に関する言動。 2. 治療に求めることに関する言動。 3. 健康管理に関する言動・行動（喫煙、食事摂取などについて）。 4. 病状や病気の経過に関する認識。 5. 治療に関する言動・行動（内服薬、検査などについて）。 ● がんの治療方法、抗がん剤の効果と副作用の認識内容。 ● 予測される経過に対する認識。 ● 期待している病状コントロールの内容。 ● 医師・家族とともに健康管理することへの認識。 ● 健康管理において医師や家族に期待すること。 6. 医師に対する思い。 7. 家族に対する思い。 8. 去痰薬・気管支拡張薬の内服状況、喫煙本数と喫煙の時期。 9. 家族がE氏の健康管理に関して抱いている思い。
C-P（ケア計画）	1. E氏のがんや治療に対する不安・不信の気持ちを聴く。 2. E氏の家族のがんや治療に対する思いを聴く。 3. 主治医とE氏、家族で治療について話し合えるようにする。 4. E氏と家族ががんの治療について話し合えるようにする。 5. 自信や効力感がもてるように援助する。❹ 6. 喫煙以外のリラクゼーション行動（会話、シャワー浴、散歩など）を援助する。 7. E氏の意思を尊重しながら、がんの治療を受けている同じ病気の人と話をする機会をつくる。❺ 8. これまでの受療行動の適切さを伝え、健康管理ができていることを再確認し、肯定感を支える。
E-P（教育計画）	1. 喫煙の弊害について説明する。 2. がんやその治療内容について、医療スタッフ全員で統一した内容の情報を提供する。❻

看護計画の根拠・留意点

❹栄養摂取や不安など、他の看護診断におけるかかわりで目標が達成されることや、家族の支援、同じ病気の人との会話などを通して行われる。

❺O-Pで観察されたE氏の健康管理の認識を十分に踏まえたうえで、E氏の希望があれば実施する。その際、話をする人に対しても、インフォームド・コンセントを得ることが必要である。

❻E氏の不安など精神状態に留意し、情報希求の意思を確認しながら情報提供をしなければならない。説明の際は、解釈が多義にならない表現を用い、正しく理解してもらえるように配慮する必要がある。

実施・評価

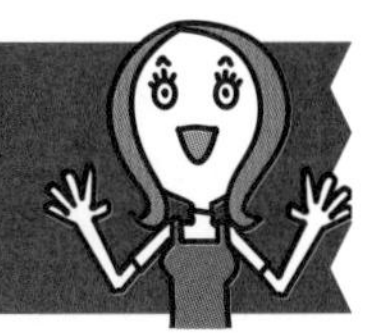

#1、#2について記載した経過記録

#1　栄養摂取バランス異常：必要量以下（因子：食欲低下、咳嗽による嚥下困難）

○月×日

実施計画（本日の計画）	実施したこと	評価
1. 食事状況に関する情報収集を行う。 2. 摂取しにくい食べ物を避ける。 3. 咳嗽・痰の粘稠度の増強を避けるための加湿を行う。 4. 食事を摂取する必要性について説明する。 5. 家族にE氏が好きな食べ物を差し入れてもらうように提案する。	●摂取しやすい食物としにくい食物について説明した。 ▷摂取しやすいもの：雑炊、とろみのある長さの短い麺類。 ▷摂取しにくいもの：固い米飯、水分の少ないもの。 ●食事摂取状況について聞いた。その状況を担当看護師と相談し、病院食の内容変更を検討してもらった。 ●病室内に加湿器を設置した。❶ ●こまめに飲水してもらい、喉をうるおし、咳き込みを防いだ。	S ●「身体がだるいのは栄養が足りないせいもあるのかな……」 ●「食べやすいものを少しでも摂るようにする」 ●「食べて元気を出さないと」 O ●体重：44kg。 ●［食事摂取状況］朝食：ミカン1個。昼食：ご飯半分、みそ汁1杯。 ●翌日から米飯食から粥食へ変更。 ●家族が面会時にE氏の好物を差し入れしてくれるとのこと。 ●室温22℃、湿度 加湿前40%→加湿後55%。 ●粘稠な痰を喀出。 A P ●米飯食から粥食に処方が変更され、面会時に家族が好物を差し入れてくれることから、食事摂取量が増える可能性がある。❷低栄養状態である自覚があるので、今後続けて支援することで積極的に摂取することが予測される。 ●引き続き空気の乾燥を防ぎ、のどの保湿を行い、咳嗽や喀痰のしにくさを軽減する必要がある。

○月△日

実施計画（本日の計画）	実施したこと	評価
1. 食事状況に関する情報収集を行う。 2. 摂取しにくい食べ物を避ける。 3. 咳嗽・痰の粘稠度の増強を避けるための加湿を行う。	●食事摂取状況について聞いた。 ●摂取しやすい食物としにくい食物について説明した。 ●昼食の半熟卵の味付けをマヨネーズにして、食感のなめらかさ	S ●（卵の味付けに対して）「こうするとまだ食べられる」 ●「咳き込みがましになったように思う」 ●「夜中に咳き込みがあると、寝付けなくてよけいに身体の調子が悪くなる。それで食欲もなくなる」 ●「やっぱりがんと言われてから何を食

実施・評価の視点

❶加湿器の水は8時間ごとに交換する。

❷食事を摂る楽しさや喜びが食欲を促す。「おいしい」という喜びと、「食べられた」という喜びを感じることが、食事摂取量の増加を導くと考える。

4. 食欲不振を引き起こしている原因についての情報収集を行う。 5. 院内散歩など気分転換活動を行う。 6. 体調がよいときに気分転換活動を行うことの必要性を説明する。	を出すとともにカロリーアップを図った。 ●病室での加湿器の使用を継続し、マスクを着用してもらった。 ●胸部X線写真撮影検査の際に、病院の中庭で20分座ってE氏と話して過ごした。「病室から出て過ごすと少し気持ちが変わるように思うのですが…」と気分転換活動の必要性について話してみた。	べても、おいしくない」 ●（気分転換活動の必要性について説明すると）「確かに病室は暗くて気持ちが落ち込む。少し病室から出るようにするわ」 O ●［食事摂取状況］朝食：粥半分、半熟卵1個。昼食：粥半分、差し入れの素麺炒め茶碗1杯。 A P ●食べやすいように調理することで摂取量の増加が期待できると考えられる。今後も引き続き工夫していく。 ●加湿とマスク着用により咳嗽の苦痛が軽減されている。 ●がんと診断されたことによるショックが食欲低下の要因となっていることがわかった。❸ ●気分転換活動に対しては理解と受け入れがある。体調に合わせて援助する必要がある。

#2 非効果的健康自主管理（因子：がんの治療拒否、医師への不信感、不安）

○月×日

実施計画（本日の計画）	実施したこと	評価
1. 治療に求めることについての情報収集を行う。 2. 病状や病気の経過についての認識の情報収集を行う。 3. 医師に対する思いを聴く。 4. 喫煙以外のリラクゼーション行動を援助する。	●「比較的気分がよい」と言われた午後に、ゆっくり話を聴いた。	S ●「治らない病気ならば苦痛のないようにしてほしい。治療で苦しみたくない」 ●「やせたり、血痰が出たり、これはもうかなり進行していると思う。何をしても結局は治らない。1年ぐらいの余命と思っている」 ●「診断というものは人間が行うあいまいなことだと痛感した。先生も人間だから、確実は望めない。あきらめている」 ●（話の後）「ずいぶん気持ちが楽になった」 ●「がんは不治の病い。知り合いで、肺がんで亡くなった人がいる。自分もそうなる。覚悟している」❹ A P ●病状に対する認識は具体的であるが、治療についての言及が少なく、治療内容について理解しているか不明である。

実施・評価の視点

❸がんと診断されたことによって不安や抑うつ傾向になり、食欲低下を増強させていると考えられる。
❹亡くなった身近な人の病いと自分の病いが同じであることは、相当なショックをもたらす。

		●治療に求めることに、「治らないなら苦痛のないように…」とされているが、「何をしても結局は治らない」とあきらめがみられる。 ●治療に期待することについて話をしていることから、治療を受ける意思はある。 ●現在、がんであることを知らされ、ショックや落ち込み、怒りの感情によって、治療や今後の経過を十分に認識することができていないと考えられる。話をすることによって、考えを整理する助けになると思われるので、今後も実施していく。
○月△日		
実施計画（本日の計画）	実施したこと	評価
1. 喫煙以外のリラクゼーション行動を援助する。 2. がんとがんの治療に対する思いを聴く。 3. 喫煙の弊害について説明する。	●病院の中庭まで散歩し、20分間話をする。 ●喫煙について、リラックス法になっていることをふまえたうえで、禁煙すると喀痰量が少なくなり、血液循環や肺の換気がよくなるメリットを説明する。	S ●「病室は暗くて気持ちが落ち込む。少し出るようにする」 ●「たばこのせいでがんになったのだろうと思う。やめようと何度もしたけど、自分はがんにならないって思っていた。もう間に合わないし……」 ●（禁煙の効果の説明の後）「そうか……、痰がつらいし、やめてみる」 ●「2年前にがんを見つけてくれなかったから手遅れになったと思っている。でも長生きしたいし、主治医も家族も治療を勧めるから、考えてみようかな……」 A P ●病室から外へ出ることで気分転換やリラックスの効果が得られていると考え、計画を続行する。 ●禁煙の効果を理解し、試みようとしている。喫煙状況を今後観察する。 ●自分はがんにかからないと思っていたところに「がん」と言われたことで、いまだ受け入れがたい気持ちがあると考えられる。したがって、治療まで理解が及んでいないと思われる。❺治療を受ける意思が認められるので、引き続き、がんとがんの治療に対する思いを聴き、誤解や理解不足の点がないか確認する。

実施・評価の視点

❺「病気、病状→治療、治療後の状態の予測」へと理解は進んでいく。現時点では、病気（がん）と自分の病状の理解の段階にいることが考えられる。

サマリー（看護要約）

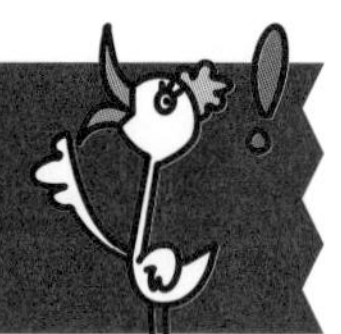

#1、#2について記載したE氏のサマリー

#1　栄養摂取バランス異常：必要量以下（因子：食欲低下、咳嗽による嚥下困難）		
実施内容	評価	自己評価
●摂取しやすいもの、しにくいものの情報収集を行い、病院食の内容変更や、食べやすいよう調理する、好物の差し入れをしてもらうなど、実施した。 ●食欲を低下させている咳嗽や粘稠痰による苦痛を軽減するために、加湿器の設置、マスクの着用を行った。 ●臥床がちで病室にいることが多かったため、病室から出て少し歩き、中庭で座って過ごすなどにより、気分転換を図った。	●加湿により咳嗽が減り、悪心の軽減は図れたが、まだ咳嗽や粘稠痰はみられているため計画を継続とする。 ●「食べて元気を出さないと」「食べやすいものを少しでも摂るようにする」と、栄養摂取の必要性について述べられており、短期目標5〈栄養を摂取する必要性を述べることができる〉は終了とする（○月×日）。 ●わずかに摂取カロリーは増えているが、目標エネルギー量に達していないため、計画続行とする。	●咳嗽や粘稠痰以外の食欲低下に関連する因子（心理的要因、病室という環境要因）の発見に努めるべきであった。 ●食事摂取量ばかりに着目し、他の栄養状態のモニタリングの指標（体重や総タンパクなど）の観察と評価をしていなかった。

#2　非効果的健康自主管理（因子：がんの治療拒否、医師への不信感、不安）		
実施内容	評価	自己評価
●病状や今後の経過、治療についての思いを聞き、理解内容について情報を収集した。「がんは治らない病気。苦痛のないようにしてほしい。治療で苦しみたくない」「1年ぐらいの余命」と、考えていることがわかった。一方で、「長生きしたい」「治療を考えてみようかな」と述べられた。 ●医師に対する思いは、不信感というより、「診断は人間が行うこと。確実は望めない」というあきらめの感情であることがわかった。 ●気分転換の機会をつくり、病気や治療に関する考えを整理する援助を行った。 ●喫煙の弊害について説明したところ「痰がつらいし、やめてみる」と述べられた。	●治療に望むことを明確に設定し、治療を受ける意思があることから、短期目標3．（医師・家族と協力して治療を受けることができる）は達成し、終了とする（○月△日）。 ●がんに対する治療内容や予測される経過について、十分理解していると判断できないため、計画続行とする。 ●喫煙をやめる意思を固めることができたことから、今後、継続して禁煙できるように他の方法でリラクゼーションを図る必要がある。 ●「がん」と言われ、いまだ月日が浅いことから、ショックや落ち込みの感情がみられる。がんを受け止めようとしている過程にあり、治療の効果を正しく理解できるまでにいたっていない可能性がある。家族の思いや主治医の方針をふまえ、今後も病気や治療に関する思いを聞き、正しく理解し、積極的に健康管理できるように援助する必要がある。	●「がん」のショック、がんの治療の拒否～受け入れといった状況をふまえ、「思いを傾聴する」ケアのペースをゆっくりしなければならないと考え、そのようにかかわった。しかし、E氏は話をしたい様子であった。もっと積極的に介入を行う必要があったと考えられる。 ●家族から話を聴いたり、E氏と家族が相談できるような機会をつくる援助ができなかった。 ●上記の2点からE氏にとって重要な、健康管理における自己効力感を高める取り組みが不十分であったと考えている。 ●禁煙の必要性を理解したり、「治療を受けてみようかな」という気持ちを引き出せたことは、よかったのではないかと思う。

〈引用文献〉
1. 看護アセスメント研究会訳：ゴードン看護診断マニュアル 原著第11版. 医学書院, 東京, 2010.
2. 国立がん研究センターがん情報センターホームページ「肺がん」
http://ganjoho.jp/public/cancer/lung/index.html（2021.10.16.アクセス）
3. 日本呼吸器学会：薬剤性肺障害の診断・治療の手引き〔短縮版〕.
4. 日本臨床検査医学会ガイドライン作成委員会：臨床検査値のガイドラインJSLM 2018 検査値アプローチ/症候/疾患. 2018.
5 T. ヘザー・ハードマン, 上鶴重美, カミラ・タカオ・ロペス 原書編, 上鶴重美 訳：NANDA-I看護診断－定義と分類 2021-2023 原書第12版. 医学書院, 東京, 2021.

〈参考文献〉
1. 恒藤暁, 田村恵子 編：系統看護学講座 別巻 緩和ケア 第3版. 医学書院, 東京, 2020.
2. 川崎優子：看護者が行う意思決定支援の技法30 患者の真のニーズ・価値観を引き出すかかわり. 医学書院, 東京, 2017.

Column 文章を書くときの基本的なルールをおさえよう

文章を書くときの原則は、書き手の意図が読み手に正しく伝わるように書くことです。実習記録に書いた内容が、指導者や教員に伝わらないようでは、せっかく書いたのに意味がありません。読み手を意識して、上手に文章を書きましょう。

1. 文章を書くときの基本的なルールと姿勢

文章を書くときの大前提となる基本的なルールと姿勢を以下に示します。

①簡潔にわかりやすく書く。
②正確に表現する。
③謙虚な表現をする。
④慎重な表現をする。

ここでは、誰でもすぐに取り入れられる、上記①②にあたる"文章を書くときの基本的なルール"を紹介します。実習記録以外に、レポートを書くときにも役立ちます。

2. わかりやすい文章の原則

- ワン・センテンスは短く。1つの文は、普通30～50字、長くても70字を超えない。
- 「です・ます」調か「である」調に統一する。
- 1つの主語には、1つの述語で言い切る。
- 1つの文章内で、主語が転々とする"主語のねじれ"はやめる。
- 主語が変わるときには、文を完結し、新しい主語で書きはじめる。
- 明確な語尾で、結論を明らかにする。

3. 句読点の打ち方

- 句読点は、多いほどよいというものではない。
- 句読点が欠落していると、読みにくいだけでなく、間違った意味にとられる危険もある。
- 句点を打つところ

①1つの文の終わり。
②箇条書きの場合。

- 読点を打つところ

①語句の切れや続きを明らかにし、誤解や誤読を避けるとき。
②対等・同格の関係で並ぶ、同じ種類の語句の間。ただし、題目や標語、簡単な語句を並べる場合には打たない。
③同じような語句を並べる場合、助詞の「たり」「と」「も」「や」「とか」などの後に打つ。
④呼吸の切れ目、間に打つ。
⑤感動詞や呼びかけの語の後に打つ。
⑥接続助詞の「て」「ど」「ども」「けれども」「が」などの後に打つ。
⑦時・場所・場合・方法などを表す語句が、文全体を限定するとき、その語句の後に打つ。
⑧かなだけ、漢字だけが続く場合、読みやすいように打つ。

4. 段落の区切り方

- 内容的なまとまりによって段落を設ける。
- 普通、約150字で1段落をつけるのが適当。センテンスでは6～7行。

5. 用語・用字の原則

- 用語は表記を統一する。
- かなは原則としてひらがなを用い、現代かなづかい、送りがなのつけ方の規則に基づく。

6. 専門用語の表記

- 一般用語は、日常一般に使われている標準用語を用い、専門用語は学術用語を用いる。
- 専門用語は、決して省略せずに、正しく使う。
  例）×「熱発」→○「発熱」、×「体交」→○「体位変換」
- 略語は、初出で和名（略語：フルスペル）とし、2回目以降は略語表記とする。
  例）抗利尿ホルモン（ADH：antidiuretic hormone）

事例でわかる ゴードンの11の機能的健康パターンによる看護過程の展開③

乳がん患者の術後回復期における看護

西山ゆかり

事例紹介

F氏・31歳・女性。

【診断名】

右乳がん（病期ⅡA期）。

【既往歴】

特になし。

【主訴】

右乳房の腫瘤。

【現病歴】

前年の12月頃、右の乳房の外上円に小さなしこりが触れていた。生理前に感じるしこりとは少し違う違和感を自覚していたが、仕事が忙しく、そのまま放置していた。11月に、乳房のしこりが大きくなっていることに気づき、近くの医院を受診した。乳がんの疑いのため精密検査が必要となり、S大学病院を紹介された。乳房X線検査、超音波検査、生検（穿刺細胞診）（※1）の結果、乳がんと診断された。骨シンチグラフィに異常はなかった（骨転移なし）。

手術予定のため、12月△日にS大学病院に入院となった。

看護過程の展開

学生が実習で受け持ったのは、入院当日です。実習開始後、手術前２日～手術当日の３日間で得た情報（術前の看護介入やその患者さんの反応・手術経過・術当日の経過）を、「ゴードンの機能的健康パターン」（p.116）の枠組みを用いて整理しました。術前に介入したプロセスによって患者さんがどのように術後に変わったのかを解釈・分析し、術後の看護診断を導き出しています。

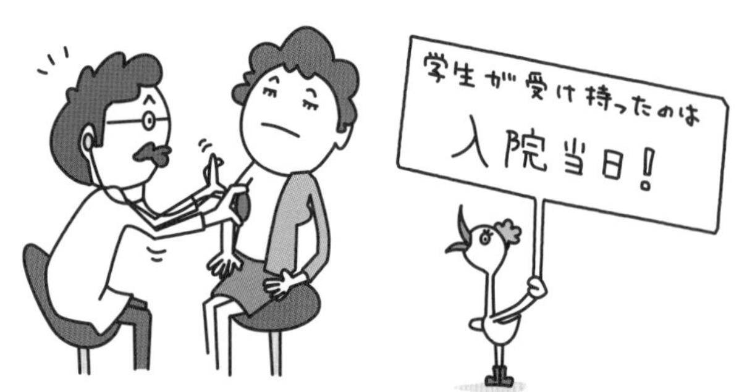

※1 【乳がんの検査】乳房X線検査（MMG：mammography）、超音波検査（US：ultrasonography）の2つの検査方法は断層像であり、乳房全域を検索する。生検には、細胞診と組織診がある。細胞診には、分泌物細胞診、穿刺細胞診がある。組織診は、術中迅速検査としてがんの診断のために行われる。

アセスメント

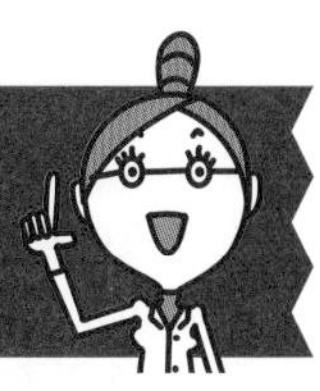

S：主観的情報　O：客観的情報　A：アセスメント

1. 健康知覚－健康管理パターン

情報（S・O）	情報の解釈と分析（A）
S ●（病気について）「しこりには気づいていたけど、乳がんだとは思わなかった。乳がんと診断されてからは、医学書を読んで、自分なりに病気のことは勉強しました。手術についてもがんのところだけくりぬいて、その後に放射線照射すると聞いています。ショックだったけど、今は、転移などを考えると一日も早く手術をしてほしいと思っています」 ●（オリエンテーション後）「手術・麻酔に関する説明は医師から聞いてはいるが、具体的に術後に自分はどうしたらよいのか」「どのようにすることで早く回復するのか教えてほしい」 ●（呼吸訓練をしながら）「先生や看護師さんに任せてばかりもいられないし、私の身体だから……（沈黙）。今、自分のやることはこれだと思うから」 **O** ●31歳、女性、既婚。 ●主訴および現病歴：「事例紹介」に同じ。 ●既往歴：特になし。 ●生活背景：本人と夫の2人暮らし。2世帯住宅に住んでおり、1階には夫の両親が住んでいる。2年前に結婚したが、子どもはいない。結婚後も証券会社に勤務。営業を担当し、一部責任ある仕事を任されている。 ●家族歴：父親；高血圧、母親；特になし、家族にがん患者はいない。 ＜入院時の身体的データ＞ ●身長：158cm、体重：52kg。 ●右乳房の腫瘤の触知：外上四分円に2.0×2.2cm大、腋窩リンパ節は触れない、痛みなし、乳汁分泌なし。❶ ＜診断・治療＞ ●右乳がん（病期ⅡA期）❷、乳房温存療法（乳房部分切除術＋腋窩リンパ節郭清）❸、12月○日に全身麻酔下で手術。手術2週間後から放射線療法が開始予定。 ＜入院時バイタルサイン＞ ●BP（blood pressure：血圧）＝126／64mmHg、P（pulse：脈拍）＝72回/分・リズム不整なし、R（respiration：呼吸）＝14回/分・平静・規則的、T（temperature：体温）＝36.7℃・冷感・チアノーゼなし、SpO_2（経皮的酸素飽和度）＝99%。	① ●1年前に乳房の変化に気づいてはいたが、仕事が忙しいということで放置していた。乳がんの診断を受けてからは、病気について自分なりに調べているが、どこまで理解しているかは情報がない。しかし、しこりが大きくなってから受診行動をとっていることから、病気や乳房の自己検診についての知識は不足していると考えられる。 ●「今は、転移などを考えると一日も早く手術をしてほしい」「先生や看護師さんに任せてばかりもいられないし、私の身体だから……（沈黙）。今、自分のやることはこれだと思う」との言葉が聞かれることから、乳がんの治療は、医療者に任せるだけでなく、自分も一緒に参加する必要があることを理解していると考えられる。 ●術前オリエンテーション時に、積極的に質問したり、呼吸訓練も一生懸命に行ったりしているなどの行動から、F氏は術後のイメージをもち、手術・病気を治すことに対する前向きな姿勢があると推測される。このことは、術後の回復によい影響を与え、F氏の強みと考えられる。 ●がんは切除したが、手術やリンパ節郭清に伴いF氏の身体は変化し、一生その変化した身体で生活をしていくことを考えると、術後の経過・予測される症状・今後の治療計画管理に対する知識不足から現実とのズレが術後に生じる可能性が考えられる。そのため、F氏の生活スタイルに合わせた健康管理の方法を考えていく必要がある。

情報理解のための基礎知識

❶乳房の腫瘍についての基礎知識
乳がんは、小さながん細胞が1cmのがんに至るまで、少なくとも7～8年かかる。短期間で急激に大きくなることはないので、治療方針を決めるためには、乳がんの広がり（転移の有無）、細胞診や手術で切除した組織を検査（予後因子・予測因子）、治療を受けるうえで、各臓器機能を含め、全身状態に問題がないかを調べる。
❷乳がんの病期分類（TNM分類）は、乳がんがどれだけ進行しているか（病期）を表す指標である。しこりの大きさと広がり（T）、リンパ節への転移（N）、他の臓器への転移の有無（M）によって決められる。病気は、0～Ⅳ期に分類される。治療は、局所療法として、乳房温存術・乳房切除術・放射線療法がある。全身療法として、化学療法・ホルモン療法・分子標的療法があり、これらを組み合わせて行われる。
❸乳房温存療法（乳房部分切除術）の基礎知識
乳頭・乳輪は温存し、乳房部分切除と腋窩リンパ節郭清を行う。通常は術後に残存乳房に放射線照射を行う。乳房は残るが、変形が生じ左右差がある。乳房温存療法に伴う腋窩リンパ節郭清により、治療を受けた側の腕のリンパ節とそれを連絡するリンパ管を失うため、リンパ液の流れは緩慢となり、リンパ浮腫を起こす。術側上肢のリンパ浮腫は、術後早期に発生する一過性の浮腫と、術後何年経っても起こり得る浮腫がある。

アセスメントの根拠

①術前の期間（入院から手術までの時間）が短くなっているため、看護者と患者の関係性をどこまで作れるか、看護者が術前にどこまで患者の状態を把握することができるか、患者の手術に対する準備がどこまで整うことができるのかなど、患者の反応によって術後の看護介入が変わってくる。患者の強み・弱みとなるところを推測しておく。

＜入院時検査＞
● 呼吸機能検査・胸部X線・ECG（electrocardiogram：心電図）：異常なし。
＜術前の看護介入とその患者の反応＞❹
● 入院時に入院生活について、手術前のオリエンテーションを実施（呼吸訓練・排痰訓練・体位変換・右上肢の運動などの必要性を説明）。
● 術直後の患者の情報：手術室から帰室時に、手術が無事に終わったことを伝えると、深くうなずく。看護師が創部を押さえながら深呼吸・排痰を促すと、できていた。

● 術後は、リンパ節郭清に伴い、リンパ節での菌の無害化能力が低下すること、創部の死腔内にリンパ液が貯留しやすいことなどが要因となり、感染を起こしやすくなる。右上肢の防護についての知識不足は、上肢の静脈血・リンパ液の循環障害に伴うリンパ浮腫を引き起こし、皮膚は傷つきやすくなり、違和感、しびれ、痛みが出現し、術後のADL（日常生活動作）を妨げることが考えられる（p.163❸参照）。

2. 栄養ー代謝パターン

情報（S・O）

O
● 食事は仕事の関係で不規則であり、昼食はほとんど外食である。
● 身長：158cm、体重：52kg。
＜術中～術直後～1日目＞
● ソリタ®-T3号G輸液（500mL）を60mL/時にて持続点滴。
● セファメジン® α1g×2回/日（9・17時）を3日間。
● 12月◯日の12時から飲水する。以後、嘔気・嘔吐などの消化器症状はないため、夕方から食事開始となる。❺
● 血液検査データ

項目	基準値[*4]	入院時	術直後
TP（総タンパク）	6.7～8.3g/dL	7.1g/dL	6.6g/dL
Alb（アルブミン）	3.8～5.3g/dL	4.5g/dL	4.2g/dL
血糖	70～109mg/dL	89mg/dL	108mg/dL
AST(GOT)[*1]	10～40IU/L	23IU/L	28IU/L
ALT(GPT)[*2]	5～45IU/L	11IU/L	12IU/L
Na(血清ナトリウム)	137～145mEq/L	135mEq/L	138mEq/L
K(血清カリウム)	3.5～5.0mEq/L	3.8mEq/L	3.7mEq/L
Cl(血清クロール)	98～108mEq/L	100mEq/L	106mEq/L
LDH[*3]（乳酸脱水素酵素）	120～245IU/L	143IU/L	
総ビリルビン	0.2～1.0mg/dL	0.9mg/dL	

＊1 GOT（glutamic oxaloacetic transaminase：グルタミン酸オキザロ酢酸トランスアミナーゼ）ともいう。
＊2 GPT（glutamic pyruvic transaminase：グルタミン酸ピルビン酸トランスアミナーゼ）ともいう。
＊3 LDH：lactic dehydrogenase
＊4 基準値は，西﨑祐史，渡邊千登世：とんでもなく役立つ検査値の読み方．照林社，東京，2013.より引用

情報の解釈と分析（A）

● 標準体重＝（158［cm］－100）×0.9＝52.2［kg］であり、平均である。
● 低タンパク血症は組織の癒合・治癒遅延の原因となるが、TP、Albも正常範囲内であり、栄養状態は良好であると考え、手術創の早期治癒が期待できる。
● 電解質、体液バランスも維持され、肝臓の機能も正常なことより、全身麻酔による薬などの解毒機能にも術前データからは問題ないと考えられる。②
● 手術に伴い、切除部～腋窩に約5cmの手術創があること、リンパ節転移が認められたために腋窩リンパ節郭清が施行され陰圧ドレーンが挿入されていること、効果的なドレナージがされず、腋窩にリンパ液が貯留することによりドレーンからの逆行性感染が起こる可能性があることなど、健康知覚ー健康管理の感染リスク状態と栄養状態とをあわせて考えると、術後の一時的栄養状態の低下や創部が不潔になることによって創部の治癒遅延が起こる可能性が推測される。

3. 排泄パターン

情報（S・O）

O
● 排尿：5～6回/日、排便：1回/2～3日。
＜入院時血液検査データ＞

情報の解釈と分析（A）

● 術前の腎機能は異常なし。
● 術中に膀胱留置カテーテルが挿入されることに伴い、尿路への逆行性

情報理解のための基礎知識

❹術前処置や手術・麻酔、術後経過に対する知識不足は、術後の合併症予防のための深呼吸、体位変換、上肢の運動などの期待される行動を妨げたり、ADL（日常生活動作）を遅延させたりする可能性がある。どの程度の知識をもっているのか情報収集し、その知識は正しい知識なのかを査定する必要がある。その結果、具体的に何に介入するのかを明らかにすることで、患者が手術に向けて積極的に参加できるように、身体・心の準備を整えることで、術後の経過をより良好な状態にもっていくことができる。
また、手術や麻酔・術後の経過の知識不足によっては、不安が強度となり、術後疼痛の感受性の閾値を低下させると考えられるので、術前に術直後のイメージができるようなオリエンテーションをすることが必要となってくる。
❺❻乳がんの一般的経過として手術1日目から離床が開始となるので、麻酔に伴う腸蠕動の回復も早いと考えられるが、腸蠕動音の確認後に飲水、消化器症状がなければ、食事が開始となる。必ず、食事と排泄は一緒に考えること。

アセスメントの根拠

②術前のデータから、患者が手術・全身麻酔の侵襲をどれだけ受けるのかによって術後合併症の起こり得る可能性が予測できるので、患者の身体の査定をする必要がある。

●BUN（blood urea nitrogen：血液尿素窒素）：13.1mg/dL。
●Cr（creatinine：クレアチニン）：0.7mg/dL。
●入院後24時間蓄尿：1,600mL/日。
<術後>
●術中から膀胱留置カテーテルが挿入されていたが、術後1日目の午前中に抜去。以後、トイレ歩行可。❻

の細菌侵入が起こることがあるが、早期膀胱留置カテーテル抜去により尿路感染の可能性は低く、翌日から排泄は自立できると考えられる。術前より、術中に膀胱留置カテーテルが挿入されることの目的と早期抜去の必要性、水分摂取の必要性について説明が必要と考えられる。③
●全身麻酔によって、腸蠕動の低下が考えられるが、麻酔時間が3時間以内であることと、翌日からの離床開始に伴い、麻酔の侵襲は低いと考えられる。④

4. 活動ー運動パターン

情報（S・O）

O

●12月△日：全身麻酔下で乳房部分切除術を受ける。センチネルリンパ節生検❼にて、リンパ節転移が認められたために腋窩リンパ節郭清が行われた。切除部から腋窩に約5cmの手術創がある。腋窩リンパ節郭清に伴い、腋窩と腫瘍切除部の死腔に陰圧ドレーンを挿入。麻酔覚醒良好、抜管後の呼吸安定にてO_2 3L/分、マスクにて投与。手術時間3時間、術中出血量30mL、尿量258mL/3時、輸液量850mL/3時。バイタルサイン安定。
●勤務時間：9:00～18:00。
●残業：40時間/月。
●ADL（日常生活動作）：制限なし。
●入浴・洗髪：1回/日。
●歯磨き：毎食後。
●右上肢の運動制限なし。
●余暇活動：テニス。
●術後の胸部X-P：n.p.（著変なし）。
●R：16回/分副雑音（ー）、痰喀出可。

項目	基準値[*4]	入院時	術直後
RBC(赤血球数)	女性 380～500×10^4/μL	415×10^4/μL	403×10^4/μL
WBC(白血球数)	4,000～8,000/μL	5,400/μL	7,800/μL
Hb（ヘモグロビン量）	女性 11.5～15.0g/dL	14.2g/dL	13.0g/dL
Ht(ヘマトクリット値)	女性 34～44%	40.3%	39.3%
Plt（血小板数）	15～34×10^4/μL	22×10^4/μL	
PT（プロトロンビン時間）	9～15秒	13.0秒	

情報の解釈と分析（A）

●術後出血の合併症を引き起こす原因となる貧血・出血傾向がないことにより、術後出血の可能性は低いと考えられる。
●術前の生活行動はすべて自立している。
●乳房温存療法であり、胸筋は温存されるため、術後の一時的運動制限はあるかもしれないが、将来的に元の生活に戻れると推測される。
●手術創があること・ドレーン挿入による痛みに伴い、胸郭運動および右上肢・肩関節の一時的運動制限が起こり、それに伴い清潔に関するセルフケア不足が起こると推測される。⑤
●翌日より離床開始となること、術後の呼吸状態が安定していることにより、痰・分泌物貯留による無気肺が起こる可能性は低いと考えられる。

情報理解のための基礎知識

❼リンパ節転移を調べる検査として、画像診断で明らかなリンパ節への転移が確認できなかった場合、術中に転移の有無を確認するセンチネルリンパ節生検がある。がん細胞は原発巣に直結するリンパ節（センチネルリンパ節）に転移した後、リンパ管を経て他のリンパ節に転移するといわれている。したがってセンチネルリンパ節にがんの転移がある場合は、それ以外のリンパ節への転移を疑うことになる。

アセスメントの根拠

③⑤術中に膀胱留置カテーテルが挿入されるが、翌日には抜去される。挿入されている期間は1日と短いが、膀胱留置カテーテルが抜去されるまでは、自然な排泄ではないことから看護者が排泄の管理をすることになる。しかし、術後1日目にはカテーテルは抜去されるが、手術の影響で現在トイレまでの歩行が困難であるので、排泄セルフケア不足と考えてもよい（活動ー運動パターン）。
④⑤全身麻酔に伴う腸蠕動の一時的低下に関しても、消化器系の手術をしていないので、術後イレウスの可能性として考えるよりも、術後経過から考えて（術後1日目から食事開始・歩行開始となる）、食事・排泄・活動ー運動パターンの関係性から排泄のセルフケア不足として考えてもよい。

5. 睡眠－休息パターン

情報（S・O）	情報の解釈と分析（A）
S ●「乳がんの告知を受けて以後、眠りが浅く、夜中目が覚めることがときどきある」 O ●入院前：午前1時就寝～午前6時起床。	●がんと告知されてから不眠としてストレス症状が現れている。今は、入院という現実の行動に移り、慣れない環境、手術に起因して睡眠や休息が十分にとれなくなる可能性がある。また、入院前の就寝時間がかなり遅いので、入院環境とのズレが生じる可能性もある。⑥

6. 認知－知覚パターン

情報（S・O）	情報の解釈と分析（A）
S ●「痛みには弱く、手術後の痛みをがまんできるか心配」 O ●視覚：近眼、コンタクトレンズを使用。 ●聴覚・触覚：異常なし。 <術後> ●12月△日：全身麻酔下で乳房部分切除術を受ける。切除部から腋窩に約5cmの手術創がある。腋窩と腫瘍切除部に陰圧ドレーンが挿入されている。 ●疼痛時指示：術当日；ソセゴン® 注射液15mg 1A（筋肉注射）、経口開始；ロキソニン® 錠1錠内服。	●手術創がある、ドレーン挿入、術中の同一体位・気管挿管による苦痛、持続点滴などに起因する急性の疼痛が生じると推測される。術前より、術後の疼痛コントロールの保証を行い、疼痛緩和の見通しをたて、痛みに対して患者自身が対処しやすくする必要があると考えられる。⑦

7. 自己知覚－自己概念パターン

情報（S・O）	情報の解釈と分析（A）
S ●「胸に5cmぐらいの傷ができるって説明を受けたけど、少し胸の形が悪くなるくらいどうってことはない。でもこんな身体になってしまい、子どももまだなのに夫や両親に申し訳ないわね。今は、早く見つかっただけでもありがたいとあきらめないとね（笑いながら話す）」 ●長所：楽天的でプラス思考（本人が記載）。 ●短所：物事を深く考えない（本人が記載）。	●手術により乳房の外観の左右差が生じることに対して、「子どももまだなのに夫や両親に申し訳ない」といった言葉より、妊娠・出産という女性の役割が果たせなくなることの失望や挫折感を感じている可能性がある。F氏は、まだ子どもを産んでいないことが、より自己の存在をゆるがし、女性性の喪失感や劣等感が生じることも考えられる。⑧

8. 役割－関係パターン

情報（S・O）	情報の解釈と分析（A）
S ●「結婚して2年経つので、夫の両親が孫の顔を見るのを楽しみにしていた。近くに住んでいるだけにつらいです」	●2世帯住宅の1階に夫の両親が住んでいることにより、夫の食事などの心配はない。また会社も1か月の休職扱いであり、特に心配ないと考えられる。

アセスメントの根拠

⑥⑦術後疼痛による痛みが持続すると、睡眠や休息が十分にとれなくなる可能性もあるので、活動と休息と痛みの関連性をみていくことが必要である。疼痛のコントロールは術後の活動制限を予防するために必要であるので、術前に術後疼痛のコントロール方法について介入しておくとよい。

特に、術後2日程度まで疼痛は持続し、離床や患側肩関節の運動を妨げる原因となる。患者にがまんさせるのではなく、医師と共同して積極的に介入する必要がある。

⑧⑨⑪乳房の喪失は、女性性の喪失感をもちやすく、心理的葛藤が生じることが考えられる。乳がんは女性ホルモン由来性のがんともいわれ、術後の治療（ホルモン療法・補助療法・放射線療法など）により、妊娠・出産などに影響がある。特に夫の両親が同居していて、孫が生まれるのを楽しみにしているだけに、治療に伴いしばらく子どもが産めないことがストレスとなる可能性もある。

また、転移・再発などのことを考え、長期に全身の経過観察が必要となることから、妊娠することができる時期が高齢出産となること、夫の年齢も40歳半ばになることなども考え、長期的な家族計画を強いられることなどにより自己概念の障害が起こることも推測される。夫・両親をも含めた家族関係を考え、自己知覚－自己概念パターン、役割－関係パターン、セクシュアリティー生殖パターンの関連性をみていくことが重要となる。

今は具体的な情報が不足しているため、今後、乳房部分切除に伴うボディイメージの変化、女性としての役割が果たせないことなどの情報収集を行い、自己概念の障害の程度を査定し、介入していく必要はある。

O ●2年前に結婚する。夫（39歳）と2人暮らし。2世帯住宅の1階に夫の両親が住んでいる。 ●キーパーソン：夫。 ●職業：証券会社に勤務。 ●今回の入院は1か月の休職扱い。 ●主となる収入源は夫。	しかし、夫の両親が孫の顔を見るのを楽しみにしており、術後しばらく子どもが産めないために、嫁・妻としての役割が果たせないためにストレスとなる可能性もある。⑨ ●会社は休職扱いであるため今の会社での役割は保証される。入院中の収入は減るが、主となる収入源は夫であり問題はないと考えられる。⑩

9. セクシュアリティ－生殖パターン

情報（S・O）	情報の解釈と分析（A）
S ●「結婚して2年になるので、子どもがほしいと、夫とも話していた矢先に乳がんと告知された。しばらくは無理ですね」 **O** ●最終月経：11月△～△日（4日間）、月経周期：28日。 ●初潮：13歳。 ●妊娠歴なし。 ●術後2週間目より外来通院にて放射線療法❽を開始する予定。	●術後の放射線療法により、F氏は31歳であり、子どもを望んでいるだけに、妊娠や授乳という母親の役割機能を喪失する可能性がある。乳房の形態的・機能的な変化だけでなく、心理的・社会的変化を余儀なくされる。退院後に放射線療法が行われるため、妊娠については放射線療法の副作用を含めた継続的支援が必要と考えられる。⑪

10. コーピング－ストレス耐性パターン

情報（S・O）	情報の解釈と分析（A）
S ●「病気になる前は、家事と仕事を両立して、すごく充実した毎日を送っていた。ときどきは仕事でイライラして怒りっぽくなるときもあるけど、そんなときは、夫とドライブやハイキングに行ったりして気分を切り替えていた。困難なことは時間が解決してくれると思っている」 ●「少し胸の形が悪くなるくらいどうってことはない。今は、早く見つかっただけでもありがたいとあきらめないとね（笑いながら話す）」 ●「乳がんと診断されてからは、医学書を読んで、自分なりに病気のことは勉強しました」	●手術は、病気を治すために仕方がないと思っている。病気に関する本を読むなど、コーピング行動をとろうとしている。

11. 価値－信念パターン

情報（S・O）	情報の解釈と分析（A）
O ●特別な信仰はなし。	

アセスメントの根拠

⑩受け持つ患者の役割によっては、入院により会社での役割が脅かされる可能性や、収入源が絶たれることによってさまざまな問題が生じる可能性があることも、考える必要がある。

情報理解のための基礎知識

❽乳がんは（腺がんのなかで）比較的放射線感受性が高いため、乳房温存療法の局所残存がんに対する手術後の治療に放射線療法は使用される。患者が将来出産を考える場合は、治療開始前に、妊孕性への影響について患者が考えられる機会をもつことが大切である。薬物療法、放射線療法、手術療法などにより卵巣機能の低下に伴い月経や妊娠、排卵などのさまざまな問題が現れる。妊孕性は35歳くらいから低下するが、乳がんの治療期間は長期にわたるため、若い女性の妊孕性温存は重要な課題である。

看護診断（問題の明確化）

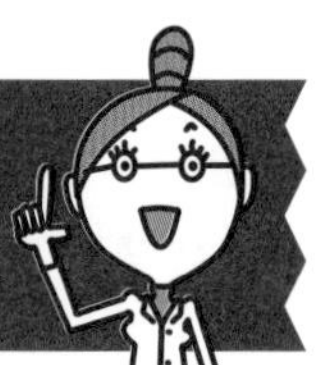

F氏の病態も含めた関連図

F氏は乳がんと診断されて、全身麻酔下で乳房温存療法の手術を受けました。手術による侵襲や手術を受けたことでF氏の身体の中で起こる変化から、F氏が回復に向かうために阻害する要因を予測し看護診断を考えていきます。今回の関連図は、学生が受け持った日から3日間の情報からF氏の看護診断を導き出すプロセスを整理したものです。これに健康なときのF氏、乳がんを患ってからのF氏、手術後のF氏を重ね合わせて、どのようにF氏の生活が変化したのかを追加することで、より個別的な要因関連が明らかになります。回復に向かうと、F氏の以前の状態に戻ろうとする、本来の姿がみえてくるでしょう。

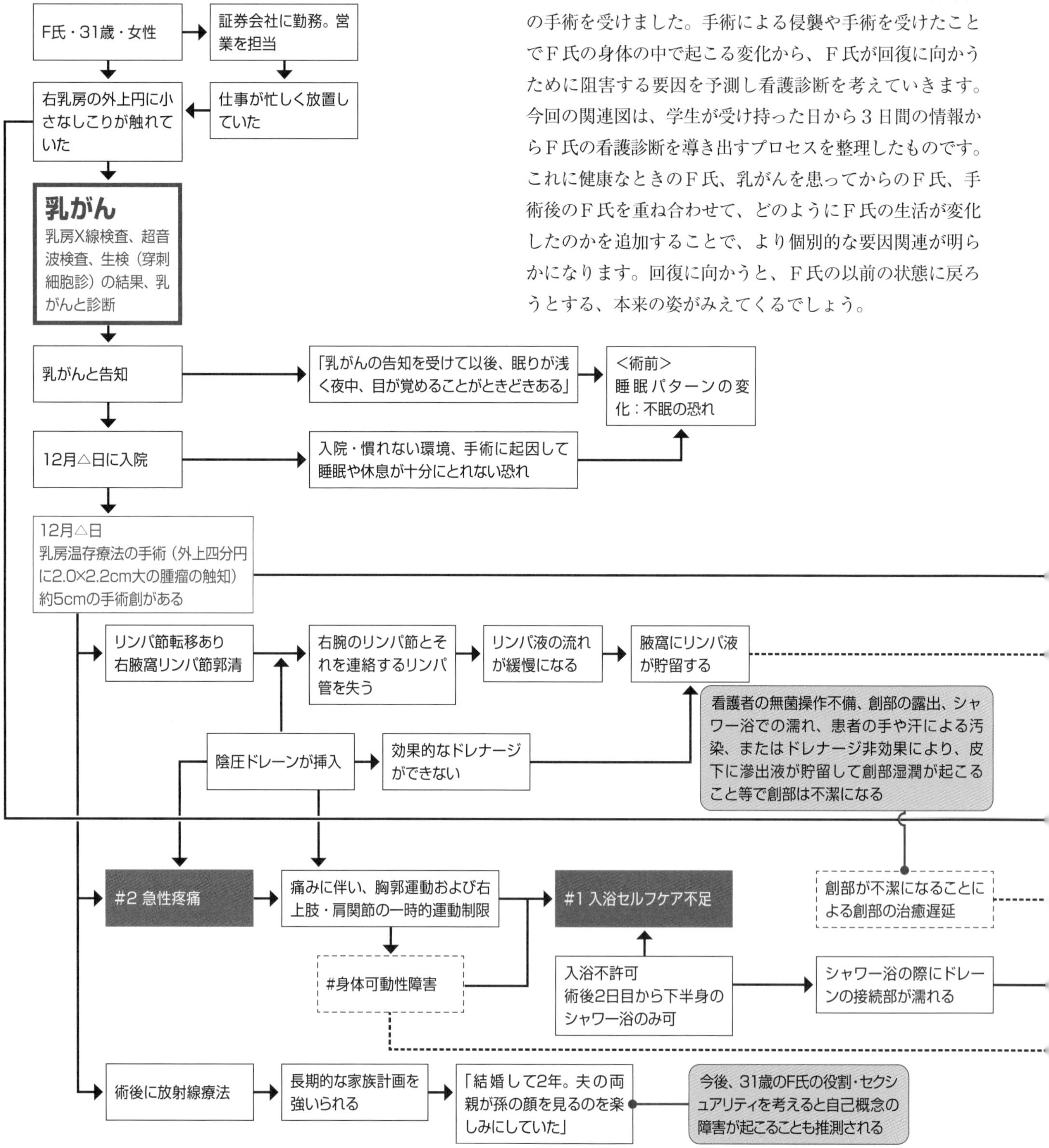

F氏・31歳・女性

証券会社に勤務。営業を担当

右乳房の外上円に小さなしこりが触れていた

仕事が忙しく放置していた

乳がん
乳房X線検査、超音波検査、生検（穿刺細胞診）の結果、乳がんと診断

乳がんと告知

「乳がんの告知を受けて以後、眠りが浅く夜中、目が覚めることがときどきある」

<術前>
睡眠パターンの変化：不眠の恐れ

12月△日に入院

入院・慣れない環境、手術に起因して睡眠や休息が十分にとれない恐れ

12月△日
乳房温存療法の手術（外上四分円に2.0×2.2cm大の腫瘤の触知）約5cmの手術創がある

リンパ節転移あり右腋窩リンパ節郭清

右腕のリンパ節とそれを連絡するリンパ管を失う

リンパ液の流れが緩慢になる

腋窩にリンパ液が貯留する

看護者の無菌操作不備、創部の露出、シャワー浴での濡れ、患者の手や汗による汚染、またはドレナージ非効果により、皮下に滲出液が貯留して創部湿潤が起こること等で創部は不潔になる

陰圧ドレーンが挿入

効果的なドレナージができない

#2 急性疼痛

痛みに伴い、胸郭運動および右上肢・肩関節の一時的運動制限

#1 入浴セルフケア不足

創部が不潔になることによる創部の治癒遅延

#身体可動性障害

入浴不許可
術後2日目から下半身のシャワー浴のみ可

シャワー浴の際にドレーンの接続部が濡れる

術後に放射線療法

長期的な家族計画を強いられる

「結婚して2年。夫の両親が孫の顔を見るのを楽しみにしていた」

今後、31歳のF氏の役割・セクシュアリティを考えると自己概念の障害が起こることも推測される

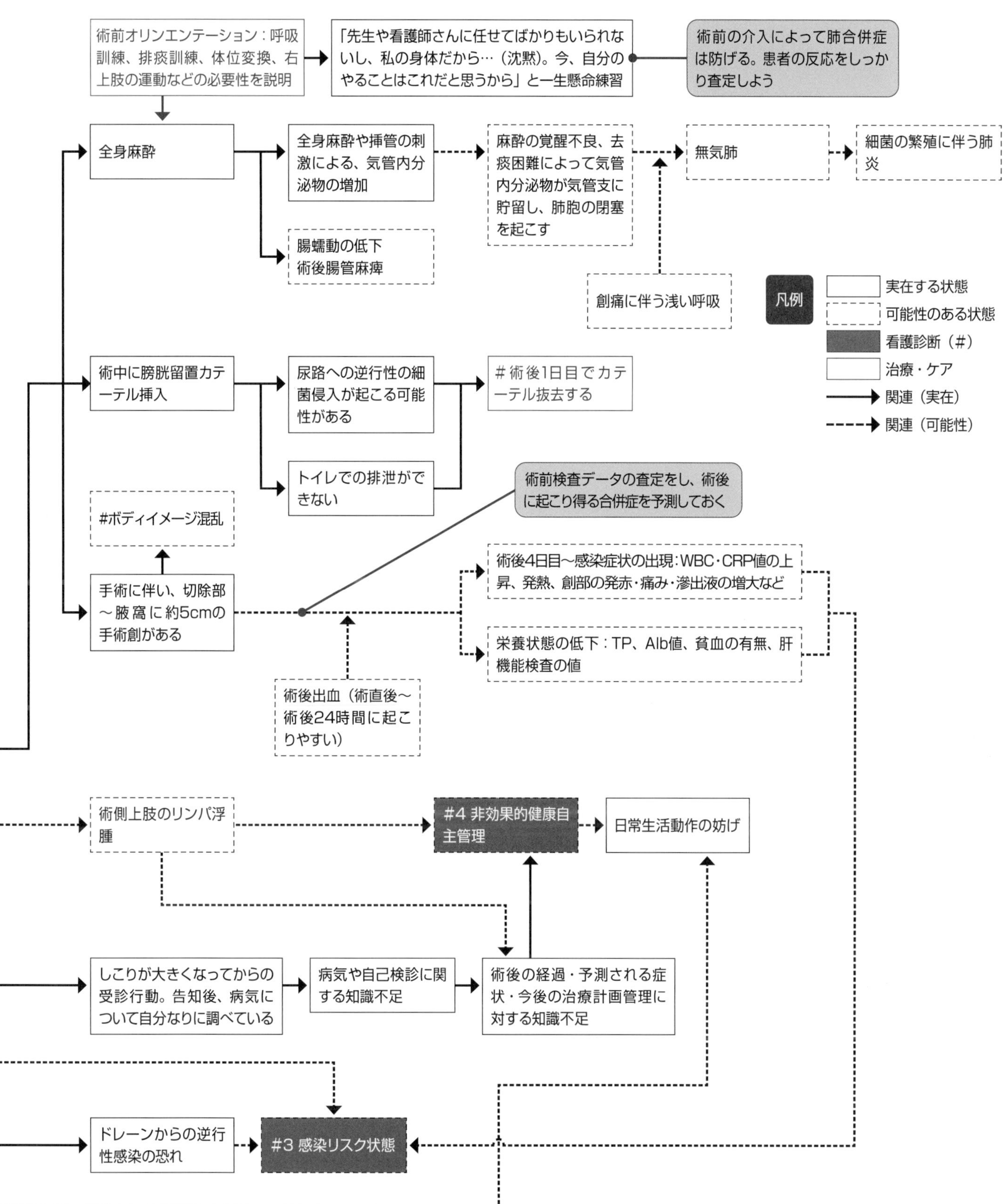

術前オリンエンテーション：呼吸訓練、排痰訓練、体位変換、右上肢の運動などの必要性を説明
「先生や看護師さんに任せてばかりもいられないし、私の身体だから…（沈黙）。今、自分のやることはこれだと思うから」と一生懸命練習
術前の介入によって肺合併症は防げる。患者の反応をしっかり査定しよう
全身麻酔
全身麻酔や挿管の刺激による、気管内分泌物の増加
麻酔の覚醒不良、去痰困難によって気管内分泌物が気管支に貯留し、肺胞の閉塞を起こす
無気肺
細菌の繁殖に伴う肺炎
腸蠕動の低下
術後腸管麻痺
創痛に伴う浅い呼吸
凡例
実在する状態
可能性のある状態
看護診断（#）
治療・ケア
関連（実在）
関連（可能性）
術中に膀胱留置カテーテル挿入
尿路への逆行性の細菌侵入が起こる可能性がある
#術後1日目でカテーテル抜去する
トイレでの排泄ができない
術前検査データの査定をし、術後に起こり得る合併症を予測しておく
#ボディイメージ混乱
手術に伴い、切除部～腋窩に約5cmの手術創がある
術後4日目～感染症状の出現：WBC・CRP値の上昇、発熱、創部の発赤・痛み・滲出液の増大など
栄養状態の低下：TP、Alb値、貧血の有無、肝機能検査の値
術後出血（術直後～術後24時間に起こりやすい）
術側上肢のリンパ浮腫
#4 非効果的健康自主管理
日常生活動作の妨げ
しこりが大きくなってからの受診行動。告知後、病気について自分なりに調べている
病気や自己検診に関する知識不足
術後の経過・予測される症状・今後の治療計画管理に対する知識不足
ドレーンからの逆行性感染の恐れ
#3 感染リスク状態

※p.168～179の看護診断名およびp.170の看護診断の定義は、T. ヘザー・ハードマン, 上鶴重美, カミラ・タカオ・ロペス 原書編, 上鶴重美 訳：NANDA-I看護診断―定義と分類2021-2023. 医学書院, 東京, 2021.より抜粋して転載

F氏の看護診断リスト

日付	No.	看護診断
12/△	#1	術後疼痛、上肢の運動制限などに伴う身体可動性の制限に関連した入浴セルフケア不足❶
12/△	#2	約5cmの手術創がある、腋窩と切除部のドレーン挿入、持続点滴などに関連した急性疼痛❷
12/△	#3	手術創がある、リンパ節郭清に伴うリンパ液の漏出、陰圧ドレーンが挿入されていることに関連した感染リスク状態❸
12/△	#4	退院後の継続ケア、腋窩のリンパ節郭清に伴う右上肢の防護、乳房の自己検診法についての知識不足に関連した非効果的健康自主管理❹

看護診断の定義

❶体を洗う（入浴）行為を自力では完了できない状態
❷実在する、あるいは潜在する組織損傷に伴う、もしくはそのような損傷によって説明される、不快な感覚的および情動的経験（出典：国際疼痛学会）。発症は突発的または遅発的で、強さは軽度から重度までさまざまあり、回復が期待・予測でき、継続が3か月未満
❸病原体が侵入し増殖しやすく、健康を損なうおそれのある状態
❹慢性疾患を抱えた生活に固有の、症状や治療計画の管理、身体・心理社会・スピリチュアル面への影響の管理、ライフスタイル変化の管理が不十分な状態

看護計画

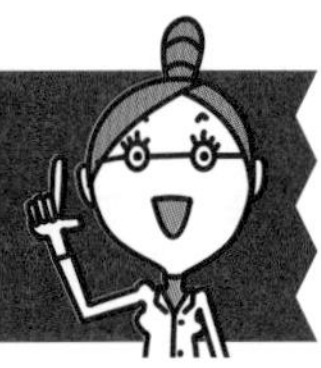

#1について記載した看護計画

看護診断

#1　術後疼痛、上肢の運動制限などに伴う身体可動性の制限に関連した入浴セルフケア不足

期待される結果

<長期目標>
1. 患者は、身体可動性の制限範囲内で清潔セルフケア活動を実施できる。

<短期目標>
1. 術後2日目には、洗面・整容が自立できる。
2. 術後5日目には、介助でシャワー浴ができる。

看護計画

O-P（観察計画）	1. セルフケア不足の程度と自立の程度 ● 入浴・清潔・更衣・整容について。 2. 清潔 ● 皮膚の状態：発汗の有無、傷の有無❶、浮腫の有無。 3. 身体可動性の制限 ● 患者のセルフケア能力（身体可動性）を阻害する因子（疼痛・患側上肢の運動障害・上肢の浮腫など）の有無と程度。

看護計画の根拠・留意点

❶ここでの傷の観察は、#3と#4の看護問題が起こることがないように、右上肢に擦過傷や切り傷がないか清拭の場をかりて観察することである。常に右上肢は感染する可能性があるので、観察を含めて、皮膚の清潔を保つことで#4の関連因子である右上肢を防護する意味がある。手術創の#3の感染予防ではない。ここでの介入は、あくまでも皮膚の清潔のためであることに注意してほしい。清拭をしたからといって手術創の清潔を保つことにはならず、創部の感染予防ができるわけではない（p.172看護計画の根拠・留意点❸参照）。

ただし、手術創が腋窩に近いため、発汗などにより創部が汚染される可能性があるのなら、感染予防として腋窩の清潔を保つ必要はあるので、患者の状態に合わせて計画の根拠を明らかにする。

	4. ケア前後のバイタルサインの値
C-P(ケア計画)	1. 入浴／清潔 ●術後1日目は、全身清拭を行う。翌日からは、下半身のシャワー浴の介助と上半身の清拭を行い、清潔を保つ。シャワー浴時は、ドレーンバッグがぬれないように保護する。特に腋窩は発汗などで不潔になりやすいのでていねいに拭く。以後、入浴が許可されるまでは上記のケアを行うこととするが、患者の自立を妨げない程度の介助とする。 2. 洗髪 ●創部痛が緩和され肩の可動域が改善するまでは全面介助とする。術後1日目は全面介助。以後、洗髪台にて3回/週実施する。 3. 更衣／整容 〈洗面介助（朝・夕）〉 ●術後１日目は、ベッド上で歯みがきを実施する。 ●術後２日目以降は、離床を兼ねて洗面所で実施する。 〈更衣介助〉 ●パジャマは大きめのものとし、介助する。 ●患側から着て、健側から脱ぐ（上衣のみ介助する）。 ●ドレーンが引っかからないように固定する。 ●リハビリテーションのために、できるだけ患者本人が実施する。 4. 身体可動性の制限 ●術直後は患側上肢を上にした側臥位か仰臥位とし、患側上肢は小枕で挙上する。術後1日目は、ふらつきのある間は介助歩行とする。
E-P(教育計画)	1. 更衣は、患側から着て、健側から脱ぐように指導する。 2. ドレーンが挿入されているが、運動制限はないので、できる範囲で日常生活は行ってもよいことを説明し、痛みのあるときは無理に行おうとはせずに援助を求めるように説明する。 3. 日常生活行動が患側のリハビリテーションにつながっていることを説明し、痛みがないときは積極的に動かすように指導する。

#3について記載した看護計画

看護診断

#3　手術創がある、リンパ節郭清に伴うリンパ液の漏出、陰圧ドレーンが挿入されていることに関連した感染リスク状態

期待される結果

<長期目標>

1. リンパ液の貯留、血腫、皮膚弁の壊死、創部の感染などの合併症を起こさない。

<短期目標>

1. 術後7～10日で抜糸ができる。
2. 創部の炎症の徴候がない。
3. 効果的なドレナージができ、腋窩にリンパ液の貯留を認めない。

看護計画

O-P(観察計画)	1. 患側腋窩のリンパ液貯留の有無と程度。 2. 患側上肢の知覚・運動障害の有無。 3. 創痛や創部の圧迫感、腫脹の有無。 4. ドレーンの排液量と性状、排液の流出状態、ドレーン挿入部の固定状態。❷ 5. 創部からの出血・皮膚弁の色・循環障害の有無。 6. テープかぶれの有無。 7. 経時的なバイタルサインの観察。 8. 血液検査データのチェック：WBC（白血球数）、CRP（C反応性タンパク）。
C-P(ケア計画)	1. 術後は、患側上肢を枕の上に乗せ、肘を心臓の高さにし、さらに手首は肘より高い位置に保持する。 2. 腋窩の圧迫をさけるために、腕を長時間内転しない。 3. 患側上肢への注射・採血・血圧測定などをしないように、目印を患者のベッドサイドにおく。 4. 前腕から肩にかけてのマッサージを行い、血液循環を促進する（感染徴候のある場合は中止）。 5. ドレーンは常に陰圧に保ち、ドレーンの屈曲や閉塞の予防を行い、適宜ミルキングを行い、排出を誘導する。 6. 術後感染予防のための創部の清潔の保持を行う。❸ 7. 疼痛のコントロールと不快感の緩和を行う。 8. 患側上肢の不必要な運動をさけるために、動けるまでは日常必要な物品を手の届きやすい位置におく。
E-P(教育計画)	1. 健側上肢を上にした側臥位か、仰臥位で休むように指導する。 2. できるだけ早期に患側上肢を使って日常生活をするように指導する。 3. 過度の上肢の運動はリンパ浮腫を増大させることを説明する。 4. 患側上肢の傷は、感染を引き起こし、浮腫を増強させることを説明する。 5. ドレーンの挿入部は固定されているので上肢を動かしても抜けないこと、ドレーンが屈曲すると効果的なドレナージができないことを説明する。

看護計画の根拠・留意点

乳房は皮下の脂肪組織が多いため、腫瘍切除部の死腔や腋窩にリンパ液や血液が貯留することによって、皮膚の癒合を妨げ、手術後の創部の感染を引き起こしやすい。しかし、効果的なドレナージを行うことによって創治癒を助けることができ、看護介入によって解決できる問題であり、リンパ浮腫の予防にもつながる。

❷留置されたドレーンはパイロットドレーンと呼ばれ、術直後は後出血の監視、その後は身体の中の状態を監視する。特にドレーンからの排液の性状は、感染の有無を判断する指標であり異常の早期発見につながる。また、排液量は、ドレーンの抜去時期とも関係してくるので、時間ごとの正確な測定と観察が必要となってくる。

❸創部を清潔に保つ（無菌操作での創傷ケア）ことや、外界からの細菌の侵入を防ぐこと（シャワー時の創部の保護など）で人為的な感染は防げるので、創部が汚染される要因を考え、他の介入とも関連づけて感染（安全）を考え対処していく必要がある。

#4について記載した看護計画

看護診断

#4　退院後の継続ケア、腋窩のリンパ節郭清に伴う右上肢の防護、乳房の自己検診法についての知識不足に関連した非効果的健康自主管理

期待される結果

＜長期目標＞

1. 退院までに患者は、退院後の継続ケアについて理解することができ、自己管理ができる。

＜短期目標＞

1. 患者は患側上肢の外傷の危険性を理解し、感染から腕を守る方法が実施できる。
2. 患者は患側上肢のリンパ浮腫を予防し、浮腫が生じた場合、自己対処ができる。
3. 患者は乳房の自己検診法を理解し、定期的に実施することができる。

看護計画

O-P(観察計画)	1. 患側上肢の外傷の有無、熱感の有無。 2. 患側上肢のリンパ浮腫の有無、圧痕の程度。 3. 上腕の計測（肘部より5cm上の部位）。 4. 患側上肢への指導に対する理解度と学習レディネス（準備度）。
C-P(ケア計画)	1. 患側上肢の外傷の危険性や感染を予防する方法、患側上肢のリンパ浮腫の予防方法に関して、パンフレットを用いながら、具体的に日常生活のなかで一緒に実施していく。❹ 2. 家庭での日常生活のなかでできる予防方法をみつけていく。 3. 乳房を直視・触ることができるようになれば、乳房の自己検診法を実際に行っていく。 4. 指導するなかで、発問しながら疑問を明らかにし、入院中に自己管理ができるようにする。
E-P(教育計画)	1. 乳がんの治療後に生じるリンパ浮腫の成り行きの説明を行う。 ● リンパ浮腫は、腋窩の下のリンパ節とそれを連絡するリンパ管を失うことにより生じる。リンパ節が取り除かれたことによりリンパ液の流れは緩慢となり、身体も感染に対して弱くなっていることを説明する。 2. 腕を感染から守るために特別な注意が必要であることを説明し、その予防法についての指導を行う。 ● 日焼けをさける。 ● 注射、血液検査時の採血、血圧測定などは可能な限り反対の腕を用いる。 ● 重いカバンやハンドバッグは反対の腕で持つ。治療した側の腕では、腕時計や宝石類を緩やかに着用する。 ● 切り傷が生じた場合には、すぐに消毒する。また、発赤、むくみやほかの感染の所見の有無を頻回にチェックする。 ● 皮膚を切ったり、引っかいたりする危険を減らす目的で、腋の下の毛を剃る際には細いヘッドをもつ電気剃刀を用いる。 ● 庭仕事をするときや強い薬を扱うときは保護用の手袋を着用する。できれば刺激の強い化学薬品や研磨剤の使用はさける。 ● 虫に刺されることをさけるために、虫よけを塗る。 3. 治療を受けた腕が腫れたり、赤くなったり、熱をもったりした場合には、直ちに主治医に報告するよう説明する。 4. 注意が必要ではあるが、治療を受けた腕をいたわりすぎず、いつも通りに腕を使うことも大切であることを説明する。 5. 乳房の定期的自己検診の必要性を説明し、月に1度（生理が終わってから）の両乳房の自己検診をするように指導する。 6. リンパ浮腫❺は、個人差があること、手術後何年かしてから浮腫が現れることもあることと予防方法の説明を行う。 ● 腕を心臓より高い位置にして休む（腕の下に枕を敷く）。 ● 手術したほうの腕を、手から肩のほうにマッサージする（リンパドレナージ）。 ● 腕枕はしない。 ● 袖のゆったりした洋服を心がける。 ● 患側は冷やさず保温を心がける。

看護計画の根拠・留意点

❹リンパ節郭清に伴い上腕の浮腫が起こる可能性がある。現在、浮腫に対する治療法がないので、日常生活で気をつけることによって予防ができることを患者自身がよく理解し、自己で身体の管理をすることが重要である。特に定期的な乳房の自己検診は、再発やさまざまな問題の早期発見につながるため、手術前から情報提供して、術後は具体的方法へと介入計画を広げていく。

❺上肢の浮腫は、術後の放射線治療や術後の感染の際にしばしば生じる。リンパ節郭清では10〜20%の割合で生じる。

今回の事例は、家族介入を入れていない。しかし、患者が高齢の場合は、家族と支援体制をもつことも必要となるかもしれないため、キーパーソンとなる家族の存在も忘れないようにしよう。

実施・評価

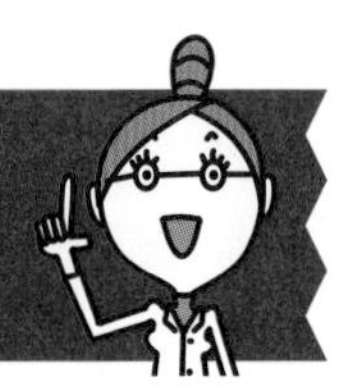

#1について記載した経過記録

#1 術後疼痛、上肢の運動制限などに伴う身体可動性の制限に関連した入浴セルフケア不足		
12月△日(術後1日目)		
実施計画（本日の計画）	実施したこと	評価
1. 清潔：全身清拭。 2. 更衣／整容。 3. 身体可動性の制限：ふらつきのある間は、介助歩行とする。早期離床を促す。 4. 検温：術後1日目に清拭を行っても大丈夫かの判断のために実施する。術後の測定は患者にとって負担ではなかったか、変化を確認する。	<1. 2. について> ●10時に膀胱留置カテーテルを抜去した後に全身清拭（離床をかねて座位になり清拭、陰部はF氏が拭く。下肢は介助する）、腹部・腰背部の温罨法と寝衣交換を行った。❶ <3. について> ●早期離床の必要性と、ドレーンが挿入されているが、運動制限はないことを説明した。 <4. について> ●清拭前と清拭後に測定した。	S ●「ずっと寝ていたので腰がだるかったけど、腰を温めてもらい、楽になりました。創の痛みも軽度です。腹部の張った感じもありません。今朝、排ガスがありました」 O ●清潔：発汗なし、背部と腋窩の皮膚の湿潤あり、右上肢の浮腫なし。頸部、陰部はF氏が拭くことができた。❷ ●身体可動性の制限：トイレまで歩行する。ふらつきなし、ベッドからの起き上がり時に、創部の痛みが少しあったが、介助しなくても起き上がれる。午後からは一人で病棟内を歩いている。 ●清拭前後にバイタルサインを測定する。 BP：110/64→126/66mmHg P：68→72回／分 KT：36.8→37.0℃ R：14→16回／分 ●創部痛は自制内である。 A ●術後1日目の状態は安定しているため、清拭を実施した。離床を促すために、手の届く範囲を自力で拭く計画とした。清拭実施後のバイタルサインの大きな変化はなく、状態は安定していた。 ●明日より下半身のシャワー浴が許可され、活動範囲が拡大されてくる。1回目のシャワー浴であり、どこまで運動が制限されているのかわからないので、明日のシャワー浴は付き添う必要がある。身体可動性の制限は主に清潔セルフケア不足に影響するので清潔ケアのなかで一緒に介入していく。

実施・評価の視点

❶腹部・腰背部の温罨法を行い、循環を促し腸管への刺激を与える。早期離床によって体動を促し腸蠕動の回復を促進する。

❷セルフケア不足は、術前の情報からF氏がどこまで自立可能なのかを評価する。手術に伴ってF氏が今どこまでできるのか、何がセルフケアを阻害しているのかを考えて、今ある姿と今後どうなるかを重ねて考えると、次の日の介入がより具体的になる。

また、術後の場合は、術後1日目の状態としてどうなのかを評価していくと、患者が回復に向かっているのか、状態が悪化しているのかが明らかになり、次の日の計画により個別性が出せる。

12月△日(術後2日目)		
実施計画（本日の計画）	実施したこと	評価
1. 清潔：下半身のシャワー浴の介助と上半身の清拭を行う。患者の自立を妨げない程度の介助とする。 2. 洗髪は、創部痛が緩和され、肩の可動域が改善するまでは全面介助とする。 3. 更衣／整容。	1. 下半身のシャワー浴・清拭。 ●ドレーン・排液バッグが濡れないようにナイロン袋をかぶせた。 ●シャワー浴のときは、椅子を用意して転倒がないように気をつけた。 ●F氏の安全が確認できたので、羞恥心を考えて浴室の外で待機した。 ●上半身の清拭は、F氏の疲労度を考え、今日は少し時間をあけてから部屋で行った。 2. 洗髪は午後から洗髪室で行った。 3. 更衣は、患側から着て、健側から脱ぐように指導した。	S ●「なんでも自分でしないとね。毎日洗髪していたので、頭を洗ってもらい、とっても気持ちがよかったです。でもまだ創痛があるので、一人でするのは疲れますね」 O ●下半身のシャワー浴は、椅子に座ることで、姿勢が安定し、腹部～下肢をF氏一人で洗うことができた。シャワー浴後は少し疲れた表情をし、背部と腋窩は看護師が清拭し、上肢・頸部はF氏が拭いた。❸発汗なし、発赤なし、瘙痒感なし。更衣の仕方を説明すると、F氏自身で更衣ができた。 A ●清潔については、今日初めてシャワー浴・洗髪を行うことができたこと、F氏から「気持ちがよかった」との言葉も聞かれたこと、皮膚のトラブルもないことより、昨日より清潔を保つことができた。しかし、ドレーンが挿入されていること、創痛による運動制限があることなどから介入を続行する。介入方法としては、シャワー浴と清拭を分けて行ったことは、F氏の疲労から考えてよかった。❹

12月△日(術後3日目)		
実施計画（本日の計画）	実施したこと	評価
1. 清潔：下半身のシャワー浴の介助と上半身の清拭を行う。 2. 洗髪。	1. は昨日と同じ。 ●シャワー浴後の清拭は、蒸しタオルを持って行くと、自分で清拭された。 2. 洗髪は、「自分で洗った」と言われた。	S ●「もう痛みもないし、手も十分に動かせるようになったので自分で何でもできます」 O ●シャワー浴・洗髪・洗面は自分で行っている。 ●右上肢の挙上180°可能。 A ●シャワー浴の前後のドレーンの管理は必要である。運動制限がなくなり、清潔に関する行動は自立できているが、ドレーンが抜去されるまでは、ドレーン・排液バッグが不潔にならないように、安全なシャワー浴ができるよう、介入は続行する。

実施・評価の視点

❸はじめてのことをするときは、必ず患者の安全を考えて付き添うこと、そしてどこまで自己でできるのかをアセスメントして、自立の方向に向かう計画を立てる。

❹前日の評価が、次の日に実施したことにつながっているか、その変更した介入方法がどうであったのかを評価しよう。

#3について記載した経過記録

#3 手術創がある、リンパ節郭清に伴うリンパ液の漏出、陰圧ドレーンが挿入されていることに関連した感染リスク状態		
12月△日(術後1日目)		
実施計画（本日の計画）	実施したこと	評価
1. バイタルサインの測定。 2. ドレーンは常に陰圧に保ち、適宜ミルキングを行い、排出する。 3. 術後感染予防のための創部の清潔の保持。 4. 患側上肢の浮腫予防のための安楽な体位の工夫。 5. 環境整備。	1. 10時と14時にバイタルサイン測定。❺ 2. 指導者とともにドレーンのミルキングを施行した。 3. ガーゼ交換の清潔介助とドレーンの再固定をした。 4. 患側上肢は、枕の上に乗せ、肘を心臓の高さにし、さらに手首は肘より高い位置に保持した。 5. 患側上肢の不必要な運動を避けるために、ADL（日常生活動作）が自立するまでは日常必要な物品を手の届きやすい位置に置く。 6. 9時に消炎鎮痛薬（医師の指示、ロキソニン®錠）を与薬する。❻	S ●「痛み止めを飲んだので、今は痛みがありません。朝から手のグーパーの運動を心がけています」 O ●BP＝110／64mmHg、P＝68回／分・リズム不整なし、T＝36.8℃。 ●患側上肢の浮腫なし、患側上肢の知覚障害なし、手指の冷感・チアノーゼなし、ドレーンからの排液量：50mL（24時間）、血性～淡血性、混濁なし、腋窩のリンパ液の貯留感なし、創部からの出血なし、滲出液なし、創部の腫脹なし、発赤なし。❼ ●血液検査データのチェック：WBC＝7,800／μL、CRP＝0.17mg／dL、TP（総タンパク）：6.8g／dL。❽ A ●術後24時間（術後1日目）を経過し、術後出血の起こり得る時期は過ぎたと考えられる。ドレーンからの排液も正常であり、創部の炎症徴候もない。血液検査データと創部の状態から考えて微熱は術後の生体反応と考えられる。しかし、消炎鎮痛薬を内服しているので、熱はカバーされてしまうため、患者の自覚症状が現れにくい。そのため、他覚症状に注意が必要である。 ●右上肢の浮腫は、「運動を心がけています」というF氏の行動と、臥床時に浮腫予防の体位をとることで起こっていない。F氏は、リンパ浮腫について予防行動がとれていることから術前の介入が効果的に生かされているといえる。明日からは浮腫の自己管理に向けて、より具体的な日常生活のなかでの、#4の看護計画を開始していく。 ●ほかの介入については、抜糸・ドレーン抜去が済むまで継続とする。

実施・評価の視点

❺バイタルサイン測定時には、何を観察するのかをフローシートにし、経時的にどのように変化しているのかをみるとよい（p.35 Q24参照）。

❻痛み止めの薬は、炎症反応をもカバーしてしまうので、感染徴候と血液データ（WBC、CRP）と薬の効果を関連づけて評価する。#2の安楽で鎮痛薬を使った場合、鎮痛の効果はあったのか、どのくらい効果は持続しているのか、痛みがとれたことで患者の表情や活動範囲はどう変わったのかなどを評価する必要がある。#3の感染で解熱薬として使ったら、熱が下がったのか、どのくらい解熱効果が持続しているのかなどを評価する。同じ薬を使っても評価の視点が違ってくる。

❼創部の観察は、ガーゼ交換時に行う。もしガーゼに膿が付着していたら排液の臭いも観察する。ガーゼ交換のときの間接介助の看護師は、患者に一番近い位置にいるので、創部の観察や患者の表情を観察し、痛みの緩和や患者が医師に質問しやすいような環境を整えたり患者の代弁者になったりすることも大切である。観察したことは（＋）（－）と記号で表記するのではなく、あり・なしで記録する。ありの場合は、どの程度あるのか、客観的に誰が観察しても同じであることが大切である。

❽データは、その時点での状態を把握することと、前回のデータと比較することで、今の状態が回復に向かっているのか、それとも悪化に向かっているのかの判断に役立つ。

12月△日(術後3日目)		
実施計画（本日の計画）	実施したこと	評価
1. 経時的なバイタルサインの測定。 2. ドレーンは陰圧に保ち、ドレーンの屈曲や閉塞の予防を行い、適宜ミルキングを行い、排出誘導する。 3. 術後感染予防のための創部の清潔の保持。	1. 10時と14時にバイタルサイン測定。 2. 指導者とともにドレーンのミルキングを施行した。ドレーンをテープで固定し、排液バッグを袋に入れて肩にかけるようにした。 3. ガーゼ交換の清潔介助とドレーンの再固定をした。	S ●「動かしてもほとんど痛みはなくなりました。患側上肢のしびれもないです」 O ●BP＝112／60mmHg、P＝72回／分・リズム不整なし、T=37.2℃。 ●創痛や創部の圧迫感なし、腫脹なし、ドレーンからは漿液性の排液30mL（24時間）、創部からの滲出液なし、発赤なし。 A ●術後3日目であり、創部の炎症徴候も認めず、ドレーンからの排液量も減ってきている。しかし、F氏の活動範囲の増加に伴い、ドレーンが屈曲したり、引っ張られたりして抜去されないように固定状況を確認することで、効果的なドレナージがなされるようにする必要がある。

#4について記載した経過記録

#4 退院後の継続ケア、腋窩のリンパ節郭清に伴う右上肢の防護、乳房の自己検診法についての知識不足に関連した非効果的健康自主管理		
12月△日（術後2日目）		
実施計画（本日の計画）	実施したこと	評価
1. 患側上肢の外傷の危険性や感染を予防する方法、患側上肢のリンパ浮腫の予防方法・乳房の定期的自己検診に関して、パンフレットを用いながら指導する。	1. パンフレットを用い、指導者とともに、乳がんの治療後に生じるリンパ浮腫の成り行き、患側上肢のリンパ浮腫の予防方法、感染について、指導を行った。 2. 乳房の定期的自己検診の必要性については、乳房をまだ直視していないので指導しなかった。パンフレットには自己検診法についても記載されているので、気が向いたら読んでもらうように説明した。	S ●「術前に浮腫が起こるかもしれないって聞いていたので心配だったけど、日常のなかでちょっと気をつけるだけで簡単に予防できるってわかったので安心した。でも、傷がつくと大変なことになるのですね」 O ●パンフレットを何度も読み直している。表情は明るい。 A ●積極的に治療へ参加し、理解度は良好と考えられる。今後していかないといけないことはわかっているが、まだ創部や乳房を直視していないので、乳房について受け入れができるようなかかわりをしていく。指導した内容については実際に実施できるかをみていく。経過がよければ術後7～10日目には退院の予定となるので、計画的に指導していく。❾

実施・評価の視点

❾乳房の自己検診法の介入時期は、患者個々によって違うので、一つの指標として、「乳房を看護者と一緒に見る」「一人で見る」「乳房に触ることができる」など、患者の行動と受容との関係をみながら進めていくとよい。術後に患者が創部を見る意思が生じたときは、患者の気持ちを大切にし、まず、一緒に乳房を見、次に触ってみる。無理に進めるのではなく段階を追って進めていくことが重要である。リンパ浮腫と乳房の自己検診法は並行して進めてもよい。

サマリー（看護要約）

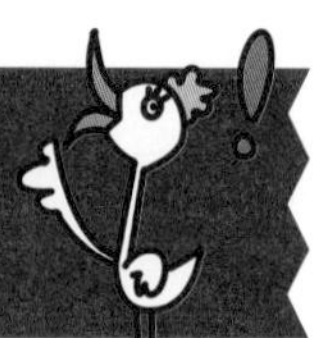

#1、#3、#4について記載したF氏のサマリー

#1 術後疼痛、上肢の運動制限などに伴う身体可動性の制限に関連した入浴セルフケア不足

実施内容	評価	自己評価
●術後1日目：膀胱留置カテーテルを抜去した後に、全身清拭（離床をかねて座位になり、下半身はF氏が自分で拭く）、腹部・腰背部の温罨法と寝衣交換を行った。その後、1回目のトイレ歩行に付き添った。そのときに、早期離床の必要性と、ドレーンが挿入されているが、運動制限はないことの説明をした。 ●術後2日目：下半身のシャワー浴・上半身の清拭を行った。シャワー浴のときに、ドレーン・排液バッグが濡れないようにナイロン袋をかぶせた。浴室には、椅子を用意して転倒がないように気をつけた。F氏の安全を確認した後、羞恥心を考えて浴室の外で待機した。上半身の清拭はF氏の疲労度を考え、その日は少し時間をあけてから部屋で行った。洗髪は午後から洗髪室で行った。更衣は、患側から着て、健側から脱ぐように指導した。 ●術後3日目以降抜糸までは、シャワー浴の準備と上半身の清拭は毎日行った。準備では、創部のガーゼやドレーンが濡れないように保護（感染予防）を行った。	●術後1日目より歩行による活動量は増えているが、痛みに伴う生活での身体可動性の制限は続行しているので、清潔・更衣といった日常生活のなかで制限を受けているところに介入計画を追加していった。 ●清潔に関しては、清拭・シャワー浴の介助を行うことで、皮膚のトラブルもなく経過した。術後2日目からは、「なんでも自分でしないとね。でもまだ創痛があるので、一人でするのは疲れますね」との積極的な言葉と不安の言葉が聞かれたので、F氏の疲労とADL（日常生活動作）に合わせて介入計画を変更していったことで、F氏の清潔のニードに近づくことができた。短期目標の「術後5日目には、介助でシャワー浴ができる」は達成された。しかし、ドレーンが抜去されるまでは安全なシャワー浴ができるように介入は続行した。 ●更衣に関しては、術後3日目には、F氏自身で着脱できるようになり、早い時期に自立できていたので、術後3日目以降は介入を終了とした。	●目標とF氏の回復の早さが合っていなかったので、評価がしづらい。特に清潔の評価については、F氏ができることが何か、何がセルフケアを阻害しているのか、今後どうなるかを予測して考えると、目標は達成されているのにまだ介入が必要であるような結果にはならなかったのではないかと考えられる。 ●はじめは、関連因子である身体可動性の制限に対する介入計画を清潔ケアなどとは別に立てていた。しかし、生活行動と合わせてとらえ、清潔を中心に、ケアのなかに身体可動性の制限に対する介入も含める計画修正を行ったのはよかったのではないかと考える。

#3 手術創がある、リンパ節郭清に伴うリンパ液の漏出、陰圧ドレーンが挿入されていることに関連した感染リスク状態

実施内容	評価	自己評価
●術後感染予防のための創部の清潔の保持に努めた。患側上肢の浮腫予防のための安楽な体位の工夫	●これらの介入をすることで、リンパ浮腫、血腫、皮膚弁の壊死、創部の感染などの合併症を起こすことなく、術後7日目に半抜糸、8日目には全抜糸ができた。	●＃3の「感染リスク状態」と、＃4の要因である「腋窩のリンパ節郭清に伴う右上肢の防護」は

をした。ドレーンは常に陰圧に保ち、適宜ミルキングを行い、排出し、ドレーンが抜けないようにテープで固定をした。経時的な創部の観察・炎症データのチェックを行った。	腋窩のリンパ液貯留も起こらず、術後5日目には排液量も減少し、ドレーンの抜去ができた。上記より、期待される結果の短期目標の1.～3. は達成された。また、F氏は、術前の介入によって術後のイメージができていたことから、早期から患側上肢の運動を積極的に行っていたことが術後の経過を良好にし、#3の介入計画を一部変更して、#4の計画と合わせて介入していったことがよかったと思われる。長期目標も達成され、12月△日には#3は終了とした。	「リンパ節郭清」から派生してくる問題であり、どちらも看護介入計画が重なっている部分があったことを考えると、#4に#3を含めた看護診断を立ててもよかったのかもしれない。

#4 退院後の継続ケア、腋窩のリンパ節郭清に伴う右上肢の防護、乳房の自己検診法についての知識不足に関連した非効果的健康自主管理

実施内容	評価	自己評価
● 術後2日目より、乳がんの治療後に生じるリンパ浮腫の成り行き、患側上肢の外傷の危険性や感染を予防する方法、患側上肢のリンパ浮腫を予防する方法に関して、パンフレットを用いながら実施していった。	● F氏は、術後5日目には、家庭でできる具体的な予防方法を見つけ、手術に伴って変化した身体での今後の生活をイメージできるようになった。乳房の自己検診法については、事前にパンフレットでの指導を行い、術後乳房を直視・触ることができるようになった術後5日目に実際に行うことができた。 ● 指導するなかで、発問しながら疑問を明らかにし、入院中に自己管理ができるように段階的にかかわっていったことで、術後の経過・予測される症状・今後の治療計画管理に対する知識不足から、今後の日常生活での現実とのズレが術後に生じる可能性は低いと考えられるため、期待される結果の短期目標の1. ～3. は達成できたと考える。しかし、入院中には、浮腫・感染は起こっていないこと、乳房の自己検診法については、看護師とともに行っていたので、今後、家庭での自己管理ができるかについては継続的にかかわりを続けていく必要がある。特に、乳房の自己検診法を定期的に実施することができるかは、これから先の治療にもかかわってくる問題であるため、外来での継続看護とする。 ● 外来への申し送り：「結婚して2年になるので、子どもがほしいと、夫とも話していた矢先に乳がんと告知された。しばらくは無理ですね」という言葉が入院時に聞かれていた。発病前は、夫・両親ともに子どもが生まれるのを楽しみにしていただけに、治療に伴いしばらく子どもが産めないこと、妊娠することができる時期が高齢出産となること、夫の年齢も考え、長期的な家族計画を強いられることが推測される。12月△日（術後2週間）から放射線療法が開始となることで、妊娠に関してはより具体的に、夫・両親をも含めた継続的なかかわりが必要と考えられる。	● 家庭での自己管理ができるかについては継続的なかかわりを必要とすること、入院期間が短いことを考えると、乳房の自己検診法については術前に介入し、より具体的な日常生活のことは、術後に介入するなど、「いつ」「何を」「どのように」介入するのか、タイムスケジュールを立てたほうが、確実に実施することができたのではないか。 ● 乳房の自己検診法についてはパンフレットを用いることで、事前に知識として取り込んでもらい、実際に乳房を直視できた時点ですぐに介入できたこと、退院後も継続的にパンフレットを見ながら行えることを考えると、口頭での指導より効果的であったのではないか。

〈参考文献〉
1. 日本乳癌学会 編：患者さんのための乳がん診療ガイドライン2019年版．金原出版，東京，2019．
2. 阿部恭子，矢形寛：乳がん患者ケアパーフェクトブック．学研メディカル秀潤社，東京，2017．

事例でわかる ゴードンの11の機能的健康パターンによる看護過程の展開④

胃がん患者の術直後における看護

林　静子

事例紹介

G氏・54歳・男性。

【生活歴】

パート勤務の妻（52歳）、会社に勤めている長女（26歳）、大学３年生の長男（21歳）の４人家族。銀行で部長職。

【診断名】

幽門側胃がん。

【既往歴】

10歳、虫垂炎。

【現病歴】

３か月ほど前から食後に心窩部の不快感があり、市販の胃腸薬を飲んでいた。２週間ほど前に上腹部の痛みが強く嘔吐がみられたので、外来を受診し、胃内視鏡検査、CT（computed tomography：コンピューター断層撮影）、MRI（磁気共鳴画像診断装置）などの検査の結果、胃がん（幽門側がん、StageⅡA、L、2型、T2、N1、H0、P0、CY0、M0）（※1）と診断され、手術の目的で入院することになった。外来で胃がんであり手術が必要であることは説明された。家族にも病状の説明が行われている。

看護過程の展開

学生が実習で受け持ったのは、手術の2日前からです。手術前は不安もみられましたが、術前訓練も積極的に取り組み、手術に向かいました。全身麻酔下で幽門側胃亜全摘（2/3切除）＋リンパ節郭清の手術が行われ、順調に経過して歩行の許可も出ています。実習開始後、手術直後〜48時間で得た情報を「ゴードンの機能的健康パターン」（p.116）の枠組みを用いて整理し、回復期につなげる援助についてまとめました。

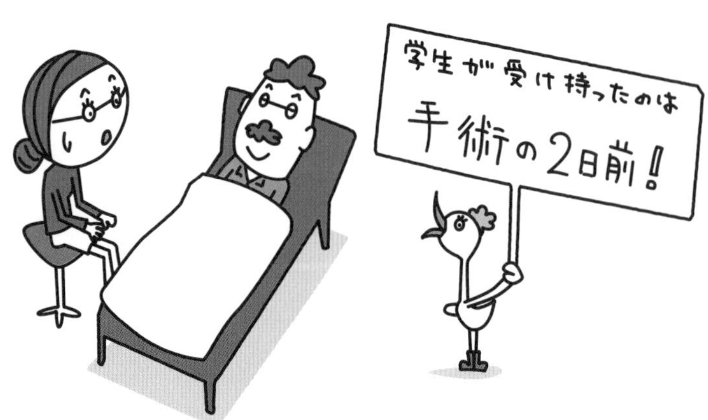

※1　胃がん診断のための所見には、原発巣として、①病巣の数と大きさ、②占拠部分（胃の3領域区分：U（上部）、M（中部）、L（下部）、③肉眼的分類、④胃壁進達度（T）が記載される。さらに、転移について①リンパ節転移（N）、②肝転移（H）、③腹膜転移（P）、④腹腔細胞診（CY）、⑤遠隔転移（M）の程度が記載される。これらの所見から進行度（Stage）が決定される。

アセスメント

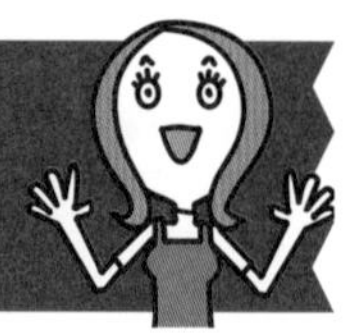

S：主観的情報　O：客観的情報　A：アセスメント

1. 健康知覚－健康管理パターン

情報（S・O）

S

● 「鎮痛薬はできるだけ使いたくない。じっとしていれば、大丈夫だから」

O

● 術後離床を促されると、病棟内歩行するが、そのほかの時間はほとんどベッド上で臥床している。

情報の解釈と分析（A）

● 術後の離床は促されるときのみであり、体動時の創部痛が強く、自ら動くことはほとんどみられていない。疼痛コントロールに対しては消極的であり、離床の必要性の理解とともに疼痛コントロールの必要性を認識してもらう必要がある。

2. 栄養－代謝パターン

情報（S・O）

O

● 身長：173cm。

● 体重：63kg→58kg（3か月）。

＜手術後＞

● 点滴：フィジオゾール®3号輸液（1000）＋ラクテック®注（1000）、80mL/時/日、左前腕より点滴。

● 抗生剤セファメジン®α点滴用キット1g×2回/日。

● 血液検査データ

項目	術前	10月△日（当日 17:00）	10月△日	10月△日
WBC（白血球数）	4,630/μL	3,310/μL	9,130/μL	7,380/μL
RBC（赤血球数）	368×10^4/μL		358×10^4/μL	331×10^4/μL
Hb（ヘモグロビン量）	11.2g/dL	10.2g/dL	11g/dL	10.1g/dL
Ht（ヘマトクリット値）	35.2%	31.3%	34.2%	31.8%
Plt（血小板数）	33.3×10^4/μL	28.5×10^4/μL	30.1×10^4/μL	
TP(総タンパク)	6.5g/dL	5.5g/dL	5.8g/dL	5.5g/dL
Alb（血清アルブミン値）	3.6g/dL	3.1g/dL	3g/dL	3.1g/dL
CRP（C反応性タンパク）	0.01mg/dL	0.011mg/dL	1.59mg/dL	4.05mg/dL

● ドレーン排液

▷ウインスロー孔　8mmプリーツドレーン挿入。

▷膵前面　6mmペンローズドレーン挿入。

▷胃管　14Fr左鼻腔より挿入。術後1日目に抜去。

情報の解釈と分析（A）

● 術後、点滴から1日のカロリーが補われている。必要量が適切に入るよう、点滴の管理を行う必要がある。

● 経口摂取はまだ行われておらず、TP、Albは低値である。今後、創部の状態・消化管の通過状態により経口摂取が開始される予定である。手術により胃2/3切除・ビルロートI法による再建が行われており、胃容量の減少、胃酸・消化液の分泌の減少、胃の運動機能の減退が起こり、栄養状態の低下の可能性が考えられる。そのため、創部の治癒遅延・縫合不全の可能性がある。今後も栄養状態の観察が必要である。①

● 経口摂取の方法を変える必要があるため、今後、食事指導を計画する必要がある。②

● 手術後1～2日目、CRPが上昇しているがWBCは2日目に下降し、体温も37.2℃までの上昇であり、創部に発赤も認めない。手術後の予防的抗生剤としてセファメジン®α点滴用キット1gを1日2回投与されており、手術創は正常に治癒傾向を示していると思われるが、引き続き感染徴候の観察は必要である。

● 手術後、RBC、Ht、Hbは低下しているものの急激な下降は見られず、ウ

アセスメントの根拠

①②胃の構造・はたらきを振り返り、手術によりどのように変化するのかを予測する必要がある。また、術式によって起こってくる合併症も変化するため再建法を知っておく必要がある。胃の手術では、特に栄養－代謝パターンの術前の情報から予測し、術後どのようにかかわるのか考えていく必要がある。

＜胃の構造・はたらき＞

胃は、空腹時には50mLほどの容積しかないが、食塊が入ると成人で1.2～1.4Lほどの容積にまで広がる。胃壁は、外側から漿膜・筋層・粘膜からなる。筋層は、斜走筋層・輪走筋層・縦走筋層の3層からなる。胃粘膜の表面には粘膜ヒダがたくさんあり、胃が拡張する際、また胃内部で食塊を撹拌する際に役に立つ。

摂取された食物は、胃筋層の運動（緊張と蠕動）と胃腺から分泌される胃液によって、粥状になる。

● 排液量

	当日	術後1日目	術後2日目
ウインスロー孔	35mL	42mL	13mL
膵前面（ガーゼ付着）	20g	35g	30g
ドレーン排液の性状	淡々血性～漿液性		
胃管	50mL	20mL→抜去	

● 体温

	術前	当日	術後1日目	術後2日目
T（体温）	36.2℃	36.8～37.2℃	36.8～37.2℃	36.8～37.0℃

● 口腔内乾燥（－）
● 悪寒（－）
● 創部発赤（－）
● 腫脹（－）
● 痛み（＋）

インスロー孔からの排液や膵前面に挿入されたプリーツドレーンからの排液の性状も淡々血性から漿液性であり、バイタルサインも安定しており、術後出血傾向はみられていない。

3. 排泄パターン

情報（S・O）

O

<手術後>

● 尿：手術当日バルーンカテーテル留置：約1,500mL/日。
● 術後1日目にバルーンカテーテル抜去。その後、トイレで排尿あり。
● 回数：8～10回/日（夜間排尿1～2回）。トイレ・尿器の使用。
● 量：1,600～1,800mL/日。
● 便：ガスの排出（－）、排便（－）、腸蠕動音（＋）、腹部膨満感（＋）。
● 血液検査データ

	基準値	術後1日目	術後2日目
Hb（ヘモグロビン量）	男性 13.5～17.5g/dL	11g/dL	10.1g/dL

● 術後腹部X線：ガスの貯留像あり。

情報の解釈と分析（A）

● 術直後から膀胱留置カテーテルにより尿の観察を行っていたが、術後1日目にカテーテルは抜かれた。その後、尿意を感じトイレまたは尿器での排泄が行われており、排尿機能には問題がない。

● 開腹手術のため、腸管の露出、腸管操作により腸管平滑筋運動の低下が起きている。活動範囲を広くし腸蠕動を促し腸管麻痺が起こらないようにしていく必要がある。さらに今後、飲水・経口摂取が開始されるため、腹部症状、排ガス・排便の観察を行う必要がある。③

4. 活動－運動パターン

情報（S・O）

S

● 「鎮痛薬の使用はできるだけしたくない。じっとしていれば、大丈夫だから」

O

<手術後>

● 麻酔：全身麻酔+硬膜外麻酔（Th7/8）。
● 術式：幽門側胃亜全摘+リンパ節郭清。❶
● 再建法：ビルロートⅠ法。❷
● 手術時間：3時間。

情報の解釈と分析（A）

● 術後、組織の損傷と筋肉のれん縮反射により痛みが生じている。硬膜外チューブ・静脈点滴から鎮痛薬の持続投与が行われており、痛みが増強する場合には坐薬（インドメタシン坐剤50mg）の投与が行われている。しかし、移動時の痛みが強く、自ら動くことはなく、促されたときなど最低限のみの活動となっている。④また、左

アセスメントの根拠

③開腹手術の影響により平滑筋の運動性が低下し、麻酔によって交感神経の緊張作用により腸管の蠕動が抑制されることが考えられる。これらのことを念頭に置き、腹部状態の定期的な観察を行う。

情報理解のための基礎知識

❶リンパ節郭清：胃がんの原発巣周囲には多くのリンパ節が取り巻いている。そのリンパ節はがんから近い順に第1群（N_1）から第4群（N_4）に分類される。手術の際N_1までのリンパ節を郭清することをR_1、N_2までをR_2という。

❷ビルロートⅠ法：残胃切離端と十二指腸切離端とを吻合する再建法。この再建法は、1）吻合部が1か所であり手術時間を短縮することができる、2）食物が生理的な経路の十二指腸を通るため術後障害の発生が少ない、3）手術操作が上腹部に限られており、腸管癒着の発生が少ないことなどの利点が挙げられる。

<ビルロートⅠ法>

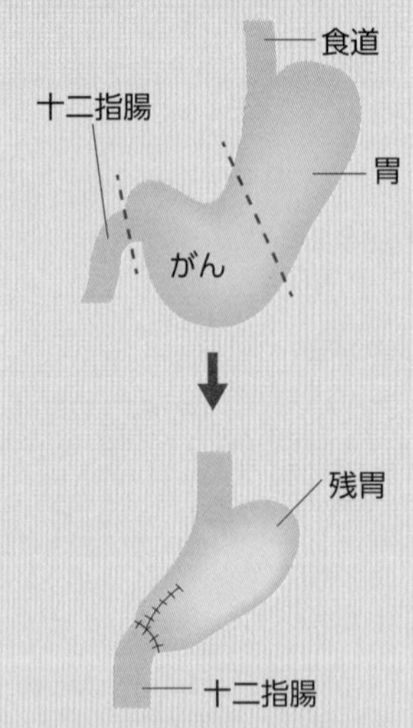

● 残胃と十二指腸を吻合する。

● 術中輸液：2,400mL、出血量：200mL。
● 腹部ドレーン挿入。
● 酸素投与
▷手術直後：$O_2$4L 28%フェイスマスク投与。
▷術後1〜2日目：経鼻カニューレ2L投与。
● 呼吸の性状・呼吸音
▷喘鳴なし、リズム不整なし、肺雑音なし。
▷チアノーゼなし。
▷痰喀出あり、白色痰。
● 呼吸数・SpO_2（酸素飽和度）

	術前	直後	術後1日目	術後2日目
呼吸数（回/分）	14	16〜20	14〜18	14〜18
SpO_2（%）		98〜99	98〜99	99

● 血液ガスデータ

pH	7.384
$PaCO_2$(動脈血二酸化炭素分圧)	47.1Torr
PaO_2（動脈血酸素分圧）	209.5Torr

● 胸部X線
▷術後1日目：無気肺所見（ー）。
● 血圧・脈拍

	術前	術中	直後	術後1日目	術後2日目
血圧(mmHg)	120/80	118〜132/68〜86	110〜128/76〜84	112〜120/76〜82	110〜118/74〜80
脈拍(回/分)	68	70〜98	76〜92	74〜84	72〜80
性状	不整（ー）	不整（ー）	不整（ー）	不整（ー）	不整（ー）

● 硬膜外チューブ・静脈点滴により鎮痛薬の持続投与。疼痛増強時、インドメタシン坐剤50mg投与。
● 術後1日目：点滴につかまりながら看護師が横で介助し病棟内歩行。術後2日目：点滴につかまりながら、トイレ・洗面所など歩行。
● 術後離床を促されると、病棟内歩行するが、そのほかの時間はほとんどベッド上で臥床している。ベッドサイドに尿器を置いて、排尿していることが多い。

前腕に持続点滴が行われており、腹部からもドレーンが挿入されているため、歩行の際に活動が制限されている。そのため、臥位になっていることが多く、気道浄化が十分に行われない可能性が考えられる。活動量の低下により、体内への十分な酸素の取り込みができない可能性や、血管運動の緊張力喪失に起因する静脈灌流減少に伴う血液貯留が起こる可能性がある。よって、術後回復が遅れる可能性が高い。

● 全身麻酔下での手術後であり一時的に呼吸機能の低下が考えられるため、酸素の投与が行われていたが、血液ガス値が安定し、SpO_2値も安定しており、酸素投与中止となった。術後のX線所見にても、無気肺はみられていない。白色の痰喀出はみられているが、肺雑音なく経過している。しかし、今後も咳嗽反射時の疼痛により気道浄化が十分に図れなくなる可能性が考えられる。今後も観察が必要である。⑤

5. 睡眠ー休息パターン

情報（S・O）

S
●「夜、何度かトイレに起きた後、なかなか眠れないんです。動くから傷も痛いし。朝起きても、よく寝たという感じはないですね」

O
＜入院後＞
● 手術の前日、あまり寝つけず、睡眠薬（リスミー®錠）を内服して入眠する。

情報の解釈と分析（A）

● 持続点滴のため、夜間排尿がみられ、中途覚醒している。その際、体動により痛みが生じ、さらに入眠困難につながっている。そのことにより、熟睡感が得られず、日中にウトウトするなど、満足な睡眠を得ることができていないのではないかと考えられる。⑥

アセスメントの根拠

④手術により腹部に創ができる。このことは、皮膚組織の損傷を意味し、患者の痛みにつながる。どのようなときに痛みがあるのか、痛みにより患者に与えている影響は何か、今必要なことは何なのか、優先順位を考えるためにも、情報を整理していく必要がある。
⑤手術の際、気管挿管の刺激や麻酔薬による影響により、気道内分泌物が増加し、呼吸への影響が予測される。そのことが、生体にどのように影響するのかを考え、合併症を予測する。
⑥手術後の睡眠パターンは処置や治療、痛みなどにより術前とは異なっていることが多くみられる。異なっている原因が何なのかを明確にし、今、患者に必要なことは何か、情報を整理する。

<手術後>
●22時就寝、6時30分起床。夜間尿意があり、何度か目が覚めている。
●午後に、ウトウトしていることがある。

6. 認知－知覚パターン

情報（S・O）	情報の解釈と分析（A）
S ●「夜、何度かトイレに起きた後、なかなか眠れないんです。動くから傷も痛いし。朝起きても、よく寝たという感じはないですね」 O <手術後> ●硬膜外チューブ：マーカイン®注0.25%。❸ ●静脈内点滴：フェンタニル注射液0.1mg×30＋生理食塩水（100）×1.8　持続投与。❹ ●ベッドからの起き上がり動作時、創部の痛みが強くみられ、ベッド柵につかまりながらゆっくり起き上がっている。 ●トイレへの移動時、腹部を片手で押さえながら前傾姿勢で歩行している。 ●咳嗽しても、腹部に力が入らず痰を出しにくい。	●術後、組織の損傷・筋肉のれん縮反射により創部に疼痛が生じている。硬膜外チューブ・点滴からの鎮痛薬の持続投与が行われ、疼痛増強時坐薬の使用が行われているが、表情・言動から十分な疼痛コントロールが行われていないのではないかと考えられる。そのため、痛みの状況、性質を十分観察し、コントロールを図る必要がある。

7. 自己知覚－自己概念パターン

情報（S・O）	情報の解釈と分析（A）
S <手術後> ●（2日目）「痛みがあって、自分の身体が思うように動かない」（イライラしながら話す） ●「痛みが強く、傷はよくなっているんだろうか」	●体動時に痛みがあり、思うように自分で動くことができず、イライラしているのではないかと考えられる。⑦

8. 役割－関係パターン

情報（S・O）	情報の解釈と分析（A）
S ●「最近、部署が変わったばかりで、本当は仕事を休みたくはない。退院後、同じように働けるのだろうか」 ●「早く仕事復帰をしたい。そのために早く治したいけど、大丈夫だろうか？」 O ●54歳、男性。52歳の妻（パート勤務）と26歳の長女（会社員）、21歳の長男（大学3年生）の4人家族。 ●妻は手術後、毎日面会に来て、身の回りのことをしている。長女・長男は夕方や休日に面会に来ている。 ●銀行勤務。部長をしている。手術後、しばらくして会社の部下たちが面会に来ていた。	●手術によって、これまでと同じような夫・父親の役割を果たすことはできないが、妻や子どもたちが家庭でそれぞれの役割を果たしながら面会に来て、G氏のサポートをし、家族関係を維持することができていると考えられる。 ●会社では部長という責任ある仕事に就き、しかも最近、配置換えのあった後であり、仕事のことを気にしているようである。社会での役割を果たすためにも、早く退院したいという気持ちがあるが、自分の経過についても心配している。⑧

情報理解のための基礎知識

❸❹術後疼痛管理として、硬膜外チューブからの薬液持続投与、静脈内点滴からの鎮痛薬の持続投与、非ステロイド系の消炎鎮痛薬坐薬の投与などが行われている。投与されている薬物には、それぞれ作用・副作用があるため調べておく必要がある。

アセスメントの根拠

⑦⑧⑨入院する前と、手術をした後では身体的にも精神的にも異なることが多く、特に壮年期で何でも自分でできていた人は、痛みや自分一人で動くことができないということがとてもつらい場合が多い。G氏の手術前からの性格や家族との関係性などの情報を整理し、今置かれている状況を見極める必要がある。さらに、そこから今後起こる可能性のある問題を予測していく。

9. セクシュアリティ−生殖パターン

情報（S・O）	情報の解釈と分析（A）
O ●妻とは仲がよく、よく２人で話している。 ●2人の子どもがいる（長女26歳・長男21歳）。	●今後、情報収集が必要であるが、現時点では問題は見受けられない。

10. コーピング−ストレス耐性パターン

情報（S・O）	情報の解釈と分析（A）
S ＜手術後＞ ●（2日目）「痛みがあって、自分の身体が思うように動かない」（イライラしながら話す） **O** ＜入院前＞ ●几帳面な性格であり、仕事には厳しい。 ●最近、部署が変わった。 ＜手術後＞ ●妻や子どもが面会に来た際、イライラした言動が多くみられる。	●術後、体動時の痛みにより思うように身体を動かすことができず、イライラしており、痛みに対してうまく対処することができていないと考えられる。⑨そのため、活動範囲も狭くなり離床が遅れている。それにより、今後、腸管回復遅延・縫合不全・肺合併症などを起こす可能性がある。疼痛コントロールを図り、対処ができるようになる必要があると考えられる。

11. 価値−信念パターン

情報（S・O）	情報の解釈と分析（A）
S ＜入院前＞ ●「子どもたちが結婚して落ち着くまでは仕事をがんばりたい。妻には迷惑をかけているかもしれないが、今は仕事をやめるわけにはいかない」	●胃がんと診断され、手術をすることになり、不安はあるものの仕事に復帰したいという気持ちを強くもっている。

Column ゴードンの機能的健康パターンを理解するオススメ本

ゴードンの機能的健康パターンを用いてアセスメントをするときにつまずくのが、「患者さんに何を聞いていいのかわからない」「どこに分類していいのかわからない」ということです。

特に、＜自己知覚−自己概念パターン＞＜役割−関係パターン＞＜価値−信念パターン＞のような、心理・社会的な理論の理解を必要とするパターンは難しいでしょう。

ここでは、数あるゴードンの機能的健康パターンについて解説した本のなかで、定番の2冊を紹介します。値段もボリュームもさまざまですので、自分に合った1冊を選んでみてください。パターンを理解して、苦手なアセスメントを得意に変えましょう。

『ゴードン博士の看護診断アセスメント指針 よくわかる機能的健康パターン』

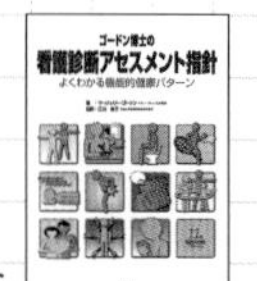

マージョリー・ゴードン著、江川隆子監訳
照林社　B5判／208頁
定価：本体2,600円＋税

1つの事例をとおして、健康パターンごとにアセスメントから看護診断、看護実践へのプロセスが簡潔に解説されている。NIC、NOC、看護記録例、フィジカルアセスメントなど、巻末付録も充実の内容。

『ゴードン看護診断マニュアル 原著第11版』

マージョリー・ゴードン著、看護アセスメント研究会訳
医学書院　A5変形判／392頁
定価：本体2,800円＋税

それぞれのパターンに対応して看護診断が分類されている。さらに、ゴードン独自の開発による「診断の手がかり」「支持手がかり」（キュー）により、正確かつ容易に看護診断が導き出されるように工夫されている。

看護診断（問題の明確化）

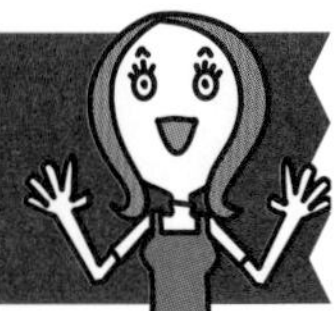

G氏の病態も含めた関連図

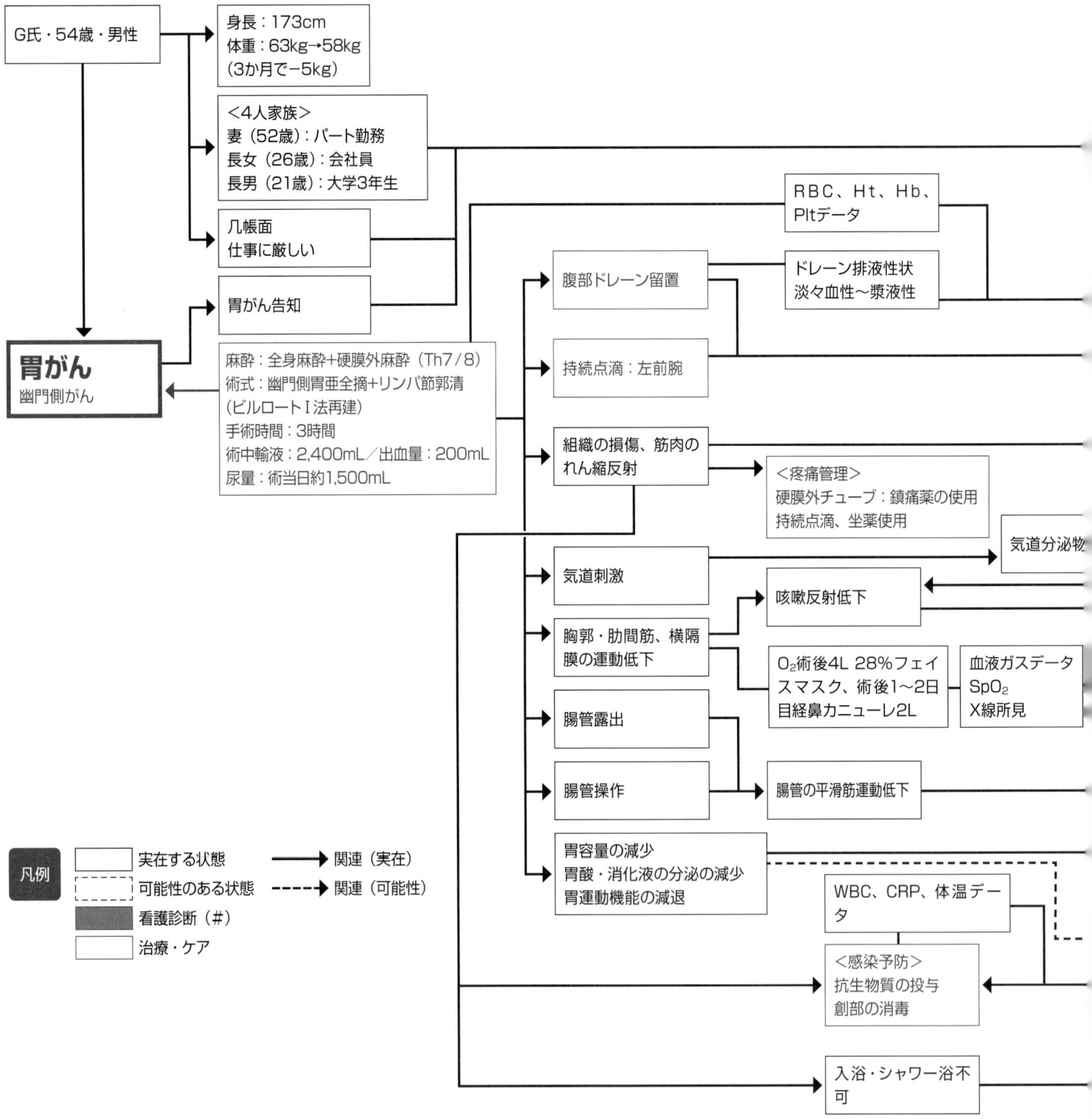

G氏・54歳・男性

身長：173cm
体重：63kg→58kg
（3か月で－5kg）

<4人家族>
妻（52歳）：パート勤務
長女（26歳）：会社員
長男（21歳）：大学3年生

几帳面
仕事に厳しい

胃がん告知

胃がん
幽門側がん

麻酔：全身麻酔+硬膜外麻酔（Th7/8）
術式：幽門側胃亜全摘+リンパ節郭清
（ビルロートⅠ法再建）
手術時間：3時間
術中輸液：2,400mL／出血量：200mL
尿量：術当日約1,500mL

RBC、Ht、Hb、Pltデータ

腹部ドレーン留置

ドレーン排液性状
淡々血性～漿液性

持続点滴：左前腕

組織の損傷、筋肉のれん縮反射

<疼痛管理>
硬膜外チューブ：鎮痛薬の使用
持続点滴、坐薬使用

気道分泌物

気道刺激

咳嗽反射低下

胸郭・肋間筋、横隔膜の運動低下

O_2術後4L 28%フェイスマスク、術後1～2日目経鼻カニューレ2L

血液ガスデータ
SpO_2
X線所見

腸管露出

腸管操作

腸管の平滑筋運動低下

胃容量の減少
胃酸・消化液の分泌の減少
胃運動機能の減退

WBC、CRP、体温データ

<感染予防>
抗生物質の投与
創部の消毒

入浴・シャワー浴不可

凡例

□	実在する状態
┆┆	可能性のある状態
■	看護診断（#）
□	治療・ケア
──▶	関連（実在）
----▶	関連（可能性）

※p.186～195の看護診断名およびp.188の看護診断の定義は、T. ヘザー・ハードマン, 上鶴重美, カミラ・タカオ・ロペス 原書編, 上鶴重美 訳：NANDA-I 看護診断ー定義と分類 2021-2023 原書第12版. 医学書院, 東京, 2021. より抜粋して転載

手術を受ける患者さんの看護展開の場合、日々変化する患者さんの経過に追いつくのは難しいです。術後の情報を整理していくうちに回復している場合が多くあります。そのため、手術によって生体に起こる影響は、一般的なものから予測をすることができますので、事前に整理をしましょう。

情報の関係性を示す際、手術によって起こる状態を示し、その結果起こる症状・反応をつなげています。そこから考えられる問題点を明確にしていきます。この情報のつながりを示す矢印は、ゴードンの機能的健康パターンで整理した情報の分析と同様です。常に、情報のつながりを示す際、何が原因でこの結果が起きているのか、今、患者さんに起こっている症状・反応はなぜ起きているのかを考えていきましょう。それによって、問題点が明確となり、必要な介入がみえてきます。

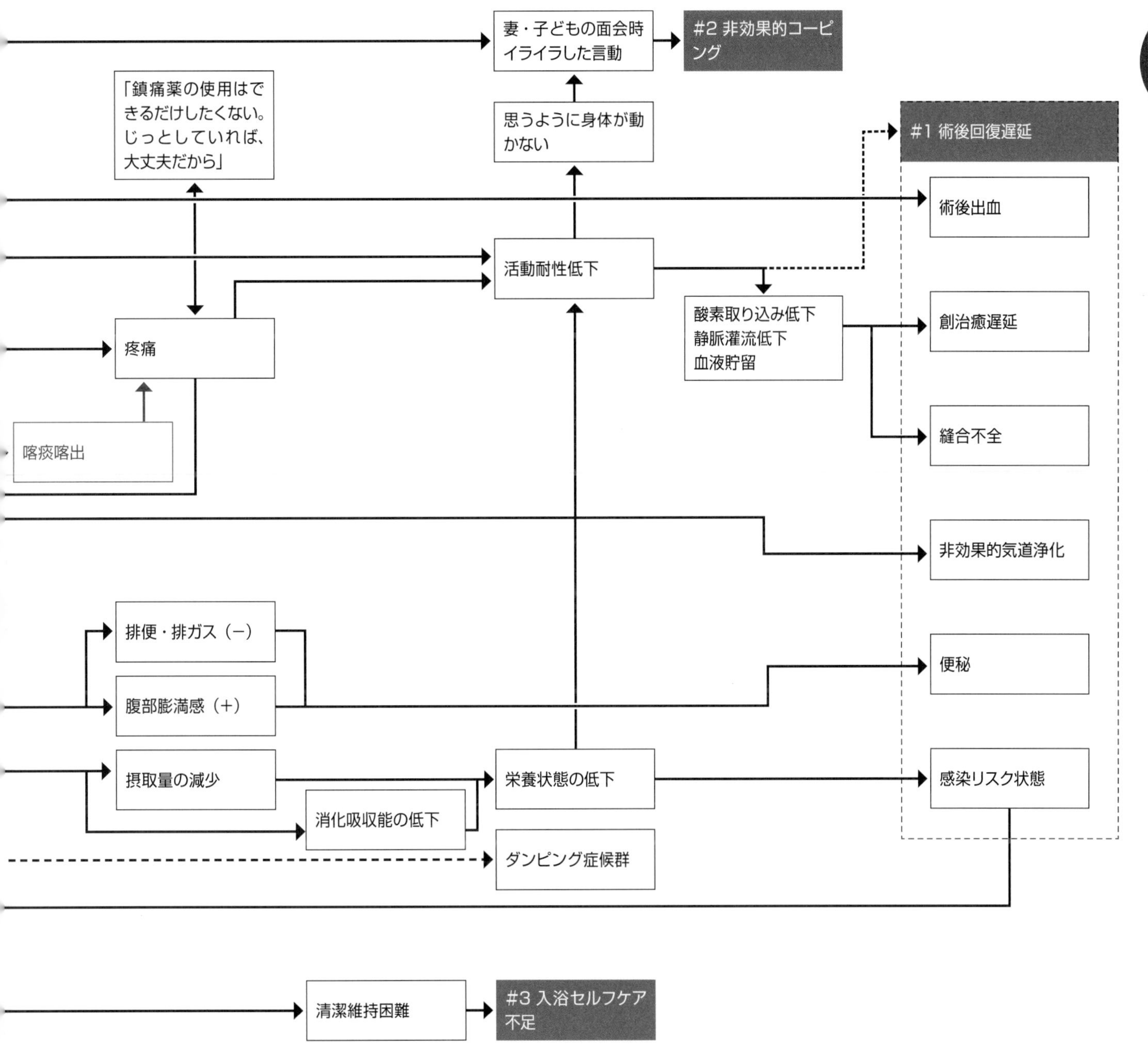

G氏の看護診断リスト

日付	No.	看護診断
術後2日目	#1	手術による組織の損傷、筋肉のれん縮反射による体動時の創痛に関連した術後回復遅延❶
術後2日目	#2	組織の損傷による疼痛・疼痛による活動耐性の低下に関連した非効果的コーピング❷
術後1日目	#3	術後創痛、活動制限、点滴・ドレーン留置に関連した入浴セルフケア不足❸

看護診断の定義

❶手術後に、生命・健康・ウェルビーイングを維持する活動を、開始および実行するまでに必要な日数が延長している状態
❷認知面や行動面の努力を伴う、ストレッサー評価が無効なパターンで、ウェルビーイングに関する要求を管理できない状態
❸体を洗う（入浴）行為を自力では完了できない状態

看護計画

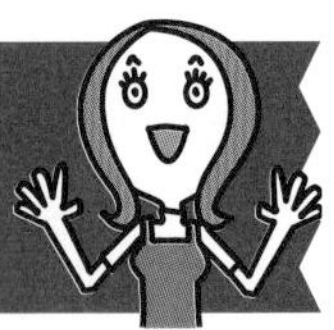

#1について記載した看護計画

看護診断

#1　手術による組織の損傷、筋肉のれん縮反射による体動時の創痛に関連した術後回復遅延

期待される結果

❶
1.（術後2日目）術後の出血がみられない。
2.（術後3日目）痛みは不必要にがまんせず訴えることができる。
3.（術後3日目）喀痰喀出時の痛みが緩和し、効果的な痰の喀出ができる。
4.（術後3日目）腸蠕動音が聴取できる。
5.（術後3日目）腹部膨満が消失し、排ガスができる。
6.（術後4日目）鎮痛薬の使用、体位の工夫により、体動時の痛みが軽減したと伝えることができる。
7.（術後4日目）気道に分泌物の貯留がない。
8.（術後5日目）活動範囲が広がる。
9.（術後7日目）発熱がない。
10.（術後7日目）ドレーン、創部から異常な排液がない。

看護計画

O-P(観察計画)	1. 血液データの観察。 2. 痛みの部位、強さ、性質、状況（どのようなときに痛みが増強するのか）。❷

看護計画の根拠・留意点

❶術後の一般的な経過から期待される結果の到達日の設定を行う。術後回復遅延に関する項目については、血液データやX線所見、呼吸音・腸蠕動音など身体的なデータの観察から予測を行う必要がある。

術後合併症は出現する時期が異なる。それぞれ合併症に伴う症状を適宜、観察する必要がある。

〈術後合併症の出現時期〉
・無気肺：術直後～術後２日
・術後出血：術直後～術後２日
・縫合不全：術後３～10日
・術後狭窄：術後７～10日

❷痛みは主観的なものであるため、程度を知るために「VAS（ビジュアル・アナログ・スケール）」や「フェイススケール」（p.190参照）を使用し、客観的にみる場合もある。

O-P(観察計画)	3. 創部の発赤、腫脹、出血の有無。 4. バイタルサイン。 5. ドレーンからの排液の観察。❸ 6. 呼吸音・肺音、胸部X線所見。❹ 7. 喀痰喀出状況（痰の性状・量）。❺ 8. 腹部膨満感の有無。❻ 9. 腸蠕動の有無、腹部X線所見。 10. 排ガス、便の有無。 11. 水分出納バランスのチェック。 12. G氏の表情、訴え。 13. 活動範囲、歩行行動（どのように歩行しているか）。❼ 14. 鎮痛薬の使用状況（鎮痛薬の種類・量・使用頻度）。
C-P(ケア計画)	1. 術直後からの鎮痛薬の硬膜外・点滴での持続投与を管理する。 2. 術後の創処置時には下肢の屈曲により腹部の緊張がやわらぐように体位を保持する。 3. ベッドからの離床時、腹部創の上に手を置きながら側臥位から長座位→端座位→立位の流れをゆっくりと行う。 4. 移動時に支えられるように、ベッド柵を置く。 5. 歩行時、腹部創に手を当てながら、やや前傾姿勢で点滴台を押しながらゆっくり歩くようにする。 6. 痰喀出時には腹部創の上に手や枕を置き、患部を保護して咳をさせる。 7. 歩行前に医師の指示の坐薬の投与を行い、体動時の痛みを軽減させる。
E-P（教育計画）	1. 痛みは不必要にがまんする必要がないことを説明する。 2. 鎮痛薬の投与による疼痛コントロールについて説明を行い、必要時にG氏が鎮痛薬の使用を伝えることができるようにする。 3. 体動時の創部保護の方法を説明する。 4. 腸蠕動や酸素の取り込み促進などのため、早期離床が必要であることを説明する。❽

看護計画の根拠・留意点

❸創・ドレーンの観察は定期的に行う。ガーゼに付着した滲出液の色やにおい、量にも注目する。
❹❺呼吸音・肺音を痰の喀出状況や性状を含めて観察する。
❻腹部の観察は、視診・触診・打診・聴診を行い判断する。
❼身体の動きと創部の関係を考え、どのような動きの際に痛みが出るかを、事前学習を行い予測しておく。
❽苦痛であることを十分に受け入れながら、必要性を理解し実施できるように具体的な説明を行う。

#2について記載した看護計画

看護診断

#2　組織の損傷による疼痛・疼痛による活動耐性の低下に関連した非効果的コーピング

期待される結果

<長期目標>
1. ポジティブな言動が増す。

<短期目標>
1. 痛みを不必要にがまんしない。
2. 医療者・家族に不安や疑問を表出することができる。
3. 痛みの対処法を実施することができる。
4. 自ら病棟内を歩行することができる。

看護計画

O-P(観察計画)	1. G氏の表情、訴え。 2. 活動範囲、歩行行動（どのように歩行しているか）。 3. 手術後、離床することに対してのG氏の気持ち。 4. 痛みの部位、強さ、性質、状況（どのようなときに痛みが増強するのか）。 5. 創部の発赤、腫脹、出血の有無。 6. バイタルサイン。 7. 鎮痛薬の使用状況（鎮痛薬の種類・量・使用頻度）。 8. G氏にとってのキーパーソン。❾
C-P(ケア計画)	1. 痛みのコントロールを計画的に行う❿（#1のC-Pを参照）。
E-P（教育計画）	1. 痛みは不必要にがまんしなくてよいことを説明する。 2. 腸蠕動や酸素の取り込み促進などのため、早期離床が必要であることを説明する。 3. 体動時の創部保護の方法を説明する。 4. G氏、家族に現在の回復過程を説明する。

看護計画の根拠・留意点

❾G氏にとってのキーパーソンを把握し、G氏がうまく対処できるように協力していくことが必要。

❿現在の情報を把握し、実施した計画の評価を行う。この際、一般的な術後の経過を事前に学習しておく必要がある。

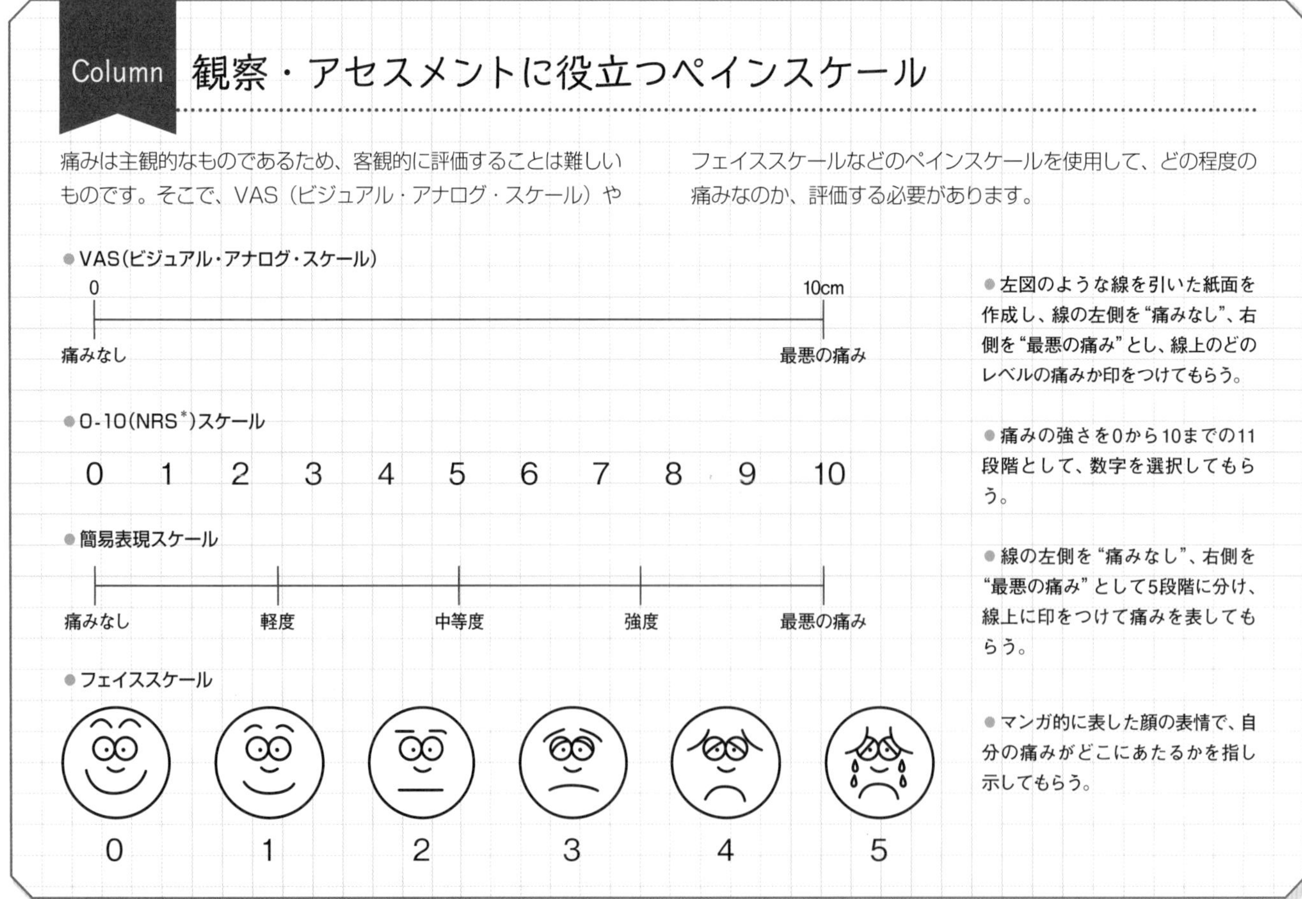

Column 観察・アセスメントに役立つペインスケール

痛みは主観的なものであるため、客観的に評価することは難しいものです。そこで、VAS（ビジュアル・アナログ・スケール）やフェイススケールなどのペインスケールを使用して、どの程度の痛みなのか、評価する必要があります。

● 左図のような線を引いた紙面を作成し、線の左側を“痛みなし”、右側を“最悪の痛み”とし、線上のどのレベルの痛みか印をつけてもらう。

● 痛みの強さを0から10までの11段階として、数字を選択してもらう。

● 線の左側を“痛みなし”、右側を“最悪の痛み”として5段階に分け、線上に印をつけて痛みを表してもらう。

● マンガ的に表した顔の表情で、自分の痛みがどこにあたるかを指し示してもらう。

＊NRS (numeric rating scale)：数字評価尺度

実施・評価

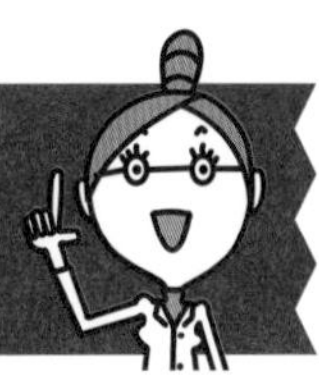

#1について記載した経過記録

#1	手術による組織の損傷、筋肉のれん縮反射による体動時の創痛に関連した術後回復遅延	
術後1日目		
実施計画（本日の計画）	実施したこと	評価
1. バイタルサインの測定。 2. 血液データ（血液一般、生化学等）を観察する。 3. 痛みの部位、強さ、性状、状況を観察する。 4. 創部の発赤・腫脹・出血の有無を観察する。 5. ドレーンからの排液の観察。 6. 呼吸状態の観察（呼吸音、肺音、SpO_2、胸部X線所見等）、喀痰喀出状況。 7. 腹部膨満感の有無、腸蠕動、排ガスの有無の観察。 8. 水分出納バランスの観察。 9. G氏の表情・訴えの観察。 10. 鎮痛薬の使用状況の観察。 11. 指示された安静度に従い、活動範囲の拡大ができるようにベッド柵の設置、起き上がり時に上半身を支えるなどを行う。 12. 処置時に下肢を屈曲させて腹部の緊張をやわらげる。 13. 痛みは不必要にがまんしなくてよいことを説明する。	●9時、13時にバイタルサイン測定。 ●朝の採血データをカルテより確認した。 ●創部のガーゼ交換の清潔介助を行いながら創部の観察を行い、痛みの状況について確認を行った。ガーゼ交換を行っているときに腹部の緊張がやわらぐように下肢を屈曲するように説明し、介助した。 ●ドレーンの刺入部の清潔介助とドレーンの再固定を介助し、ドレーンからの排液の観察を行った。 ●ガーゼ交換後、創部に強く圧迫がかからず安定した状態が保てるように腹帯で固定した。 ●聴診器を用いて、胸部の聴診を行い呼吸状態の観察を行った。酸素飽和度モニターを用いてSpO_2の測定を行った。 ●午後から歩行の許可の指示がありG氏にゆっくり動くように説明を行った。ベッド内での体位変換時に痛みが増強していたため、インドメタシン坐剤50mgを挿入した。 ●背部を支えながらゆっくり側臥位から長座位へ移動できるように支えた。そのときに、側臥位にな	**S** ●「痛たたた……。ゆっくり自分のペースで起きるから」 ●「結構痛いなぁ。動くの、大変だなぁ」 **O** ●血圧：112～120/76～82mmHg、脈拍：74～82回/分。 ●不整（－）。 ●創部消毒・ガーゼ交換時には苦痛表情見られず。 ●創部の発赤・腫脹・出血認めず。ドレーンからの排液（淡々血性）。 ●酸素吸入（フェイスマスク4L 28%から経鼻カニューレ2Lに変更）。 ●咳嗽なし。 ●喀痰喀出あり、白色痰。 ●肺雑音なし。 ●胸部X線所見：無気肺・炎症反応なし。 ●腹部膨満感なし。 ●排便なし。 ●排ガスなし。 ●腸蠕動音微弱。 ●午前：胃管抜去。 ●起き上がり動作時、ベッド柵につかまっている。自力でゆっくり起き上がることができるが、苦痛表情あり。 ●点滴：フィジオゾール®3号輸液（1000）＋ラクテック®注（1000）、80mL/時/日、抗生剤セファメジン®α点滴用キット1g、2回/日。 ●午後：病室から病棟内のトイレまで移動する。歩行後はベッド上で臥床している。 ●バルーンカテーテル抜去後、尿意あり。自尿確認。 **A** ●術後バイタルサインに大きな変動はなく、創部の発赤・腫脹などもみられず、午後の歩行後も変動はみられず術後出血の

実施・評価の視点

●現在の状況を一般的なものと比較する際、その人の年齢や術前の基礎データ、術式・手術時間・生体反応などを考慮し、その人のレベルを判断する必要がある。

●現在立てている計画は経過によって修正し、変化することを忘れてはならない。術後1日目と2日目では治癒過程からも変化は大きい。自然な経過なのか、そうでないのか見きわめが必要である。事前に一般的な治癒過程を押さえておく必要がある。術後の経過に合わせ目標を設定し、患者のめざすゴールを明確にして、ゴールに対して評価を行う。

	りやすいように、ベッド柵を設置し、G氏自身がベッド柵につかまり起き上がれるように調整を行った。 ● ベッド柵につかまりながら立位が取れるように腰背部を支えながら移動介助を行った。 ● バルーンカテーテル抜去の後、病室からトイレまで点滴台を使用し支えながら、前傾姿勢でゆっくり歩けるように、G氏のやや後ろに立ち、歩行スピードに合わせて歩いた。 ● 移動による痛みの増強の有無を聞きながら、がまんしすぎないように話した。	徴候なく経過している。引き続き観察が必要である。 ● 酸素吸入量が変更となっているが、呼吸状態に変化はなく、胸部X線所見にも無気肺・炎症反応なく経過している。喀痰喀出があるが、白色痰であり、肺雑音なく経過している。引き続き、呼吸状態の観察は必要である。 ● 腹部は腸蠕動音は微弱であるが、腹部膨満感もなく経過している。胃管の抜去後も腹部症状なく経過している。引き続き経過を観察する必要がある。 ● 歩行は体位の工夫や創部の保護により何とか自力で行える状況である。適宜、鎮痛薬を使用しているものの、体動時の痛みの増強があるため、積極的に離床できる状態ではない。引き続き観察を続け、移動時の援助を続けていくとともに、以下のように実施計画の追加が必要である。 ①移動時の痛みに対して、どのように感じているのか確認する。 ②痛みの対処方法についてG氏に聞く。 ③腸蠕動・酸素の取り込み促進などのため、早期離床が必要であることを説明する。 ④離床時の痛みのコントロールについてG氏自身がどのように考えているか確認する。 ⑤痛みのコントロールに対してG氏と話し合い、離床が図れるようにする。
術後2日目		
実施計画（本日の計画）	**実施したこと**	**評価**
1. バイタルサインの測定。 2. 痛みの部位、強さ、性状、状況を観察する。 3. 創部の発赤・腫脹・出血の有無を観察する。 4. ドレーンからの排液の観察。 5. 呼吸状態の観察（呼吸音、肺音、SpO_2、胸部X線所見等）、喀痰喀出状況。 6. 腹部膨満感の有無、腸蠕動、排ガスの有無の観察。 7. 腸蠕動・酸素の取り込み促進などのため、早	● 10時、14時にバイタルサイン測定。 ● 創部のガーゼ交換の清潔介助を行いながら創部の観察・ドレーンの排液の観察を行い、痛みの状況について確認を行った。ガーゼ交換時、下肢を屈曲するよう介助した。 ● ガーゼ交換後、腹帯で固定した。 ● 聴診器を用いて、胸部の聴診を行い呼吸状態の観察を行った。酸素飽和度モニターを用いてSpO_2	**S** ●「ベッドから起き上がるときが一番痛いね。横になって寝ているのが一番楽です。痛み止めもあんまり使いたくありません。だから、あんまり動きたくないんです」 ●「動かないとだめなのはわかっているんですけど、思うように身体が動かないし」 **O** ● 血圧：110〜118/74〜80mmHg、脈拍：74〜80回/分。 ● 不整（−）。 ● 創部消毒・ガーゼ交換時には苦痛表情見られず。 ● 創部の発赤・腫脹・出血認めず。ドレーンからの排液（淡々血性〜漿液性）。

疼痛コントロールのポイント

不安は、疼痛を増強させます。精神的援助も含め、疼痛コントロールは看護師の重要な役割です。疼痛コントロールを行うことは、術後の回復を促進するうえでも大切です。

1.術前オリエンテーション

術前にしっかりと疼痛についてもオリエンテーションを行います。どこまで除痛をしてほしいのかなどを聞き、患者さんにも積極的に疼痛対策に参加してもらうことで、スムーズにアセスメントを行うことができます。

2.除痛方法

硬膜外持続鎮痛、静脈点滴持続鎮痛などが行われます。しかし、体動時に起こる疼痛などについては、できる限り予測して、痛みが起こる前に対応していく必要があります。そのためにも、p.190のコラムにあるようなペインスケールを使用して、客観的に評価することで、予測していきます。

期離床が必要であることを説明する。 8. 水分出納バランスの観察。 9. G氏の表情・訴えの観察：鎮痛薬の使用についてどのように思っているか聞く。 10. 鎮痛薬の使用状況の観察。 11. 指示された安静度に従い、活動範囲の拡大ができるようにベッド柵の設置、起き上がり時に上半身を支える等を行う。起き上がり時、腹部を手で支えるようにしながら起き上がるように説明をする。 12. 処置時に下肢を屈曲させて腹部の緊張をやわらげる。 13. 痛みは不必要にがまんしなくてよいことを説明する。	の測定を行った。 ● 活動範囲が拡大するように、少しずつ歩行距離を伸ばし、離床時間が増えるように話した。 ● 移動時の痛みの有無を聞きながら、がまんしすぎないように話した。	● 午前：酸素吸入終了。 ● 咳嗽なし。 ● 喀痰喀出あり、白色痰。 ● 肺雑音なし。 ● 腹部膨満感なし。 ● 排便なし。 ● 排ガスあり。 ● 腸蠕動音あり。 ● 起き上がり動作時、ベッド柵につかまっている。自力でゆっくり起き上がることができるが、苦痛表情あり。 ● 点滴：フィジオゾール®3号輸液(1000) ＋ ラクテック®注 (1000)、80mL/時/日、抗生剤セファメジン®α点滴用キット1g、2回/日。 ● 離床を促すと歩行するが、ほとんど臥床している。 **A** ● 術後バイタルサインに大きな変動はなく、創部の発赤・腫脹なども見られず、午後の歩行後も変動は見られておらず術後出血の徴候なく経過しており、＜期待される結果1. ＞は達成。 ● 酸素吸入が終了したが、呼吸状態に変化はなく経過している。喀痰喀出があるが、白色痰であり、肺雑音なく経過している。引き続き、呼吸状態の観察は必要である。 ● 腹部は腸蠕動音は昨日より強くなり、排ガスも確認された。引き続き経過を観察する必要がある。 ● 歩行は体位の工夫や創部の保護により何とか自力で行える状況である。適宜、鎮痛薬を使用しているものの、体動時の痛みの増強があるため、積極的に離床できる状態ではない。移動時の援助を引き続き行う必要がある。移動のタイミングに合わせて鎮痛薬の投与を考えるとともに、離床の意欲を高めていけるようにかかわっていく必要がある。

術後早期離床のポイント

術後早期離床は、肺合併症の予防、血栓の予防、廃用症候群の予防など、さまざまなメリットがあります。離床をスムーズに行えるよう、援助が必要です。

1.術前オリエンテーション

術前オリエンテーションで、なぜ早期離床が必要なのか、きちんと説明しておくことが重要です。患者は精神的に準備をすることができます。

2.疼痛コントロール

安静時は大丈夫でも、離床時に痛みが出現することは多くあります。最初に「動くと痛い」というイメージを患者に植え付けてしまうと、その後の離床が進まなくなります。体動時の痛みを予測し、積極的に除痛を図る必要があります。

3.術後最初の離床

術後、最初に身体を起こす際には、十分な注意が必要です。急に身体を起こした際には血圧が急に下がります。普段は、体位血圧反射という機能により、30〜60秒後には元の血圧に戻りますが、長期臥床を強いられていた場合などは、その機能が低下している可能性があります。起立性低血圧などを起こさないよう、ゆっくり少しずつ時間をかけてギャッチアップする必要があります。

#2について記載した経過記録

#2 組織の損傷による疼痛・疼痛による活動耐性の低下に関連した非効果的コーピング		
術後3日目		
実施計画（本日の計画）	実施したこと	評価
1. G氏の表情を観察し、訴えを聞く。 2. 活動範囲、歩行行動（どのように歩行しているか）を観察する。 3. 手術後、離床することに対してのG氏の気持ちを聞く。 4. 痛みの部位、強さ、性質、状況（どのようなときに痛みが増強するのか）を観察・確認する。 5. 創部の発赤、腫脹、出血の有無の観察。 6. バイタルサインの測定。 7. 鎮痛薬の使用状況（鎮痛薬の種類・量・使用頻度）を確認する。 8. G氏にとってのキーパーソンを観察・確認する。 9. 痛みは不必要にがまんしなくてよいことを説明する。 10. 離床の必要性の説明を行う。	●離床をするときにどんな問題があるのかを聞いてみた。 ●その問題に対して、どのように対処をしているのかを聞いた。	S ●「なかなか、動くのは大変だ。痛くて思うように動けないし、イライラする。妻や子どもたちにも、きつく当たってしまって」 O ●移動時、疼痛増強。 ●午前：立位まで行う。 ●午後：病室から病棟内のトイレまで歩行する。 ●歩行した後は、ベッド上で臥床している。 ●離床は積極的には行っていない。 ●妻・子どもの面会時、きつい口調で話をすることがある。 ●妻・子どもはG氏がきつい口調であっても、言い返さず話を聴いている。 A ●移動時の創痛増強、疼痛のため思うように動くことができないことでイライラしている状態である。イライラしている自分の気持ちを家族や医療者に表出はできているが、どのように対処をすればよいのか、わからない状態である。 ●イライラの原因は疼痛に対処できないことにあった。#1で疼痛コントロールとともに、G氏と対処法を話し合うなど計画を修正しているため、#1へ移行する。

Column 胃切除後症候群（ダンピング症候群）

胃切除後症候群（ダンピング症候群）とは、胃の機能的喪失や消化管の再建方法などに基づく障害のことです。胃切除後、胃の貯留機能が低下するため、摂取した食べ物が急速に小腸内に流入するために起こります。

症状

- 早期ダンピング症候群：食後30分以内に腹痛、下痢、悪心、嘔吐、動悸、発汗などの症状がみられる。
- 後期ダンピング症候群：食後２～３時間に、動悸、冷汗、めまい、失神、脱力、手指振戦など低血糖症状がみられる。

予防法

食事療法による予防が基本となります。

- 食事回数を５～６回に増やし、１回に摂取する量を減らす。
- 高脂質、高タンパク食とし、糖質を制限する。
- 食事中の水分摂取を減らす。

（林　静子）

サマリー（看護要約）

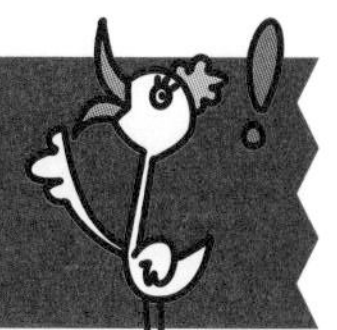

#1、#2について記載したG氏のサマリー

#1　手術による組織の損傷、筋肉のれん縮反射による体動時の創痛に関連した術後回復遅延

実施内容	評価	自己評価
●歩行許可が出た術後1日目から、ベッド上からの移動時、腹部創の痛みが強く、活動範囲が広がらなかった。活動範囲が広がらないことにより、術後回復遅延が考えられるため、移動介助・体位の工夫など、腹部創への緊張緩和を図り、疼痛の増強を軽減するように援助を行った。しかし、移動時の痛みが強く、動かないと痛みはないという思いもあり、活動範囲の拡大には時間が必要であった。そこで、疼痛緩和とともに離床の必要性の説明を行い、離床への意欲を高めるように努めた。その後、離床への意欲が高まるとともに、創部の治癒もあり、痛みが軽減され、活動範囲も広がるようになった。術後の回復遅延はみられず経過した。	●痰の量が減少し、気道の分泌物の貯留がなく、咳嗽もみられなくなったため、<期待される結果7.>は達成された（術後4日目）。 ●移動時の体位の工夫の説明により、より患者自身の痛みに応じた体位をとることができ、痛みが軽減しており、<期待される結果6.>は達成できたといえる（術後4日目）。 ●移動時の痛みが軽減し、歩行に対して意欲が高まり、活動範囲の拡大がみられるようになったため、<期待される結果8.>は達成された（術後5日目）。 ●活動範囲が広くなり、腸蠕動は促進され、排ガス・排便があり、腹部膨満感は軽減されたため、<期待される結果4. 5.>は達成された（術後4日目）。 ●術後、創部の治癒も問題なく抜糸が行われ、経口摂取が開始されており、術後回復遅延なく経過しており、<期待される結果9. 10.>は達成された（術後7日目）。	●痛みを少しでも解消できるようにと、治療計画で立てた方法はG氏自身の起き上がり方に応じて行うことで痛みを軽減することはできた。しかし、離床を図ることはG氏自身の意欲を含めて考えていかなければならなかった。

#2　組織の損傷による疼痛・疼痛による活動耐性の低下に関連した非効果的コーピング

実施内容	評価	自己評価
●疼痛による活動耐性低下に対してうまく対処をすることができていなかった。そのため、G氏の表情や活動状況を観察し、訴えを聴き、どのように対処をしているのか、特に何が問題なのかを確認するようにした。その結果、移動時の疼痛が強いことが問題であった。#1の疼痛コントロール、離床に対しての意欲を高めるなどの介入へ変更していくこととなった。	●痛みを不必要にがまんせずに、医療者に訴えることができた。また、イライラする気持ちを家族や医療者に訴えることができた。訴えを聴くと、痛みの対処方法が困難であることが明らかとなった。このことは、#1の問題点につながることとなった。よって、問題点を#1へ移行することとした。	●#2は情報を整理していくと、#1と同様なものであった。目の前の状態だけではなく、十分に情報を吟味していく必要があった。また、#2で得られた情報は#1の期待される結果の到達を導くケアのために必要なものであった。

〈文献〉 1．日本胃癌学会 編：胃癌取扱い規約 第15版. 金原出版, 東京, 2017.
2．医療情報科学研究所 編：病気がみえるvol.1 消化器 第6版. メディックメディア, 東京, 2020.

事例でわかる ゴードンの11の機能的健康パターンによる看護過程の展開⑤

網膜剥離患者の術後における看護

小越優子

事例紹介

H氏・54歳・女性。

【診断名】

右眼網膜剥離。

【現病歴】

幼少より強度の近視があり、52歳のときに左眼の網膜剥離で手術を施行し、左眼の手術後の視力は0.04であった。

3週間前より右眼の視力低下を自覚したが、近くの病院で問題ないと言われ、放置していた。しかし、なかなか視力が改善しないため外来受診すると、右眼も全周に渡る網膜剥離を診断され、6月△日、緊急入院となった。

入院後、翌日6月△日に緊急手術が行われた。本人の希望で、全身麻酔、右眼硝子体切除術＋SF_6（※1）注入術が施行された。術後はガスによる網膜復位の効果を高めるため、うつむき姿勢での安静となっている。

看護過程の展開

学生が実習で受け持ったのは、手術後1日目から2週間です。実習開始後3日間で得た情報を、「ゴードンの機能的健康パターン」（p.116）の枠組みを用いて整理しました。

※1 SF_6：網膜復位を促す特殊な膨張するガス。手術中に硝子体と置き換えて注入し網膜に当たるようにうつむくことが必要になる。

アセスメント

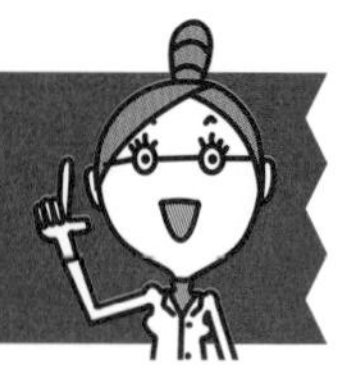

S：主観的情報
O：客観的情報
A：アセスメント

1. 健康知覚－健康管理パターン	
情報（S・O）	情報の解釈と分析（A）
S ●「また、右眼も手術で憂鬱になるわ。左眼のときもうつむきやったけど、しんどかったし、もういややわ」 ●「私の目は使い物にならんねぇ、あかんね。もう、どうしよう」	●左眼の手術体験があるため、術後の安静制限など理解できている。 ●左眼も同じ疾患を経験しているため受容できているが、予後の視力や苦痛の強い治療を再び受けることに

情報（S・O）	情報の解釈と分析（A）
●「夜は怖いし、トイレ行くとき呼ぶから来てね」 ●「大丈夫って言われると、楽なほうを信用するよね」 ●「手術してがんばっても、また網膜剥離になったらどうしよう」 ●「手術してどれくらい目が見えるようになるのかなぁ」 O ●54歳、女性、既婚。 ●左眼の網膜剥離の手術体験があり、手術、術後の経過などについて知識がある。 ●昔から強度の近視があった。 ●全周の網膜剥離であり、放置していたため難治性である。2年前にも左眼の網膜剥離で手術をしていて視力が悪い。❶ ●6月△日、全身麻酔下にて、右眼硝子体切除術＋SF_6注入術を施行。❷長い手術に耐える自信がなかったため、全身麻酔を希望した。 ●左眼の視力が悪いため、家人の介助体制や、設備は退院後そろっている。❸	不安がある。 ●視力障害があり、危険な行為を避ける必要があることを認識できている。 ●難治性の網膜剥離で長く放置していたため、網膜のダメージが強く、予後の視力回復はあまり期待できない。①

2. 栄養ー代謝パターン

情報（S・O）	情報の解釈と分析（A）
S ●「全身麻酔の後がしんどくて、ご飯がのどを通りにくかった」 ●「うつむいているから、おなかが圧迫される」 ●「前向いたらだめやからストローで飲んでいる」 O ●手術前は全量摂取されていたが、術後翌日から咽頭痛と倦怠感で食事摂取量が5割だった。間食もほとんどしない。❹ ●低エネルギー食、エネルギー量1,515kcal/日、タンパク質60.2g/日、脂質35.0g/日。 ●TP（total protein：総タンパク）6.2g/dL。 ●身長：150cm、体重：64kg。	●全身麻酔による挿管の刺激によって咽頭痛があり、通過障害によって一時的な摂取量低下がみられる。 ●食事摂取時安静、体位制限があるが、理解できており、制限範囲を守りながら摂取できている。 ●視力低下およびギッテル遮蔽による視力障害、体位制限のため、十分に食事内容が見えない。 ●うつむき姿勢による社会的孤立感とストレスから食欲不振が生じている。 ●術後の安静制限のため、食欲が低下する。② ●軽度の肥満があり、栄養状態は充足している。

3. 排泄パターン

情報（S・O）	情報の解釈と分析（A）
O ●排便毎日1～2回。手術翌日は排便なし。腸蠕動音良好。 ●術後の安静制限のため床上生活で、トイレのみ歩行可能である。❺ ●排尿は7～10回/日。 ●手術中尿道バルーンカテーテル留置。術後歩行を	●全身麻酔による影響と術後安静制限による活動低下にて、便秘をきたしやすい。③ ●尿道バルーンカテーテルは、短期間の留置で済み、抜去後、自然排尿を認めたため、尿路感染などの問題はないと思われる。

情報理解のための基礎知識

❶網膜とはカメラのフィルムに相当する。外からの光は水晶体というレンズを通って、網膜の上に像を結ぶ。網膜には光を感じる細胞が並んでいて、これらの細胞は目の裏側から出ている視神経を介して脳とつながっている。網膜で感じた光は信号として大脳に送られて、映像情報として認識される。その網膜が剥離することによって、光を失い、視野が欠損する。黄斑部の剥離も進んで時間が経過しているため、予後の視力は期待できない。このケースの原因は強度の近視や老齢化による硝子体液化によって、硝子体牽引が生じたと思われる。

❷網膜剥離は早期的に手術が必要となる。網膜を復位させる強膜内陥と硝子体手術がある。このケースは進行した網膜剥離であり、硝子体網膜癒着の剥離、硝子体牽引の切除、網膜復位を目的とした硝子体切除術が選択された。

❸病気やけがなどで視力障害（ロービジョン）になった人を支援するシステムや製品がある。外来部門としていろいろな情報を提供したり、ルーペや音声の時計などがある。

❹ （p.198情報理解のための基礎知識❹❻参照）

❺ （p.198情報理解のための基礎知識❺❼❽参照）

アセスメントの根拠

①以前同じ疾患の治療経験があることから、疾患に対しての理解度は高いと思われる。しかし、治療経過や術後の苦痛に対しても経験があり、また繰り返すという不安があると考えられる。

②③術後、全身麻酔の影響で、一時的に食思低下が認められた。しかし、全身麻酔からの回復後は、咽頭痛も消失し、腸管回復も良好であった。この場合、原因は術後安静と、うつむき姿勢の体位姿勢によるものだと考えられる。安静制限による活動低下と、うつむきによる社会的孤立感のストレスから食思が低下していると考えられる。食思低下の原因をアセスメントし介入することが必要である。排便状況も同様に考えられる。

確認後、抜去し、8時間後に自然排尿あり。❻	

4. 活動－運動パターン

情報（S・O）	情報の解釈と分析（A）
S ●「身体はなんともないのになぁ」 **O** ●視力障害があるため誘導介助、歩行はふらつきなくスムーズである。 ●左眼も網膜剥離術後で、右眼は術後ギッテルにて保護❼されているため、視力障害がある。 ●術後うつむき姿勢で室内安静である。 ●室内の洗面までは自分で可能だが、室外歩行は介助が必要である。安静制限と視力障害のため、離床時は誘導している。トイレ以外は車椅子移送である。❽ ●自宅では毎日入浴、自宅の浴室は自立している。 ●術後は、清拭を3回/週、足浴を2回/週、行っている。 ●清拭はタオルの準備と背部のみ介助としている。	●術後の安静と体位の指示により、ほとんど床上での生活が中心となり活動が低下している。 ●手術によるギッテル遮蔽の視力障害と、入院による環境の変化によって日常生活を介助する必要がある。 ●眼の術後の安静のため、身の回りのことが、自分でできないことに申し訳ない気持ちがある。④

5. 睡眠－休息パターン

情報（S・O）	情報の解釈と分析（A）
S ●「寝てしまうとつい上を向いてるの。あかんなぁ」 **O** ●自宅ではマイスリー®錠（5mg）1錠を1回/週ペースで使用にて入眠。入院後は毎日使用し、入眠できている。 ●術後24時間うつむき姿勢である。 ●うつむくために、病院のU字型枕のほかに、自宅からクッションを持参し使用している。❾ ●うつむき姿勢のため、肩こりと腰痛がある。 ●清拭時に肩と腰の温罨法を施行し、マッサージを行っている。	●環境の変化があるが睡眠薬を使用して入眠できている。 ●術後安静指示によるうつむき姿勢があり、上を向いてはいけないという意思があるため、熟睡できない。⑤ ●うつむき姿勢という慣れない体位保持によって、苦痛が大きく、肩こりや腰痛が生じている。前の手術でも長い期間経験しており、家からも安楽物品を持ち込み、体位の工夫をしている。

6. 認知－知覚パターン

情報（S・O）	情報の解釈と分析（A）
S ●「左眼の手術のとき、うつむきがしんどかった。今回はどれくらいしないといけないのか」 **O** ●術後2～3日は眼痛、頭痛があり。頓用で鎮痛薬のボルタレン®錠1錠を1～2回/日使用した。	●うつむき姿勢の経験があり、必要性は理解できているが、苦痛が強い。よって、うつむき姿勢を保持しておく期間について不安がある。 ●術後の眼痛に対して鎮痛薬を使用してコントロールを図っている。しかし体位による苦痛も重なり、疼痛が増強する可能性がある。

情報理解のための基礎知識

❹❻眼科では、長時間で苦痛の強い手術については全身麻酔が用いられることがある。眼科手術は全身への侵襲は少ないため、全身麻酔の回復も早くなる。腸蠕動音を確認したら、飲水から経口で開始する。

❺❼❽網膜剥離の手術後は安静制限が生じる。一般には帰室後3時間は床上安静で、その後室内安静で、トイレのみ許可が出る。網膜剥離の部位や術式によって術後体位を変更することもある。このケースは全周の網膜剥離であるため、予後視力にかかわる黄斑部へガスを当てるため、うつむき姿勢となる。また、外からも新たな外傷や異物飛入を防ぐため、アルミ製のギッテルという眼帯をテープにて固定する。

❾❿術後にうつむき姿勢の指示のある患者に、安楽物品を用意している。U字型の枕や安楽枕、顔をのせて下が見えるように、穴の開いたオーバーテーブルなどがある。個人で持参されることもある。うつむく期間はガスの残留期間にもよるが、平均1週間から10日ほどかかる。

アセスメントの根拠

④眼科手術後で全身麻酔から回復しているため、全身状態に苦痛がない状態で、安静制限がありセルフケア介助を要するため、周囲への気配りから苦痛が生じている。その気持ちを汲みとって介助していく必要がある。

⑤入院という環境とうつむきという非日常的な体位を強いられていることによって、睡眠－休息パターンが阻害されている。治療上規制で必要であるため、より安楽になるよう苦痛の内容や程度を知って介入していく必要がある。

7. 自己知覚－自己概念パターン

情報（S・O）	情報の解釈と分析（A）
S ●「うつむき姿勢がいつまで続くのか不安」⑩ ●「右眼も左眼のように術後視力が悪くなって、家での生活をどうしていったらいいか」	●術後はうつむき姿勢が苦痛であるため、期間に対して不安がある。 ●左眼の視力も低く、右眼の術後の視力に不安がある。

8. 役割－関係パターン

情報（S・O）	情報の解釈と分析（A）
O ●夫と娘（30歳）との3人暮らし。 ●家では妻、母親役割。家事全般を行っている。 ●夫は2日に1回面会。自宅から40分くらいかかる。 ●左眼の視力障害はあったが、家事は夫の協力を得て行っていた。⑪ ●6人部屋に入院。同室者とは打ち解けて話している。多少のことは同室者に依頼していることがある。 ●入院中は娘が家事をしているが、普段していないから心配だという。	●入院中は娘が主婦役割を代行しているが、きちんとできているか心配している。 ●家族は全員成人であり、入院による本人の役割喪失による絶対的な影響はないと考えられる。 ●夫は入院前から家事に協力的である。 ●社交的であり、入院生活においても病室で役割が担えている。

9. セクシュアリティ－生殖パターン

情報（S・O）	情報の解釈と分析（A）
O ●閉経48歳。 ●不定愁訴や顔面紅潮の症状はない。	●現在は更年期症状の徴候はない。

10. コーピング－ストレス耐性パターン

情報（S・O）	情報の解釈と分析（A）
S ●「うつむいているから、気持ちまで暗くなる」 ●「目が見えなくなったから、頼りはお父さんなの」 O ●うつむきに対する苦痛を訴えるが、常にうつむき姿勢を保持できている。 ●夫は、面会は2日に1回は欠かさず来ている。	●うつむき姿勢により、身体的な苦痛とともに、周囲との孤立感から、精神的苦痛が生じている。 ●自分の視力障害を受け入れており、人に依頼しないといけないことが理解できている。

11. 価値－信念パターン

情報（S・O）	情報の解釈と分析（A）
S ●「もう先生にまかすしかないよね。でも、また手術するのは嫌やし、うつむきも嫌」	●手術や、うつむき姿勢が精神的苦痛を増長しているため、治療への姿勢に影響する可能性がある。

情報理解のための基礎知識

⑪予後視力が期待できないため、退院後の生活状況や支援者の情報を得ておく必要がある。入院中から退院後の生活を想定して介入していくためである。

看護診断

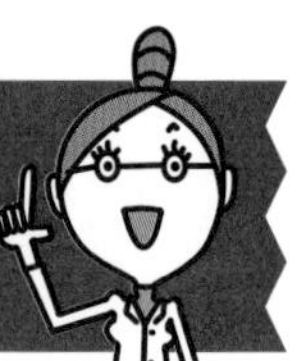

H氏の病態も含めた関連図

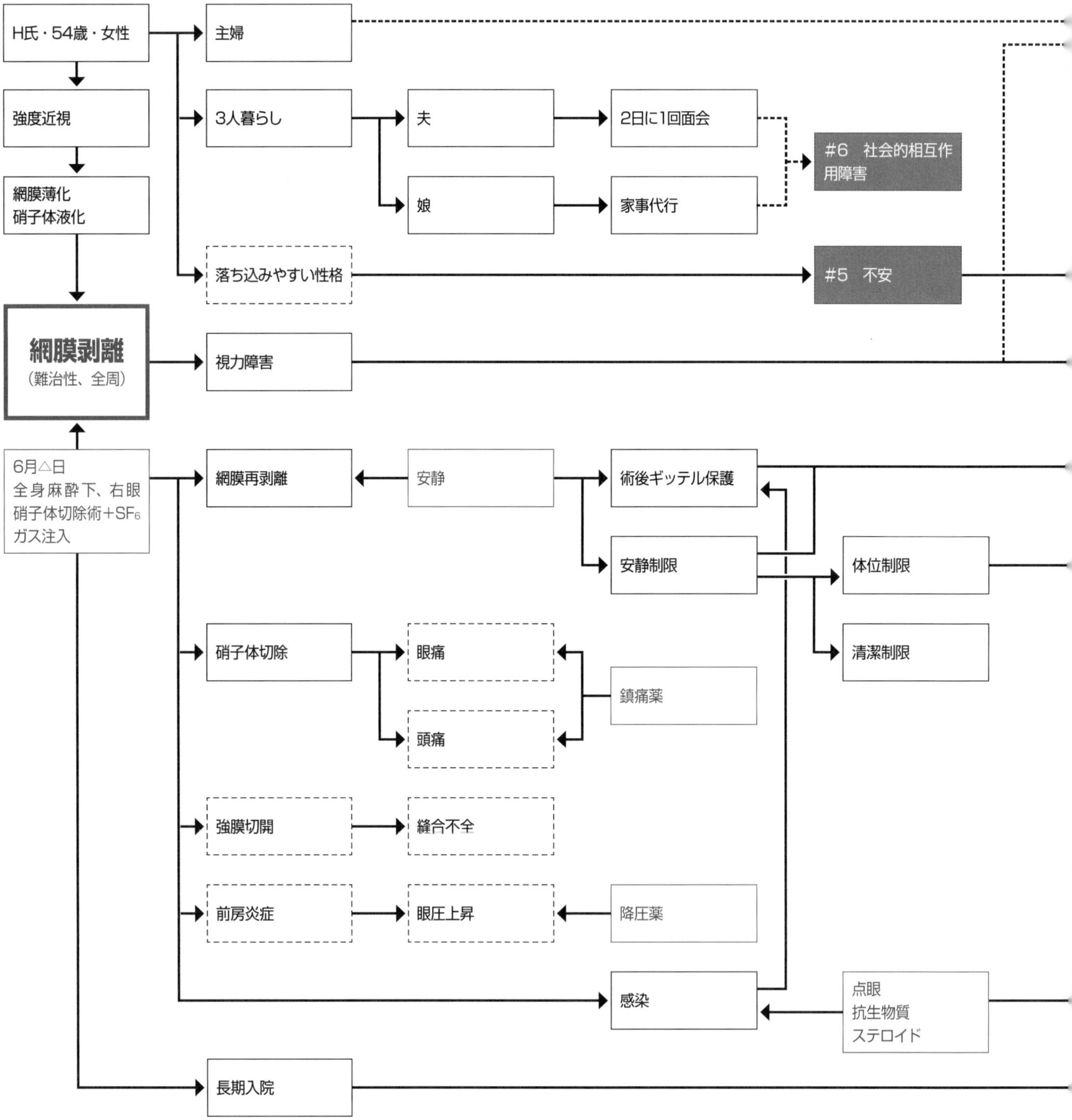

H氏・54歳・女性
主婦
強度近視
3人暮らし
夫
2日に1回面会
#6　社会的相互作用障害
網膜薄化
硝子体液化
娘
家事代行
落ち込みやすい性格
#5　不安
網膜剥離
（難治性、全周）
視力障害
6月△日
全身麻酔下、右眼硝子体切除術＋SF_6ガス注入
網膜再剥離
安静
術後ギッテル保護
安静制限
体位制限
清潔制限
硝子体切除
眼痛
鎮痛薬
頭痛
強膜切開
縫合不全
前房炎症
眼圧上昇
降圧薬
感染
点眼
抗生物質
ステロイド
長期入院

#7　介護者役割緊張リスク状態
睡眠薬
#4　睡眠剥奪
#2　更衣／摂食／入浴／排泄セルフケア不足
うつむき姿勢
閉鎖的姿勢
#3　社会的孤立
肩こり
腰痛
#1　急性疼痛
安楽枕
マッサージ
温罨法
自己点眼困難
凡例
実在する状態
可能性のある状態
看護診断(#)
治療・ケア
関連（実在）
関連(可能性)

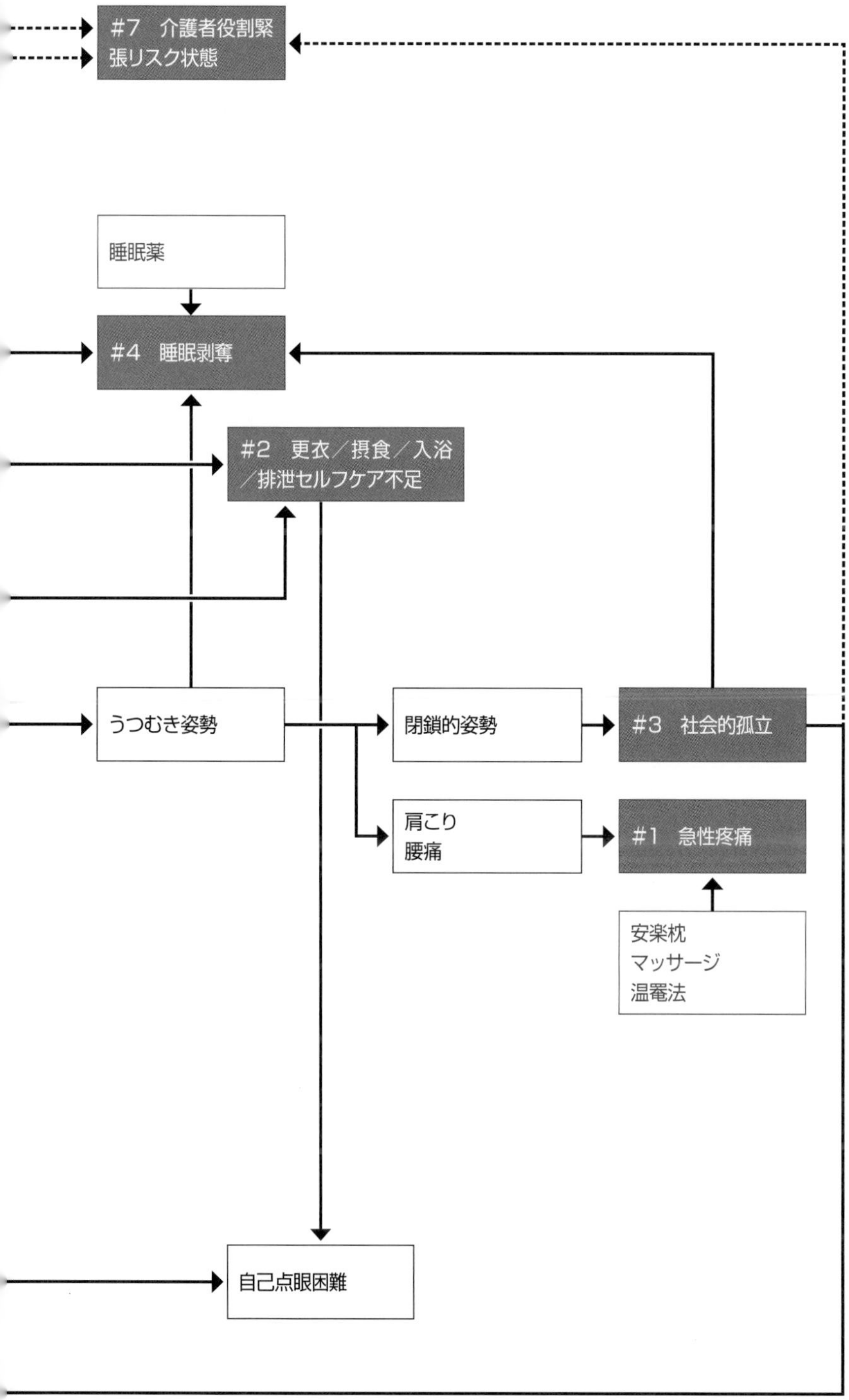

眼科手術の場合、手術後に全身状態が落ち着くと、患部以外は日常生活が可能な状態となります。そのため、患者さんは、術後疼痛や、安静による苦痛をより強く感じることが多くあります。そこで、疼痛緩和（#1）や、セルフケアの介助（#2）に努める必要があります。

私たちは、日常生活で、視力をあまり意識することはありません。しかし、視力障害はADL（日常生活動作）が低下し、生理的欲求のニーズにも影響をきたします。H氏は難治性で全周の網膜剥離であり、予後の視力も厳しい状態です。また、安静制限や入院という閉鎖空間に置かれるため強い不安（#5）が生じてきます。

そこで睡眠が障害されたり（#4）、社会的孤立を感じたり（#3）することが考えられます。また、H氏は主婦の立場であるため、入院中であることと、視力予後の点から介護者にも負担があると考えます（#7）。

患者さんの状態をアセスメントし、ニーズを考えることで、必要な援助が何であるか、また、援助に優先順位をつけて計画に生かしましょう。

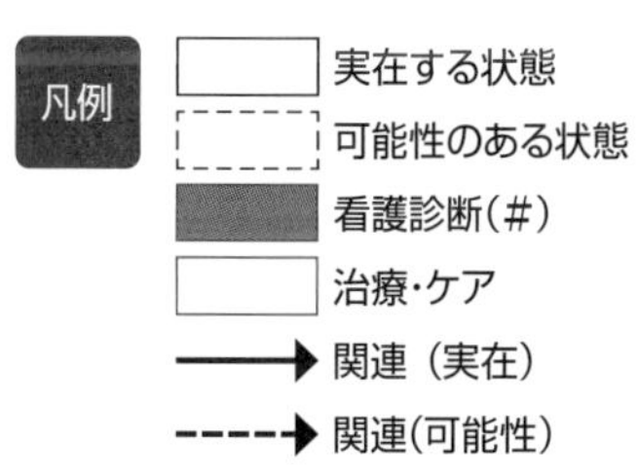

※p.200～208の看護診断名およびp.202の看護診断の定義は、T. ヘザー・ハードマン, 上鶴重美, カミラ・タカオ・ロペス 原書編, 上鶴重美 訳：NANDA-I看護診断－定義と分類2021-2023. 医学書院, 東京, 2021.より抜粋して転載

H氏の看護診断リスト

No.	看護診断
#1	うつむきの同一姿勢による急性疼痛❶
#2	視力障害と治療上規制に関連した更衣／摂食／入浴／排泄セルフケア不足❷
#3	閉鎖的な姿勢による社会的孤立❸
#4	非日常なうつむき姿勢保持に関連した睡眠剝奪❹
#5	疾患の再発や視力が回復しないのではないかという不安❺
#6	予後の視力障害による社会的相互作用障害❻
#7	家族の家事負担増加と遠方からの来院による介護者役割緊張リスク状態❼

看護診断の定義

❶実在する、あるいは潜在する組織損傷に伴う、もしくはそのような損傷によって説明される、不快な感覚的および情動的経験（出典：国際疼痛学会）。発症は突発的または遅発的で、強さは軽度から重度までさまざまあり、回復が期待・予測でき、継続が3か月未満

❷衣服の着脱を自力ではできない状態／自力で食べることができない状態／体を洗う（入浴）行為を自力では完了できない状態／排便や排尿に関連する行為を自力では完了できない状態

❸前向きで、長続きする、意義深い対人関係につながる交流感を欠いた状態

❹休息をもたらす、持続的・自然的・周期的・相対的な意識の休止が、長期間ない状態

❺漠然とした差し迫った危険・大惨事・不運を予期するような、広範な脅威に対する情動反応

❻社会的交換が、量的に不足か過剰、あるいは質的に無効な状態

❼家族や大切な人のために、ケアの責任を果たすこと、期待に応えること、あるいは行動することが困難になりやすく、健康を損なうおそれのある状態

看護計画

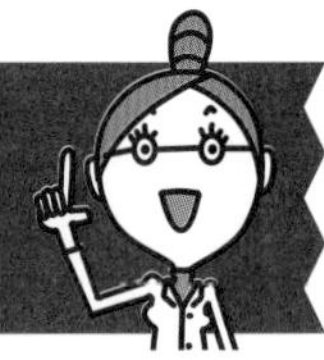

#1について記載した看護計画

看護診断
#1　うつむきの同一姿勢による急性疼痛

看護計画の根拠・留意点

#1の計画の根拠：「急性疼痛」の診断指標のなかに以下の項目がある。

□ 痛みを和らげる体位調整

期待される結果

<長期目標>

1. うつむき姿勢を保持している期間、疼痛が軽減し、より安楽に姿勢を保持できる。

<短期目標>

1. 身体的苦痛を訴えることができ、軽減したといえる。❶

看護計画

O-P(観察計画)	1. うつむき姿勢の保持状況の確認、医師の体位指示。 2. 身体的苦痛の有無、部位、程度、その対処方法と効果、使用している安楽物品。 3. 患者の言動：苦痛の訴え、うつむき姿勢に対する思い、表情。❷ 4. 睡眠状況：熟眠感の有無、睡眠薬の使用状況。❷ 5. 全身症状：全身倦怠感、食欲、嘔気、頭痛、耳鳴、難聴、眩暈(げんうん)、発熱。 6. 術後の眼症状：眼痛、頭痛の有無、涙流感の有無。❷
C-P(ケア計画)	1. 安楽物品の提供と管理 ● うつむき用U字型枕、安楽枕、持ち込みの枕のカバー交換。 2. 肩、腰部の温罨法、マッサージ ● 清拭時、熱くしたタオルで部位を温めて、マッサージする。 3. 足浴介助 ● 背もたれのある椅子で深めのバケツに多めのお湯を使用する。 4. 必要時、医師に報告し、湿布を貼用する。 5. 受容の姿勢で接し、訴えを傾聴する。 6. 声かけ時の姿勢は患者の視線が上がらないように注意する。
E-P(教育計画)	1. 病状や予後について、必要があれば医師に説明してもらう。 2. 安静制限の必要性について説明する。 3. 安楽な体位の工夫について本人と相談し考える。 4. 2回/日（10時・14時）、ベッド上で肩の運動を一緒にする。 ● 両肩を前後10回ずつ回す。 ● オーバーテーブルを両手でつかんでもらって、引っぱる介助を行う。❸

看護計画の根拠・留意点

❶患者さんを主に考えることができ、評価が可能な目標を導き出すことが大切である。

❷疼痛は、感情や気分などの精神的な因子と切り離して考えることができない。そのため、疼痛についての十分なアセスメントができるよう観察する必要がある。

❸同一姿勢による筋肉の緊張により、循環障害を起こすことで苦痛が生じやすい。そのため、安静指示を守る範囲で筋肉がリラックスする運動を取り入れる。

#2について記載した看護計画

看護診断

#2　視力障害と治療上規制に関連した更衣／摂食／入浴／排泄セルフケア不足

期待される結果

<長期目標>

1. 介入によってセルフケアが充足する。

<短期目標>

1. セルフケア不足時、他者に依頼できる。

看護計画

O-P(観察計画)	1. 視野、視力の状況。 2. 医師の指示された安静制限状況、許されるADL(日常生活動作)の範囲。❹

看護計画の根拠・留意点

❹医師の許可するADLと、本人ができるADLを十分アセスメントし、セルフケアの介入内容を検討し、計画する必要がある。

O-P(観察計画)	3. ADL状況、セルフケアの不足部分。 4. 看護師への依頼状況、他者（家族）の介入状況。 5. 生活習慣、行動パターン。 6. 周囲の環境（危険物の有無）。 7. 髪や皮膚、寝衣具の汚染や乱れの状況。
C-P(ケア計画)	1. 環境整備 ●病室がわかりやすいように目印をつける。 ●ベッド周囲の危険物の除去、適宜ごみ捨て、周囲の整理、ベッド柵の設置を行う。 ●左側の柵にナースコールを取り付ける。❺ 2. 移動 ●夜間トイレ誘導、棟外車椅子移送。 3. 清潔 ●清拭：お湯とタオルの準備、背部介助（火・木・土曜日と、汚染時）。 ●足浴：月・木曜日、＃1を参照。 ●更衣：準備、前後ろの説明、後片付け。 4. 与薬 ●内服は手に出すまで介助。点眼介助。 5. 食事 ●配・下膳、配茶介助、メニューを説明し、セッティングする。
E-P(教育計画)	1. 自分でできないことがあれば遠慮なく言ってもらうよう、伝える。 2. ベッド周囲の環境を説明する。変更の必要があるときは本人と相談する。その状況を必ず知らせる。❺

看護計画の根拠・留意点

❺視力障害のある患者のケアを行う場合、環境整備はより個別性が必要となる。患者のADL状況に合わせて、日常生活に支障をきたさないよう援助する。

実施・評価

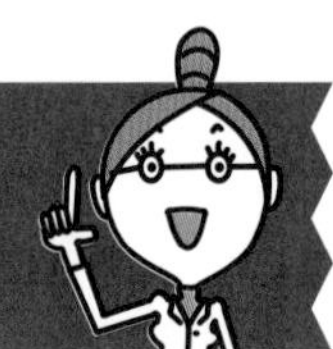

#1について記載した経過記録

#1　うつむきの同一姿勢による急性疼痛

7月△日

実施計画（本日の計画）	実施したこと	評価
1. うつむき姿勢保持状況の確認。 2. うつむきの苦痛の確認。	●訪室して声をかける前や、声をかけて会話しているときの保持状況を確認した。カルテからも夜間の状況を情報収集した。	S ●「前も違うほうの眼でうつむいたから、しないといけないのはよくわかってる。でも、今度もう一度しろって言われてもできない」

	●体位保持に対する考えとその苦痛について聞いてみた。❶	●「うつむいてるから、肩がこってしんどいの。腰も痛いし、湿布貼ってるけど、やめない限り治らないわ」 O ●うつむく必要性は理解できているが、しんどくて限界に近いという考えの様子。暗い表情である。夜間も注意されることなく、常に姿勢は守れているが、声をかけると不意に顔を上げることがある。うつむきによって腰痛と肩こりが強い。 A ●うつむく必要性はわかっていて行動に表出できているが、2回目でもあり、もうしたくないという思いがある様子。うつむき姿勢は守られているが、会話時など顔を上げることがある。本人に押しつけない口調で状況を説明し、急に顔を上げることが危険であることを告げる。❷

7月△日

実施計画（本日の計画）	実施したこと	評価
1. うつむき姿勢保持状況の確認。 2. うつむきの苦痛を受容的に聴く。 3. 声をかけるとき、H氏の視線がうつむき姿勢のままでいられる姿勢にする。 4. 肩と腰部の温罨法とマッサージを試みる。	●訪室し声をかけるときは、しゃがみこんで、うつむいている視線の先に入るようにした。 ●清拭時に肩と腰部を熱いお湯でしぼったタオルで温め、その上からもみほぐすようにマッサージを行った。	S ●「あらびっくりした、久しぶりに顔を見て話したわ。そうしてくれると顔を上げなくていいわね」 ●「あったかくてすごく気持ちがいいわ。夜とかすごくしんどいのよ。またすぐこるけど、今はすごく楽になったわ。ありがとう」 O ●視線に入って話そうとすると、顔を上げてはいけないことに気づいてうつむき姿勢のまま話される。 ●肩こりと腰痛に対して温罨法でマッサージを行った際も、うつむき姿勢を保持しながらできた。肩こりは一時的に軽減したと言われた。ケアしている最中の表情は笑顔だった。夜間がしんどいなど、話されていた。 A ●視線に入ろうとすることで、H氏もうつむくことの必要性を再認識するとともに、会話時顔を上げていたことを自己認識できたと思われる。しなさいと促すだけでなく、医療者の協力的な態度からもうつむき姿勢の意欲が増強していると思われる。 ●肩こりに対し、温罨法とマッサージによって、循環がよくなることで肩こりが軽減し

実施・評価の視点

❶苦痛の状況を十分把握しアセスメントすることで、介入内容を十分検討する。

❷苦痛が強いが、体位保持の必要性は十分理解しているため、必要な点だけ相手の考えを尊重しながら声をかけるのが効果的と考えられる。

		たとともに、コミュニケーションの場として苦痛をより表出しやすかったと思われる。

7月△日		
実施計画（本日の計画）	実施したこと	評価
1. うつむき姿勢保持状況の確認。 2. うつむきの苦痛の確認。 3. 声をかけるときH氏の視線が下のままでいられる姿勢にする。 4. 足浴の実施。 5. 10時と14時に、ベッド上で肩の運動を一緒にする。 ①両肩を前後10回ずつ回す。 ②オーバーテーブルを両手でつかんでもらって、引っぱる介助を行う。	●うつむき姿勢を確認しながら、引き続き声をかけるときは視線に合わせた。足浴実施時も本人の好みの温度を確認しながら、深いバケツに膝下までつけてもらった。また、背もたれのある椅子に座って実施した。足下で介助しながら、ここでもうつむき姿勢の視線に入りながらコミュニケーションを図った。 ●運動の説明を行って、一緒に数えながら行った。顔を上げないか確認しながら行った。	S ●「とっても気持ちいいわ。でも、あなた汗をかいてしんどくない？」 ●「こうすると肩が少し楽ね、夜もやってみようかしら」 O ●うつむき姿勢は保持できている。通常、話すときも視線に入っているが、足浴などのケアのときも介助者が足元にいるため、無理がなく、うつむき姿勢が保持できる。 ●肩の運動に対して受け入れがよく、自己でも実施しようとされている。 A ●足浴によって全身の循環をよくすることで、肩こりや腰痛にはよい影響を与えていると考えられる。 ●肩の運動で肩の筋肉の循環がよくなり、肩こりが軽減すると思われる。意欲があるため、本人と相談して時間を決めて、簡単な方法も書いたパンフレットなどで、習慣づけることとする。❸

実施・評価の視点

❸ケアするなかで、H氏に効果的な苦痛緩和方法を見出すことができる。その方法を自分でも実践し続けることができるよう工夫することで、より効果的にすることができる。

#2について記載した経過記録

#2　視力障害と治療上規制に関連した更衣／摂食／入浴／排泄セルフケア不足		
7月△日		
実施計画（本日の計画）	実施したこと	評価
1. 術後の視力障害とADLの状況を把握する。 2. 遠慮なく依頼ができるように説明する。 3. 環境整備を行う。	●病室での過ごし方について観察し、ADL（日常生活動作）状況を把握した。❹ ●転倒などによる危険や、安静制限の確認をしたうえで、必要時お手伝いすることを説明した。 ●ベッド周囲の危険物の有無の確認と、環境整備が本人の行動に即しているかを確認した。	S ●「大丈夫よ、あんまり世話ばっかりかけられないから、できることはしようと思ってるの。夜にナースコールがないと困るわね。そんなときは大声出せないし、仕方ないのよね」 O ●病室ではベッド周囲は自分でわかるように整理されている。少し場所が違うと戸惑うことがある。多少の用事は同室者に頼んでいることがある。依頼するよう説明すると、「はいはい」と返事をされるが、行動に移す様子はない。夜間、ナースコールが見つからないため、誘導を依頼で

実施・評価の視点

❹セルフケアが不足している点では、必要時本人からの依頼があるため、すべて介助できているとは限らない。特に医療者に申し訳ない気持ちがあることを考えると、実際のADL状況や医療者への依頼状況を観察することは大切である。

		きずトイレへ行ったことがある様子。 A ●ベッド周囲は本人が動きやすいように整理されている。落ちたり、多少触るとまったく場所がわからなくなることがある。同室者に依頼していることがあるが、事故が起こる可能性もあり、引き続き簡単なことでも看護師に依頼するように説明する。特に夜間は危険であることを伝える。ベッド周囲は危険物がないように配慮している。引き続き、確認していく必要がある。❺
7月△日		
実施計画（本日の計画）	実施したこと	評価
1. セルフケアの依頼状況で内容、相手の確認。 2. 清拭実施、準備と後片付け、背部清拭の介助を行う。	●計画の通り、ケアの介入とともに、ほかに不足部分がないか声をかける。 ●清拭は背部のみ介助、ほかは自分で施行され見守りのみ。陰部清拭時は退室した。	S ●「ありがとう、ちょうどよかった。そういえばルーペが見当たらなかったの。落ちてない?」 ●「背中、ありがとう、後はできるわ」 O ●こちらから何かないか確認すると、物がなくて探してほしいなど、依頼されることがある。探していたルーペは落下していた。清拭の受け入れはよく、できるところは自己で行っている。 A ●依頼することに申し訳ないという気持ちがあり、こちらから依頼がないかはたらきかける必要がある。また、なるべく依頼しやすい環境を作る必要がある。落下物を探すなどは自己や同室者では危険である。 ●ケアの受け入れはよい。
7月△日		
実施計画（本日の計画）	実施したこと	評価
1. セルフケアの依頼状況で内容、相手の確認。 2. 足浴介助。 3. 無理な行動が危険であることの説明。	●足浴介助、方法については#1を参照。 ●無理に行動することで、転倒など自分へのリスクとともに、他人へも同様のリスクを与える可能性があることを伝えた。	S ●「お風呂に行けないから、足をつけてもらって気持ちいいです」 ●「忙しいし、申し訳ないね。でも、何かあったら仕事増やすものね。お願いします」 O ●入浴できない状況であり、足浴は清潔において効果がある。また、医療者に対し忙しくて申し訳ないという気持ちから、依頼を遠慮していることがあった様子。引き続き、依頼しやすい環境をつくりながら、こちらからもはたらきかけをしていく必要がある。

実施・評価の視点

❺日中のセルフケア状況をアセスメントするとともに、消灯される夜間の患者の行動を考慮する。夜間は転倒のリスクが高くなるため、日中よりはたらきかける必要がある。

サマリー（看護要約）

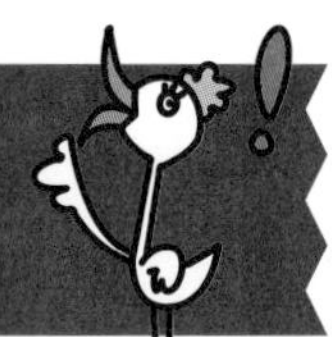

#1、#2について記載したH氏のサマリー

#1　うつむきの同一姿勢による急性疼痛

実施内容	評価	自己評価
●うつむき姿勢について守れているか、どのように考えているのかについて情報収集を行った。 ●かかわるときに、しゃがみこんでうつむいている視界に入るようにすることで、うつむき姿勢の必要性を強調するとともに、十分支援していくことを表現しながらコミュニケーションを図った。 ●苦痛について十分把握したうえで、苦痛部位の温罨法やマッサージ、肩の運動を行った。	●うつむき姿勢の必要性は理解でき、行動に移せていたが、もう限界であるといった言葉が聞かれていた。そこで、少しずつ苦痛を取り除き、うつむいていることによる孤立感を少しでも軽減するよう、うつむき姿勢の状態で視線に入れるよう配慮してコミュニケーションを図った。「久しぶりに顔が見ることができた」と喜ぶ声も聞くことができた。苦痛軽減のためのケアについても、必要性を再認識するとともに支援する姿勢が伝わり、うつむき姿勢の意欲向上になったと考える。 ●肩こり、腰痛は安静、うつむき姿勢による循環障害もあるため、温罨法、マッサージ、足浴、運動を実施することで、一時的ではあるが、軽減するよう援助できた。 ●うつむくという慣れない姿勢の苦痛は強いものである。まず、その苦痛の状況を十分把握し、支援する意思を伝えることで意欲を向上させた。そして、腰痛や肩こりの軽減も図ることができ、目標は達成できた。術後10日目（7月△日）にうつむき姿勢指示が解除されたため、解決とする。	●患者さんとかかわるなかで、さらに観察して疼痛の内容を十分把握し、必要となる看護ケアをアセスメントし、いろいろな方法で効果的に行うことができた。苦痛の緩和とともに、うつむくという治療のための姿勢を支援することもでき、よかった。

#2　視力障害と治療上規制に関連した更衣／摂食／入浴／排泄セルフケア不足

実施内容	評価	自己評価
●ADL状況について危険行為がないか十分観察し、情報収集をしたうえで計画したケアを実施した。安静が必要で、転倒などの危険があるため介入が必要なことも伝えた。 ●できることは安静制限範囲内で自分で施行できていた。ケアに対して受け入れは良好であった。 ●看護師が忙しいからという遠慮から、多少のことは同室者に依頼することがあった。しかし、本人に、他人にも与えるリスクについて説明した。	●必要時介助依頼でき、安静制限範囲内でなるべく過不足なくADL（日常生活動作）介入を行うことができ、転倒なく清潔を保持することができた。しかし、内容によっては遠慮から依頼されないことがあった。医療者以外では危険を及ぼす可能性もあり、十分説明するとともに、依頼しやすいようにはたらきかけて、環境づくりに努めた。 ●ADL状況を把握し、セルフケアが充足するように介入した。介入することを伝えて、必要時依頼されていたが、多少のことは同室者に依頼することがあった。一人でする危険性を十分説明し、医療者により依頼しやすい環境づくりに努める必要があったため、達成度は低いと考える。	●状況を十分把握して、必要であるケアの介入ができた。実習開始後に、患者さんの性格から遠慮されることがあった。その時点から介入する必要があることを患者さんに伝えていくべきであった。 ●患者さんは、ケアに対する受け入れは良好であったため、必要なときはすぐに患者さんから依頼してもらえると思い込んでいた。

Part 4

NANDA-I 看護診断分類法Ⅱの13領域による看護過程の展開

- NANDA-Ⅰ看護診断分類法Ⅱの13領域と看護過程の展開
- 事例でわかる NANDA-Ⅰ看護診断分類法Ⅱの13領域による看護過程の展開
  クモ膜下出血患者の看護

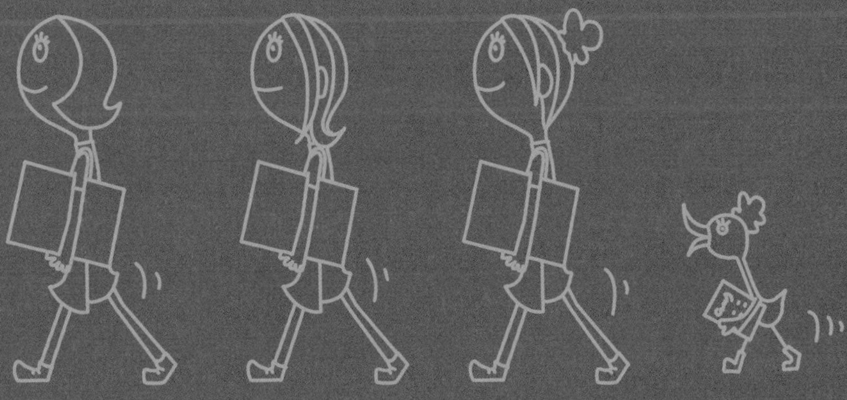

NANDA-I 看護診断分類法Ⅱの13領域と看護過程の展開

林　みよ子

▶ NANDA-I看護診断分類法Ⅱとは

これまでの看護過程は、患者さんの情報を収集して解釈・分析を行い、見出した「看護問題」に自分なりの表現で名前をつけていました。そのために、同じ状態であっても言葉が違ったり、反対に同じ言葉であっても指している状態が違ったりすることがありました。

これに対して、米国で、看護を必要とする状態に「共通する名称」をつけようとする活動が始まり、看護師たちによる検討会が始まりました。そこで検討された「共通する名称」が、NANDA-I(North American Nursing Diagnosis Association International）看護診断です。

看護診断名は、今でも検討がなされており、追加や修正が繰り返され、洗練されています。「分類法Ⅱ」は、このようななかで開発され、整理されたものです。

▶ NANDA-I看護診断の特徴

「診断」といえば、病名、つまり医学的診断を連想するのではないでしょうか。看護診断は、看護の視点でなされる診断ですから、医学的診断とはまったく異なります。

NANDA-Iによれば、看護診断とは、個人・介護者・家族・集団・コミュニティの、健康状態／生命過程に対する人間の反応、およびそのような反応への脆弱性についての臨床判断です[1]。

看護診断では、身体的、心理･精神的、社会的な側面をもつ一人の人間が、病気によってどのような反応をするのか、つまり、健康上の問題に対する人間の反応（human response）を明確にします（**図1**）。あくまでも、看護が必要なことは何か、ということに焦点を当てることが重要なのです。

NANDA-I看護診断の診断名は聞き慣れない言葉があり、親しみにくいかもしれません。ここで診断名をちょっと詳しくみてみましょう。

診断名のつけ方には決まりがあって、診断の焦点となる「人間の反応」と判断を示す用語が組み合わさってできています。例えば、「非効果的健康自主管理」の場合、「健康自主管理」が診断の焦点となる「人間の反応」で、「非効果的」が判断を示す用語です。「排泄セルフケア不足」の

図1　看護診断とは

医学診断では、医師が病気に焦点を当てて診断・治療します。それに対して、看護診断では、看護師が病気をもつ人の身体的、精神的、社会的な側面における反応、つまり健康上の問題に対する人間の反応に焦点を当てて診断・治療します。

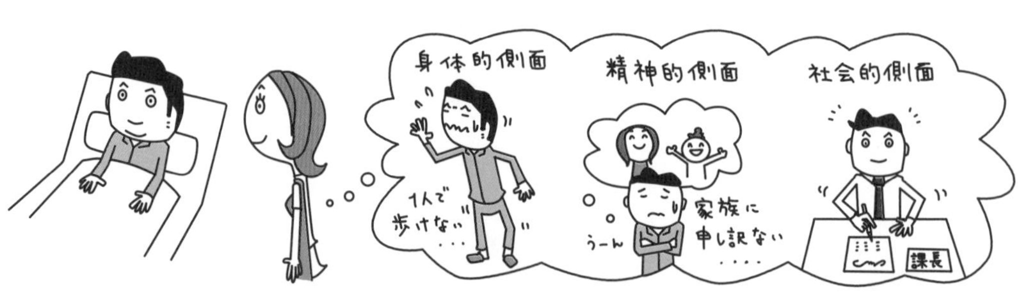

場合は「排泄セルフケア」が診断の焦点となる「人間の反応」で、「不足」が判断を示す用語となります。

看護診断は悪い状態だけを指すものではありません。「コーピング促進準備状態」の場合、「コーピング」が診断の焦点となる「人間の反応」であり、「促進」が判断を示す用語となります。

これらを解釈してみますと、「非効果的健康自主管理」とは治療や生活管理が効果的ではない状態を、「排泄セルフケア不足」とは排泄行動を自立して行うことが十分ではない状態を、「コーピング促進準備状態」とはよりよいコーピングが期待できる状態を示しているといえます。

少しは親しみをもっていただけたでしょうか。本を参考にしながら繰り返し活用することで表現には慣れてくると思います。

▶ NANDA-I看護診断分類法Ⅱを看護過程で使う

ご存じのように、看護過程は、アセスメント、問題の明確化、看護計画の立案、実施・評価という、一連のプロセスです。

看護診断は、このプロセスのなかで、アセスメントした結果から考えられる問題に名前をつけるときに用いられます。つまり、判断した問題を、共通する用語で表すのです。

また、NANDA-Ｉ看護診断を用いるのであれば、情報を収集するときにもNANDA-Ｉ看護診断分類法Ⅱの13領域を枠組みに用いるほうが一貫して考えることができます。

NANDA-Ｉ看護診断分類法Ⅱは、**表1**に示したように13の領域に分類され、それぞれの領域はきちんと定義されています。どのような枠組みで人間をとらえようとしているのか、13領域それぞれの定義を理解して用いることが大切です。

さて、この後は、具体的な疾患の実例をもとに、NANDA-Ｉ看護診断分類法Ⅱを用いた看護過程の展開をガイドします。看護過程の各ステップに沿って記録の実例を示して、添削していきます。さらに、基礎知識やアセスメントの根拠を示し、解説します。

また、実例の「期待される結果・看護計画」に関しては、p.230で詳しく説明しますが、NANDA-Ｉ看護診断とのリンケージ（つながり）が示されている「看護成果分類（NOC：nursing outcomes classification）」と「看護介入分類（NIC：nursing interventions classification）」を参考に作成しています。

〈文献〉
1. T. ヘザー・ハードマン, 上鶴重美, カミラ・タカオ・ロペス 原書編, 上鶴重美 訳：NANDA-I 看護診断 定義と分類 2021-2023 原書第12版. 医学書院, 東京, 2021：55.

表1 NANDA-Ｉ看護診断分類法Ⅱの13の領域（ドメイン）の定義と類（クラス）

領域（ドメイン）	定義	類（クラス）
1．ヘルスプロモーション	ウェルビーイングや機能の正常性についての意識、およびウェルビーイングや機能の正常性のコントロールを維持や強化するために用いられる方略	1 健康自覚 2 健康管理
2．栄養	組織の維持と修復、およびエネルギー生成を目的として、栄養素を摂取し、吸収し、利用する活動	1 摂取 2 消化 3 吸収 4 代謝 5 水和
3．排泄と交換	体からの老廃物の分泌と排出	1 排尿機能 2 消化管機能 3 外皮機能 4 呼吸機能
4．活動／休息	エネルギー資源の産生、保存、消費、またはバランス	1 睡眠／休息 2 活動／運動 3 エネルギー平衡 4 心血管／肺反応 5 セルフケア
5．知覚／認知	注意、見当識、感覚、知覚、認知、コミュニケーションを含む、人間の処理システム	1 注意 2 見当識 3 感覚／知覚 4 認知 5 コミュニケーション
6．自己知覚	自己についての意識	1 自己概念 2 自尊感情 3 ボディイメージ
7．役割関係	人々または人々のグループ間の肯定的および否定的なつながりやつきあい、またそうしたつながりが示される手段	1 介護役割 2 家族関係 3 役割遂行
8．セクシュアリティ	性同一性、性的機能、および生殖	1 性同一性 2 性機能 3 生殖
9．コーピング／ストレス耐性	ライフイベント／生命過程への対処	1 トラウマ後反応 2 コーピング反応 3 神経行動学的ストレス
10．生活原理	真実または本質的な価値と見なされる、行為・慣習・制度に関する、日頃の行い・思考・行動の根底にある原則	1 価値観 2 信念 3 価値観／信念／行動の一致
11．安全／防御	危険性や身体損傷や免疫系の損傷がないこと、損失の予防、安全と安心の保障	1 感染 2 身体損傷 3 暴力 4 環境危険 5 防御的プロセス 6 体温調節
12．安楽	精神的、身体的、社会的なウェルビーイングまたは安心感	1 身体的安楽 2 環境的安楽 3 社会的安楽
13．成長／発達	年齢に応じた身体面の発育、臓器系の成熟、発達の目安にそった発育	1 成長 2 発達

T. ヘザー・ハードマン, 上鶴重美, カミラ・タカオ・ロペス 原書編, 上鶴重美 訳：NANDA-I 看護診断―定義と分類 2021-2023 原書第12版. 医学書院, 東京, 2021：120-130. より抜粋して転載

事例でわかる NANDA-Ⅰ看護診断分類法Ⅱの13領域による看護過程の展開

クモ膜下出血患者の看護

林　みよ子

事例紹介

I氏・45歳・男性。

【診断名】

クモ膜下出血（脳動脈瘤クリッピング術後）。

【現病歴】

仕事中に頭痛と悪心を訴え、救急車でK病院に搬送。CT（computed tomography：コンピュータ断層撮影）にて、クモ膜下出血と診断された。脳血管撮影にて右大脳動脈に破裂動脈瘤を認め、即日、脳動脈瘤クリッピング術、脳室ドレナージ施行。手術後、意識障害はないが、左片麻痺がみられる。脳浮腫に対して浸透圧利尿薬投与、脳血管れん縮に対してカルシウム拮抗薬、大量輸液療法が行われている。

看護過程の展開

学生が実習で受け持ったのは手術後６日目です。実習開始後３日間（術後９日目）で得た情報を、「NANDA-Ⅰ看護診断分類法Ⅱの13領域」（p.211）の枠組みを用いて整理しました。

アセスメント① 情報収集

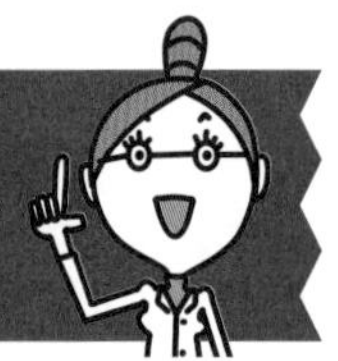

情報収集のポイント

アセスメントの枠組みには、いくつか種類があります。ここでは、「NANDA-Ⅰ看護診断分類法Ⅱの13領域」を用いて、アセスメントを行います。アセスメントには、「情報の収集」と「情報の解釈と分析」が含まれます。ここでは、まず、「情報収集」について解説します。

みなさんは、実習が始まると、１人の患者さんを受け持って看護過程を展開することになります。さあ、ここから、実習記録との格闘です。早速、診療録（カルテ）を読んだり、ベッドサイドで患者さんと話をしたり、生活援助を行ったりしながら、情報を集めることから始めていくことでしょう。

さて、情報収集のポイントとして、以下の２点が考えられます。

①13領域の定義を理解すること。

②あらゆる手段を駆使すること。

▶ 13領域の定義を理解する

学生が情報収集をするとき、「どのような情報が必要なのか」「収集した情報をどの領域に分類するのか」と悩んでいることが多いようです。これは、どのような枠組みで人間をとらえようとしているのかということがよく理解できていないからです。

13領域それぞれがどのようなことを示すのか、各領域の定義をしっかりと理解し、そのうえで、何をアセスメントする必要があるのか、そのためにはどのような情報が必要となるのかを考えることが大切です。NANDA-I看護診断分類法Ⅱの13領域それぞれの定義は「NANDA-I看護診断分類法Ⅱの13領域と看護過程の展開」（p.210〜211）で示しましたので、しっかり理解しましょう。

▶ あらゆる手段を駆使する

学生がよく情報収集に困っている領域があります。例えば、<自己知覚><生活原理>などです。これらの領域の情報は、患者さんの言動から推測しなければならず、よく観察していなければわからないからです。

このほか、学生の情報をみると、患者さんの言葉、医師や看護師の記録、検査データなどが多く、患者さんの表情や態度など、自分の眼で見た（観察した）ことが少ないことが多くあります。

例えば、「おなかが痛い」と話す患者さんがいたとします。このときにニコニコしながら話しているのか、おなかを押さえて苦しそうに話しているのか、いつも食後なのか、時間は定まっていないのかなど、そのときの表情や状況によって「おなかが痛い」ことのとらえ方が大きく違ってきますね。事実を正しく判断できるように、あらゆる手段を使って、多方面から情報収集することが大切です。

☑ 情報収集の実例

NANDA-I看護診断分類法Ⅱの13領域の枠組みを用いて記載した情報

S：主観的情報
O：客観的情報

1. ヘルスプロモーション

情報（S・O）

❶

S

● （術後、医師からの説明を聞いて）「しばらく入院なんだよね」「怖いね。死ぬところだった。助けてもらった。これからは皆の言うことを聞かなきゃね」

O

● 現病歴：会議中に激しい頭痛と悪心を自覚。救急車にてK病院に搬送された。発症時、意識は清明であったが、救急車内で意識悪化、嘔吐があった。病院到着時、意識はJCS（ジャパン・コーマ・スケール）Ⅱ-10。再破裂防止のため、鎮静薬投与。脳動脈瘤破裂によるクモ膜下出血（SAH：subarachnoid hemorrhage）と診断され手術となった。

● 既往歴：5年前（40歳）に会社の健康診断で高血圧症を指摘。精密検査を勧められたが、放置。

● 生活歴：嗜好品として、喫煙（20歳から2箱/日）と飲酒（ビール350mL/回、週に1〜2日）がある。

● 術後、医師から、右大脳動脈に2〜3mmの破裂動脈瘤を認め、再破裂防止のために処置をしたこと、脳血管れん縮や脳浮腫、水頭症といった合併症の危険性があることが説明された。

❶✕ 情報不足！ 今の健康状態の認知を考える情報がもう少し必要。

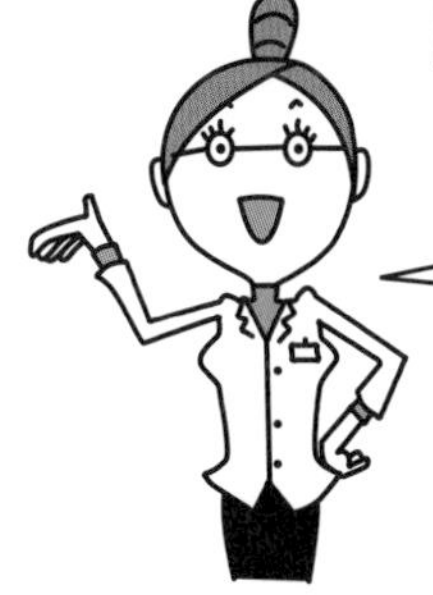

各領域の定義を確認してそれをアセスメントできる情報を集めよう

2. 栄養

情報（S・O）

S

●「ご飯はおいしい」

O

● 身長：175cm、体重：入院時78kg→現在74kg。

● 入院前は、3食規則正しく摂取（朝：コーヒー1杯。昼：食堂などで軽食。夜：自宅で食事）。揚げ物や肉類が好き。

● 術後5日目から食事開始され、現在、減塩食全粥（1,800kcal/日）。食欲はあり、毎食8〜10割は摂取できる。❷

❷✕ 情報不足！ 栄養状態を考える血液データは？ 水和に関する情報は？

3. 排泄と交換

情報（S・O）

O

● 入院前、排泄は問題なし。❸

● 術後3日目に普通便1回あったが、その後ない。❹

● 術後からバルーンカテーテル留置中。尿量2,000〜2,500mL/日。

● 腎機能データ（本日）❺：BUN（血液尿素窒素）13.5mg/dL、Cr（クレアチニン）0.8mg/dL。

● 呼吸は問題ない。❻ 術後1日目は酸素投与されていたが、翌日中止。

❸✕「問題がない」とはどういうことなのでしょうか？ 具体的な情報を書きましょう。

❹✕ 腹部の張りは？ 腸蠕動音は？

❺✕ 今までのデータは？ 経過がわかるようにするとよいでしょう。

❻✕「問題がない」とはどういうことなのでしょうか？ 具体的な情報を書きましょう。

4. 活動／休息

情報（S・O）

S

●「薬を飲めば、よく眠れますね」

●「退屈だけど人と話すと気が紛れる」

O

● もともと右利き。現在、左片麻痺あり。日常生活動作の介助を必要としている。❼

● 入院前は午前0〜6時まで睡眠。良好であった。現在は午後10時〜午前6時まで眠っているが、眠りが浅いと訴えがあり、昨日より睡眠薬を服用している。

● 気分転換活動：休日のゴルフと音楽を聴くことが趣味であった。現在は、たまに好きなCDを聴いたり、面会の妻や看護師と話をする。

● 入院時、BP（blood pressure：血圧）＝182/90mmHg、HR（heart rate：心拍数）＝92回/分。術後は、BP＝130〜146/68〜82mmHg維持、カルシウム拮抗薬（3mg/時）投与中。HR＝60〜80回/分。R（respiration：呼吸）は10〜15回/分。❽

❼✕ 左片麻痺の程度は？ 日常生活動作はどの程度行うことができますか？

❽✕ 客観的なデータがもっと必要です。中心静脈圧（CVP：central venous pressure）は？ 心電図変化は？ 呼吸音は？ 胸部X線所見は？

5. 知覚／認知

情報（S・O）

O

● 意識障害、言語障害、感覚障害なし。❾

❾✕ 何をもって「障害なし」なのでしょうか。具体的な情報を書きましょう。

6. 自己知覚

情報（S・O）

S

●（妻より）「生真面目で正義感が強い」「最近、元気がない。身体の半分が利かないわけですから、きっと仕事ができないことがショックなんだと思います」

●「男にとって家族と仕事って一番大切なものでしょ。僕はそう思っている」「早く仕事に行きたい。でも、会社では僕なんてもう用なしなんだろう」

O

●コモード（ポータブルトイレ）への移動時には、「情けないね。女性の力を借りなきゃトイレもできないなんてさ」とつらそうな表情をみせる。

7. 役割関係

情報（S・O）

⑩

O

●家族は、妻（42歳）、娘2人（高校1年生、中学2年生）との4人暮らし。

●車で30分くらいのところに、患者の弟や妻の姉がおり、普段から行き来がある。

●妻は、近くのスーパーに勤めていて毎日終業後に、娘や弟は休日に、面会に訪れる。

●仕事は、食品会社の営業部に所属。課長職にある。

⑩✕ 介護役割を考える情報がもう少し必要です。

8. セクシュアリティ

情報（S・O）

O

●45歳の男性。結婚し、2人の子どもがいる。⑪

⑪✕ 生殖器機能は？男性性を示す情報も必要です。

9. コーピング／ストレス耐性

情報（S・O）

S

●「頭の管はいつ取れるのかな。寝てるのはキツイ。起きたいよ」「いつ退院できるかな。そんなに仕事休めないよね」

●（麻痺に関して）「片手じゃ何もできないな。お茶碗だって持てないんだ」

●（妻より）「いろいろ考えているみたいです。でも、今は私にも話したくないみたいです」

●「家内も大変なんだ。家のことと仕事がある。僕まで迷惑かけられないよ」

O

●妻は、麻痺や意識障害の回復を心配している。また、患者は妻の面会があっても、すぐに帰そうとする。

●もともとのストレス解消法は、妻に愚痴をこぼすこと、音楽鑑賞。好きな音楽を聴けるようにCDを持参してもらうが、「病院で聴く音楽はあまりよくないね」とすぐに消している。

10. 生活原理

情報（S・O）

S

●（妻より）「男は家族を守るものって思っている人です」「娘たちを一人前にするまでは、絶対に仕事を辞められないって、よく言ってました」「本当は今すぐにでも仕事に戻りたいみたいです。でも、治すことが何よりも優先することをようやく納得できたようです。腹をくくったっていうんですかね」

●「家内はね……まぁおいといて。娘たちはかわいいね。2人が独立するまでもう少し…がんばらないといけないんだ」「男にとって仕事は生きがいだよね。僕はそう思うよ」

O

●患者は、家族や仕事の話をよくする。

11. 安全／防御

情報（S・O）

S

● （ドレーンに関して）「かゆいんだよね。触っちゃいけないんだった」

O

● 術後7日目、創部は抜糸。創部の発赤や腫脹はない。

● ドレナージ留置中で安静は守られており、体位変換時にドレーンを気にして位置を変えている。しかし、ときどき頭元に手をやる。

● 術直後と1日目は37.0℃台の発熱があったが、2日目からは36.0℃台である。⑫

● 排便時のみポータブルトイレへの移動を行っているが、移動時、左下肢にまったく力が入らず、立ち上がり時や方向転換時にふらつく。

⑫✕ 感染徴候を示す検査データは？

12. 安楽

情報（S・O）

⑬

S

● 「じっとしてると腰が痛いけど、横向いたり、自分で腰を押すと楽」

O

● 術後、一時、頭痛があって鎮痛薬を使用したが、現在はなし。安静に伴う腰痛がある。

⑬✕ 環境的安楽に関する情報は？ 社会的安楽に関する情報は？

13. 成長／発達

情報（S・O）

⑭

O

● 45歳、男性。既婚。妻と2人の娘（中学生と高校生）がいる。

● 身長：175cm、体重：74kg。

⑭✕ 発達に関する情報は？

☑ 情報収集の解説

▶ 事実をありのままに記載する

情報は、見たことや聞いたことそのものです。しかし、実際には、あるものを見たり聞いたりしたとき、頭のなかで「〜かもしれないな」とか、「これは問題ないな」というふうに、すでに解釈や推論を行っています。

ですから、情報用紙に記載するときに、下線部❸❻❼❾のように、「問題なし」「障害なし」「介助が必要」と記載してしまうのだと思います。このように考えるにいたった具体的な患者の言動、そのときの状況などを情報として記載しましょう。

下線部❻の場合は「呼吸10〜15回/分、チアノーゼや呼吸困難を訴えることはない」、下線部❼なら「左上肢は前腕を5cmほど持ち上げることができ、ゆっくりと掌握もできるが、握力は0kg」などとなるのではないでしょうか。

このように具体的に書くと、書いた人の思い込みではなく、状況がありのまま見えてきますね。

▶ 検査データや観察結果も大切

学生の記録をみると、患者さんからの話や診療録からの情報は多く収集できています。しかし、客観的情報、つまり学生が自身で観察したことや検査所見は少ないようです。下線部❹❺❽⓬などがそうです。

下線部❹の場合は、数日間排便がなく、便秘を疑うような状況であることが推測されますが、それだけではなく、おなかは張っているのだろうか、腸は動いているのだろうか、と観察を行い、その情報も記載していきましょう。

下線部❺は、データは収集していますが、1回きりのものではアセスメントが浅くなってしまいます。その前のデータがどうなっているのか、もう少し収集してみるとよいでしょう。

下線部❽では、I氏の場合、脳血管れん縮に対して大量に輸液を投与する治療を行っていますので、心不全や肺水腫が生じる危険があり、循環・呼吸反応は重要です。ですから、もう少し広範囲の情報が必要となります。

下線部⓬では、ドレーンからの排液の性状や検査データ（白血球、CRP）も含めるとよいでしょう。

これらは、医学的な知識が必要ですので、かなり難しいかもしれませんが、実習までに学習した解剖生理学や病態学などの知識を活用して、どのような情報が必要なのかを考えて収集するように心がけましょう。

各領域で必要な情報を考える

下線部❶❷❿⓫⓭⓮のように、情報の視点が不足している領域があります。p.211の**表1**に示したように、それぞれの領域には、いくつかの類が含まれています。

点線囲み部❶は、領域１＜ヘルスプロモーション＞です。いまの健康状態や自分の身体をどうとらえているのかを考えるために、患者さんの言動をよく観察して情報を収集する必要があります。

点線囲み部❷は、領域２＜栄養＞の水和に関する情報がありません。「水和」は聴き慣れない言葉ですが、水・電解質の摂取と吸収、つまり体内の水分は過剰ではないか、不足してはいないかを表す情報が必要になります。I氏の場合、大量に輸液を投与される一方で、浸透圧利尿薬を投与されています。水分バランスや電解質データは重要です。

点線囲み部❿は、領域７＜役割関係＞の介護役割に関する情報が不足しています。在宅介護が必要か否かだけでなく、この家族は患者さんの世話を誰が、どのように行っているのかという情報もあるとよいでしょう。

下線部⓫は領域８＜セクシュアリティ＞で、これは「性同一性、性機能、および生殖」と定義され、男性あるいは女性としてのアイデンティティをどのように受け止めているのか、性機能や生殖機能は正常に機能しているのかをみます。

点線囲み部⓭は領域12＜安楽＞のところで、環境や社会情報における安楽性も含まれます。居る環境の心地よさや人とのかかわりの継続など、社会的な安楽性を考える情報も必要です。

点線囲み部⓮は領域13＜成長／発達＞に関する情報が必要です。発達課題をふまえて情報を収集するとよいでしょう。

このように、13領域それぞれの定義をよく理解し、どのような情報が必要であるのかを考えながら情報収集するようにしたいものです。

アセスメント② 情報の解釈・分析

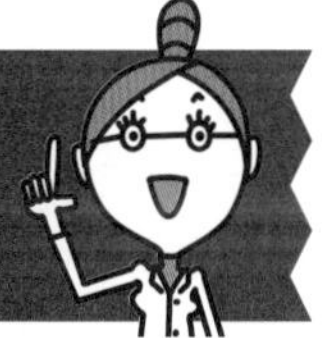

☑ 情報の解釈・分析のポイント

さて、先にも述べましたが、アセスメントには「情報の収集」と「情報の解釈と分析」があります。「情報の解釈と分析」は、看護介入をするために情報から意味を引き出すことです。ここでは、「情報の解釈と分析」について解説します。

▶ その時点の情報をもとに初期計画を立てる

実習はおおむね３週間ですから、立案した計画に基づいて実践しようとすれば、実習１週目、遅くても２週目のはじめには看護計画を立案したいものです。ですが、日々、患者さんが変化するなかで、情報が増え、「解釈・分析ができません」と混乱している学生が多くいます。

患者さんの状態が日々変化するのは、当然です。学生がかかわればかかわるほど、情報は増えますので、どこかの時点で立ち止まって解釈・分析しなければなりません。

看護師は、入院して24～48時間以内に得た情報で、初期計画を立案します。いくら情報が少なくても、患者さんがいる限り看護は始まっているのですから、その時点で看護介入を要する問題を判断し、看護計画を立案します。学生も同じです。初期計画と考えて、受け持って３日程度での情報をもとに、その時点での解釈・分析を行い、計画を考えるほうがよいと思います。

解釈・分析する時点で足りない情報は多々あると思いますが、大切なのは情報の多さや抜けなく網羅することではなくて、得た情報の解釈が妥当であるかということです。恐れず、解釈・分析をしていきましょう。

▶ 1つの情報だけで解釈しない

解釈・分析を行ううえで、大切なことが2つあります。まず、1つの情報から解釈・分析しようとせず、情報のまとまりをつくってそこから読み取れることを考えてみましょう。

例えば、血圧値が120/80mmHgという情報があったとしましょう。これは、一般的な成人の血圧値とすれば、「正常」であると判断しますね。ですが、もともと高血圧症で普段の血圧が180/80mmHgであって、2日前に入院してから降圧薬の投与が始まった患者さんであったとしたらどうでしょう。「正常」だといえるでしょうか。降圧薬が効き過ぎた危険な状態かもしれないと解釈できます。

一般的な正常値と比較することは大切なことですが、それだけでなく、患者さんの年齢や病状などの情報も考え合わせて、患者さんの状態を考えることが大切です。「その人にとって」という点を抜きにしてはアセスメントできません。

▶ 思い込みで解釈しない

もう1つ大切なのは、自分の思い込みで解釈しないということです。

乳がんで乳房切除術を受けた患者さんに清拭を勧めたとき、「今日は自分でやるわ」と返答されたとします。

この発言は何を意味するのでしょうか。学生の記録を読むと、「乳房を切除したことを受け入れることができていない」と書いている場合があります。果たして、この発言だけで、そう考えてもよいものでしょうか。

例えば、その患者さんが25歳の女性で、受け持って初めての清拭援助の場面であったらどうでしょう。同世代の学生に清拭をしてもらうことが恥ずかしいのかもしれません。あるいは、自立心の強い方で術後回復期にあるとすればどうでしょう。退院に向けてリハビリテーションを積極的に行おうとしているのかもしれません。

どのような状況で、どのような表情で、どのような言い方での発言であったのか、という情報も含めて推測することが必要であろうと思います。「乳房切除」＝「ボディイメージが受け入れられない」という思い込みによって、そのような発言があった際にその一端だけを取り上げてはいけません。時には、患者像を180度違ってとらえてしまう危険があります。

気がかりな情報があった場合は、意味づけを行うための情報を得てから解釈することをおすすめします。

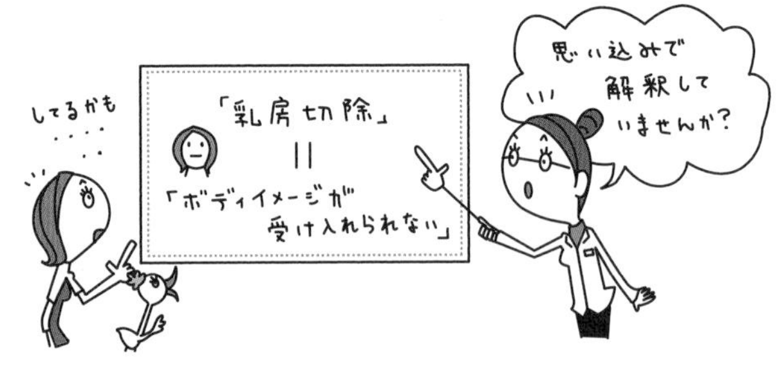

してるかも・・・
「乳房切除」
||
「ボディイメージが受け入れられない」
思い込みで解釈していませんか?

☑ 情報の解釈・分析の実例

NANDA-I看護診断分類法Ⅱの13領域の枠組みを用いて記載した情報*の解釈・分析

S：主観的情報
O：客観的情報
A：アセスメント

1. ヘルスプロモーション	
情報（S・O）	情報の解釈と分析（A）
S ●（術後、医師からの説明を聞いて）「しばらく入院なんだよね」「怖いね。死ぬところだった。助けてもらった。まだ血圧高い？　またこんなことが起こるのかな。大丈夫かな」	❶ ●もともと仕事を優先し、健康に関心が薄かったようであるが、高血圧を放置していたことを後悔し再発を不安に思っている。

❶✕　不安についてはコーピング／ストレス耐性のアセスメントでは?

O ● 現病歴：会議中に激しい頭痛と悪心を自覚。救急車にてK病院に搬送された。発症時、意識は清明であったが、救急車内で意識悪化、嘔吐があった。病院到着時、意識はJCSⅡ-10。再破裂防止のため、鎮静薬投与。脳動脈瘤破裂によるクモ膜下出血（SAH）と診断され手術となった。 ● 既往歴：5年前（40歳）に会社の健康診断で高血圧症を指摘。精密検査を勧められたが、放置。 ● 生活歴：嗜好品として、喫煙（20歳から2箱/日）と飲酒（ビール350mL/回、週に1～2日）がある。 ● 術後、医師から、右大脳動脈に2～3mmの破裂動脈瘤を認め、再破裂防止のために処置をしたこと、脳血管れん縮や脳浮腫、水頭症といった合併症の危険性があることが説明された。 ● 妻によれば、患者はもともとスポーツマンで大病したことがないことが自慢だった。 ● ときどき、ドレーンに手をやっており、注意すると「治るためにはこれ大事なんだよね。わかっているけどついつい気になって。気をつけます」と話す。 ● 何度か、トイレに行くと言って起き上がることがある。ドレーン留置中のために起き上がってはいけないこと、麻痺があり1人で移動することは危険であることを説明すると、納得いかない表情で「麻痺っていったって大したことないし、ちょっとそこまでだから、1人で大丈夫ですよ、行ける行ける」と話す。	● 医師から説明を受け、発症の原因やドレーンを触ってはいけないことは理解している。❷ ● 1人で移動動作をする可能性があり、転倒の危険性がある。❸

❷理解ではなく、患者の認識をアセスメントしてみましょう。

❸転倒の危険性は安全／防御ですね。

2. 栄養

情報（S・O）	情報の解釈と分析（A）
S ●「ご飯はおいしい」 **O** ● 身長：175cm、体重：入院時78kg→現在74kg。 ● 入院前は、3食規則正しく摂取（朝：コーヒー1杯。昼：食堂などで軽食。夜：自宅で食事）。揚げ物や肉類が好き。 ● 術後5日目から食事開始され、現在、減塩食全粥（1,800kcal/日）。食欲はあり、毎食8～10割は摂取できる。 ● 昨日の検査データ：総タンパク8.0g/dL、血清アルブミン値5.5g/dL、ヘモグロビン量13.5g/dL、ナトリウム138mEq/L、カリウム4.1mEq/L、クロール110mEq/L。 ● 術後から高カロリー輸液80mL/時で投与されていたが、2日目からソリタ®-T3号G輸液に変更。現在、ソリタ®-T3号G輸液を80mL/時で持続投与、グリセオール®注2本/日投与中である。	● 一時絶食していたが、現在は、食事はほぼ全量摂取できており、検査所見も正常である。❹今は、体液異常はないが、浸透圧利尿薬投与や大量輸液投与が継続されており、水電解質バランスに変化が生じる可能性がある。

❹✕ 栄養状態はどうなのでしょうか? アセスメントを結論づけましょう。

3. 排泄と交換

情報（S・O）	情報の解釈と分析（A）
O ●［排便］入院前：毎朝1回、規則的で便秘経験なし。入院後：術後3日目に普通便1回あったが、その後はなし。下腹部はやわらかく、張った感じはないとのこと。腸蠕動音聴取可。	● 尿量がかなり増えているが、腎機能障害なく、グリセオール®注投与に伴うものであると考えられる。また、消化器系、外皮系、呼吸器系は正常である。

＊「情報」欄は、p.213～216の添削内容で修正して記載したものです。

●［排尿］入院前：5〜6回／日、夜間なし。入院後：術後からバルーンカテーテル留置中。尿量2,000〜2,500mL、［腎機能データ］入院時：血液尿素窒素9.2mg/dL、クレアチニン0.8mg/dL。術後１日目：血液尿素窒素12.3mg/dL、クレアチニン0.9mg/dL。本日：血液尿素窒素13.5mg／dL、クレアチニン0.8mg／dL。
●皮膚の湿潤なし。
●R（呼吸）10〜15回/分。術後１日目は酸素投与されていたが、翌日中止。以降、チアノーゼや呼吸困難を訴えることはない。

4. 活動／休息

情報（S・O）	情報の解釈と分析（A）
S ●「薬を飲めば、よく眠れますね」 ●「退屈だけど人と話すと気が紛れる」 **O** ●もともと右利き。左片麻痺あり。左上肢は前腕を5cmほど持ち上げることができ、ゆっくりと掌握もできるが、握力は0kgである。左下肢はゆっくりと膝を立てることができ、5分程度は保持できる。 ●安静度は、ドレナージ中であり、安静度制限（ギャッチアップ30°）。排便時のみ、ポータブルトイレの使用可。 ●日常生活動作 ▷運動：左上肢はゆっくりと挙上保持可、握力0kg。左下肢は膝立て保持可、挙上不可。 ▷食事：介助で摂取している。 ▷排泄：排便時のみポータブルトイレ使用。パンツの上げ下ろしや後処理は自力で可能。 ▷清潔：食後の歯磨きは可能。清拭時は全面的に介助している。 ▷移動：ベッド上での体位変換は自力で可能。ポータブルトイレへの移動時は立ち上がり時と立位時が不安定で介助を要する。 ●入院前は午前0〜6時まで睡眠。良好であった。現在は午後10時〜午前6時まで眠っているが、眠りが浅いと訴えがあり、昨日より睡眠薬を服用している。 ●気分転換活動：休日のゴルフと音楽を聴くことが趣味であった。現在は、たまに好きなCDを聴いたり、面会の妻や看護師と話をする。 ●入院時、血圧182／90mmHg、心拍数92回／分。術後は、血圧130〜146／68〜82mmHg、心拍数60〜80回／分で経過。輸液80mL／時投与中で、CVP（中心静脈圧）5〜8cmH_2O。心電図では洞調律で不整脈なし。R（呼吸）呼吸は10〜15回／分、胸部X線上でうっ血所見なく、呼吸音はクリアである。 ●脳室ドレナージ+10cmで開放され、髄液50g/日前後流出、淡血性〜キサントクロミー色。CT（コンピュータ断層撮影）上、脳浮腫はほとんどない。頸部ドップラーにて血流は正常である。瞳孔2.5〜3.0mmの左右同大で、対光反射良好である。 ●食事や排泄時にクランプを外しても髄液の流出はわずかである。	●左片麻痺と安静制限があり、日常生活援助が必要である。❺夜間は睡眠薬を服用しなければ睡眠が浅く、休息は十分ではない。治療によって、脳浮腫や脳血管れん縮は改善している。❻現在は、循環機能に変化はないが、脳血管れん縮予防のために大量の輸液量および高血圧の状態を維持しており、心負荷の危険がある。

❺✕　日常生活動作に支障があるのでしょうか。そして、どの程度の支障なのでしょうか。

❻✕　医学的視点になっています。病態そのもののアセスメントではなく、それによって患者の身体がどんな状態になっているかをアセスメントしましょう。

5. 知覚／認知

情報（S・O）	情報の解釈と分析（A）
O ● 日中の覚醒は良好、夜間せん妄はない。 ● 医療者の説明を理解することはできる。言語でのコミュニケーションはとれる。 ● 左上下肢の感覚低下は自覚しておらず、冷感もない。 ● もともと近眼（左右とも0.7）で、眼鏡を使用している。	● 意識障害のほか、言語障害や感覚障害は出現していない。しかし、今後、脳浮腫や脳血管れん縮に伴って悪化する可能性がある。

6. 自己知覚

情報（S・O）	情報の解釈と分析（A）
S ●（妻より）「生真面目で正義感が強い」「最近、元気がない。身体の半分が利かないわけですから、きっと仕事ができないことがショックなんだと思います」 ●「男にとって家族と仕事って一番大切なものでしょ。僕はそう思っている」「早く仕事に行きたい。でも、こんな体じゃ会社では僕なんてもう用なしなんだろう」 **O** ● ポータブルトイレへの移動時には、「情けないね。女性の力を借りなきゃトイレもできないなんてさ。1人でやれるのになぁ」とつらそうな表情をみせる。	❼ ● 真面目な性格で、一生懸命仕事に取り組んできた。しかし、今は、それができず、人の援助を受けないと生活できないことに不安が強い。

❼ × 不安についてはコーピング／ストレス耐性のアセスメントでは?

7. 役割関係

情報（S・O）	情報の解釈と分析（A）
O ● 家族は、妻（42歳）、娘2人（高校1年生、中学2年生）との4人暮らし。 ● 車で30分くらいのところに、患者の弟や妻の姉がおり、普段から行き来がある。 ● 妻は近くのスーパーに勤めていて毎日終業後に、娘や弟は休日に、面会に訪れる。妻が仕事と病院通いで忙しいために、家事は娘たちが代行している。 ● 仕事は、食品会社の営業部に所属。課長職にある。 両親は隣県在住 68 72 K市在住 K市在住 42 43 高1 中2 ■男 ●女 ■本人 ※数字は年齢	● キーパーソンである妻を中心として、家族関係は良好である。介護役割を担う妻を家族や兄弟全員でサポートし合える体制にある。これまで会社では課長として、家庭では夫・父親としての役割意識が高く、十分に役割遂行されてきた。今後、今までのように役割を遂行することが難しいかもしれない。

8. セクシュアリティ

情報（S・O）	情報の解釈と分析（A）
S ●「男にとって仕事は大切。家族を養わないといけないから」 ●（妻より）「家族思いの主人で、男は家族を養うものって口癖のように話しています」 **O** ● 45歳の男性。結婚し、2人の子どもがいる。 ● 泌尿器疾患の既往はなく、発症後の勃起障害はない。	● 性的機能に問題はない。夫や父親としての役割を果たして満足している。❽

❽ × 自己知覚のアセスメントでは?

9. コーピング／ストレス耐性

情報（S・O）	情報の解釈と分析（A）
S ●「頭の管はいつ取れるのかな。寝てるのはキツイ。起きたいよ」「いつ退院できるかな。そんなに仕事休めないよね」 ●（麻痺に関して）「片手じゃ何もできないな。お茶碗だって持てないんだ」「足に力が入りにくい。きっとリハビリしたら良くなると思うんだ」 ●（妻より）「いろいろ考えているみたいです。でも、今は私にも話したくないみたいです」 ●「家内も大変なんだ。家のことと仕事がある。僕まで迷惑かけられないよ」 **O** ●妻は、麻痺や意識障害の回復を心配している。また、患者は妻の面会があっても、すぐに帰そうとする。 ●もともとのストレス解消法は、妻に愚痴をこぼすこと、音楽鑑賞。好きな音楽を聴けるようにCDを持参してもらうが、「病院で聴く音楽はあまりよくないね」とすぐに消している。	●もともと妻と話し合うことで対処してきた人である。入院や安静制限によるストレス、左片麻痺残存の不安に対して、今までの対処方法を用いた対処ができていない。

10. 生活原理

情報（S・O）	情報の解釈と分析（A）
S ●（妻より）「男は家族を守るものって思っている人です」「娘たちを一人前にするまでは、絶対に仕事を辞められないって、よく言ってました」「本当は今すぐにでも仕事に戻りたいみたいです。でも、治すことが何よりも優先することをようやく納得できたようです。腹をくくったっていうんですかね」 ●「家内はね……まぁ置いといて。娘たちはかわいいね。2人が独立するまでもう少し…がんばらないといけないんだ」「男にとって仕事は生きがいだよね。僕はそう思うよ」 **O** ●患者は、家族や仕事の話をよくする。	●仕事が生きがいの人である。❾

❾✕　もっと抽象的な、もっと大きな概念として考えてみましょう。

11. 安全／防御

情報（S・O）	情報の解釈と分析（A）
S ●（ドレーンに関して）「かゆいんだよね。触っちゃいけないんだった」 **O** ●術後7日目、創部は抜糸。創部の発赤や腫脹はない。 ●ドレーン留置中で安静は守れており、体位変換時にドレーンを気にして位置を変えている。しかし、ときどき頭元に手をやる。 ●術直後と1日目は37.0℃台の発熱があったが、2日目からは36.0℃台である。WBC（白血球数）は9,000/μL、CRP（C反応性タンパク）は0.5mg/dLである。 ●排便時のみポータブルトイレへの移動を行っているが、ポータブルトイレへの移動では、左下肢にまったく力が入らず、立ち上がり時や方向転換時にふらつく。	●現在、ドレーン留置中であるが感染は起こしていないようである。また、片麻痺のためにポータブルトイレへの移動動作には介助が必要である。❿

❿✕　安全性はどの程度保持されているのでしょうか？　また、どのような危険があるのでしょうか。

12. 安楽	
情報（S・O）	情報の解釈と分析（A）
S ●「じっとしてると腰が痛いけど、横向いたり、自分で腰を押すと楽」 ●「皆、それぞれに大変だよね」「夜にほかの患者さんの身体の向きを変えたりしてるよね。あれで目が覚めることもあるけど、もう慣れたよ」 ●（家族の面会について）「一人でいるのはさみしいけど、看護師さんたちがよく来てくれるからね。話ができて気が紛れるよ」「家族が皆、心配してよく来てくれる。申し訳ないけど、ホントのところうれしい」 **O** ●術後、一時、頭痛があって鎮痛薬を使用したが、現在はなし。安静に伴う腰痛がある。 ●4人部屋で生活している。同室者は体位変換や気管内吸引の必要な患者で、ほかの患者と話す様子はあまりみられない。 ●妻や娘、弟の面会が頻繁である。	●ドレナージ中であるために安静が強いられ、それによる腰痛があるが、自分で体位を変えたり、腰のマッサージをすることで軽減している。治療処置の多い患者と同室であって医療者の行き来が多く、騒然としているために安楽な環境であるとは言いがたい。家族が患者を心配して、よく面会に来ている。⓫

⓫✕ 役割関係のアセスメントでは?

13. 成長／発達	
情報（S・O）	情報の解釈と分析（A）
O ●45歳、男性。 ●身長：175cm、体重：74kg。 ●既婚。妻と2人の娘（中学生と高校生）がいる。 ●会社では、課長職にある。子どもたちの成長を楽しみに仕事に勤しんでいる。	●成人男性としての役割を果たし、子どもたちの成長を楽しみにしている。⓬

⓬✕ 役割関係のアセスメントでは?

☑ 情報の解釈・分析の解説

▶どの領域のアセスメントなのかを考える

情報というものは1つの領域に限らず、同じ情報がいくつかの領域で活用されることは多々あります。

つまり、1つの情報をどこの領域の情報として使い、どの情報と考え合わせるかによって、解釈・分析は違ってきます。その領域でアセスメントすることは何かを、ここでもう一度見直すことをおすすめします。

点線囲み部❶❼は、不安をアセスメントしています。これは領域9<コーピング／ストレス耐性>の視点です。領域1<ヘルスプロモーション>では、健康自覚や健康管理行動、領域6<自己知覚>では自己概念や自尊感情のアセスメントが必要となります。

下線部⓫⓬は家族関係をアセスメントしているようですから、領域7<役割関係>の視点です。情報としては必要なものが収集されていますので、あくまでもアセスメントの視点でしょう。下線部❽も<役割関係>のアセスメントのようにも思えますが、役割を果たしていることを満足しているという自分自身への尊重がうかがえる<自己知覚>のアセスメントだと思われます。

▶「～が必要」の前にもう少し深く考える

下線部❺❿では、「～が必要である」と書いていますが、これは看護の方向性を示すものです。でもよく考えてみてください。「片麻痺がある=ADL（日常生活動作）介助が必要である」というのは、あまりにも短絡的だとは思いませんか。

その麻痺がどの程度なのか、どの程度のことが自分で行えるのかを見定めなければ、何をどの程度援助する必要があるのか見当がつきません。

下線部❺は、片麻痺や日常生活行動の実施状況から、日常生活行動の自立度、支援の必要性を、下線部❿では移動時の状況から安全性が保持されているのか、どのような危険があるのかどうかをアセスメントするとよいでしょう。

▶解釈・分析を結論づける

下線部❹は、食事摂取量や栄養に関する検査データをそれぞれ解釈していますが、結局、栄養状態はどうなのか結論づけられていません。

下線部❾は、生きがいが何かという具体的なことではなく、もっと抽象的な視点が必要です。つまり、生きがいとしていることや物事の選択の仕方など、生きていくうえで何を大切にしているのか、その人の価値観や信念を推測します。一つひとつの情報の解釈だけではなく、その領域のアセスメントの視点でまとめることが必要です。

▶医学的視点になっていないか

NANDA-I看護診断では、「健康上の問題に対する人間の反応」をアセスメントします。患者さんは何らかの病気をもっていますから、身体面もアセスメントします。しかし、病態そのものではなく、それによって身体や心がどのような反応を示しているのか考えることが大切です。

下線部❻は、脳浮腫や脳血管れん縮の改善をアセスメントしています。この時期の重要な視点ですが、これでは病態を判断していることになります。脳浮腫や脳血管れん縮が起こることによって、人間はどのように反応しているのかをアセスメントする必要があります。

看護診断（問題の明確化）

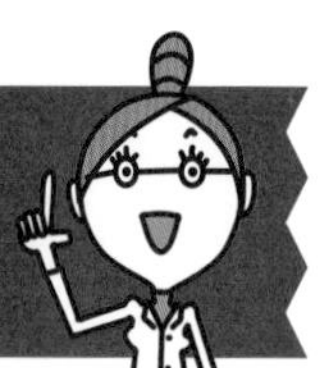

☑ 看護診断（問題の明確化）のポイント

アセスメントを終えたら、ようやく、患者さんの健康上の問題を抽出します。看護が必要なことは何か、診断していくわけです。

「診断？」と思う方もいるでしょう。診断といえば、糖尿病、高血圧症、肝硬変といった“疾患”が頭に浮かぶのではないでしょうか。これは、「医学的診断」といわれるものですね。私たちは、「医学的診断」ではなく、「看護診断」、つまり「健康上の問題に対する人間の反応」を明らかにしていきます。

▶看護診断とは

看護師は、患者さんの病気ではなく、その病気によってその患者さんがどのような反応を示しているのかをとらえ、看護上の問題を判断していきます。看護診断は、健康状態に対する人間の反応についての判断です。看護介入の必要な問題を「診断」していくのです。

NANDA-I看護診断では、『NANDA-I看護診断－定義と分類』という本を使用します。この本には、あまり馴染みのない言葉、「**診断名**」「**定義**」「**診断指標**」「**関連因子**」「**危険因子**」というものがあります。p.20にも説明がありましたが、ここでまた簡単に説明しておきましょう（**表1**）。

表1 NANDA-I看護診断で使用される用語

用語	意味
診断名	患者の健康上の問題につける名前
定義	診断名についての説明
診断指標	診断の手がかりとなる看護師の観察のできる症状や徴候や行動
関連因子	ある状況を引き起こしている原因だと考えられる要因
危険因子	今後問題を引き起こすかもしれないと考えられる要因

まず、「診断名」とは、患者の健康上の問題につける名前のことです。「診断名」には、それぞれ「定義」、つまりその「診断名」の意味が記されています。勝手な解釈で使用するのではなく、まず「定義」に該当するかどうかを判断します。

次に、「診断指標」ですが、これは、診断の手がかりとなる看護師の観察のできる症状や徴候や行動をいいます。それから、「関連因子」はある状況を引き起こしている原因であると考えられる要因のこと、「危険因子」は今後問題を引き起こすかもしれない要因のことをいいます。

▶ 健康上の問題をNANDA-Ⅰ看護診断で表してみる

さて、ここまでの13領域の各アセスメントから、看護介入を必要とする「健康上の問題に対する人間の反応」を考え、それをNANDA-Ⅰ看護診断で表現していくプロセスを解説します。

13領域をアセスメントし、領域間の関係性を考えながら、「この患者さんは、こんな人なのではないかな？」と患者像（全体像）を描いてみます。そうすると、問題となっていることや問題になりそうなこと、あるいは問題の原因となりそうなことなどがみえてきますし、この人にとって重要らしい領域がみえてきます。その重要らしい領域に看護師の介入を必要とする問題、つまり看護のありかを推測できるわけです。

ここまでくれば、その領域の「診断名」の「定義」を読んで、自分の考えた、問題となっていることや問題になりそうなこと、問題の原因となりそうなことなどに該当するものをみつけ、そこに書かれている「診断指標」「関連因子」「危険因子」の各項目が受け持ち患者さんに該当するかどうかを確認して、看護問題を特定します。こうして、自分の考えた問題を看護診断で表現することができます。

「診断指標」「関連因子」「危険因子」を確認するときには、病態も含めた関連図を眺めてみるとよいでしょう。その関連図には、疾病や症状の経過、治療・処置の目的や合併症など、その患者さんに関する重要な情報が関係づけられて示されています。看護診断を導くための手がかりがここに示されているわけです。しっかり活用しましょう。

Part 4

NANDA-I ― 事例でわかる クモ膜下出血患者の看護

☑ 看護診断の実例

NANDA-Iの診断名で記載したI氏の看護診断リスト

No.	診断指標	関連因子	危険因子	ハイリスク群・関連する状態	診断名
#1			☑下肢筋力低下 ☑身体可動性障害 ☑日常生活動作が困難		成人転倒転落リスク状態❶
#2			☑水分摂取の変化	☑水分の必要性に影響する外的条件のある人 ☑医薬品 ☑治療計画	体液量バランス異常リスク状態❷
#3	☑浴室までの移動が困難 ☑入浴に必要な物をまとめるのが困難 ☑体を拭くことが困難 ☑体を洗うことが困難	☑環境上の制約 ☑身体可動性障害		☑神経筋疾患	入浴セルフケア不足❸
#4	☑トイレまで行くのが困難 ☑便座からの立ち上がりが困難 ☑便座に座るのが困難	☑身体可動性障害 ☑移乗能力障害		☑神経筋疾患	排泄セルフケア不足❹
#5			☑環境管理の減少 ☑自己効力感が低い ☑無力感 ☑ストレッサー（自由に動けない）	☑役割機能の変化を経験している人 ☑失敗を繰り返し経験している人 ☑喪失経験のある人 ☑機能障害 ☑身体疾患	自尊感情状況的低下リスク状態❺

❶❷○　病態を含めた関連図から、これらを看護問題と特定できます。そして、両方とも生命にかかわる看護問題であることから、優先度は高いと考えられます。

❸○　安静制限があり入浴できませんし、片麻痺のため自分で左腕や背中を拭くことができません。清潔に関する援助が必要です。

❹×　左片麻痺のため移動は不安定ですが、右利きなので、パンツの上げ下ろしや後処理は自分でできています。移動の援助は必要ですが、それは「排泄セルフケア不足」というよりは、「成人転倒転落リスク状態」に含めてはどうでしょうか。

❺○　自立して生活してきた患者さんに麻痺が起こったことや他者の支援を受けなければならないこと、今後今まで通りの生活に戻れない可能性もあり、介入すべき看護問題です。

※ p.225～240の看護診断名は、T. ヘザー・ハードマン, 上鶴重美, カミラ・タカオ・ロペス 原書編, 上鶴重美 訳：NANDA-I 看護診断－定義と分類 2021-2023 原書第12版．医学書院，東京，2021．より抜粋して転載

☑ 看護診断の解説

▶ 13領域の関係性から、看護問題のありかを探し出す

13の領域それぞれのアセスメントを行ってきましたが、これは患者さんを部分的に眺めただけです。人間はあらゆる側面をもった統合体ですから、部分を関連づけて、「この人は、いったいどのような人なのか」、全体をみてみることが必要です。

これを表したのが**図1**です。**図１**をみると、各領域のつながりがみえてきます。I氏の場合、＜活動／休息＞＜栄養＞＜安全／防御＞＜自己知覚＞が問題を含んだ重要な領域であると考えられます。この関係性を、患者さんの疾病の段階やこれまでの経過を含めて表現したものが、全体像です。I氏の全体像を要約すると、次のようにいえるでしょう。

発症から9日目で脳血管れん縮期のまっただ中にあって、予防のための治療が続けられています。それに伴って体液量が過剰となる可能性もあり、いつ状態が悪化するかわからない状況です。また、軽度の左片麻痺、そしてドレーン留置による安静制限もあり、今は日常生活行動が自立して行えない状況にあります。しかし、自分で動けると思っているために、自分で移動行動を行おうとすることもあり、転倒転落の危険があります。また、生きがいとしてきた仕事ができないこと、他者の支援を受けなければならない状況から自尊感情を低下させる可能性があります。

▶ 看護診断：健康上の問題を特定する

さて、ここで「看護診断」(p.225) をみてみましょう。ここでは、「入浴セルフケア不足」、「排泄セルフケア不足」、「成人転倒転落リスク状態」、「体液量バランス異常リスク状態」、「自尊感情状況的低下リスク状態」の５つが挙がっています。それぞれの問題について、考えてみましょう。

先に、**図１**で問題が存在しそうな領域は、＜活動／休息＞＜栄養＞＜安全／防御＞＜自己知覚＞だと見当をつけました。次にすることは、その領域のなかのどの問題なのか、診断指標や関連因子、危険因子を確認して問題を特定することです。ここで、病態も含めた関連図 (**図2**) をみてみましょう。

まず、領域４＜活動／休息＞です。この領域では、麻痺があって日常生活動作に支障をきたしていることが考えられ、類５＜セルフケア＞に問題がありそうです。**図2**をみると、I氏の日常生活行動における支障は、発症急性期であってドレーン留置中であるために入浴できないこと、また片麻痺のために一人でポータブルトイレに移動できないことが挙げられ「入浴セルフケア不足」「排泄セルフケア不足」が候補に挙がり、それぞれの原因である左片麻痺とドレーン留置は、関連因子に該当します。問題としてよさそうです。

２つ目は、領域11＜安全／防御＞です。p.228 **図２**では、麻痺があるために移動時に不安定で転倒する危険があることがわかり、類２＜身体損傷＞に問題がありそうです。身体に傷を負うかもしれないということから「身体外傷リスク状態」「損傷リスク状態」も考えられます。ですが、「身体外傷」は切傷・熱傷といった不慮の事故のニュアンスがありますし、「損傷リスク状態」のほうは、少し大きい概念です。I氏の場合、転倒の危険性を考えるわけですから、「成人転倒転落リスク状態」が候補に挙がり、危険因子をみてみると、複数が該当します。これも、問題としてよさそうです。

3つ目に、領域2＜栄養＞です。クモ膜下出血後で脳浮腫や脳血管れん縮が起こる可能性があり、それを予防するために浸透圧利尿薬の投与や大量輸液療法が行われています。しかし、それらが体液量の減少あるいは増加を引き起こす可能性もあります。これは、類5＜水和＞の問題で、体液量の増加・減少の両方を含む「体液量バランス異常リスク状態」が候補となります。危険因子は、治療のための薬剤投与や輸液投与という水分摂取の変化だけですが、ハイリスク群の水分の必要性に影響する外的条件のある人、関連する状態の医薬品・治療計画が該当すると考えられ、これにすることができそうです。

最後に、領域６＜自己知覚＞です。**図２**では、麻痺によって他者からの援助を受けるようになったこと、今までの役割が果たせなくなったことから、「情けない」と思っており、類２＜自尊感情＞が問題になりそうです。しかし、「自尊感情慢性的低下」という診断は「長期的」であることが必要ですから、該当しません。今のところ、I氏はまだそれほど大きな問題として抱え込んでいると思える状態ではないと推測され、「自尊感情状況的低下リスク状態」と考えてよいでしょう。危険因子には、I氏の状態に該当する危険因子がいくつかあり、これも問題となりそうです。

▶ 問題を整理して、優先順位を検討する

２つの関連図から、問題を特定しました。今度は、今の

図1 領域間の関係を示した関連図

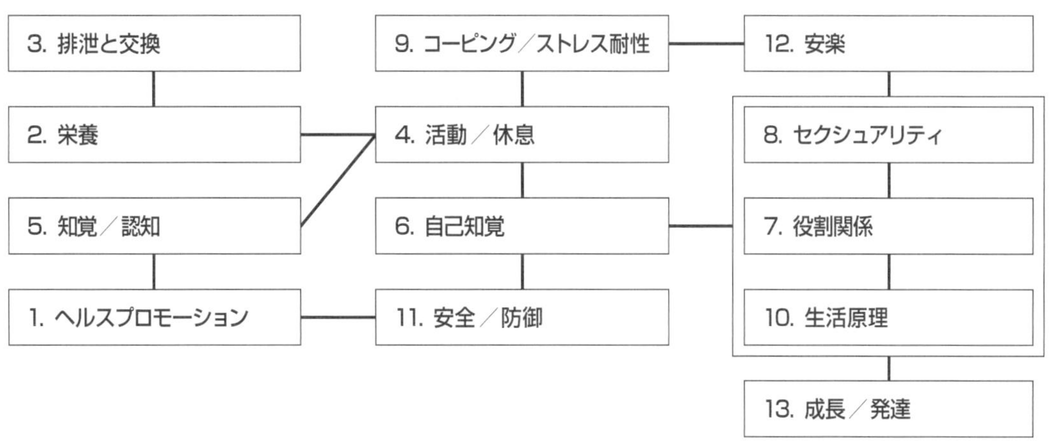

今回は紙面上の制限のために領域名のみで示しましたが、各領域でのアセスメントをまとめた内容を記載して関連図を書いたほうが、領域間の関係性が理解しやすいでしょう。

患者さんの状況に照らして、問題を整理し優先順位を考えてみましょう。

看護診断は5つ挙がりました。優先するものはどれでしょうか。術後9日目で積極的な治療を必要とする時期であり、その合併症も起こる可能性もあることを考えると、最も優先順位の高いものは、「体液量バランス異常リスク状態」ではないかと思います。転倒・転落をすることで状態が悪化しますし、自尊感情の低下を強くさせる可能性もありますから、これも優先順位が高いと思います。

次に、「セルフケア不足」を入浴と排泄に関して問題としています。着眼点はすばらしいと思います。「入浴セルフケア不足」は、安静制限があって入浴できませんし、片麻痺のために自分で左腕や背中を拭くことができません。I氏には、入浴にかわる援助、例えば、全身清拭、洗髪、足浴などの清潔に関するケアが必要です。

しかし、「排泄セルフケア不足」は、左片麻痺があって移動が不安定ですが、右利きのI氏はパンツの上げ下ろしや排泄の後処理は器用に行えていますので、ベッドとポータブルトイレの間の移動に援助が必要となります。

そうなると、排泄行動そのものに対する援助というよりは、ポータブルトイレへの移動時に転倒・転落させないようにすることが援助となりそうです。これは、「成人転倒転落リスク状態」の看護ケアと重複してしまいます。「排泄セルフケア不足」を「成人転倒転落リスク状態」に含めて考えてもよいでしょう。

このように考えた場合、「排泄物の処理の援助はしないのか？」という疑問も出てきますが、看護師が当然行うべき事項、つまりルーチンワークと考えてもよいと思います。食事摂取を自分で行えないことも同様です。それよりも、この患者さんに特有の問題に焦点を当てて、ケアすべき問題を取り上げるほうがよいと思います。もちろん、「排泄セルフケア不足」と「成人転倒転落リスク状態」を別々の問題と考えることや、「摂食セルフケア不足」を取り上げることも決して間違いではないと思います。ただ、看護計画を立案するとき、多くの部分が重複すると思います。

以上のことから、優先順位は、「体液量バランス異常リスク状態」、「成人転倒転落リスク状態」、「入浴セルフケア不足」の順で、これに今後起こり得る「自尊感情状況的低下リスク状態」が加わると考えられます。ところで、領域1＜ヘルスプロモーション＞では、患者さんは、ドレーン管理の必要性は認識されているようですが、自分の身体状態は1人で移動することができると認識していると考えられました。今後、安全に治療を継続していくためには、患者さんにも協力してもらう必要があります。領域1＜ヘルスプロモーション＞の類2＜健康行動＞から、健康問題を予防する行動がとれない、健康状態の変化を軽くみるという診断指標が該当する「リスク傾斜健康行動」を問題とすることができるようです。安静度を守れないことによって、ドレナージ管理が適切に行えない可能性も考えられますので、これは、セルフケア不足よりも優先される問題であると考えられます。そして、患者さんが１人でポータブルトイレへ移動した場合、転倒や転落する可能性があり、「成人転倒転落リスク状態」の原因となると考えられ、「リスク傾斜健康行動」の看護介入に転倒転落を予防する内容を組み込むようにするとよいと考えられます。

以上のことをまとめると、I氏の看護診断リストは、**表2**（p.230）のようになります。

図2 I氏の病態も含めた関連図

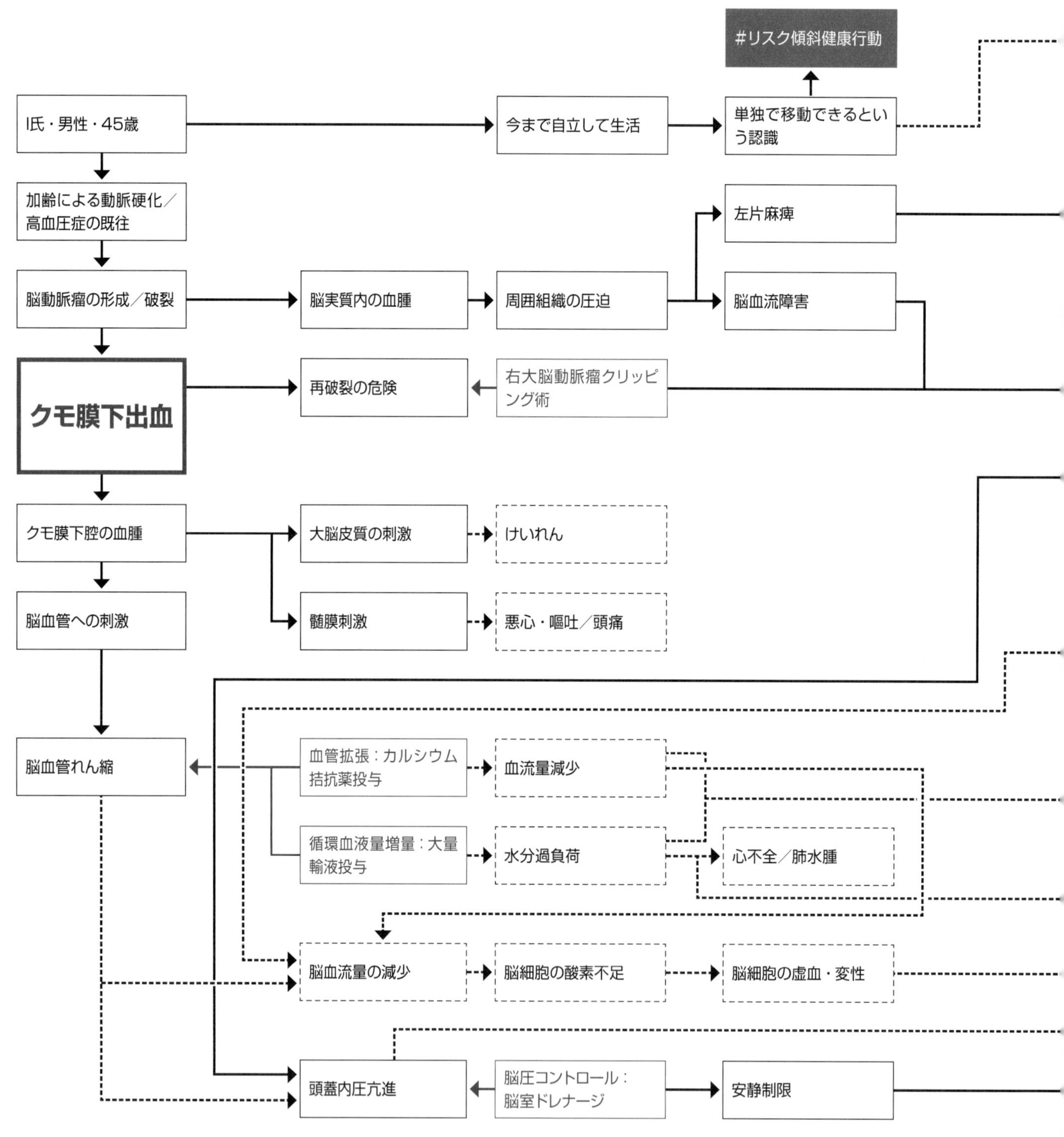

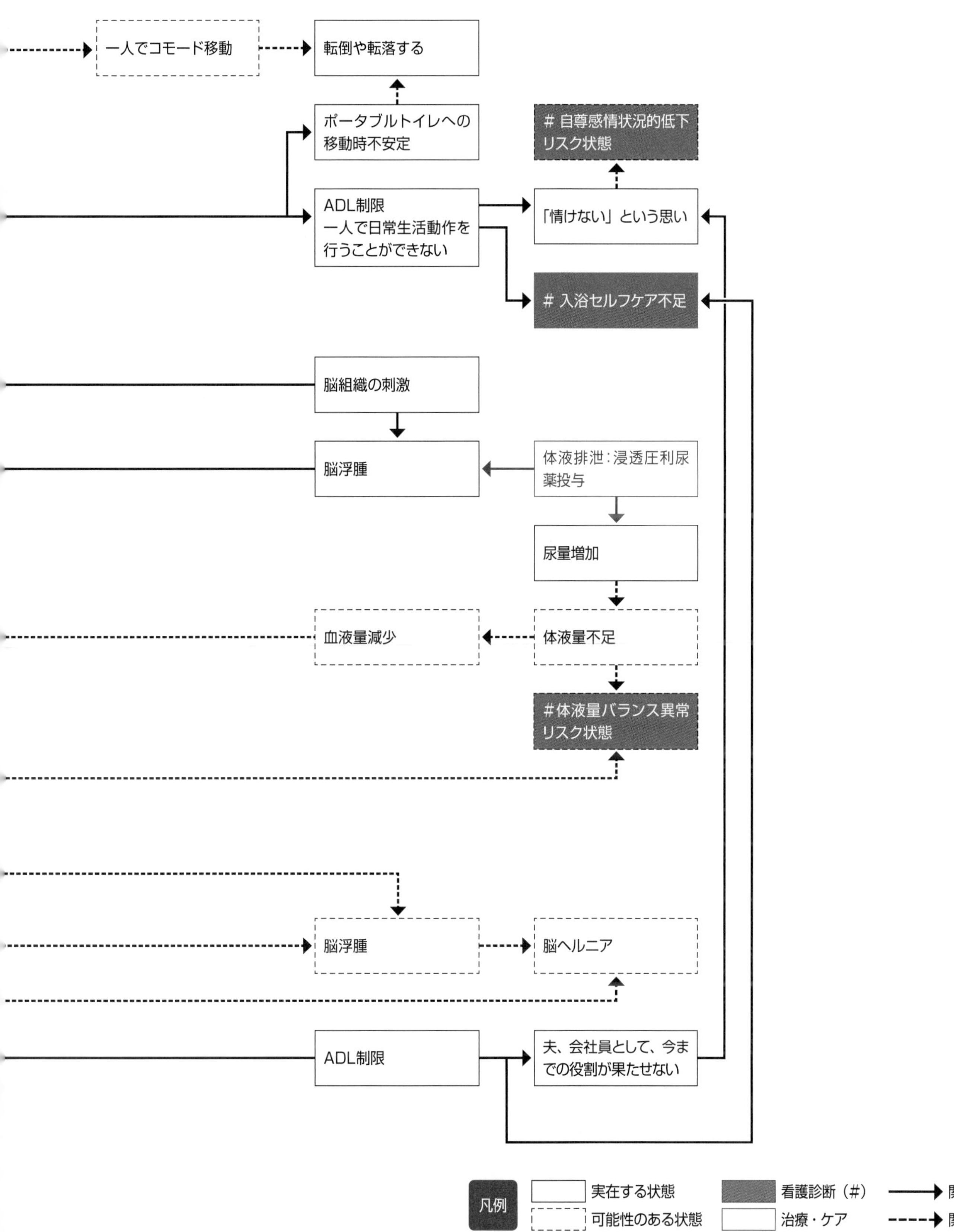
一人でコモード移動
転倒や転落する
ポータブルトイレへの移動時不安定
自尊感情状況的低下リスク状態
ADL制限
一人で日常生活動作を行うことができない
「情けない」という思い
入浴セルフケア不足
脳組織の刺激
脳浮腫
体液排泄：浸透圧利尿薬投与
尿量増加
血液量減少
体液量不足
#体液量バランス異常リスク状態
脳浮腫
脳ヘルニア
ADL制限
夫、会社員として、今までの役割が果たせない
凡例
実在する状態
可能性のある状態
看護診断（#）
治療・ケア
関連（実在）
関連（可能性）

表2 整理したI氏の看護診断リスト

No.	診断指標	関連因子	危険因子	ハイリスク群・関連する状態	診断名
#1			☑水分摂取の変化	☑水分の必要性に影響する外的条件のある人 ☑医薬品 ☑治療計画	体液量バランス異常リスク状態
#2	☑健康問題を予防する行動がとれない ☑健康状態の変化を軽く見る	☑健康情報の理解不足 ☑自己効力感が低い ☑ストレッサー（他者の支援を要する）			リスク傾斜健康行動
#3	☑浴室までの移動が困難 ☑入浴に必要な物をまとめるのが困難 ☑体を拭くことが困難 ☑体を洗うことが困難	☑環境上の制約 ☑身体可動性障害		☑神経筋疾患	入浴セルフケア不足
#4			☑環境管理の減少 ☑自己効力感が低い ☑無力感 ☑ストレッサー（自由に動けない）	☑役割機能の変化を経験している人 ☑失敗を繰り返し経験している人 ☑喪失経験のある人 ☑機能障害 ☑身体疾患	自尊感情状況的低下リスク状態

〈看護診断の定義〉

【体液量バランス異常リスク状態】
血管内液・組織間液・細胞内液のすべてまたはいずれかが、減少、増加、細胞内外に急激にシフトしやすく、健康を損なうおそれのある状態

【リスク傾斜健康行動】
ウェルネスレベルを向上させるように、ライフスタイルや振る舞いを改善する能力が低下した状態

【入浴セルフケア不足】
体を洗う（入浴）行為を自力では完了できない状態

【自尊感情状況的低下リスク状態】
現状を受けて、自己価値・自己受容・自己尊重・能力・自己に対する態度についての認識が、肯定的から否定的へと変化しやすく、健康を損なうおそれのある状態

T.ヘザー・ハードマン, 上鶴重美, カミラ・タカオ・ロペス 原書編, 上鶴重美 訳：NANDA-I 看護診断－定義と分類 2021-2023 原書第12版. 医学書院, 東京, 2021：212, 166, 297, 336. より抜粋して転載

看護計画

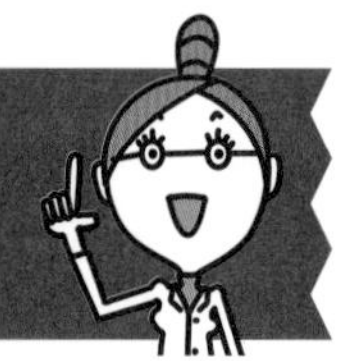

☑ 看護計画立案のポイント

看護診断の次は、看護計画の立案です。看護計画の立案には、期待される結果の設定と看護介入の選定が含まれます。

▶ 期待される結果とは

期待される結果とは、介入によって「患者さんに到達してもらいたい」ことです。ですから、主語は患者さんとなります。そして、介入によって患者さんにどのように変化してほしいのか、患者さんがどのような言葉を発したり、行動をとったりすることを期待するのか、客観的に観察することのできる患者さんの言葉や行動で表す必要があります。

▶ 段階的なゴールと達成してもらいたい期限を設定する

期待される結果は、患者さんに到達してもらいたい姿を

想定しますが、それをいつまでにめざすのかということが大切になってきます。患者さんはみな、何らかの問題を抱えて入院してきますので、最終的には、患者さんの抱える問題がすべて解決することをめざします。

ですが、一気に解決に向かうことはあり得ないことですし、日々変化するなかでは看護の方向性も変化することが考えられます。そのために、現時点で考えられる問題に対して、１週間から10日程度で到達し得るゴール・到達点を設定して、評価をしながら段階的に問題解決をめざすことが望ましいと思います。

例えば、初めて化学療法を受ける患者さんに感染予防行動がとれるように指導したいと考えたとします。感染予防行動の必要性さえ知らない患者さんに対して、すぐに適切な感染予防行動がとれることを望むのは難しいように思えます。必要性の理解、感染予防行動の方法の理解、感染予防行動の実践とさまざまな要因を含んでいますので、まずは１週間後に、化学療法の副作用を理解してもらうこと、あるいは感染予防行動とは何かを理解してもらうことをめざしてはどうでしょうか。そして、１週間後に到達度を評価し、次に進んでいけばよいのです。

▶ 看護計画は見て動けるくらい具体的に

看護計画は、問題ごとに立案します。そして、観察プラン（O-P：observation plan；観察計画）、直接的なプラン（C-P：care plan；ケア計画）、教育プラン（E-P：educational plan；教育計画）に分類するのが一般的であると思います（p.64表3参照）。その問題に関して、患者さんの何を観察し、どのような看護ケアを実践し、どのような教育・指導を行うのか、具体的に記載します。ここでポイントとなるのは、“具体的に”ということでしょう。

立案する計画は、学生の日々の看護行為を方向づける大切なものです。いつ、誰が、何を、どのように行うのか、いわゆる４Ｗ１Ｈ（※1）で表現しておく必要があります。具体的にしておくと、日々の実践にスムーズにつながっていくと思います。学生が立案した計画を、ほかの誰が見ても実践できるくらい具体的にしておくのがよいでしょう。

よく学生の立案したものを見ると、例えば清拭を行おうとすると、「清拭を行う」とだけ書かれていることが多くあります。このように書いてある場合、清拭を行おうとしていることはよくわかります。ですが、毎日なのか、月・水・金曜日なのか、清拭を行う頻度がわかりません。また、ベッド上で臥床なのか、端座位なのか、あるいは学生がすべて行うのか、患者さんにも行ってもらうのか、清拭の方法がわかりません。石けん清拭なのか、蒸しタオルでの清拭なのか、手段がわかりません。

これでは、いったいどのように清拭を実践するのか、その様子がみえてきません。目標の達成に向けてどのようにケアを行っていくのか、明確にしておきましょう。

計画を立案するときには、その患者さんがどのような時期にあるのかということもよく考えます。看護診断を立てるときにも十分考えたことでしょうが、その患者さんがいったいどのような時期であるのか、自分の患者さんにどうなってもらいたいと考えたのかを考えると看護計画も立案しやすいように思います。

例えば、先ほどの清拭の場合を考えてみますと、入浴することができない患者さんであれば、当然のこととして、入浴の代用に全身清拭を行います。でも、それは何のために行うのでしょうか。片麻痺で自立に向かう時期にある患者さんだとすれば、機能回復の状況に応じて少しでも自分でできるような方法を選択して計画していくでしょう。肝硬変で全身倦怠感が強い患者さんだとすれば、安楽かつ安全にケアが受けられるような方法を選択するでしょう。

▶ NANDA-NOC-NIC（NNN）とは

看護における共通用語開発の動きから生まれたのは、NANDA-I 看護診断だけではなく、「看護成果分類（NOC：nursing outcomes classifications）」「看護介入分類（NIC：nursing interventions classifications）」というものがあります。これは、アイオワ大学看護学部の有志からなる研究プロジェクトが開発しているものです。聞き慣れない言葉ですが、最近では、病院の電子カルテ化が進み、看護界ではトレンドとなっています。馴染みがなければ難しいですが、看護計画を立案する際に適用できますので、ここで、少し解説しておきましょう。

1. 看護成果分類（NOC）

看護成果分類（NOC）は、これまで、「看護目標」「患者目標」「期待される結果」といわれてきたものと同じです。

１つの看護成果にはいくつかの指標があって、5段階の測定尺度がついています。この測定尺度にも、例えば、「重度に障害（1）～障害なし（5）」「不適切（1）～十分に適切（5）」といったように、看護成果ごとに決められたさまざまなものがあります。NOCを用いる利点は、看護ケアの成果を、患者さんの言動を数量化してとらえることができ

※1【4W1H】Who：誰が、What：何を、When：いつ、Where：どこで、How：どのように

るというところにあると思います。

NOCは、『看護成果分類（NOC）評価測定のための指標・測定尺度 原著第6版』（エルゼビア・ジャパン）にすべて示されています。この本には、NANDA-I 看護診断と看護成果分類とのリンケージ（つながり）が示されており、診断した問題に合う看護成果がわかるようになっています。これを使って、どの看護成果にするのかを検討してもよいでしょう。

2. 看護介入分類（NIC）

看護介入分類（NIC）は、特定された看護成果に向かうように看護師が行う行動をいいますので、1つの看護介入には20～30ほどの行動が細かく書かれていますので、その患者さんに必要なものを選択して用います。この内容には、観察、ケア、指導を含んでいますので、選択した看護介入を＜観察計画＞＜ケア計画＞＜教育計画＞に分類して整理することもできます。

NICは『看護介入分類（NIC）原著第7版』（エルゼビア・ジャパン）に示されています。NOCと同じように、この本にも、NANDA-I 看護診断と看護介入分類とのリンケージ（つながり）が示されており、診断した問題に合う看護介入がわかるようになっています。これを使ってその患者さんに適した看護介入を選択してよいでしょう。

I氏の看護診断の1つ、「＃1　体液量バランス異常リスク状態」を、NNN（NANDA－NOC－NIC）を適用し、**表1**に示しましたので、参考にしてください。

表1 I氏の看護診断・看護成果・看護介入（NANDA-NOC-NIC）の適用例（＃1）

NANDA（診断名）*1

＃1　体液量バランス異常リスク状態

NOC（看護成果）*2

＜体液バランス＞

	激しい障害	かなり障害	中程度に障害	軽度に障害	障害なし
血圧					
脈拍数					
呼吸数					
中心静脈圧（CVP）					
24時間の水分出納バランス					
血清電解質					
ヘマトクリット値					
	激しい障害	かなり障害	中程度に障害	軽度に障害	障害なし
副雑音					
頸静脈の怒張					
口渇					

＜神経学的状態＞

	激しい障害	かなり障害	中程度に障害	軽度に障害	障害なし
意識					
脳神経の感覚・運動機能					
頭蓋内圧					
瞳孔の大きさ					
見当識					
	激しい障害	かなり障害	中程度に障害	軽度に障害	障害なし
頭痛					

NIC（看護介入）*3

＜体液量管理＞

- ☑ 水分の摂取量と排出量の正確な記録を維持する
- ☑ 体液の状態を観察する
- ☑ 体液貯留に関連する検査結果をモニタリングする
- ☑ 中心静脈圧、平均動脈圧（MAP）、肺動脈圧（PAP）、肺動脈楔入圧を含む血行動態をモニタリングする
- ☑ バイタルサインをモニタリングする
- ☑ 体液量過剰／体液貯留の指標を観察する
- ☑ 処方された利尿剤を投与する
- ☑ 体液量過剰の徴候や症状が持続または悪化する場合は医師に相談する

＜脳循環促進＞

- ☑ 血行動態指標を決め、その範囲内で維持するために医師と相談する
- ☑ 循環血漿量過多での血液希釈療法のために、ヘマトクリット値を維持する
- ☑ 最適な頭部の高さを決めるために医師と相談し、頭部の位置に対する患者の反応を観察する
- ☑ 浸透圧利尿剤とループ利尿剤、副腎皮質ステロイド剤を投与し、効果を観察する
- ☑ 神経学的状態を観察する
- ☑ 頭蓋内圧およびケアに対する神経学的な反応を観察する
- ☑ 中心静脈圧を観察する
- ☑ 酸素化や酸塩基平衡における検査値の変化をモニタリングする
- ☑ 肺水泡音またはそのほかの副雑音がないか、肺音を聴診する
- ☑ 体液過剰の徴候がないか観察する
- ☑ 水分の摂取量と排泄量を観察する

＊1　T. ヘザー・ハードマン，上鶴重美，カミラ・タカオ・ロペス 原書編，上鶴重美 訳：NANDA-I看護診断ー定義と分類2021-2023 原書第12版．医学書院，東京，2021：374．より抜粋し転載
＊2　Sue Moorhead，Marion Johnson，Meridean Maas，Elizabeth Swanson 原著者，黒田裕子，聖隷浜松病院看護部 監訳：看護成果分類（NOC）　成果測定のための指標・測定尺度 原著第6版．エルゼビア・ジャパン，東京，2018；382-383，448-449．より抜粋して転載
＊3　Howard Butcher，Gloria Bulechek，Joanne McCloskey Dochterman，Cheryl Wagner 原著者，黒田裕子，聖隷浜松病院看護部 監訳：看護介入分類（NIC）原著第7版．エルゼビア・ジャパン，東京，2018：445-446，543．より抜粋して転載

看護計画立案の実例

#1について記載した看護計画

看護診断

#1　体液量バランス異常リスク状態

期待される結果

<長期目標>
1. 異常の早期発見・対処ができる。❶

<短期目標>
1. 体液バランスが適正に維持される。❷
2. 神経学的状態が悪化しない。❸

❶× 異常の早期発見・対処は患者さんが主体となっていません。

❷×「適正に維持」された状態とはどういう状態か、具体的に示しましょう。

❸×「悪化しない」状態とはどういうものか、具体的に示しましょう。

看護計画

短期目標2について	
O-P（観察計画）	1. バイタルサイン。❹ 2. 水分過負荷の徴候。 ● 尿量、水分バランス、呼吸音、電解質データ（Na、K、Cl）、胸部X線所見。 3. 自覚症状の有無。 ● 口渇、呼吸困難感。 4. 投与されている注射薬と投与量。
短期目標1について	
O-P（観察計画）	1. 神経学的状態の観察。 ● 麻痺、意識状態、瞳孔（大きさ、左右差、対光反射）。 2. 脳室ドレナージの観察。❺ 3. 自覚症状の有無（頭痛、悪心、めまいなど）。
C-P（ケア計画）	1. 脳室ドレナージの管理。❻
E-P（教育計画）	1. 自覚症状が出現した場合は、すぐに申し出るように説明する。

❹× バイタルサインというよりも、血圧・脈拍と観察点を具体的に示しましょう。

❺× 何を観察するのか、具体的に示しましょう。

❻× 脳室ドレナージの管理とは何をするのか、具体的に示しましょう。

#2について記載した看護計画

看護診断

#2　リスク傾斜健康行動

期待される結果

<長期目標>
1. 安全に行動できる。❼

<短期目標>
1. 自分の身体状態を認識できる。❼
2. ドレーン留置中は1人で起き上がらない。

❼× 評価できる具体的な患者の言動で設定しましょう。

看護計画

短期目標1について	
O-P（観察計画）	1. 自身の病気や起こり得る合併症についての認識。 2. 自身の行動が病状に与える影響についての認識。 3. 病状や合併症などについての看護師の説明に対する理解度・反応。
C-P（ケア計画）	1. 移動時に看護師を呼んだ場合はその行動を賞賛する。
E-P（教育計画）	1. 1人で移動することで起こり得る問題を説明する。
短期目標2について	
O-P（観察計画）	1. 排泄前にナースコールするか否か。
C-P（ケア計画）	1. 移動時に看護師を呼んだ場合はその行動を賞賛する。 2. 場合によっては、そばに付き添う。❽ 3. 危険な行動が続く場合は、なぜそうするのか患者の考えを傾聴する。
E-P（教育計画）	1. ドレーン留置中に単独で移動することで起こり得る問題を説明する。 2. 治療を安全に実施するために必要な患者の協力を説明する。

❽× どのような場合か、具体的に計画しておきましょう。

☑ 看護計画立案の解説

▶ 期待される結果

下線部❶は、看護師が主体となった目標となっています。脳浮腫や脳血管れん縮による症状が出現しないように観察するわけですから、どうしてもこのような目標を立てたくなります。しかし、看護師の介入によって患者さんに達成してもらえることを示さなければなりません。

また、目標は、看護ケアによって達成すべきゴールを示しています。何をめざすのかを具体的にしておかなければ、ケアが効果的であったのか、まだ継続していかなければならないのか、評価することができません。具体的な指標を示しておく必要があります。

下線部❷❸などがそうです。何をもって「悪化しない」といえるのか、「適正に維持されている」といえるのかを示す必要があります。例えば、「意識障害が出現しない」「麻痺レベルが○月△日よりも悪化しない」など、観察のできる言動で示しておけば、評価ができます。

▶ 看護計画

看護計画は、それを見た人がどのように行動すればよいのかわかるように示しておく必要があります。

神経学的徴候や水分過負荷徴候の観察計画、移動時のケア計画は具体的に記載されています。これを見れば、すぐに看護行為に結びつけることができますね。ですが、下線部❺は、「脳室ドレナージの観察」とありますが、何を観察するのかわかりません。おそらく、髄液の流出量・性状、拍動の有無、浸透圧利尿薬投与前後での拍動の変化などを観察するのでしょう。そのことを示しておきましょう。

指導者が計画を見て、学生が何を考えているのかを考えながら、不足している観察点がないかなどを確認していきます。適切な指導を受けて、患者さんに合った援助ができるように、具体的に計画しましょう。下線部❹❻も同様です。

下線部❽は、「場合によっては、そばに付き添う」と書いていますが、どのような“場合”を考えているのでしょうか。例えば、たまに座位のバランスが悪く、身体が傾いているときにそばに付き添おうと考えているのであれば、「座位バランスが安定しないときに、そばに付き添う」と援助の行動を具体的に書きましょう。

実施・評価

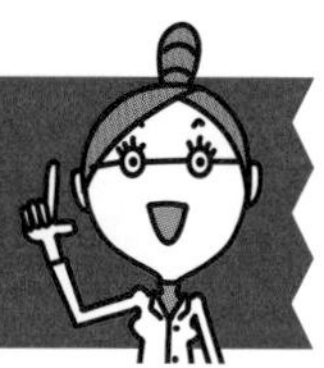

☑ 実施・評価のポイント

看護計画を立案しましたので、今度は、必要な看護援助を、日々、どのように実践していくのかを考えていきます。

実習では、毎日の行動計画表を立案し、その日一日で、何時に、何を、どのように実施するのかを考えていくのが一般的です。ですから、この行動計画表は、実習の前日には書いておくべきものです。

行動計画表の一般的な様式としては、①**実施計画**、②**実施**、③**評価**という項目が含まれます。

▶ 実施計画は今日行う看護を示す

実施計画では、立案した看護計画のなかから、今日実施することを書きます。ここで、とても大切なことは、自分が動けるように、具体的に書くということです。よく学生から「どこまで書けばよいのですか」と質問されます。この質問に対して、「あなたが自分の計画を実施できるようによ」と答えます。つまり、計画を実施するのは、学生自身です。実施計画は、実施する人のために必要ですから、学生本人が困らないように書かなければ何の意味もありません。

▶ 実施および評価は具体的にSOAP形式で書く

「実施」では、学生が実施したことを、そのときの状況や患者さんの反応、実施しながら考えたことなども含めて、できるだけ具体的に書くことが大切です。実習記録のスペースにもよりますが、その場にいなかった指導者や教員にも援助場面がみえるように書くことができればよいと思います。

「評価」は、学生にとって非常に難しいようです。「何を書けばよいのかわからない」という言葉をよく耳にします。「評価」では、実施したことが期待される結果をどの程度達成したかを踏まえて、実施計画や援助方法などを検討し、今後の看護援助を考えます。

「実施」は、行ったことをありのまま書けばよいので、比較的スムーズに書けるようですが、評価は難しいために、後回しにして先に翌日の実施計画を書く学生が多いようです。しかし、これでは、今日の成功や失敗が次の看護ケアに生かされません。同じ失敗を繰り返したり、看護が継続されず、評価する意味がなくなってしまいます。評価を翌日に生かしてこそ、期待される結果に向かって軌道修正され、望ましい方向に向かえるわけですから、まず、今日の援助を評価してから翌日の実施計画を書きましょう。遠回りのようですが、この努力こそがきっとよい結果につながっていくことでしょう。

また、実施および評価は、一般的には、SOAP形式で書くことが多いようです。S（subjective data：主観的情報）、O（objective date：客観的情報）、A（assessment：アセスメント）、P（plan：計画）の頭文字をとって、SOAPと呼ばれます。

実施・評価（経過記録）においてこのSOAP記録を用いる際に混乱しないでほしいことが1つあります。それは、Aのassessment（アセスメント）です。何が混乱を招くのかというと、看護過程の「アセスメント」との混同です。

看護過程の「アセスメント」というのは、情報の収集と解釈・分析のことをいいます。一方、実施・評価（経過記録）でのSOAP形式のAでは、患者さんの発言や観察されたことから、その問題がどの程度解決に向かっているのか、このまま同じケアを続けていってよいのか、目標への到達度やケアの方向性を検討することです。同じ「アセスメント」という言葉ですが、異なる意味で使われています。十分に注意してください。

☑ 実施・評価の実例

#1について記載した経過記録

#1　体液量バランス異常リスク状態

〇月×日

実施計画（本日の計画）	実施したこと	評価
1. 水分過負荷の徴候。 ● 尿量の測定、CVP（中心静脈圧）測定、水分バランス算出。 2. 自覚症状の観察。 3. 神経学的状態の観察。❷ ● 意識レベル（JCS：ジャパン・コーマ・スケール）。 ● 麻痺レベル。 ● 瞳孔の大きさ、対光反射。 4. 投与中の注射薬と投与量の確認。 5. バイタルサインの測定。❸ 6. ドレナージ管理を行う。❶	● 意識レベル・麻痺レベル・瞳孔の観察、血圧・脈拍・呼吸の測定を行った。頭痛や気分不快など自覚症状がないかどうか、患者に尋ねた。 ● 担当看護師の指導を受けて、呼吸音の聴取、CVP測定を行い、日勤帯（9～15時）のin（輸液、飲水量）／out（尿量、ドレーン排液）を確認して、水分バランスを算出した。 ● 担当指導者の指導を受けて、ドレーンの圧・拍動、髄液の性状・排出量の確認を行った。 ● また、ポータブルトイレへの移動時、食事時、清拭時には、ドレーンをクランプし、終了とともに開放した。	S ●「ずいぶん調子いいよ」 ●「左手は変わらないね。相変わらずだよ」 O ● 昨日14時以降24時間の水分バランスは＋500であった。 ● 意識状態、左片麻痺は変わらず。瞳孔は3.0mm大で左右同大、対光反射良好。 ●（10：00）BP（血圧）＝140/82mmHg、P（脈拍）＝68回/分（整）、R（呼吸）＝12回/分、呼吸音はクリア、CVP＝5cmH2O。 ●（14：00）BP＝146/80mmHg、P＝64回/分（整）、R＝15回/分、呼吸音は変わらず。CVPは3cmH_2O。 ● 頭痛、気分不快などの自覚症状はない。 ● 脳室ドレーンは＋8～10cmで拍動し、体動時や食事でクランプした後は髄液の排出あり。淡血性～キサントクロミー色。 ● カルテでは、2～3日後には浸透圧利尿薬と大量輸液療法を中止する予定である。 A ● 体液量の異常はなく神経学的状態は変わらず、心不全や肺水腫もみられない。❹ P ● プラン続行。❺

〇月□日

実施計画	実施したこと	評価
1. 神経学的状態の観察。 ● 昨日と同じ。❻ 2. バイタルサインの測定。 ● 昨日と同じ。❻ 3. 自覚症状の観察。		

S：主観的情報
O：客観的情報
A：アセスメント
P：計画

❷× いつ行うのか、具体的な時間を明記しましょう。ほかの項目にも時間的な計画が記載されていません。

❸× 具体的な観察内容を記載しましょう。

❶× いつ、どのようなことを行うのか、具体的に示しましょう。

❹× 現状は考えられています。発症から10日経っており、脳血管れん縮期が後期に入っていることを加味して考えてみると、今後の計画につながるアセスメントができます。

❺× 同じ計画でよいという根拠が示されていません。

❻×「昨日と同じ」ではなく、具体的な計画を明記しましょう。（2. 4. も同様）

4. 水分過負荷の徴候。 ●昨日と同じ。❻ 5. ドレナージ管理。		

#2について記載した経過記録

#2　リスク傾斜健康行動

○月×日

実施計画（本日の計画）	実施したこと	評価
1. 便意の訴えがあったときはすぐに看護師に報告し、早く排便できるようにする。 2. 安静を守っている場合は、その労を労う。 3. 起き上がろうとする場合は、ドレーン留置中は起き上がることが危険であることを説明し、患者の反応を確認する。	●便意を訴えることはなく、移動の介助は必要なかった。 ●昼食のために食事を持って訪室すると「ご飯か」と言って起き上がろうとした。❼食事はまだ起き上がって1人で摂取することができないことを説明したが、「自分で食べられるのに」と不満げであったため、看護師に報告した。	S ●「自分で食べると美味しい」❽ O ●看護師は医師に状況を報告、食事はドレーンをクランプしてよいとの指示が出された。ベッドアップ45度でセッティングして自分で食事してもらい、全量摂取された。 A ●食事時に起き上がらないように、安全に食事できる環境を整える必要がある。❾ P ●昼食前は自分で食事しやすい体位に整える。起き上がろうとするときは、その理由を確認し、看護師に相談して対応を検討する。

❽✕　座位で食べられないことにどのような発言があったのか詳しく書いておきましょう。

❼✕　この時以外の患者さんの様子や実施したことも書きましょう。

❾✕　なぜ起き上がったのか、今日の食事環境はどうだったか考えてみましょう。

○月□日

実施計画（本日の計画）	実施したこと	評価
1. 便意の訴えがあったときはすぐに看護師に報告し早く排便できるようにする。 2. 昼食時は、患者に確認しながら枕などを用いて安定した左側臥位に整える。 3. 安静を守っている場合は、その労を労う。 4. 起き上がろうとする場合は、なぜ起き上がろうとするのか、患者の思いを傾聴する。		

☑ 実施・評価の解説

▶ 実施計画は具体的に書く

実施計画は、何時に何をするのかということだけではなく、誰が、どこで、何を用いて、どのように行うのか、具体的に考えておく必要があります。看護援助は頭のなかで行うものではなく、自分の身体を使って人間相手に行うものです。自分がどのように動くのか、患者さんの身体をどのように動かすのかを具体的に考えておかないため、ケアを行うその場でどう動いてよいのかわからなくなるという体験をしている学生をよくみます。

下線部❶❷❸の記載では、いつ、何をするのかが、わかりません。実施計画に基づいて実施するわけですから、できるだけ具体的に明示しておきましょう。下線部❶の場合、「10時と14時」に観察することを書くとよいでしょう。下線部❷❸も同じです。

▶ 状況がみえるように詳細に書く

「実施」「評価」では、その場面が思い描けるように書くとよいでしょう。患者さんの言葉、行動の一つひとつを書き記すことは、自分の看護ケアを客観的にとらえることを助けます。＃１では、観察したことが記載されていて、状況がみえてくると思います。#2を見てみましょう。下線部❼は、「食事を持って訪室すると起き上がろうとした」と書いていますが、それ以外の時間、患者さんは起き上がることはなかったのか、学生は起き上がらないように援助したのか、は書かれていません。学生が実施したこと、学生が観察したことをありのまま記載しなければ、事実や状況がわかりませんね。

▶ SOAPのA（アセスメント）で計画を振り返る

ここのアセスメントでは、自身の実施した看護援助が目標の達成に向かっていたかを考えて、実施計画や実施方法を振り返ります。看護計画はあくまでも“計画”なわけですから、実施してみて不都合が生じてくることもあります。実際に行ってみて、意外な反応や思った以上の結果が現れることも当然あるわけです。あるいは、患者さんの状態が変化してしまい、急遽、計画を変更しなければならない事態もあります。

＃１のアセスメント（下線部❹❺）では、現状から頭蓋内圧亢進が悪化していないと考え、計画をそのまま継続しようとしています。しかし、発症から10日経っており、脳血管れん縮期から脱しようとしていますので、今までよりも状態は快方に向かっていると考えられます。今後、治療方針が変更されることを考え合わせて、アセスメントするとよいのではないでしょうか。

また、＃２（下線部❾）では、配膳で訪室した際の患者さんの反応に気づいていますが、それはなぜかをよく吟味していません。臥床を守り安静の必要性を理解していると思われた患者さんがなぜ昼食時に起き上がったのか、今日の援助のどこに不足があったのか、をアセスメントすることで、計画をどのように変更すれば、患者さんが安全に食事できるのか具体的な援助方法を考えられると思います。

サマリー（看護要約）

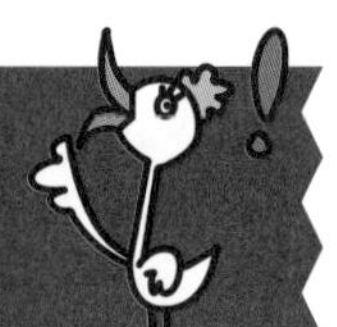

☑ サマリーのポイント

サマリー（看護要約）は、実習中に学生が行ったすべての看護実践を、看護問題ごとにまとめます。その内容には、①**看護実践**、②**評価**、③**自己評価**、の３点を含めます。

▶ 看護実践をコンパクトにまとめる

その問題に対して行った看護ケアと患者さんの変化を記載します。学生の行った看護援助やそれに対する患者さんの反応を、推移がわかるようにまとめます。

このとき、実習中に書きためてきた実施計画と実施・評価を見直すとよいと思います。この記録には、学生が日々どのような看護ケアを行い、その結果がどうであったのか、患者さんの反応を受けてどのように援助を修正してきたのかなど、実習してきたことすべてが集約されているわけです。毎日、睡眠時間を削って書いた努力が実を結びます。ていねいに振り返ってみてください。

大切なことがもう1つあります。サマリー（summary）とは要約・概要ですから、実習中の出来事をすべて延々と書きつづるのではいけません。紙面には限りがあります。あくまでも要約、要領よくまとめることが大切です。第三者に理解できるようにまとめる努力をしましょう。

目標の達成度と残る課題を評価する

看護計画を立案するとき、看護診断ごとに期待される結果を設定し、それに向かって看護ケアを実践してきたわけです。サマリーでは、実習期間を通して行ってきた看護ケアの結果、目標の達成度と残る課題を検討します。

看護計画のところで述べましたが、期待される結果は、必ず最後には達成度を評価します。目標が抽象的であったり、大きすぎたりしますと、ここで評価ができなくなってしまうのです。抽象的だと到達度がみえませんし、大きすぎると到底達成できなかったということになって、自分の行った看護ケアに意味を見いだせなくなってしまいます。

自分の設定した期待される結果がどの程度達成されたのか、達成されなければ、どのような課題が残っているのか、ここで明確にします。

行った看護過程を自己評価する

看護実践とその結果からの評価のほかに、自分の行った看護過程を評価します。自己評価、つまり、看護診断や設定した目標は適切であったのか、立案した看護計画は目標を達成するために有用なものであったかを、判断していきます。

自分の行ってきたことを評価するのは、主観が入ってしまうために非常に難しいことです。でも、看護過程のプロセスに沿って客観的に評価することによって、自己の今後の課題を明確にすることができ、看護過程の展開技術の向上にも役立ちます。

☑ サマリーの実例

#1について記載したI氏のサマリー

#1　体液量バランス異常リスク状態		
期待される結果*	看護実践および評価	自己評価
＜長期目標＞ 1. 体液量が適正に維持される。 ＜短期目標＞ 1. 脳虚血による意識障害が出現しない。 2. 水分過負荷による心不全や肺水腫の徴候が現れない。	●入院後7日目、脳浮腫と脳血管れん縮による頭蓋内圧亢進があり、神経学的状態やバイタルサインを継続的に観察した。患者は、神経学的状態に悪化はみられず、❶左片麻痺は改善傾向である。発症から2週間を経過した日に積極的治療が中止された。❷したがって、短期目標1.の「意識障害が出現しない」は達成されたと考える。 ●また、浸透圧利尿薬投与や大量輸液療法が行われたため、循環器系への過負荷や水電解質バランスの継続的観察も行った。胸部X線上、心不全や肺水腫の徴候はなく、CVP（中心静脈圧）上昇もみられなかった。よって、短期目標2.の「水分過負荷の徴候が現れない」は達成されたと考える。 ●2つの短期目標は達成され、長期目標も達成された。❸	●疾患や治療の合併症の可能性を考えて、計画することはできた。しかし、患者の状態や治療が変化するために、その日に重要な観察項目が判断できず、アセスメントが十分にできなかった。もっと状態に応じた観察とアセスメントができるように予測した看護ができればよかった。

❶✕　神経学的状態とは何を指すのかわかりません。

❷✕　脳浮腫や脳血管れん縮の時期が過ぎて治療が終了したのでしょうが、治療後には観察は行わなかったのでしょうか。あるいは観察を継続したのであれば、神経学的状態はどうであったのかまで記載したほうがよいでしょう。

❸✕　目標が達成されただけでしょうか。この問題はまだ介入が必要なのでしょうか。

＊「期待される結果」欄は、p.233～234の添削内容に基づき修正して記載したものです。

#2について記載したI氏のサマリー

#2　リスク傾斜健康行動		
期待される結果	看護実践および評価	自己評価
＜長期目標＞ 1. 自分の健康状態に適した受療行動がとれる。 ＜短期目標＞ 1. 今は他者の支援を要する状態であると発言できる。 2. ドレーン留置中は移動時に1人で起き上がらない。	●今は1人で移動することが危険であることを説明した❹が、「トイレに行こうと思って」と言って起き上がろうとすることは何度もあった。できるだけ患者の近くにいたために、起き上がる前に発見でき、臥床するように説明して単独で移動されることはなかった。そのつど、「1人でできるのに。大丈夫だよ」と不機嫌そうに話していた。その後も何度か同じように1人で移動することの危険を説明したところ、「はいはい、今は看護師さんが一緒でないとダメなんだよね」と発言するようになった❺。 ●以上から、短期目標1は達成しつつある状況で達成したとは言えず、短期目標2は達成できなかった。今後も引き続き、援助が必要である❻。	●患者の近くにいるようにしたことで、早期に対応でき、安全を守ることはできたことはよかったと思う。患者は、今は看護師の支援を受けざるを得ないことは理解されているが、まだ自分の健康状態を過小評価していると思われる。1人で行動することの危険性を説明するのみではなく、患者が自分の健康状態をありのまま評価できるかかわりが必要であると考える。

❹✕　どのように説明したかわかりません。

❺✕　どのような説明をしたのでしょうか。その後の行動はどうでしょうか。

❻✕　どのような援助がなぜ必要なのでしょうか。

☑ サマリーの解説

▶ 実践した看護実践とその反応を明確にする

患者さんの受けた治療・処置や症状など、経過を経時的に書いてしまうことが多くあります。特に、急性期の場合は、患者さんは日ごとに変化していきます。学生からすれば、自分の行った看護援助がどうかということよりも、患者さんがどれほどよくなっていったのかといったことなどのほうが、印象が強いだろうと思います。

しかし、サマリー（看護要約）はあくまでも看護実践のまとめです。実践した看護援助とその反応は必ず記載しましょう。

例えば、下線部❶❹❺のような書き方では、何を行ったのか、看護援助の内容がまったくみえませんね。行った看護援助がみえるように、具体的に書きましょう。

▶ 目標の達成度を客観的に評価する

目標が達成されたときには、現時点の目標が達成され、もっと上の目標を設定する必要があるのか、問題そのものが解決されたのかを検討する必要があると思います。

＃１では、下線部❸で目標が達成されたとしています。しかし、この問題は脳血管れん縮や脳浮腫の治療を行っている間は継続が必要だといえます。

また、＃２については、下線部❻で「今後も引き続き、援助が必要である」と評価していますが、今回の実践の結果から、今回の援助はどうであったのかを客観的に評価し、まったく違った援助をしなければならないのか、それとも今回実施した援助を継続していけばよいのかを明確にする必要があります。下線部❹❺のように、何を行ったのか、援助の結果はどうであったのかがわからないと、今後の方向性もわかりませんね。今後の看護実践を具体的に見出すために、行った実践やそれに対する患者の反応はできるだけ具体的にしておきましょう。

〈文献〉
1. T.ヘザー・ハードマン，上鶴重美，カミラ・タカオ・ロペス 原書編，上鶴重美 訳：NANDA-I看護診断 定義と分類2021-2023 原書第12版．医学書院，東京，2021.
2. 黒田裕子：NANDA-NOC-NICの理解 看護記録の電子カルテ化に向けて 第５版．医学書院，東京，2012.
3. 黒田裕子 編：NANDA-NIC-NOCを事例に適用する 第２版．医学書院，東京，2008.
4. 中木高夫：看護診断を読み解く! NANDA-I 2009-2011準拠．学研メディカル秀潤社，東京，2009.
5. Sue Moorhead，Marion Johnson，Meridean Maas，Elizabeth Swanson 原著者，黒田裕子，聖隷浜松病院看護部 監訳：看護成果分類（NOC） 成果測定のための指標・測定尺度　原著第6版．エルゼビア・ジャパン，東京，2018.
6. Howard Butcher，Gloria Bulechek，Joanne McCloskey Dochterman，Cheryl Wagner 原著者，黒田裕子，聖隷浜松病院看護部 監訳：看護介入分類（NIC）原著第7版．エルゼビア・ジャパン，東京，2018.

Part 5

オレム、ロイの看護理論による看護過程の展開

- オレムのセルフケア理論（セルフケア要件）と看護過程の展開
- 事例でわかる オレムのセルフケア理論による看護過程の展開
  教育入院となった糖尿病患者の看護
- ロイの適応看護モデルと看護過程の展開
- 事例でわかる ロイの適応看護モデルによる看護過程の展開
  初産婦の産褥期の看護

オレムのセルフケア理論（セルフケア要件）と看護過程の展開

山口曜子

▶ オレムのセルフケア理論

ドロセア・E・オレム（Dorothea E. Orem）の理論は、セルフケア理論、セルフケア不足理論、看護システム理論の３つの理論から構成されています。この理論は、人はセルフケア不足のときに援助を受けるというセルフケアを基準としたもので、このセルフケアにはたらきかけるものとして看護システムを位置づけています。

この理論には、セルフケア、セルフケアエージェンシー、治療的セルフケアデマンド、セルフケア不足、看護エージェンシー、看護システムの６つの中心的な概念があります。

セルフケアのために行動を起こす個人の能力をセルフケアエージェンシーといい、この能力には、どのような行動にも必要とされる基礎的な能力、セルフケアの遂行に必要とされるパワーコンポーネント、セルフケアを維持・促進・評価するために必要な評価的生産的能力があります。セルフケアを提供するための要件をセルフケア要件といい、この要件には、普遍的セルフケア要件、発達的セルフケア要件、健康逸脱に対するセルフケア要件があります（図1）。

これらの要件を満たすにあたって、現在の要求を満たすために必要とされるケアを、治療的セルフケアデマンドといいます。治療的セルフケアデマンドは、生涯を通して変化するものです。

▶ セルフケア不足理論

治療的セルフケアデマンドがセルフケア能力を上回っているときに、セルフケア不足が起こります（図2）。

▶ 看護システム理論

オレムは、看護エージェンシーを“専門職として教育訓練された看護能力”といい、重要視しています。セルフケア不足に向けて、この看護エージェンシーが発揮されます。セルフケア不足が生じた場合、セルフケア要件を満たすための看護活動を選択して実施するには、①他者に代わって行動する、②指導・方向づける、③教育する、④支持する、⑤発達を促進する環境を提供する、の５つ

図1 セルフケア要件

普遍的セルフケア要件

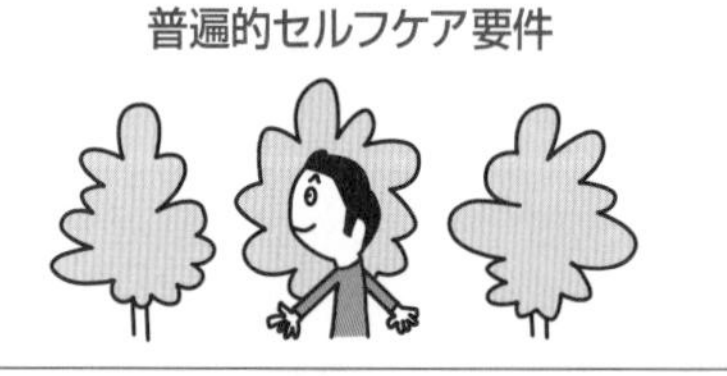

すべての人間に共通で普遍的に必要とされるものを指す。空気・水・食物の摂取と維持、排泄、活動・休息、孤独と社会的相互作用、安寧、人間機能の増進、などがある。

発達的セルフケア要件

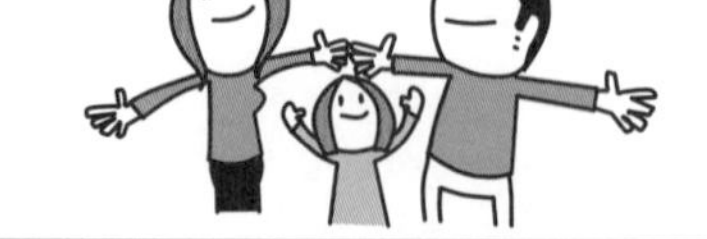

発達することを助長し、それを阻害する諸条件から守り、正常な成長発達を遂げるために悪影響を軽減するものを指す。

健康逸脱に対するセルフケア要件

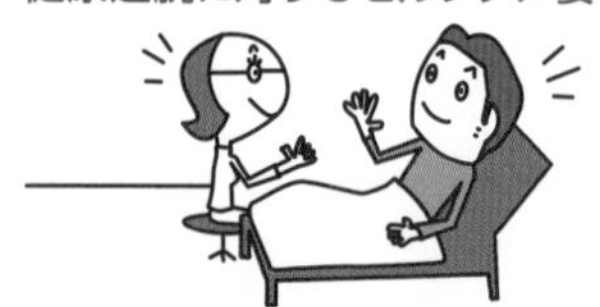

病気やけがの治療に起因するものを指す。何らかの病気にかかったときに必要とされる行動を含む。

図2 看護のための概念枠組み

看護のセルフケア不足理論

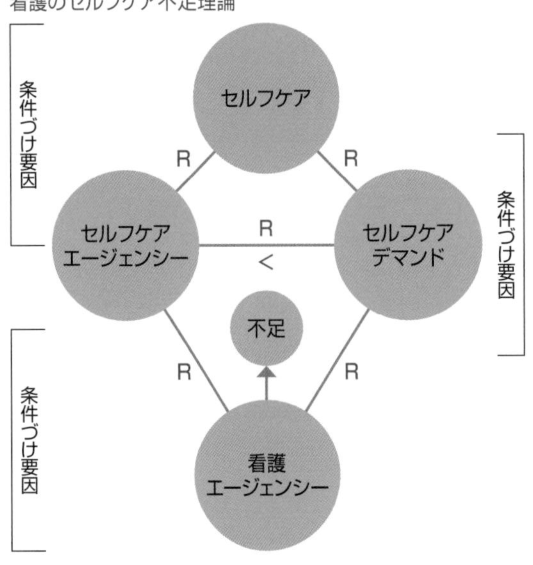

R：関係
<：不足関係（現存の、あるいは予測される）

ドロセア E. オレム著,小野寺杜紀訳：オレム看護論－看護実践における基本概念 第4版. 医学書院, 東京, 2005：449. より転載

図3 基本的看護システム

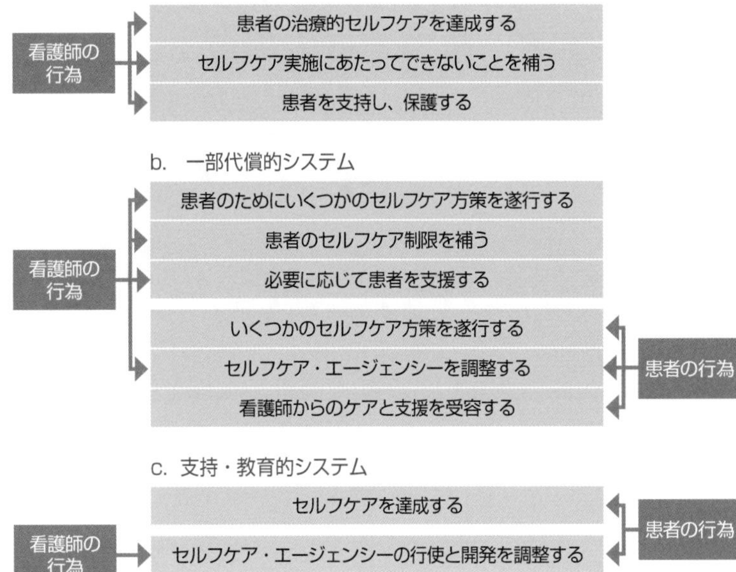

ドロセア E. オレム著,小野寺杜紀訳：オレム看護論－看護実践における基本概念 第4版. 医学書院, 東京, 2005：321. より転載

の手段を用います。

看護活動は、対象者のセルフケア不足に応じ、3つの看護システムに分かれます（**図3**）。

1. 全代償的システム

全面的に患者のセルフケアを援助します。

2. 一部代償的システム

患者の満たされない要件を、一部だけ援助します。

3. 支持・教育的システム

患者には、必要とされる治療的セルフケアデマンドを遂行する能力があり、遂行するための学習が可能です。しかし、援助なしにそうすることができない状況にあり、支持的・教育的な部分のみ補完的に援助します。

▶ 看護過程展開

対象者のセルフケアエージェンシーと治療的セルフケアデマンドの関係をみます。対象者がセルフケア不足かどうかの評価を行い、看護援助が必要かどうかを判断します。方法は、以下のようになります。

①3つのセルフケア要件を調べ、現在の問題と将来の問題となる可能性のあるものを確認する。

②対象者の実施能力と限界について査定する。

③看護システムより効果的で効率的なセルフケア不足を補える援助方法（システム）を選択する。

セルフケアエージェンシーと治療的セルフケアデマンドを評価するために、患者のセルフケアエージェンシーと治療的セルフケアデマンドの関係をみます。

治療的セルフケアデマンドを評価するためには、患者の情報から3つのセルフケア要件をそれぞれ調べ、現在の問題や将来予測される問題を確認していきます。次に、患者のセルフケア能力とその限界についてアセスメントし、セルフケアエージェンシーを査定します。

そして、患者のセルフケア不足を効果的で効率的に援助できる方法を看護システムから選択します。

〈文献〉（p.242～254）

1. ドロセアE. オレム著, 小野寺杜紀子訳：オレム看護論 看護実践における基本概念 第4版. 医学書院, 東京, 2005.
2. 山口曜子：主な理論家とその看護理論 オレム. 特集 CF Focus看護実践に生きている看護理論, クリニカルスタディ 2004；25（4）：261-263.
3. 日本糖尿病療養指導士認定機構編：糖尿病療養指導ガイドブック 糖尿病療養指導士の学習目標と課題 2014. メディカルレビュー社, 大阪, 2014.

|事|例| でわかる オレムのセルフケア理論による看護過程の展開

教育入院となった糖尿病患者の看護

山口曜子

事例紹介

J氏・31歳・男性。

【診断名】２型糖尿病。

【現病歴】４年前の10月中旬から、口渇、多飲、多尿、体重減少が出現し、近医を受診し高血糖の指摘を受けた。同年11月より、グリミクロン®錠（SU〔sulfonylurea：スルホニル尿素〕薬）の投与を受け、脂質異常症の薬も内服している。現在糖尿病による合併症の発症はなく経過している。今回、血糖のコントロール目的のために教育入院となる。

入院時の検査データは**表1**のとおりである。

身長167cm、体重77kg、父親も2型糖尿病。先物取引関係の仕事で、朝早い出社と夜遅い帰宅で生活リズムが不規則になりがちである。会社の独身寮で生活し、夕食は寮で提供されるものを摂取し、朝食は摂取せず、昼食は外食、飲酒は付き合い程度で（週2～4合である）、喫煙はしない。

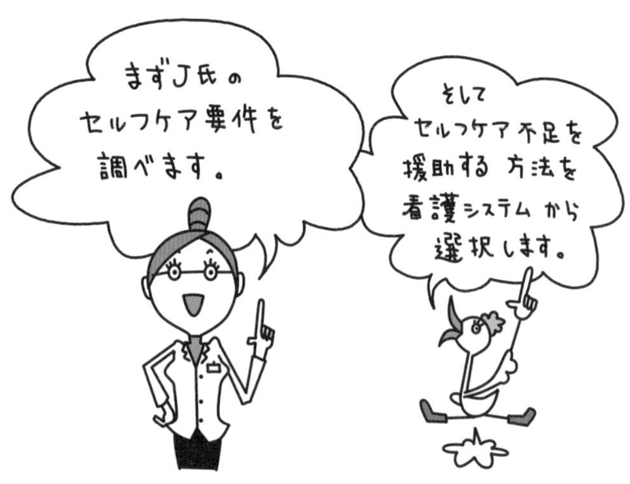
まずJ氏の
セルフケア要件を
調べます。
そして
セルフケア不足を
援助する方法を
看護システムから
選択します。

看護過程の展開

学生は入院３日目から受け持ち、セルフケア要件を調べるために、カルテと看護記録の情報とJ氏との会話から得た情報をまとめました。実習記録については、計画立案の受け持ち５日目からのものをまとめました。

表1 入院時検査データ

項目	入院時
FBS(fasting blood sugar：空腹時血糖)	147mg/dL
HbA1c(hemoglobin A1c：ヘモグロビンA1c)	11.4%
AST(aspartate aminotransferase：アスパラギン酸アミノトランスフェラーゼ)*1	94IU/L
ALT(alanine aminotransferase：アラニンアミノトランスフェラーゼ)*2	161IU/L
γ-GT(γ-glutamyl transpeptidase：γ-グルタミルトランスペプチダーゼ)	60IU/L
TC(total cholesterol：総コレステロール)	323mg/dL
TG(triglyceride：トリグリセリド)	406mg/dL
HDL-C(high density lipoprotein-cholesterol：HDL-コレステロール)	42mg/dL

*1　GOT（glutamic oxaloacetic transaminase：グルタミン酸オキザロ酢酸トランスアミナーゼ）ともいう。
*2　GPT（glutamic pyruvic transaminase：グルタミン酸ピルビン酸トランスアミナーゼ）ともいう。

アセスメント

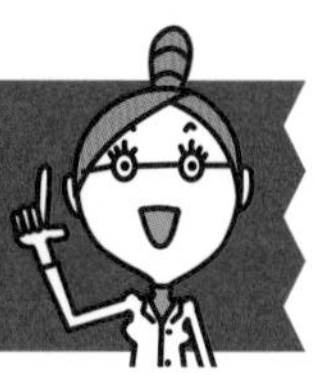

☑ 3つのセルフケア要件を調べる

S：主観的情報
O：客観的情報
A：アセスメント

1.普遍的セルフケア要件

食事摂取と維持

情報（S・O）	情報の解釈と分析（A）
S ●「食事については、あまり気にしていなかった」❶ ●「寮での食事は、油ものが多くて大盛りですね」 ●「ご飯のお代わりは自由です」 ●「夕食は仕事で帰るのが遅くなるので、22時30分頃かな」 ●「朝は抜くことが多いかな、出社も早いので」❷ ●「平日は、食べないけど、休みの日にはお菓子なんかも食べますね」❸ O ●AST=94IU/L、ALT=161IU/L、γ-GT=60IU/L、TC=323mg/dL、TG=406 mg/dL、HDL-C=42 mg/dL。❹	●「気にしていなかった」という言葉から、これまで食事のバランスなどの知識不足や興味のなさが窺える。① ●寮での食事の状況から、1食の摂取カロリー量が多いことが考えられる。 ●帰宅時間が遅いことから、夕食の摂取時間がかなり遅く、摂取時間と摂取量に大きな問題があることが考えられる。② ●欠食や菓子類、高カロリーの食事内容から、栄養のバランスの悪さが窺える。③ ●検査値からエネルギー摂取過多が考えられる。④

排泄

情報（S・O）	情報の解釈と分析（A）
O ●現在、尿微量アルブミンを含め、タンパク尿は陰性である。	●現在、糖尿病の合併症である腎機能障害は認められていない。⑤

活動・休息

情報（S・O）	情報の解釈と分析（A）
S ●「平日は仕事が忙しいので、仕事が最優先になります」 ●「先物取引関係の仕事なので、相場によっては休日出勤も結構ありますよ」 ●「帰社してから伝票整理があり、帰る時間が読めないことが多いです。❺その日のうちに片付けないと大変なことになるので」 ●「休みの日は、寮でほとんどごろごろしてますね、あまり出かけないです」❻	●毎日が仕事中心で、J氏自身で生活リズムの調整が困難であることが窺える。 ●早朝に出社し夜遅い帰宅で、休日出勤も多いことから、十分な休息がとれず、アンバランスになっていると思われる。 ●平日は、自分の時間をもつことができず、仕事中心のストレスのある生活であることが窺える。⑥

❶✕ 情報不足! どのような食事摂取をしてきたのでしょうか。

❷✕ 情報不足! いつ頃から朝食を食べないようになったのでしょうか。

❸✕ 情報不足! どのような食事摂取をしてきたのでしょうか。

❹✕ 情報不足! いつ頃から肝機能値やコレステロール値は上昇していたのでしょうか? これまで検査を受けたことはあるのでしょうか（ウイルスマーカーも含め）?

❺✕ 情報不足! 何時頃に帰宅できているのでしょうか、睡眠時間は足りているでしょうか?

❻✕ 情報不足! 休日に日頃の疲れの回復を行っていますが、通勤の往復と仕事での活動のみのようで運動量が不足していると思われます。運動量についての情報が必要です。

①✕ どの程度の知識をもっているのか情報不足で十分なアセスメントができません。

②③✕ 食事摂取の具体的な時間と量と内容を把握し、どこに問題があるか明確にするために詳しい情報を得る必要があります。1日の摂取カロリーと指示カロリーを比較して、どれくらい摂取カロリーを調整する必要があるかを考えましょう。

④✕ 脂質値、肝機能値の上昇から、摂取エネルギー過多の脂肪肝による肝機能障害が考えられることまで書きましょう。

⑤✕ 脂質異常症もあることから、血糖コントロール不良の状態が継続すると細小血管症とともに動脈硬化の進行によって腎機能障害を起こす可能性があります。注意が必要です。

⑥✕ ストレスの対処方法についても情報を得てアセスメントしましょう。

社会的相互作用	
情報（S・O）	情報の解釈と分析（A）
S ●「仕事で、飲みに行くことも多いです」❼ ●「寮で一人では飲みません。そんなにお酒が好きではないんです」 ●「会社での人間関係は、悪くないですよ。まだ、新米ですから、仕事がんばらないとね」	●アルコールは、好きではないという発言から、仕事上の付き合い酒をあまり好ましく思っていないのかもしれない。⑦ ●会社での役割の遂行や人間関係の維持のために努力を行い、社会人としての役割を果たしている。

❼✕ 情報不足！ どれくらいの割合で、どの程度の量を飲むのでしょうか？ そのときに食べるものは？

⑦✕ 仕事上の付き合いのなかで食事療法を行うことは社会相互作用の維持に影響を及ぼす可能性があるので、そこまで書きましょう。

安寧	
情報（S・O）	情報の解釈と分析（A）
S ●「現在は、会社の寮生活です。寮のおばさんもよくしてくれます」 ●「田舎に帰って食事を食べないと、心配するし、やせて帰ったら心配する」❽ ●「母には糖尿病になったことは言いたくない」❾	●寮で一人暮らしであるが、寮母との関係性は問題がなさそうである。 ●母に心配をかけたくないという発言⑧から、病気で、家族に心配はかけたくないが、血糖のコントロールのためにやせる必要があるという葛藤が窺える。 ●病気のことで心配をかけたくないという思いが、疾患のコントロールに対するストレスにつながる可能性がある。⑨

❽❾✕ この言動から、J氏のどんな気持ちが感じられるかアセスメントしましょう。

⑧✕ 両親のサポートを得ることは難しく、患者本人に疾患のコントロールを委ねる必要があるということを書きましょう。

⑨✕ J氏には、これから将来どのような発達課題があるか、アセスメントしましょう。

2.発達的セルフケア要件

情報（S・O）	情報の解釈と分析（A）
S ●「独身です（寮生活）」❿ ●「田舎には、両親がいます」 ●「小さいときから太っていました」 ●「小さいときから運動はあまりしていない」 ●「なんとか早く治さないと、会社にも迷惑をかけるからね」	●自分の家庭をもつ前段階の社会人として、独立した生活を行えている。 ●子どもの頃から体を動かすのが得意でないことが考えられる。 ●子どもの頃から、食事の摂取カロリーと運動量がアンバランスであったと考えられる。 ●社会的役割を果たすために入院してきたことから、自己に合った適切な医療を求めることができている。⑩

❿✕ 30代の成人期で、自分の家庭をもつ前段階の社会人としてどのような役割があるか、アセスメントしましょう。

⑩○ 糖尿病をコントロールしたいというセルフケアへの動機が認められます。

3.健康逸脱に対するセルフケア要件

情報（S・O）	情報の解釈と分析（A）
S ●「何だか急に、すごくしんどくなり、体重が減り、やせてきました。それで、病院にいったら血糖値がめちゃめちゃ高いと言われてびっくりしました」 ●「今は、体のだるさはありません」 ●「父が糖尿病だったので、ある程度は知っていますが、まさか自分がこうなるとは」⓫	●体調の変調を察知し、自ら受診行動が行えている。⑪ ●糖尿病の知識がどの程度あるのか、不足部分の知識と技術を提供するために情報収集が必要である。

⓫✕ 情報不足！ どの程度の知識をもっているのか、糖尿病をどの程度受け入れているのか情報が必要。

⑪○ 適切な援助があれば、J氏はセルフケア行動を行うことは可能といえます。

J氏のセルフケア能力を考える

セルフケア能力	
情報（S・O）	情報の解釈と分析（A）
S ●「本やテレビで糖尿病のことは、ある程度見ました」⑫ ●「外来の看護師さんともいろいろ話して、どんな生活をしていかないといけないかもわかっています」⑬ ●「社会人になって、どんどん太ってきたのは確かです」⑭	●糖尿病について自ら書籍からの学習や、外来での医療者の指導により獲得した知識から、自己のセルフケア行動の遂行に関心がある。⑫

⑫⑬× 情報不足! どの程度わかっており、実施しているのでしょうか?

⑭× 生活にどのような変化があり太ってきたのかの情報が必要。

⑫○「仕事がんばらないとね」「会社にも迷惑をかけるから」というJ氏の言動からも、会社での成人期の発達課題にそった役割を果たそうとしています。そのためにも血糖コントロールの必要があると認識しています。さらに将来結婚をし家族をもつことも念頭に置き、援助していく必要があります。

看護診断（問題の明確化）

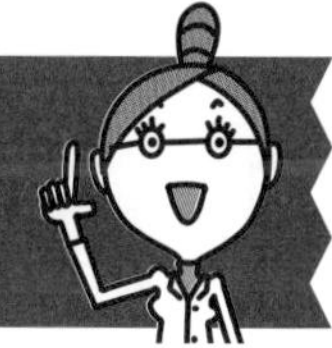

J氏のセルフケア要件の関連（図1）

現在のJ氏では、3つのセルフケア要件のうち、仕事中心の社会生活を行うという発達的セルフケア要件に重点が置かれています。食事や休息などの健康を維持することにあたる普遍的セルフケア要件は本人の意思に反することが多く、糖尿病をコントロールするための生活を行うには大きな普遍的セルフケア要件が不足しています。すなわち、普遍的セルフケア要件と発達的セルフケア要件は相互に影響し合っています。

図1 J氏のセルフケア要件の関連

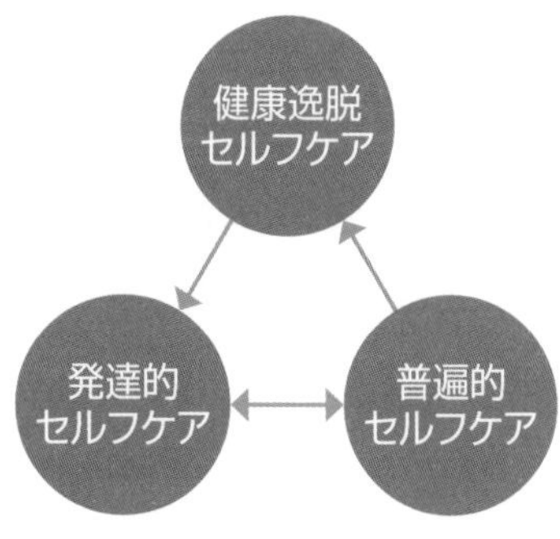

J氏の発達的セルフケア要件と普遍的セルフケア要件は相互に影響し合っている。そして、普遍的セルフケア要件は健康逸脱に対するセルフケア要件、健康逸脱に対するセルフケア要件は発達的セルフケア要件に影響する。

さらに、普遍的セルフケア要件は、その生活習慣の変容によって、糖尿病の治療行動にあたる健康逸脱に対するセルフケア要件にも影響し、健康逸脱に対するセルフケア要件は、発達的セルフケア要件、つまり仕事にも影響します。

J氏の関連図

J氏の糖尿病の発症は、過食と運動不足による肥満が大きな原因と考えられます。肥満によりインスリン抵抗性が助長され、糖尿病の発症につながり、さらに過食と肥満から脂質異常症の発症につながったと考えられます。

また、仕事に対するストレスとそのストレス解消のために過食となり肥満をきたした結果、さらにストレスが直接的に作用しインスリン抵抗性を助長したと考えられます。

このまま肥満と脂質異常症が改善されずに進行すると脂肪肝となり、将来その増悪によりインスリン抵抗性がさらに助長されることも考えられ、脂質異常症とインスリン抵抗性から糖尿病の悪化が予想されます。

運動の効果は、短期的にはインスリンの作用と関係なく糖を筋肉に取り込み、長期的には肥満解消につながるので、肥満の解消によりインスリン抵抗性を改善します。

J氏の病態も含めた関連図

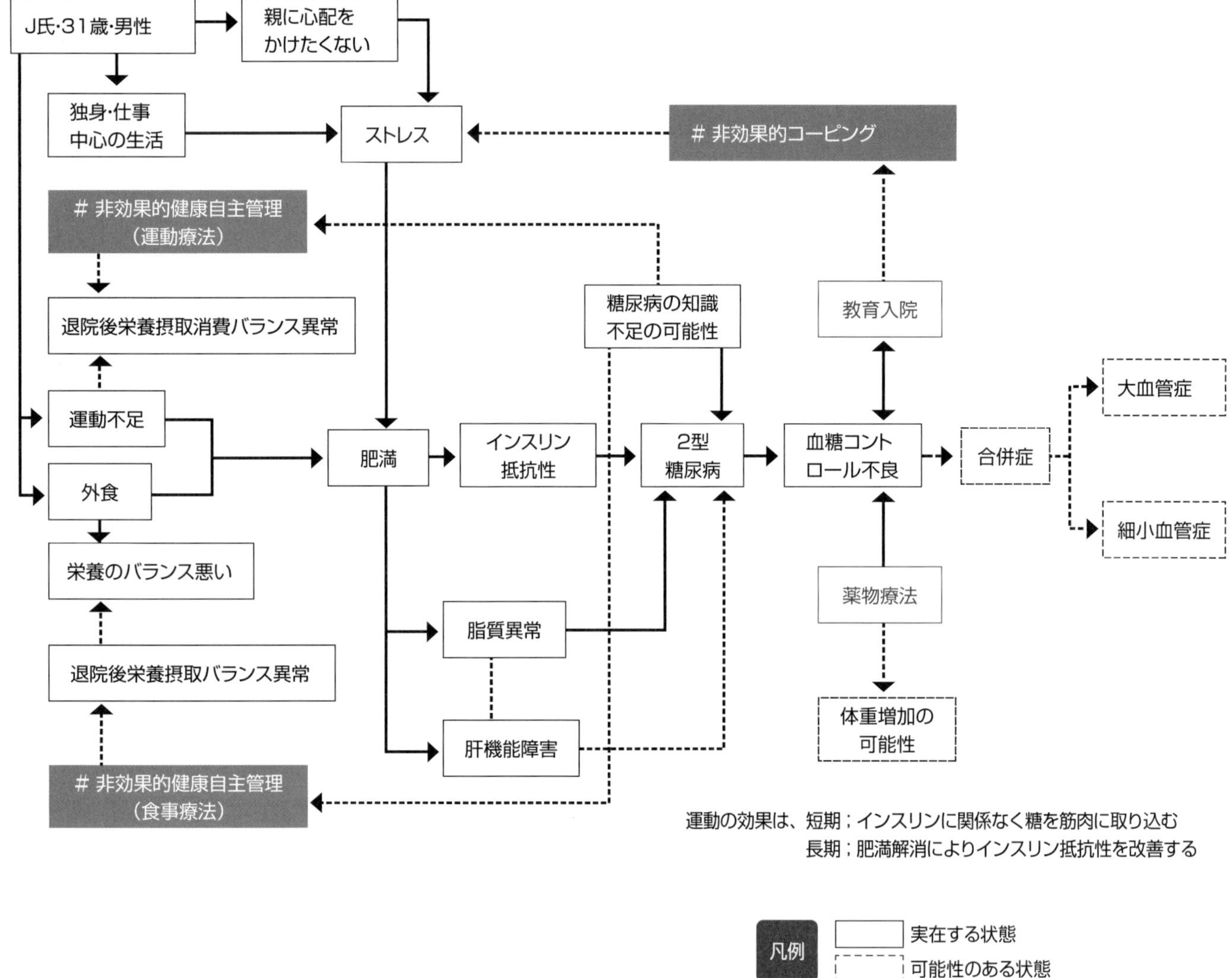

J氏の看護診断リスト

No.	看護診断
#1	食事療法の知識と技術の不足に関連した非効果的健康自主管理※1（食事療法）
#2	糖尿病の知識と運動療法の重要性の認識不足に関連した非効果的健康自主管理（運動療法）
#3	仕事をしながら療養行動を継続する負担と支援者不足に関連した非効果的コーピング※2 ❶

❶○　支援者不足や、仕事上でのストレスは、療養行動継続を脅かす具体的な関連因子になります。

※1 定義：慢性疾患を抱えた生活に固有の、症状や治療計画の管理、身体・心理社会・スピリチュアル面への影響の管理、ライフスタイル変化の管理が不十分な状態
※2 定義：認知面や行動面の努力を伴う、ストレッサー評価が無効なパターンで、ウェルビーイングに関する要求を管理できない状態

※p.248～254の看護診断名は、T. ヘザー・ハードマン, 上鶴重美, カミラ・タカオ・ロペス 原書編, 上鶴重美 訳：NANDA-I看護診断－定義と分類 2021-2023 原書第12版. 医学書院, 東京, 2021.より抜粋して転載

看護システム（看護計画）

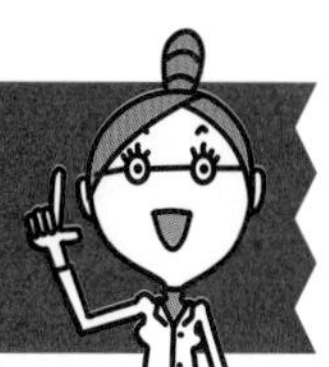

このケースの場合、看護システムのなかでの支持・教育的システムが活用できます。高血糖状態を改善するため、食事量を適切に調節する知識と技術が必要になりますが、仕事中心のJ氏にはその生活スタイルに合った食事・運動療法を行うための知識と技術が不足しています。したがって、支持・教育的システムを活用し、これらを補います。

#1について記載した看護システム（看護計画）

看護診断

#1　食事療法の知識と技術の不足に関連した非効果的健康自主管理（食事療法）

期待される結果

<長期目標>
1. 食事療法の知識とその方法を獲得し、生活パターンに合わせた食事量が調整できる。

<短期目標>
1. 食事療法の必要性を述べることができる。
2. 食事による摂取カロリーの概算ができる。

看護計画

短期目標1について

O-P（観察計画）	1. 糖尿病についての理解の程度。 ● 患者の発言。 ● 患者からの質問内容。 ● 自己血糖測定の値に対する言動や表情の観察。 2. 検査値。 ● 血糖値、HbA1c、脂質、肝機能、体重。 3. 食事療法についての言動。❶ 4. 栄養指導の参加状況の積極性、パンフレットへの目の通し具合。 5. 病院食の摂取状況。 ● 摂取量。 ● 食べるスピード。 ● メニューの内容とカロリーの把握状況。 ● 病院食以外の間食の有無。 6. 薬剤の種類と量。
C-P（ケア計画）	1. 糖尿病に対する思いを聴く。 2. 食事療法に対する気持ちを聴く。 3. SMBG（self monitoring of blood glucose：血糖自己測定）値をグラフに記載してもらう。 4. 摂取したものを記載してもらう。
E-P（教育計画）	1. 食事摂取に伴う血糖の変化のパターンを説明する。 ● 糖尿病の病態について説明する。❷ ● インスリンの分泌パターンについて説明する。❸ 2. 食事療法の必要性を説明する。❹

❶× J氏のどのような言動をとらえるか、具体的な視点をもつ必要があります。

❷❸× 何を活用し、どのような点に注意しますか？

❹× ここで、脂質や脂肪肝、体重のことと関連して、具体的にわかりやすい説明の方法を考える必要があります。

Part 5 オレム ― 事例でわかる 教育入院となった糖尿病患者の看護

看護計画

短期目標2について

O-P（観察計画）	1. 病院食の摂取状況。❺ ● カロリーの把握の程度。 ● 摂取量に合わせてカロリー計算が行えるか。
C-P（ケア計画）	1. これまでの食事の摂取内容、量、時間、食べるスピードなどの情報収集を行う。 ● 好みの食事内容を聞く。 2. これまで摂取していたカロリーを一緒に計算し、指示カロリーとのずれを認識する。 3. これまでの生活でどの点が悪かったのかを振り返り、どの点を修正できそうか患者からの発言を聞く。
E-P（教育計画）	1. 日頃摂取している食物のカロリーを概算できるように、情報を提供する。 ● 病院食を元に、カロリーの概算ができるようにする。❻ 2. 指示カロリー内で3食を食べるように具体的メニューを提供する。❼

❺✕ 食事量と血糖値の変動も観察していく必要があります。

❻✕ もっと具体的に計画し、アルコールのカロリーの概算もできる必要があります。

❼✕ J氏の生活を踏まえて、どのようなメニューの提供が必要かをアセスメントできるまでの具体的な計画が必要です。

#2について記載した看護システム（看護計画）

看護診断

#2　糖尿病の知識と運動療法の重要性の認識不足に関連した非効果的健康自主管理（運動療法）

期待される結果

<長期目標>

1. 糖尿病の知識を得て運動療法の重要性を認識し、効果的に運動療法が行える。

<短期目標>

1. 運動療法の必要性を述べることができる。
2. 効果的な運動療法の計画を立てられる。

看護計画

短期目標1について

O-P（観察計画）	1. 糖尿病についての理解の程度。 ● 患者の発言。 ● 患者からの質問内容。 ● 検査値のとらえ方。 2. 運動療法についての言動。 3. 病棟内での運動量。
C-P（ケア計画）	1. これまで獲得した糖尿病の知識を確認する。 2. 運動療法に対する認識について聞く。 3. 運動療法は継続できることが大切であることを説明する。❶ 4. 入院中の1日の運動内容を記載してもらう。❷
E-P（教育計画）	1. 運動療法の効果の説明をする。 2. 糖尿病の病態について説明する。❸ 3. 運動療法の必要性を説明する。❹

❶○ 運動療法の継続性を説明することは大切ですが、その重要性を認識してもらうためにどのようにかかわるかを具体的に計画する必要があります。

❷○ どのような用紙に記載してもらうか、目標が具体的に見えるほうが行いやすいことを考慮します。

❸❹○ #1での計画と重なる部分がかなりありますが、その関連を明確にし説明することが重要です。

看護計画	
短期目標2について	
O-P（観察計画）	1. 病棟内での運動量の観察。
C-P（ケア計画）	1. これまでの運動量の情報収集を行う。 2. これまでの運動消費量を一緒に計算し、摂取カロリーとのずれを確認する。❺ 3. これまでの生活でどの点が悪かったのかを振り返り、どの点を修正できそうか患者からの発言を聞く。
E-P（教育計画）	1. 日常の生活で運動を行えるように一緒に考える。 2. 患者の生活で実施できる運動の具体的メニューを提供し選択してもらう。

❺✕ ❶と同様に認識してもらうために、次にどのようにかかわるか具体的に計画を立てる必要があります。

実施・評価

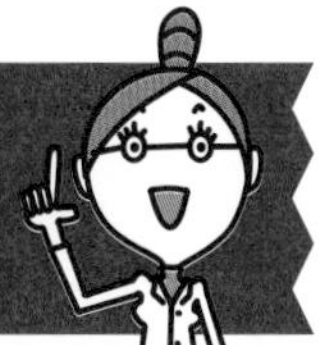

#1について記載した経過記録

#1 食事療法の知識と技術の不足に関連した非効果的健康自主管理（食事療法）		
○月10日		
実施計画（本日の計画）	実施したこと	評価
1．糖尿病に対する理解についての情報収集をする。	●医師から、今の状態についてどのような説明をされたかを聞いた。 ●入院するまで、どんな本を読んで、どのようなことに気をつけてきたかを聞いた。	S ●「一生治らない病気と聞いています。食べすぎていたんでしょうね。夕食の量を減らしたら、スーツがぶかぶかになってきましたよ。本屋にいっぱい並んでるでしょ、でも大変やね」❶ O ●表情は、暗くなく、笑いながら話してくれた。 A ●食事量を減らし、努力をしてきた様子。しかし、どの程度減らしてきたのか、極端な減量をしてきたことも考えられる。少しずつ話を聴いていく。
○月11日		
実施計画（本日の計画）	実施したこと	評価
1. 病院食の摂取状況についての情報収集をする。	●昨日の夕食の内容とカロリーについて聞いた。 ●夕食後空腹感はないか聞いた。病院食以外に何か間食をしたかを聞いた。	S ●「610kcalと書いてあった、魚と野菜の煮物だった。することないからおなかすいたのは気になるね。間食は、していないよ。早く退院したいし」 O ●何も見ずに、カロリーを言う。昼食も残すことなく、全量を摂取。売店に行っても新聞や雑誌を購入し、食物は買ってきていない様子。

❶✕ どう大変なのか、大変と思っているのはどのようなことでしょうか？

		A ● 病院食のみで、指示カロリー内で摂取できている。病院内で活動量も少ないので、空腹感も強くないのかもしれない。帰宅してからの食事について具体的に考えていかなければならない。❷
○月12日		
実施計画（本日の計画）	実施したこと	評価
1. 食事摂取に伴う血糖の変化のパターンを説明する。	● 入院当初からのSMBGの記録を見ながら、パンフレットを用いて糖尿病について説明した。	**S** ● 「少しずつ下がってきたでしょ。食べないようにしているし、最近は、あまりほしくなくなってきたよ。やっぱり、病院食と比べたら食べすぎていたね❸、何も考えずに食べたいものを食べてたしね」 **O** ● グラフは抜けることなく、記載されている。 **A** ● 病院食と比較して、食べすぎていたことを振り返ることができている。❹退院してからの食事について具体的に一緒に考えていく。
○月13日		
実施計画（本日の計画）	実施したこと	評価
1. 日頃摂取している食物のカロリーの概算ができるように情報を提供する。	● よく食べる3食の内容を聞いた。 ● その内容から、カロリーブックを見ながら1日の摂取カロリーを一緒に計算した。	**S** ● 「朝は、薬を飲むようになって食べるようにしています。菓子パン程度ですがね。昼は、コンビニ弁当が多いかなぁ❺。夜は、寮でつくってくれているから、ご飯の量を減らしています。これまでは、今考えると結構カロリー摂っていたと思いますよ」 **O** ● 本日、食前血糖値は、142mg/dLであった。食後は、病棟内を歩いていた。 **A** ● 過食であったことは、認識されている。内服薬の開始から朝食も食べるようになり、治療に対する認識も十分されているようである。退院後も食べすぎたりしないように意識をもってもらう必要がある。❻

❷✕ J氏の生活リズムに合わせて、どのような点に具体性を入れていくか、糖尿病の病態を念頭に置いて計画を立てましょう。

❸✕ この言動から、J氏にたくさんの気づきが感じられますが、その気づきを明確にしていくためのかかわりを具体的に計画する必要があります。

❹✕ ❸と同様で、ここでの振り返りを具体的に認識してもらうためにかかわる方法は?

❺✕ 菓子パン、コンビニ弁当が多いとの言動から、食事について具体的にどのような情報を提供する必要があるでしょうか?

❻○ 大切なこと! ではどのようにすれば意識をもってもらえるか、J氏が今まで認識されていたこと、新たに認識されたことをふまえて具体的に計画を立てましょう。

#2について記載した経過記録

#2　糖尿病の知識と運動療法の重要性の認識不足に関連した非効果的健康自主管理（運動療法）		
○月12日		
実施計画（本日の計画）	実施したこと	評価
1. これまでの運動量の情報収集をする。	● 起床時から就寝時までの運動量を聞いた。 ● 食事の摂取カロリーと運動消費量のバランスは	**S** ● 「ほとんど歩いてなかったね、寮も駅から近いし。会社では、移動は車だし。通勤ぐらいかな。今いろいろ聞いてみると、食べているカロリ

	どうであったかを聞いた。	ーのほうがずっと多いね❼。スポーツクラブとか行ければいいけど、なかなか時間ないしね……」 **O** ●なかなかできないよという表情ではあるが、笑いながら話してくれた。 **A** ●1日の運動量は不足していた。食事量と運動量のアンバランスの認識ももっている様子である。しかし、運動はジョギングやスポーツクラブで行うものと思っているようである❽。日常の生活の動作で継続できる運動の実施を考えてもらわないといけない。
○月13日		
実施計画（本日の計画）	実施したこと	評価
1. 血糖に影響を及ぼす食後の運動の効果を理解してもらう。	●糖尿病の病態について、パンフレットを用いて説明し、運動療法の効果を説明した。日常動作の消費カロリーについても具体的に説明した。	**S** ●「へえー、そうか、じゃ本当に運動としては消費してなかったね❾。今も売店や病棟内をうろうろするくらいだし、だめだね。階段を少し使うようにはしているけど、ベッドの上で体操でもしようかな、体操は効果あるのかなあ?」❾ **O** ●パンフレットを見て、運動量の少なさに驚いていた。売店の帰りに階段を利用している。 **A** ●実際の日常の消費カロリーを知り、その少なさに驚いていた。病院内で活動量を増やす具体的な方法を考えていかなければならない。
○月14日		
実施計画（本日の計画）	実施したこと	評価
1. 具体的な運動の計画を立てる。	●J氏と一緒に、起床から就寝までの活動を振り返り、活動量を増やす方法を考えた。	**S** ●「駅は、寮からすぐだし、会社も駅の近くだしね。僕の部署は、5階にあるよ。エレベーターを使っていたね。仕事の移動もほとんど車で、歩くとこってほとんどないね。でも、これからエスカレーターやエレベーターを使わずに、階段にするよ❾。食後に動いたほうがいいんでしょ。休みの日も、外に出るようにしようかな」 **O** ●食後に病院の庭を散歩し、エレベーターを使わず階段を利用している。 **A** ●自ら運動量を増やす言動がみられた。疾患のメカニズムの理解から運動の必要性は認識されたようである。さらに、日常生活で継続できる運動量を増やす方法を具体的にイメージし、実施しようという意欲が窺える。無理しないで継続することが大切であること❿を再度説明する。

❼○ J氏の言動からも、よいかかわりができています。振り返りがしっかりでき、J氏の言動に解決策がみられます。

❽○ かかわりのポイントです。どう具体策を立てていきますか?

❾△ ここでも、具体的にJ氏の生活が振り返られています。さらに自ら解決策も立てられ、よいかかわりができています。しかし、具体的にどのような運動が効果的かを計画する必要があります。さらに、J氏の質問にも納得できるように答えていく必要があります。

❿× 説明にとどまらず、どれだけ動いたらエネルギーが消費されるかを具体的に示し、その方法を計画していく必要があります。

サマリー（看護要約）

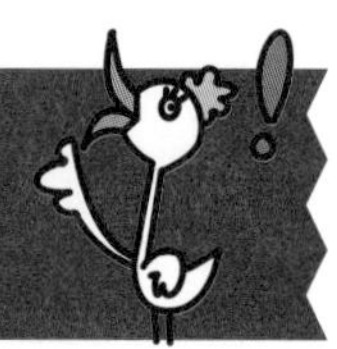

受け持ちまでのJ氏の糖尿病に関係する経過

- J氏は、独身寮に住み、毎朝早くから夜遅くまで仕事中心の生活をしている。
- 就職してから体重の著しい増加があり、4年前に糖尿病の典型的な症状が出現したため近医を受診。高血糖の指摘を受け、SU（スルホニル尿素）薬の内服を開始するが、血糖コントロール不良のため今回の教育入院となった。

3つのセルフケア要件から、J氏のセルフケア能力を考える

- J氏のセルフケアエージェンシーと治療的セルフケアデマンドの関係をみて、3つのセルフケア要件から、J氏の糖尿病に対するセルフケアの現在の問題点と将来問題となるものを確認し、J氏のセルフケア実施能力のアセスメントを行った。
- J氏は、過去の糖尿病の典型的な症状の経験や、これまで獲得した糖尿病に関する知識から、自己のセルフケア行動を遂行することに関心がある。さらに、会社での役割を果たすために糖尿病を悪化させたくないという、セルフケアに対する動機づけがあった。J氏の認知レベルから考えて、適切な看護援助があればセルフケア行動をとることは可能であった。

看護援助

#1　食事療法の知識と技術の不足に関連した非効果的健康自主管理（食事療法）

長期目標：食事療法の知識とその方法を獲得し、生活パターンに合わせた食事量が調整できる。
短期目標：①食事療法の必要性を述べることができる。　②食事による摂取カロリーの概算ができる。

> ❶❷これを補うために看護システムのなかの支持・教育システムを活用。

実践

- J氏には、<u>その生活スタイルに合わせ、食事に対するセルフケア行動を行う知識と技術が必要であった</u>❶ので、短期目標①の解決に向けて以下のプランを実施した。
- 糖尿病の正確な知識をもってもらうために、パンフレットを用いて説明を行った。さらに、退院後も食事療法を継続できるように、体重測定と定期的な血液検査の実施で糖尿病のコントロール状態を把握する必要性を説明した。
- 短期目標②に対しては、J氏の日常生活に合った食事療法を行い、指示カロリー内での食事摂取ができるように、実際に摂取することが多いコンビニ弁当や外食のカロリーを提示し、認識を促した。さらに、退院後も病院メニューを活用できるように日ごろよく食べるメニューについては、摂取量とカロリーを覚えてもらうよう一緒にノートに記載していった。

結果

- Oとして、血糖値は130mg/dL台に維持され、入院当初より体重も2kg減量できた。
- Sとして「やっぱりたくさん食べていたわ」との振り返りの言動があった。
- 短期目標①の食事療法の必要性は理解でき、②の摂取カロリーの概算もできるようになり、食事療法に対する知識とその技術はある程度獲得することができ、食事の自己管理ができると思われる。

#2　糖尿病の知識と運動療法の重要性の認識不足に関連した非効果的健康自主管理（運動療法）

長期目標：糖尿病の知識を得て運動療法の重要性を認識し、効果的に運動療法が行える。
短期目標：①運動療法の必要性を述べることができる。　②効果的な運動療法の計画を立てることができる。

実践

- <u>J氏は、肥満解消によるインスリン抵抗性改善に向けて運動療法の効果と継続を理解するためには、糖尿病の病態を理解する必要があった。</u>❷
- 短期目標①の解決に向け、パンフレットを活用して病態の説明を行い、日常の生活動作の消費エネルギー量を提示した。さらに、J氏の1日の活動量を一緒に計算し、少なさの認識を促した。
- 短期目標②に対しては、これまでの日常の起床から就寝までの活動内容を一緒に振り返った。さらに、退院後もがんばりすぎず、運動を継続するためには日々の生活動作の工夫と体重管理の重要性についての説明を行った。

結果

- Oとして、自ら病棟での活動量を増やす工夫を行っていた。
- Sとして、生活動作で運動量を増やすための具体的な方法に対する自らの発言があった。
- 短期目標①の運動療法の必要性の言動は述べられなかったが、活動量を増やしたということから理解はできたと思われる。さらに、生活動作で運動量を増加させる方法を具体的に考えることもできたので、短期目標②の計画立案もできるようになった。したがって、糖尿病の知識をもって運動療法の必要性を認識することができ、運動療法に対する自己管理ができると思われる。

ロイの適応看護モデルと看護過程の展開

宮田久枝

ロイの適応看護モデルとは

シスター・カリスタ・ロイ（Sister Callista Roy）の看護理論は、ロイが小児科の看護スタッフとして働いていたときに、子どもが生理的変化や心理的変化にたくましい柔軟性をもって反応しながら回復していく適応に気づき、それをもとにしています。ロイの看護モデルは、「人間の適応力」に対し、看護介入していくことを追究し開発されたものです。この看護モデルの概念枠組みは、生理心理学者であるハリー・ヘルソンの適応に関する研究から取り上げており、看護理論はシステム論のジョンソンより受けています。

やがてこの看護モデルは、教育や臨床での実践に活用されつつ、ロイが1973年に社会学修士を、その4年後には哲学博士を修得することによって、大きく発展していきました。

このロイの看護モデルは、対象とする人間がおかれた環境に適応しようとする状況を肯定的な対処としてとらえた概念を基盤としており、「適応看護モデル」といいます。

ロイの適応看護モデルは、①ニード／問題指向理論、②相互作用指向の理論、③エネルギー分野理論、④システム－指向理論の看護理論の4つの分類でいうと、④のシステム－指向理論に分類されます。

ロイの適応看護モデルの構成要素は、①看護ケアを受ける「人間」、②看護の具体的「適応の目標」、③「健康」の定義、④「環境」についての意味、⑤「看護」活動の領域の明示、の5つとしており、「人間は、多くの部分からなり、相互に関係し合ってできた1つのものである」という考え方をします。ここでは、その対象のどこかの部分が不足しているときはほかの部分が補って1つになろうとする、というようにとらえます。言い換えれば、ある部分の不足が、現状に影響しているというもので、看護は、その人のその適応を促進するのを支え、健康に導きます（図1）。

ロイの適応看護モデルでは、人間はその人の目標を維持するように行為する内的なプロセスをもっているとしています。このプロセスは、調節器サブシステムと認知器サブシステムとに分類されています。調節器とは、身体が変化する環境に対処することを可能にする科学的反応、神経学的反応、内分泌反応などの生理的プロセスに関係するものとしています。認知器とは、変化する環境に認知的かつ情

図1　ロイ適応看護モデルの重要概念の相互関係

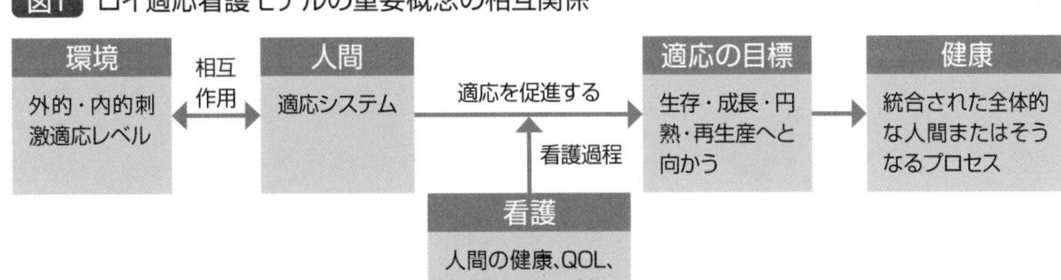

小田正枝 編：ロイ適応モデル 看護過程と記録の実際 第2版. ヌーヴェルヒロカワ, 東京, 2001：15. より一部改変して転載

緒的に対処する心理的プロセスとしています。

そして、認知器活動と調節器活動が、それぞれの個人にみられる４つの様式、「生理的様式」「自己概念様式」「役割機能様式」「相互依存様式」によって説明されています。これら４つの様式の状態を、適応反応（adaptation responses）あるいは非効果的反応（ineffective responses）かどうか、その適応の状況をみることから展開していくのがロイの適応看護モデルの特徴といえます（図2、表1）。

そして、看護の対象である人間を全人的に扱い、その適応システムは健康に肯定的に影響を与えるものとしています。これは、３種類の刺激によって決定されます。

１つは焦点刺激であり、これは直接的に人間に影響する問題を引き起こすものです。次の関連刺激は、その時点で環境のなかに存在しており現時点ではたらいてくるもの、そして、背景にある過去の経験や信念で、与えられた状況に影響してくるのが不確実な残存刺激です（図3）。

図2　4つの様式から適応状態をみる

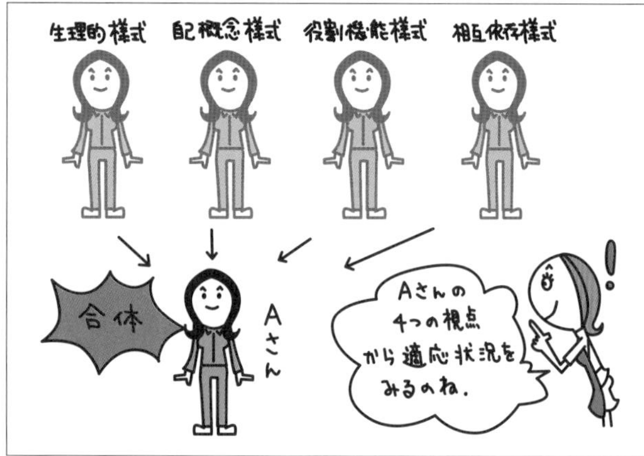
生理的様式
自己概念様式
役割機能様式
相互依存様式
合体
Aさん
Aさんの
4つの視点
から適応状況を
みるのね。

図3　ロイの3つの刺激

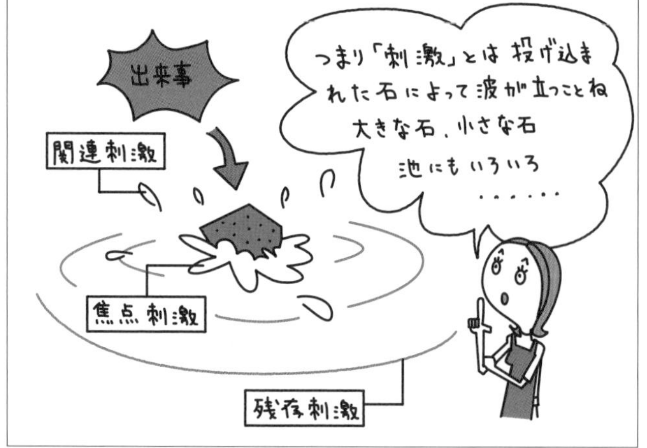
出来事
関連刺激
焦点刺激
残存刺激
つまり「刺激」とは 投げ込まれた石によって波が立つことね
大きな石、小さな石
池にもいろいろ
……

表1　4つの適応様式

4つの適応様式
生理的様式
ここでは、人間が環境からの刺激に対して、身体面でどのように反応しているかをみます。５つの基本的ニードと４つのプロセスから構成しています。 ① 酸素化：呼吸・循環およびそれに関するもの、データ 　例）血液の酸素化を維持できているか ② 栄養：食物を消化吸収するプロセス、食欲、肥満など ③ 排泄：排泄パターン、排泄行動、排泄に関する問題、ストレス、食事の内容・量との関係など ④ 活動と休息：運動と休息の割合、エネルギーの生産消費バランス、睡眠、心理状態、環境因子 ⑤ 保護（皮膚統合）：皮膚、毛髪、爪の機能と状態、浮腫、痒み、潰瘍など ⑥ 感覚：視覚、聴覚など、身体の内部および外部の状態を知覚するもの、痛み、障害、薬物 ⑦ 体液と電解質：体液と電解質バランスに関した、浮腫、意識レベル、電解質異常 ⑧ 神経学的機能：神経機能に関した意識レベル、見当識レベル、麻痺、意識喪失など ⑨ 内分泌機能：内分泌系の機能に関するもの、代謝
自己概念様式
その人が「ある時点（一定の時期）」において描いている自分自身についての考え方（信念）や感情であり行動を導くもので、身体的自己、人格的自己から構成しています。 ① 身体的自己：身体特性、健康・疾病の状態、性別、自分の身体的なことに関するその人自身の評価 ② 人格的自己：自分の特性や可能性、価値などに対するその人自身の評価
役割機能様式
人間が社会においてもつ特定の役割をみます。 ある人が、ほかの人との関係において期待されるもので、どのように行動するのが望ましいのか、ある人がその関係において適応しているのかをみます。 ① 一次的役割：年齢、性別、発達段階に起因する役割　例）28歳、女性 ② 二次的役割：発達段階と一次的役割に伴う課題を、その人が達成すべきだとみなす役割　例）妻、母、娘、会社員など ③ 三次的役割：その人によって自由に選べる一時的な役割で、その人の発達課題で果たすべき小さな課題に伴った役割　例）ボランティア
相互依存様式
人との特定で密接な人間関係（重要他者）を意味しており、愛情、尊敬、価値を与えたり、受けたりする相互依存関係をみます。愛情の十分さ、安心感の授受による安定をみます。例）夫、実母との関係など、サポートシステム

（例はp.258～の展開事例を参照）

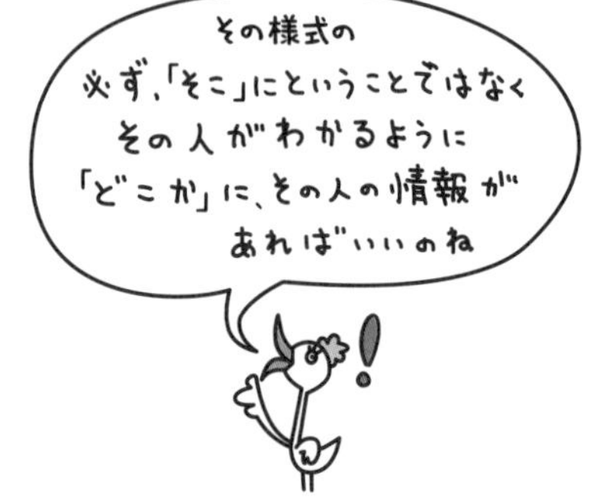
その様式の
必ず、「そこ」にということではなく
その人がわかるように
「どこか」に、その人の情報が
あればいいのね

▶ 人間をシステムとしてみて刺激からアセスメントする

では、ロイの適応看護モデルを具体的に説明します。

人間とは、ときには一人のようにみえますが、実は常に他者との相互作用を通してみることができるものであり、人間は対処能力をもっていることを強調しています。看護の役割とは、単に原因と結果を結びつけるのではなく、目的に向かって動くプロセスとして機能することであるとし、対象が積極的に適応していけるように刺激を操作することです。

適応とは、目的をもって進行するプロセスです。そのため、看護活動では、焦点・関連・残存刺激を除去したり、増減したり、変化させたりすることによって、人間の内的・外的刺激の構成を管理します。つまり、「○○さんが、……となったらよいなぁ」というような状況が目標となります。ここでは、一般にいう結果としての健康ではなく、健康とは、現状の健康をそれよりよくなることをめざす“well-being”の状況までをも含んで示します。QOL［quality of life：生活（生命）の質］や尊厳死も含まれます。そして、個人やグループの発展と行動のために、個人の周囲にあって影響を与えるあらゆる条件・状況、因子を環境としてみます。

このように、ロイの看護理論では、単に対象である患者さんを単体としてみるのではなく、一人の人間をシステムとしてみて、分解し、分析し、そして、統合してみます。

例えば、「なぜ、○○さんはあのような反応をしたのだろう？」と、○○さんの刺激からみます。そして、○○さんだけでなく、○○さんのまわりの人間も○○さんに影響を与える因子としてみていきます。

看護過程展開の手順を**図4**に示しました。この手順に沿って、記録の実際をみていきましょう。

図4　ロイの適応看護モデルにおける看護過程展開の手順

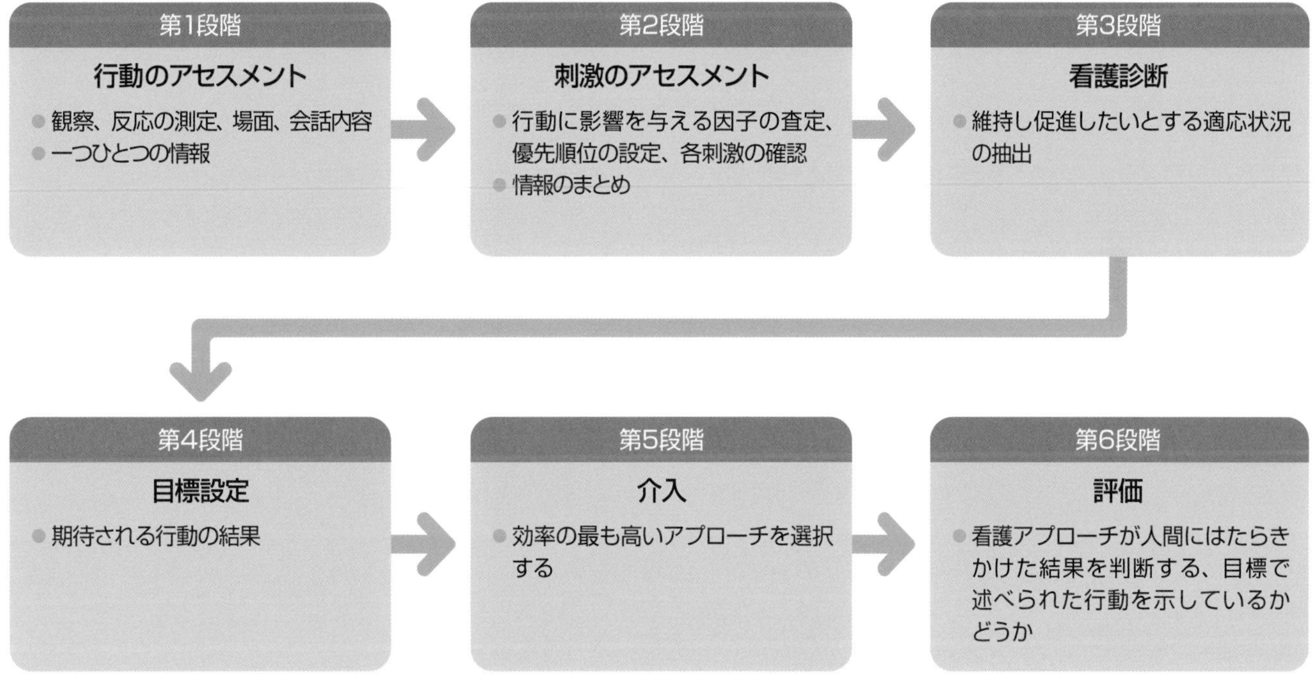

第1段階
行動のアセスメント
● 観察、反応の測定、場面、会話内容
● 一つひとつの情報
第2段階
刺激のアセスメント
● 行動に影響を与える因子の査定、優先順位の設定、各刺激の確認
● 情報のまとめ
第3段階
看護診断
● 維持し促進したいとする適応状況の抽出
第4段階
目標設定
● 期待される行動の結果
第5段階
介入
● 効率の最も高いアプローチを選択する
第6段階
評価
● 看護アプローチが人間にはたらきかけた結果を判断する、目標で述べられた行動を示しているかどうか

事例でわかる ロイの適応看護モデルによる看護過程の展開

初産婦の産褥期の看護

宮田久枝

妊娠・分娩は生理的現象であるため、そのもの（刺激＝妊娠・分娩）によって起こってくる状況（変化）に対象が適応していっているかどうか、支援が必要かどうかをアセスメントし、看護診断していくことが看護の視点となります。そして、適応しつつある状況下では対象がその状態を「維持していくことができるかどうか」「促進していくことができるかどうか」「あるいは支援によって促進が可能かどうか」を見極めていきます。

ここでは、産褥期の事例を取り上げています。母と子をそれぞれ一人の人間として適応状況をアセスメントし、看護診断します。それと同時に、一組の母子として、その関係性をみていく必要があります。

事例紹介

K氏・32歳・女性、既婚、会社員。

職場では責任のある仕事を任されるようになってきていた。2か月に1日程度休暇をとって福祉ボランティアをしている。現在は、産前産後休業中であり、育児休業の後は職場復帰する予定である。妊娠は、結婚後2年が経過しており、「すぐに子どもがほしい」と思っての計画的なものであった。分娩退院後は、自宅に戻る予定である。実家は父(61歳、契約社員、高血圧症)・母（58歳、パート、健康）の2人暮らしであり、K氏は一人っ子である。実母はK氏を母乳で育てている。

【家族構成】 夫（33歳・会社員）との２人暮らし。

【既往歴】 なし。**【妊娠分娩歴】** なし。

【診断名】 正期産39週0日、微弱陣痛遷延分娩。

【経過】 最終月経12月△日から6日間、結婚後2年の計画的な妊娠であった。妊婦定期健康診査は、欠かさず受診している。妊娠末期に尿タンパク（＋）、血圧140/88mmHgと上昇し、血液検査はHb（hemoglobin：ヘモグロビン量）8.1mg/dL、Ht（hematocrit：ヘマトクリット値）38％であった。それまでは正常範囲内で経過している。

翌年10月△日午前11時30分頃、妊娠38週6日で破水し入院となった。午後1時頃より陣痛が発来したが、午後9時頃より微弱陣痛となった。その後、陣痛促進剤の使用、会陰切開術にて経腟分娩となった。分娩所要時間35時間40分、総出血量400mLであった。児は、10月△日午後12時35分出生、男児で3,078g、アプガー・スコア9点・5分後9点（それぞれチアノーゼが１点）であった。羊水混濁（＋）、産瘤（＋）。胎盤の遺残なし、分娩Ⅳ期での母、子の異常はなかった。K氏のバースプランは自然分娩で夫立ち会いを希望し、両親学級へは夫婦で参加している。また、母乳育児を希望している。乳房はⅡa型、乳首は短く伸展は固めである。

看護過程の展開

産褥2日時点での受け持ちとなりました。「ロイの適応看護モデル」にて、看護を展開していきます。

産褥期の看護は、K氏と新生児の双方の情報の解釈、母子関係をふまえますが、ここではK氏を中心に展開していきます。今回の焦点刺激は“分娩”となります。

第1段階　行動のアセスメント

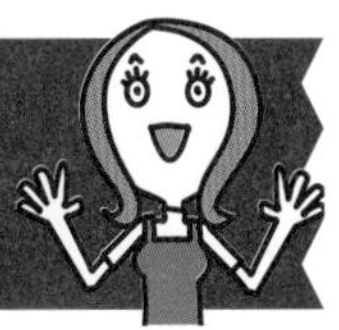

☑ 受け持ち時（産褥2日時点）の情報と解釈

生理的様式　身体面でどのように反応しているか

酸素化

情報

＜K氏＞

● バイタルサイン

	体温（℃）	血圧(mmHg)	脈拍数（回/分）
分娩直後	37.3	125/65	84
産褥1日	37.5	108/66	90
産褥2日	36.7	130/85	88

＜新生児＞

● バイタルサイン

	体温（℃）	呼吸数（回/分）	心拍数（回/分）
出生時	36.7	72	160
生後1日	38.2	66	128
生後2日	37.2	44	124

● 心雑音はなく、末梢温は温かい。呼吸型は胸腹式で活動性の低下もない。

アセスメント・分析

＜K氏＞①

● 前期破水であり長時間の分娩であった。また、会陰切開術を行っているので易感染状態といえる。産褥1日の体温が37.5℃以上は感染が考えられるが、産褥2日には戻っている。

● 頻脈は、貧血・感染時に出現する。

＜新生児＞

● 羊水混濁があり出生時から生後1日にかけて多呼吸、体温の上昇がみられたが、生後2日では正常に戻ってきている。感染の危険性は低くなった。

栄養・排泄

情報

＜K氏＞

● 体重52.4kg、非妊時46.5kg、5.9kgの増加、産褥2日では49.5kgであった。

● 食事は、分娩当日はほとんど摂取せず、産褥1日朝・昼・夕ともに、主食副食ともに3～5分摂取。産褥2日夕食からほとんど全量摂取できるようになった。

● 分娩当日より排便はない。❶ 排尿は、産褥1日までは尿意がわかったり、わからなかったりであったが、産褥2日になって尿意もわかるようになり自然排尿で1日4回ある。❷ 尿漏れ、残尿感はない。

＜新生児＞

	体重(g)	哺乳回数	便回数・種類	尿回数	ミノルタ値
出生時	3,078	1	0・胎便	0	－
生後1日	2,994	8	2・胎便	8	6.5
生後2日	2,960	12	3・移行便	9	10.3

● 授乳は、3時間ごとあるいは新生児の欲したときに行い、ブドウ糖10～20mLを足すときもある。

アセスメント・分析

＜K氏＞

● 妊娠による体重増加は5.9kgで、特に問題なく経過していた。産褥2日では2.9kg増加のままであるが、産褥経過からみると正常に経過していると思われる。

● 分娩期の尿道・膀胱への圧迫による麻痺の可能性があったと考えられる。現在では排尿が比較的スムーズに行えるようになったが回数が少なめである。

● 排便は2日間なく、食事摂取量の低下、腸壁の緊張低下、活動量の不足により便秘に陥りやすい。

＜新生児＞

● 生理的体重減少は、生後2日では－3.9％であり、正常範囲である。

● 微弱陣痛遷延分娩であったが、腎

アセスメントの根拠

① 今回の受け持ちの情報を整理し、アセスメントするにあたって忘れてならないことは、「どのような妊娠経過をたどって分娩に至ったか、そして、どのような分娩であったか」ということである。すべての基準はそこにある。

前期破水であったということは、分娩に至る前に卵膜が破損し、胎児のいる羊水腔は外界との行き来があったことを意味する。つまり子宮内での感染の危険性を意味する。

感染の可能性は、産褥期であっても、母親・新生児両方の健康の判断において常に念頭に置く必要がある。例えば、母親が発熱しているとき、単に産褥の経過でのものかアセスメントし、この対象では感染を疑い、リスクとしてシビアにみる必要がある。

情報理解のための基礎知識

一般に産褥期というと子宮の復古状態が気になるが、子宮の復古状態の判断には、子宮の近くにある大腸や膀胱の状態より今後起こり得ること（ここでは復古の遅延）が起こらないように、あるいは起こるのではないかということを考え、回避するための看護を展開する。

子宮の復古と排泄の関係に対する基礎知識

❶排便は、産褥期には腸壁の緊張低下や腹壁の弛緩、また、会陰等の創があることにより努責しにくい状態となり、便秘に陥りやすい。便秘は子宮の復古を妨げる。

❷排尿は、分娩直後から尿量が増加するため、尿回数は多い。一方、分娩時の膀胱の圧迫や尿道の挫傷、尿道括約筋のれん縮によって尿閉を起こし、回数が減ることもある。

K氏の場合、尿回数が少ないということは回復が不十分な状態であるこ

	機能に対する負担はみられない。便の排泄も行えており問題はない。 ● 黄疸は、生後2日でもミノルタ値が急上昇している。また、哺乳回数も頻回となっているため正常から逸脱する可能性がある。②

活動と休息

情報	アセスメント・分析
● 授乳時間、食事以外はベッド上で臥床しウトウトしている。 ● 母子同室であり、授乳は2時間から3時間ごとであり、授乳に1時間くらいかかっている。 ● 歩行時のふらつきはないが、座ったりすると会陰の縫合部に「つっぱるような痛みがある」❸と言ってずっと臥床しているなど行動は少なく、痛みのため動作は緩慢である。	● 長時間の分娩や慣れない母子同室による睡眠パターンの変調が考えられる。 ● 会陰切開による痛みによって活動が抑制されている。

保護（皮膚統合）

情報	アセスメント・分析
● 会陰の縫合部は発赤や腫脹❹などはない。 ● 悪露は赤色少量。	● 創部の問題はない。 ● 悪露も問題なく子宮内の感染も起こっていないと考えられる。

感覚

情報	アセスメント・分析
● 会陰の縫合部の「つっぱる」痛みがあり、鎮痛薬を服用している。	● 縫合部の痛みによって、体動の制限や排泄をがまんするなど非効果的な行動を引き起こす可能性がある（「活動と休息」参照）。

体液と電解質

情報	アセスメント・分析
● 浮腫、足背（＋）、下肢の挙上をしている。 ● 排尿について「よく出ています」と話す。	● 浮腫は水分の摂りすぎや疲労が強い場合に起こる。貧血によっても生じる。下肢の挙上、尿量の減少がないので浮腫が軽減していくかどうか観察していく。

神経学的機能

情報	アセスメント・分析
● なし。	● なし。

内分泌機能

情報	アセスメント・分析
●「性・生殖」参照。	●「性・生殖」参照。

とが予測される。一方、飲水量が不十分であったり、歩行しにくいことから、トイレに行くのをがまんする等の可能性が考えられる。

アセスメントの根拠

②酸素化と栄養・排泄までは母親・新生児とも大きな異常もなく経過していることを明らかにしておく必要があるため明示している。新生児は前期破水であり感染の可能性が高いこと、羊水混濁があったことから、アプガー・スコアは正常値であっても胎内においてストレスがかかっていたこと、胎便吸引症候群が予測されることから、黄疸は一般の新生児よりも慎重にみていく必要がある。黄疸の測定値による評価とともに、排泄（便と尿の量・回数、胎便が続いていないか）、体重、授乳状況（量、間隔）、activityなど合わせてみていく。

情報理解のための基礎知識

会陰の縫合部の観察に関する基礎知識

❸❹会陰切開の創部の治癒の判断は、治癒状態を経時的に評価していく。評価のめやすとしてはREEDのスコアがある。そこでは、発赤、浮腫、皮下出血、分泌物、癒合の項目によって採点し評価する。

　また、会陰の縫合部痛は、褥婦の動静、排泄、縫合部の感染に影響を及ぼすため、褥婦の排泄の状態、訴えや情動が分娩直後と分娩2時間後、前日というように経時的に比較して、どのようであるのかをみていく必要がある。この場合の「つっぱる」とは治癒過程といえる。

自己概念様式　自分自身についての考え方（信念）や感情であり行動を導くもの

情報	アセスメント・分析
●「自然分娩したかったのに、自分の力で産めなかった」 ●「おっぱいがこんなに張っているのに出てくるんでしょうか」「赤ちゃんが吸ってくれないんです」	●もともと自然分娩をし、母乳育児のできる母親としての理想があった。 ●促進分娩、会陰切開など、医療介入のある分娩であったことが分娩の達成感や満足感をなくし、母親となっていくことへの意欲に対し非効果的な影響を及ぼす可能性がある。 ●母乳育児への意欲は認められる。 ●乳房が緊満していることに対しては、授乳しようとする意欲となっているが、母乳が分泌する段階ではないことへの理解不足や新生児が吸着できないことが焦りや不安となって、母親としての自信や役割の遂行に非効果的な影響を及ぼす可能性がある。

情報	[性・生殖] アセスメント・分析
●子宮復古状態	●子宮復古は順調である。 ●産褥2日の変化としては問題ない。 ●児が吸着・吸綴するには、乳房、乳頭に合った抱き方や乳頭の伸展が必要である。また、このままでは乳頭亀裂などのトラブルを生じやすい。

	子宮底長	硬度	悪露
分娩直後	臍下2横指	良好	血性・中量
産褥1日	臍下3横指	良好	赤色・中量
産褥2日	臍下3横指	良好	赤色・中量

●乳房の状態：乳管開通は左右の乳房ともに4～5本であり、分泌はにじむ程度である。乳房の緊満は午後より増してきている。乳輪部は硬めである。❺

役割機能様式　社会においてもつ特定の役割

情報	アセスメント・分析
●「（赤ちゃんが生まれて）こんなにうれしいとは思わなかった」 ●「首がすわってないから怖い」と言って児を支える際に肩に力が入っている。 ●授乳時、「私のおっぱいを嫌がっている」「怒っている」と言って困惑している。	●母親の役割を遂行しようとしている。 ●実際に児に触れることによって母親としての実感が高まっている。③ ●育児への意欲が窺われるが、過度の緊張や児の反応に対する困惑は、焦りや疲労を招き、育児への意欲を減退させる結果となる。

相互依存様式　人との特定で密接な人間関係（重要他者）

情報	アセスメント・分析
●実母が毎日面会に来ており、児のこと、母乳育児や退院について話をしている。 ●夫の面会は仕事の都合がつかないため分娩当日のみである。メールや電話でのやりとりはしている。	●実母の母乳育児の経験はモデルとなる。 ●夫・実母のそれぞれのサポートはこの時点では十分であり問題ないが、退院後の生活に向けて具体的な話が必要となる。

情報理解のための基礎知識

母乳栄養促進のための基礎知識

❺母乳栄養確立のためには、母親と新生児の双方の要素の確認が必要である。

母親側としては、①母乳保育を希望しているか、②妊娠期における母乳保育の準備の有無と程度、③乳房・乳首のタイプ、④経産婦では過去の母乳保育の経験、である。乳房の観察では、乳房・乳頭の形状、可動性、乳管の開通状態、乳房の緊満、乳輪部の浮腫の有無、乳頭部の柔らかさ、などをみる。また、疲労の回復も重要であり、食事内容や摂取量、睡眠状況も観察する必要がある。

新生児側としては、①吸綴・嚥下ができるか、②嘔気・嘔吐の有無、③排便の有無、④哺乳欲求・活動性、などである。

アセスメントの根拠

③産褥期の母親には、分娩後2～3日は依存・受容的な態度がみられる。この時期は、出産の振り返りを行ったり、睡眠をとったりして過ごし、自発的な行動は少ない。その後、意欲的に育児技術を修得しようとする時期となる。しかし、育児技術に慣れておらず、気分も不安定になりがちであり、否定的と思われる発言がみられることもある。授乳が母親となった実感を感じやすい場面ではあるが、授乳できることに焦点をおくのではなく、まずはスキンシップから進め、児に慣れるように段階的に進め、ストレスにならないようにする必要がある。

〈各様式の適応問題〉

自己概念に最も関与する適応問題としては、性、喪失不安、無力感、罪悪感、自尊心、役割機能に最も関与するものとしては、役割の移行、距離、葛藤、相互依存に最も関与するものとしては、分離不安、孤独、等が挙げられる。

第2～3段階　刺激のアセスメント～看護診断

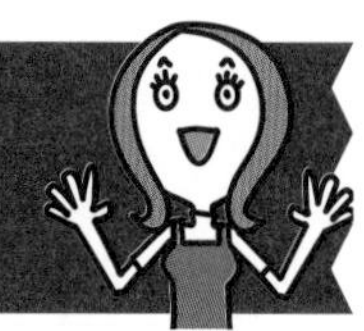

今回の初産婦の産褥期の看護では、すでに疾病に陥っており健康をめざすのではなく、正常の経過のなかで正常からの逸脱を防ぎ、より健康な状況をめざすということを目標とします。そこで、刺激のアセスメントより、以下の看護診断が抽出されます。また、関連図を書くことでそれらの確認ができます。

▶看護診断

ここで、看護診断の優先順位について触れておきます。

一般に看護診断の優先順位は、先行する優位なもの、特に生命の維持に関するような重要性、緊急性によって決定されていきます。適応看護モデルの目標としては、生存、成長、生殖、円熟であり、看護は反応、行動や環境などのなかでその重要性を判断することになります。

今回のK氏の場合は、産褥2日での受け持ちです。まだ分娩の影響が残っており心身ともに不安定です。したがって産褥2日では、母体の順調な復古が優先となります。並行して感染の危険性をみていきます。

分娩を経て、K氏の母親としての児に対する思いが高まる時期であり、育児への関心、刻々と進んでいく乳房の進行性変化、といった産褥早期の肯定的感情と否定的感情、児に対する心理的反応と関係性をみながら母子関係の形成がスムーズにいくように母乳育児の支援をすることが必要となります。そこで、まずは退行性変化・進行性変化といった刺激の管理が必要です。

例えば、あなたの受け持ち期間が産褥4日であり産褥6日には退院という対象の場合には、新生児の体重が回復してきているかどうか、生理的黄疸が治まってきているかどうか、栄養は十分か、母子ともに退院後の生活が可能かどうか、育児技術などの確認と補足、サポート体制の形成などが評価基準として挙がってきます。このように、健康のレベル、経過、生活の場など、看護の視点を個人・親子から家族、地域生活と移しながら刺激を管理します。

以上のように、看護における優先順位は、対象の生存が最重要ですから、そのうえで何を優先しないといけないかを対象と全体の状況を総合的にみながら決定し、刺激を管理していくことになります。

刺激のアセスメント

●酸素化：分娩時の出血量は400mLであり、妊娠末期でのHbは8.1mg/dLであることから出血による貧血の悪化が予測される。バイタルサインでは、やや頻脈傾向にあり分娩後の循環動態の非効果的な適応状況が予測される。

●栄養：分娩後より1日間は食事の摂取量は少なかったが、今ではほとんど全量摂取されている。産褥の授乳期における栄養摂取に関しては問題ない。

●排泄：分娩の遷延による膀胱麻痺など、分娩が及ぼす排尿に関する問題がある。浮腫は軽減してきている。排便は、臥床傾向、会陰の縫合部痛によって努責しにくい状況から便秘となっている可能性がある。

●活動と休息：遷延分娩による疲労と貧血による易疲労性、夜間の慣れない授乳による生活の変化などによって、休息のパターンの変調をきたしている。

●内分泌：現時点では、子宮復古は順調である。子宮復古や母乳の分泌に関するホルモンのオキシトシンは乳房の手入れや児の吸綴刺激が関与してくる。また、児の吸綴は乳房の発達に関与するプロラクチンの分泌も促進する。

●性・生殖：分娩所要時間は日本における平均より長く、また妊娠期からの貧血と分娩時の出血より貧血は悪化していると予測される。そのために分娩による疲労の回復は遅れ、臥床がちとなることから悪露の停留を招き、子宮復古不全を起こす可能性がある。そのうえ、会陰縫合部の痛みや違和感も重なり、排便しにくい状況からも、子宮の復古を阻害する要因となり得る。

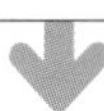

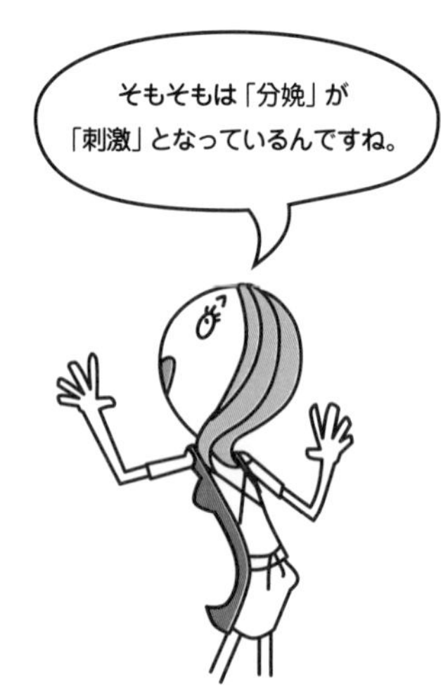
そもそもは「分娩」が
「刺激」となっているんですね。

抽出される看護診断

#1　分娩後の退行性変化の促進（子宮復古不全の恐れ）❶

刺激のアセスメント

●防衛・保護（皮膚統合）：前期破水であったが、バイタルサイン上での感染の徴候はみられない。会陰縫合部からの感染もみられない。子宮内感染もみられない。

●感覚：会陰の縫合部痛は、K氏を臥床がちとしたり、排便時の努責や排尿をがまんしたりするという非効果的な行動にはたらいている可能性がある。

抽出される看護診断

#2　会陰切開創の治癒（皮膚統合性の障害の恐れ）❷

刺激のアセスメント

●自己概念様式：分娩は、当初K氏がバースプランで描いていたスムーズな自然分娩ではなかった。分娩が遷延して陣痛促進剤、会陰切開を行った医療介入のあるものであったことに対する発言があり、分娩に対する失敗感や自身に対する肯定感の低下につながる。今では母乳育児に関することを語り、児に対する思いが出てきているが、児がうまく乳首を吸ってくれないなど授乳が思うように進まないことは、母親としての自己の評価を低下させ、母親役割の適応に非効果的にはたらく可能性がある。

●役割機能様式：現在のところ良好な役割移行がなされようとしている。分娩に対する自己概念の影響は少ない様子で、母親役割の形成が始まっていると考えられる。しかし、授乳に関するトラブルが起きてきており精神的ストレスが生じてきている。母親役割の遂行に影響を及ぼす可能性がある。

●相互依存様式：重要他者は、夫と実母であるが、サポートシステムは不安定である。自宅での生活は住み慣れた場所であり、夫との協力体制はつくれるが、褥婦の予測を超える可能性がある。①また、実母の育児経験はモデルとなるが、反面ストレスにもなり得る。

●性・生殖：乳房の形状は問題ない。しかし、乳管開通は少なく、乳頭・乳輪部が硬いため、産褥2日では乳房の緊満が強く児の吸着・吸綴が困難になってきている。また、児を抱くといった慣れていないことで緊張した対応となっている。これらが母乳保育の意欲を減退させる可能性がある。

抽出される看護診断

#3　母乳保育の確立が始まっている（母乳育児の困難の恐れ）❸

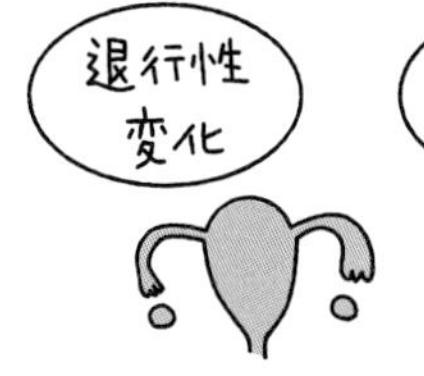

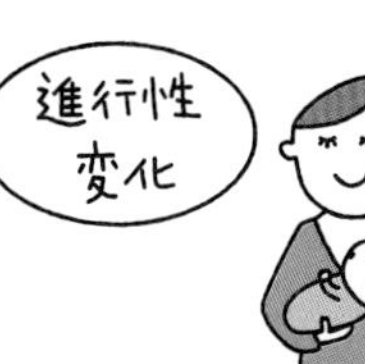
進行性
変化
チュー

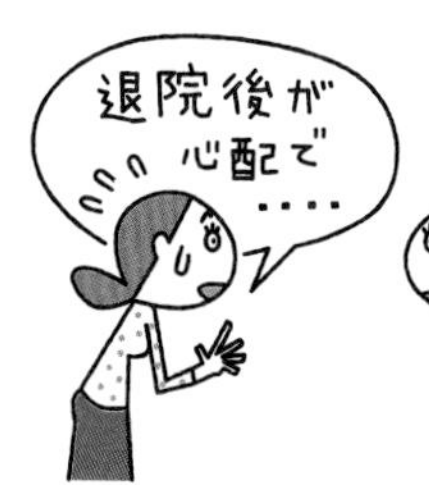

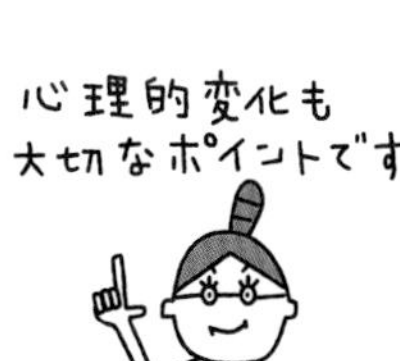
心理的変化も
大切なポイントです

看護診断の抽出の根拠

❶ここでは退行性変化が遅延しないように経過を観察し、援助する必要があるかどうか見極めていく。

退行性変化は、胎盤娩出後、オキシトシンの分泌や活動によって進められていく。反対に、疲労が回復せず臥床傾向にあったり、そのために悪露が停滞したり、母乳育児が促進されなかったりなどの状況に陥ると「子宮復古不全の恐れ」を招いてしまう。

❷会陰の縫合部は今のところ順調に経過し治癒の方向にあるが、汚染されやすい部分であることや、血行障害や疼痛によって縫合不全を招きやすく、また、貧血でもあり「皮膚統合性の障害」が起こる可能性がある。

さらなる看護の展開のための情報

①産後ケア事業：近年の核家族・晩婚化によって産前産後の心身の不安定な時期での支援が不十分なために、不安・孤独・うつ状態の母親の増加が予測され、その回避のために母子保健法の一部改正があり、産後1年以内の母と子に対し、通所、短期入所、居宅訪問の3つの方法で、妊娠期から子育て期の切れ目のない支援を実施することとなった。母親の心身の回復、愛着形成を促し、健やかな家族の構築を進めるものである（平成26年度妊娠・出産包括支援モデル事業、平成27年度から本格的な実施）。

妊婦、母子に対し広い視点で配慮し活用をすすめる。

看護診断の抽出の根拠

❸分娩終了とともに、進行性変化として母乳育児のために母乳の分泌が開始されていく。乳房のタイプがⅡa型であることや乳頭の伸展が不良であること、また、疲労や貧血であることから母乳の分泌不良となり「母乳育児の困難」に陥る可能性がある。

K氏の分娩当日～産褥1日の関連図

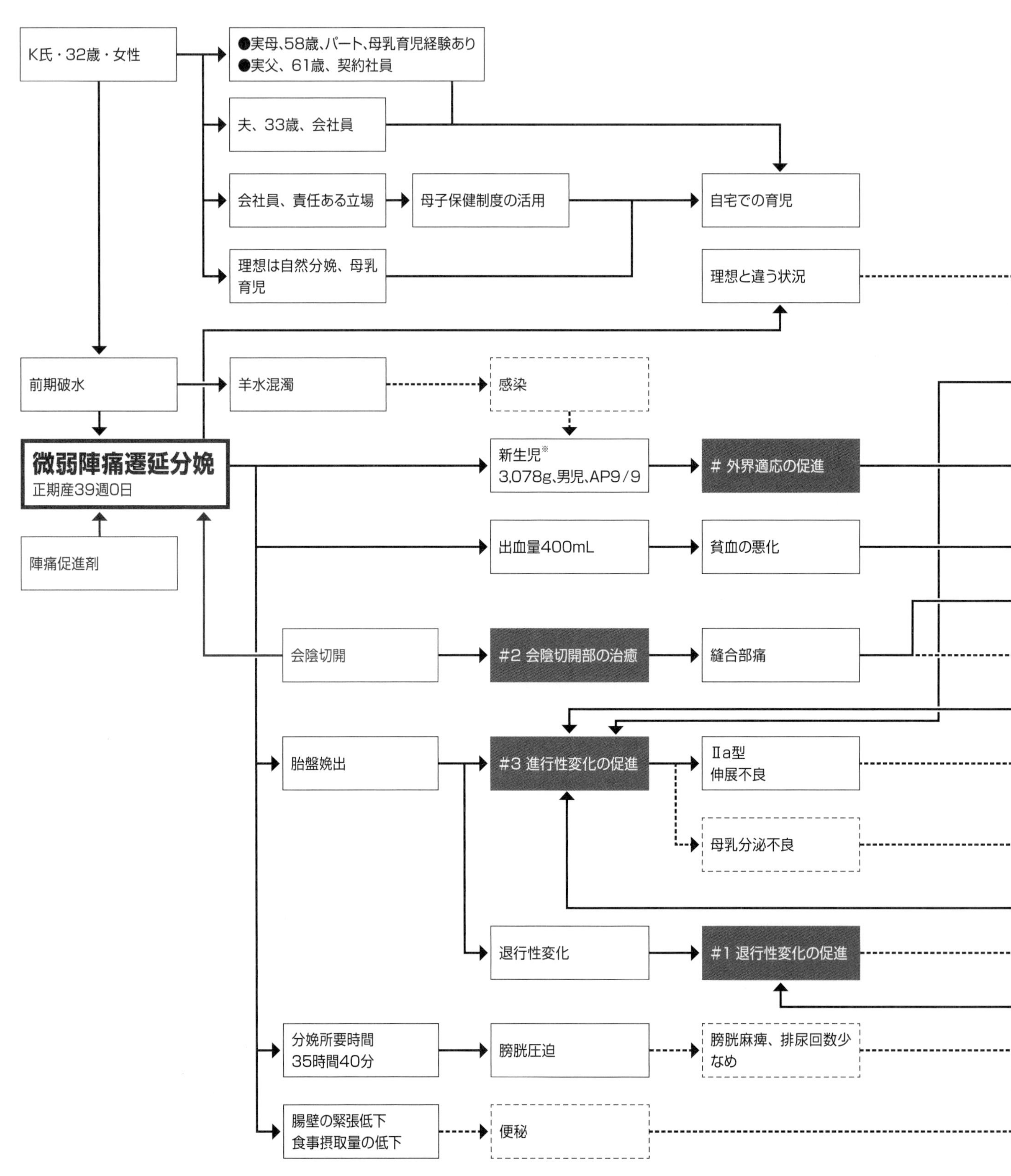
K氏・32歳・女性
●実母、58歳、パート、母乳育児経験あり
●実父、61歳、契約社員
夫、33歳、会社員
会社員、責任ある立場
母子保健制度の活用
自宅での育児
理想は自然分娩、母乳育児
理想と違う状況
前期破水
羊水混濁
感染
微弱陣痛遷延分娩
正期産39週0日
新生児※
3,078g、男児、AP9/9
外界適応の促進
陣痛促進剤
出血量400mL
貧血の悪化
会陰切開
#2 会陰切開部の治癒
縫合部痛
胎盤娩出
#3 進行性変化の促進
Ⅱa型
伸展不良
母乳分泌不良
退行性変化
#1 退行性変化の促進
分娩所要時間
35時間40分
膀胱圧迫
膀胱麻痺、排尿回数少なめ
腸壁の緊張低下
食事摂取量の低下
便秘

関連図で確認をしましょう。関連図とは、対象の全体が把握できるものです。どの項目とどの項目が関連しているのか、実際に現れているのか潜在的なものなのかなど、破線・実線などを使用してわかりやすく示します。

ロイの適応看護モデルを母性看護で使用するにあたっては、正常より逸脱した状況（潜在的）について診断を行うのではなく、分娩を経て子どもとの生活に適応しようとする対象が、よりよい状況（ウェルネス：wellness）となるよう支援するようにします。

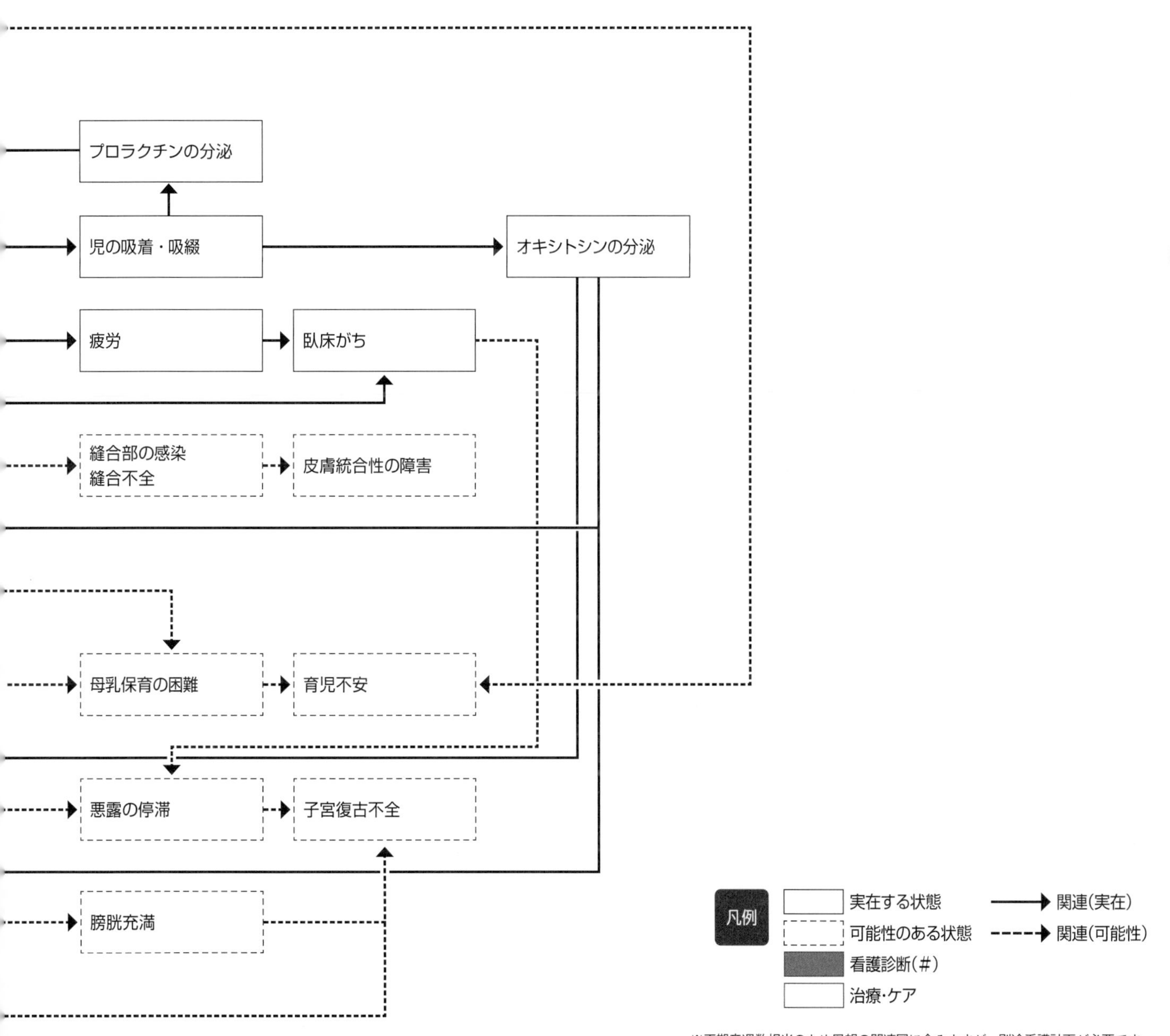

※正期産週数相当のため母親の関連図に含みますが、別途看護計画が必要です。

第4～6段階　目標設定、介入、評価

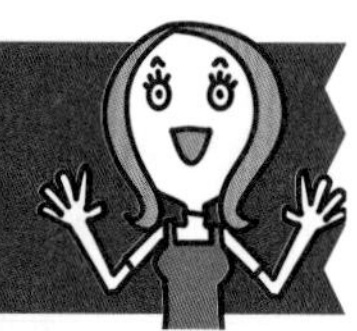

▶目標設定

目標は、対象の期待される結果をいいます。また、期間を決めて決定していきます。母性看護で例にとると、長期目標は産褥期、短期目標は児が早期新生児期あるいは、入院中や産褥1か月まで、親役割でみると生後4か月で児が新しい家族員として生まれ家族が落ち着いた頃というような定義や意義をもとに設定します。これは成人看護でいうと手術前、手術後2日など、健康のレベルの段階などで決定していくのと同じです。

▶介入

介入は、優先順位を決定してから最大限の効果が現れるところ＝支援が必要なところから行っていきます。

▶評価

評価は、看護アプローチが人間にはたらきかけた結果として、対象の行動の変化として現れることによります。例えば、縫合部の痛みが緩和した、授乳では児が啼泣しきる前より乳房の授乳準備行動がみられるようになったなどで測定することになります。

そして、第1段階でみられていた非効果的反応がもうみられなくなったときに、あるいは、評価基準として対象の行動がたまたまのものではなくて、生活のなかで安定してきたときに、その看護目標は達成したことになります。そして、次の段階の目標に変更し、再立案して看護を進めていきます。

また、すべての目標は一斉に達成できませんから、一部は計画続行、一部は再立案ということになります。

#1について記載した目標設定、介入、評価

#1　分娩後の退行性変化の促進（子宮復古不全の恐れ）
焦点刺激（F）：分娩　関連刺激（C）：遷延分娩　残存刺激（R）：初産婦、臥床がち

目標	介入	評価
<長期目標> 1. 正常に子宮が復古する。 <短期目標> 1. <u>子宮復古が促進できる行動がとれる。</u> ①<u>定期的に排尿に行ける。</u> ②<u>産褥体操が積極的にできる。</u> ③<u>母乳保育が介助なしでできる。</u>❶	<O-P（観察計画）> 1. 子宮収縮の状態（位置、硬度、悪露の量・性状）。 2. 排泄の状態（排尿の間隔・尿意の有無・量・残尿感、排便の間隔・量・硬さ、腸蠕動音）。 3. 食事摂取量。 4. 疲労の程度（表情、顔色）。 5. 睡眠状況。 6. 授乳状況（緊満・乳頭・分泌など乳房の状態、手入れの状況、児を抱く姿勢、授乳間隔）。	<産褥3日> S ●「昨日の夜も（この子）よく泣いていた」 ●「（乳頭）左は吸ってくれるけど、右はねぇ、なかなか」 ●<u>「悪露は減ってきています」</u>① O ●子宮底臍下3横指、硬度良好。 ●悪露赤色・中等量。 ●排尿7回・尿意毎回あり、残尿感なし、排便なし、腸蠕動音良好。 ●夜間の授乳時刻、23時30分、3時、4時40分（昨日0時から24時までの授乳回数11回）。 ●母乳にブドウ糖またはミルクを10～20mL足している。 ●乳房緊満(＋)、乳管開通R5～6本・L8本。

計画の根拠・留意点

❶分娩後の退行性変化の促進は、子宮底の輪状マッサージのように、単に子宮にはたらきかけたり、その状態を観察するだけではない。子宮復古の促進には、排泄、運動、母乳保育が強く関係するため、それらを含んだ計画となる。

実施・評価の視点

①悪露の量や性状についての情報は対象より直接聞きにくいものである。観察で得た情報（生活全体を通し動静も含め）を合わせて総合的に評価していく。また、前日と比べてどうであるかなど、対象が答えやすい聞き方を工夫する必要がある。

	<C-P（ケア計画）> 1. 十分な休息をとらせる。 2. 直接授乳の促進。 ①乳管開通を促す、乳頭の伸展を促すマッサージの施行と促し。 ②児の抱き方の工夫（クッションなどの利用）。 <E-P（教育計画）> 1. 子宮復古には十分な排泄が必要であることを説明する。また、直接授乳によっても復古が促されることを話す。 2. 産褥体操の説明（一緒に行う。できるところまででよいから継続することの大切さを話す。パンフレットを使用する）。	● 乳頭は左右ともに硬めであるが発赤などのトラブルはない。 ● 分泌は授乳前マッサージしているとポタポタ出てくる。射乳あり。 ● 授乳は、左側は横抱き、右側はクッションを利用して縦抱きで行っている。② ● 授乳以外は、臥床してウトウトしている。 ● 表情は明るいが、顔色は冴えない。 ● 産褥体操は足首の運動を臥床中に行っている。③ A ● 排尿機能は順調に回復している。直接授乳や産褥体操も行われており、今のところ子宮復古は順調である。 ● しかし、児の抱き方、乳管開通がまだ不十分であり授乳に時間を要することから疲労に傾いていること、そのためか活動量も少なく便秘傾向にあるため、このまま子宮復古が進んでいくか引き続き観察が必要である。 ● 授乳が安全・安楽となることへの支援や、排便に関しては積極的に促す必要がある。 P ● 授乳に対するケアとして、C-P2－③「安定した児の抱き方を話し合いながら決めていく」を追加する。❷ ● 排便を促すために、C-P3「腹部のマッサージ」、C-P4「決まった時間にトイレに行く」を追加する。❸ ● その他の計画は続行していく。

実施・評価の視点

②母親の育児の実施方法は指導どおりにできているからよいとするのではなく、今後も続けてできそうか、もう少し工夫することが可能か、また、安全であっても、安楽であるかどうかを考慮し、可能であればさらによい方法を工夫していく必要がある。

③健康への意欲はわずかな行動や発言にみられる。正式な方法で実施されているばかりでなく、産後の生活のなかから適応していく様子をみながら進めていく必要がある。

計画の根拠・留意点

❷以下のように再立案する。
「母親は医療者による育児技術を行うことができるようになってきている。そこで、次の展開としては母親が自宅に帰ってからも安全で安楽な母乳保育ができることが必要となる。したがって、どのような方法が母親にとって行いやすいのか、母親の意見をとり入れながら一緒に考えていく必要がある」

❸以下のように再立案する。
「産褥3日となったが排便がないため、より積極的に排便を促していく必要がある。腸蠕動音は良好のため、努責しにくいのか、精神的に排泄しにくいのかを確認する。行動は拡大しつつあるので、より自然の排泄を促していくため、まずは腹部のマッサージを促す。後陣痛もなく施行は可能である」

ここでは例として挙げていますが、看護計画は関連図の各#に関して立案することになります。したがって、産褥期においては母親の計画に盛り込んでも構いませんが、「新生児」に対する立案が別途必要です。

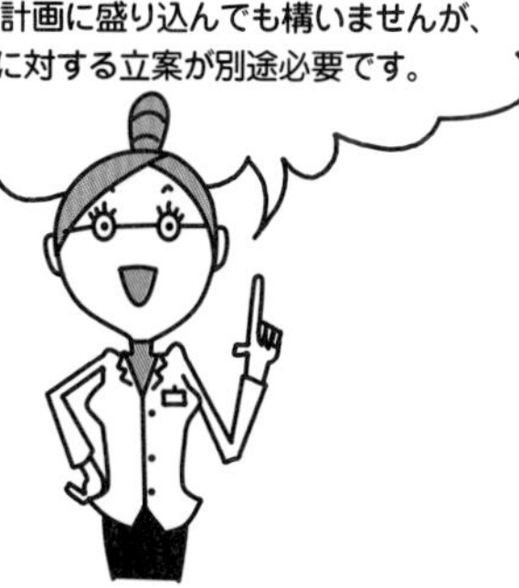

サマリー（看護要約）

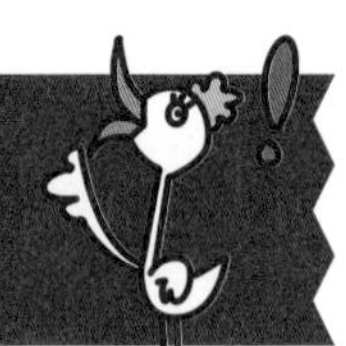

ここでは、看護の対象に対して、よりよい看護の提供をしていくために、どのようなことを実施し、その結果はどうであったのか評価を行います。そのうえで自らの看護を確認していくために自己評価をし、振り返ります。

#1について記載したK氏のサマリー

#1　分娩後の退行性変化の促進（子宮復古不全の恐れ）		
実施内容	評価	自己評価
●バイタル測定は、介入計画の観察項目を中心に行っていった。 ●直接授乳への看護は、授乳前のマッサージをはじめは看護師側から行い、次に自身で行ってもらい、方法の理解を進めた。母親の児の抱き方は「教えてもらった」とクッションを使用して行っているが、両足ともに爪先立ちであり肩に力が入っていた。児の乳頭への吸着は、左はスムーズであったが右は自力ではできないため介助を要した。その際に児が激しく泣くと「嫌がっている」と発言し、どうしようもない表情となり、たびたび授乳を断念していた。 ●産褥体操は、足首の体操を行っていた。	●子宮復古は順調に進んできている。子宮復古と排泄・授乳、悪露の関係については理解されていた。現在は疲労感が強いため、悪露の変化や後陣痛など子宮の復古を自覚する方法をパンフレットにて提示してもよかったと思われる。 ●直接授乳は、乳汁分泌が増してきていることや乳頭のトラブルがないことより、このまま進めていくことができると思われる。ただし、疲労感が増さないように注意すること、児の抱き方は、クッションを使用し母親がやりやすい方法を相談しながら進めていくなど、母親が工夫できるような環境（例えば、乳房の準備ができるまでは児を抱っこしてあやしておくなどのゆったりした母乳保育環境）を設定して進めていく必要があった。 ●母親が児の乳房への吸着や吸綴状態を確認できるようにその状況を説明しながら進めることによって母親としての実感が育児行動につながるよう進めた。また、乳管開通の必要性と、乳房の緊満が強く出る時期であることの説明を加えた。さらに、授乳時間以外は休息時間の確保に努めていく必要があることを説明し、おおむね理解しており、退院後の生活は可能と思われた。	●産褥期の看護は、子宮復古や直接授乳など観察していくことが多いが、それぞれ関連しているので、母体全体として正常に経過していくのか評価していく必要があった。また、母親の疲労と児への関心との関係など母子の関係としても観察する必要があった。そのため、児の看護計画（体重の推移、排泄、授乳など）も並行して考えていく必要があった。

〈文献〉
1. シスター・カリスタ・ロイ著，松木光子監訳：ロイ適応看護モデル序説 第2版．へるす出版，東京，1998.
2. ヒーサーA・アンドリュース，シスターC・ロイ著，松木光子監訳：ロイ適応看護論入門．医学書院，東京，1992.
3. クリスティーン・ウェブ編著，前原澄子監訳：女性の健康問題への援助 看護モデルにもとづく産科婦人科患者のケアプラン．医学書院，東京，1996.
4. リンダJ・カルペニート=モイエ著，新道幸恵監訳：看護診断ハンドブック 第9版．医学書院，東京，2011.
5. 金子道子編著：ヘンダーソン，ロイ，オレム，ペプロウの看護論と看護過程の展開．照林社，東京，1999.
6. 宮田久枝：主な理論家とその看護理論 ロイ．特集 CF Focus看護実践に生きている看護理論，クリニカルスタディ 2004；25（4）：264-266.
7. 井手信，砥綿とも子，小田正枝：ケーススタディ看護診断ガイド ロイ適応モデルに基づく看護過程 第2版．ヌーヴェルヒロカワ，東京，2003.
8. Karen M. Stolte著，小西恵美子，太田勝正訳：健康増進のためのウェルネス看護診断．南江堂，東京，1997.
9. 今津ひとみ，加藤尚美編著：母性看護学 2産褥・新生児 第2版．医歯薬出版，東京，2006.
10. 仁志田博司編：クリニカルナーシングガイド14［新版］新生児．メディカ出版，大阪，1999.
11. ルヴァ・ルービン著，新道幸恵，後藤桂子訳：ルヴァ・ルービン母性論 母性の主観的体験．医学書院，東京，1997.

Part 6

事例でわかる 臨床判断

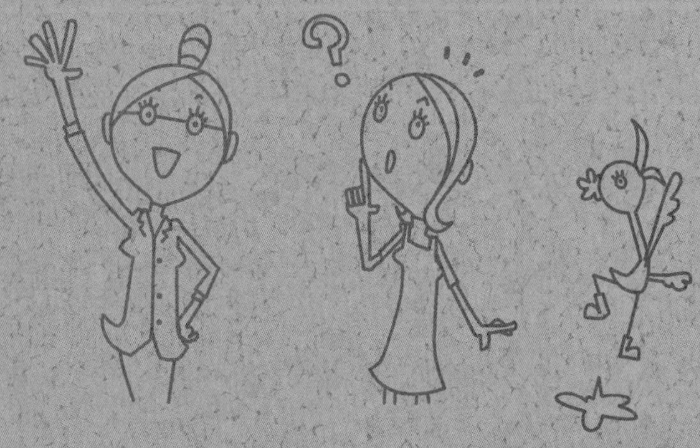

臨床判断の考え方

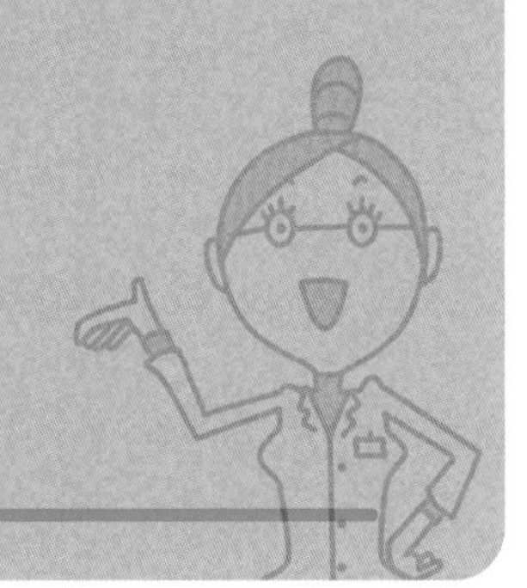

池西静江

▶ 看護過程と看護診断

これまで、アセスメント➡看護診断➡計画立案➡実施➡評価というサイクルの看護過程を学びました。対象に合った個別な看護に向けて重要な考え方であり、効果的な看護の方法です。考え方としては、看護過程も広い意味では臨床判断といえます。また、図1のように、看護過程のなかにも臨床判断は必要、ともいうことができます。

しかし、患者さんが急変したとき、あるいは、周術期でクリニカルパスが設定されておりそれに沿って看護を行っているなかでバリアンス（逸脱・ズレ）が生じたときなどは、熟慮型といわれる看護過程で、診断して、計画を立てて、というプロセスを踏まずに、何が起こっているか、どうすべきかを考える必要があります。

近年、在院日数の短縮、クリニカルパスの普及などで、起こっている変化に気づき、何をすべきかを考え、対応する臨床判断能力が看護師には求められてきています。即時性も必要で、そのために重要なのが経験知ですので、学生の段階で臨床判断を求めても難しい、ということもいわれてきました。ですが、前述したように、在院日数の短縮等で看護基礎教育においても臨床判断の基礎的能力の育成が必要ということで、教育に取り上げられるようになってきました。

それと同時に、これからは看護師の活動の場が拡がり、病院のようにそばに医師がいない場でも活動する機会が多くなります。そんななかで、対象の変化に気づき、適切な即時性の対処を行うことは、人の生命を守ることにもつながり、看護師の臨床判断能力の育成は重要になってきます。

ぜひ「おや？」「いつもと違う」と感じたら臨床判断をしてみましょう。

図1 看護過程と臨床判断

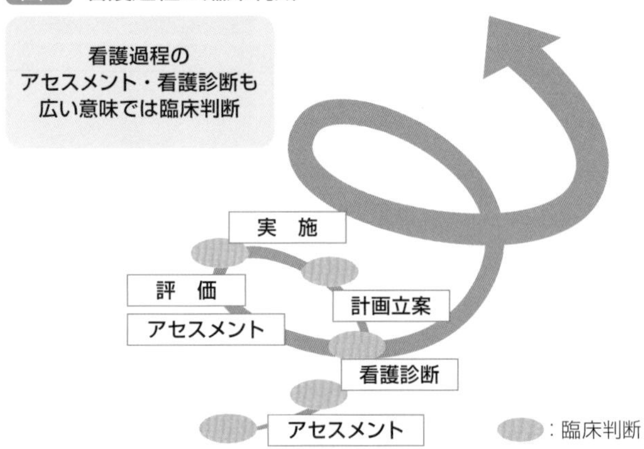

池西静江：今こそ考えるこれからの看護過程の考え方と教え方. 看護教育 2016；57 (6) より一部改変して引用

▶ 臨床判断とは何か

タナーは「臨床判断は、患者のニーズ、気がかり、健康問題について解釈し結論を出すこと。また、行為を起こすか起こさないかの判断、標準的な方法を使うか変更するかの判断、患者の反応から適切にその場で考え出して行う判断である」[1]としています。

臨床判断で大切にしたいのは、①対象に関心を寄せて、変化に気づくこと、②何が起こっているかの判断、③何をすべきかの判断、そして、④即時性の大切さだと思います。

図2 タナーの臨床判断モデル

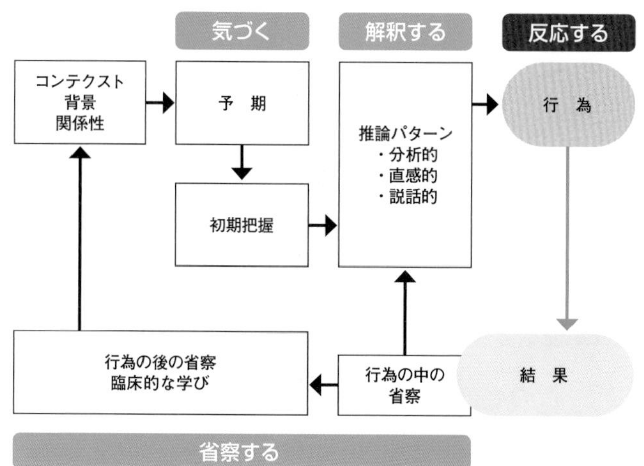

Tanner C : Thinking like a nurse : A research-based model of clinical judgment in nursing. Journal of Nursing Education, 45 (6), 204-211, 2006 より，タナー自身の改変を反映
三浦友理子，奥裕美 著：臨床判断ティーチングメソッド．医学書院，東京，2020：31．図2-1 より引用

図3 臨床判断の基礎的能力を育成するために

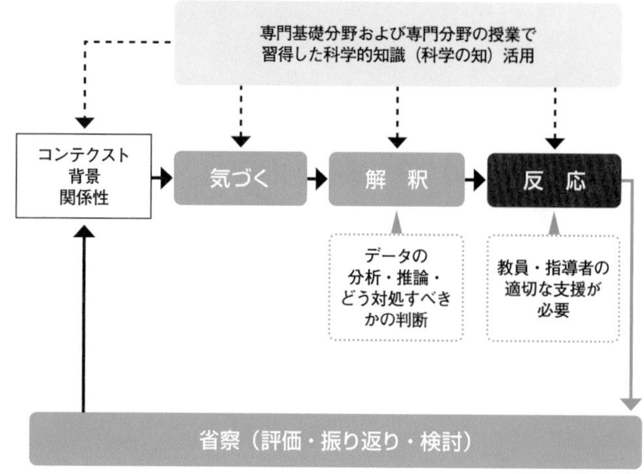

▶ タナーの臨床判断モデルの紹介[2]

タナーは図2のような臨床判断のプロセスを臨床判断モデルとして示しています。気づく、解釈する、反応する、省察する、という4つのフェーズからなります。

①「気づく」：“おや？”と知覚する段階です。知覚するには、既習の知識を活用する必要があります。最も有効なのは経験知だと思いますが、初学者にはそれは望めませんので、知識をもっておく、例えば、酸素療法を行う慢性閉塞性肺疾患（COPD）の患者さんを担当したら、合併症にCO_2ナルコーシスがある、という知識です。この知識を活用すれば、いつもと違うボーッとした表情の患者さんをみて、“おや？”と思うことができます。気づかないとはじまらないのが臨床判断です。

②「解釈する」：“おや？　何か変”と気づいたら、何が起こっているのかを考えます。看護過程では何が問題かを特定する看護診断の段階がありますが、即時性が求められる臨床判断では、問題を特定するというよりどう対応すべきかを解釈します。このときの考え方（推論の導き方）には3つのパターン（分析的、説話的、直感的）があるのですが、前述したように経験知の少ない学生には知識に基づく分析的な推論をおすすめします。データに基づき正常か逸脱かを判断し、対応策は既習の知識をもとに考える、というものです。

③「反応する」：これが最も難しいことです。臨地実習においては患者さんへの直接的ケアになりますので、失敗は許されません。即行動するのではなく指導者と相談することからはじめましょう。この「反応」をトレーニングするのは学内で行うシミュレーション学習になると思います。

④「省察する」：反応した結果をもとに省察します。省察（リフレクション）は行為の中での省察と行為の後での省察がありますが、行為の後の省察を何度か繰り返すなかで行為の中で省察ができるようになります。したがって、まず、行為の後に患者に表れた変化を振り返り省察することをめざしましょう。しっかり省察することで、次に同じような場面に出会ったときにはこれが経験知になります。

このようなプロセスを丁寧に経て、臨床判断能力を身につけます。何度も繰り返しますが、初学者が臨床判断能力を身につけるのは、教室で学んだ知識を対象の看護に活用できるように学習する必要があります。受け持ち患者さんのその日の状態から起こりうる変化について、知識をまず確認しておくことが大切です。それを図3に表してみました。記録においてもこれを活用しましょう。

〈引用文献〉
1. 三浦友理子，奥裕美 著：臨床判断ティーチングメソッド．医学書院，東京，2020：28．
2. 同上：31．

事例でわかる 臨床判断の実際①

大腸がん、内視鏡的粘膜下層剥離術の術後の臨床判断

池西静江

事例紹介

A氏（60歳、男性）、会社員。

【診断名】

大腸がん、ステージⅠの早期がん。

【現病歴】

食事は揚げ物や肉類が多く、ビールが好きで、毎夕食時にはビールを飲んでいる。運動は好きではなく、運動習慣はない。健康には自信があったが、今年度の健康診断で血液検査の結果、LDLコレステロール152mg/dL、HDLコレステロール34mg/dLと脂質異常症を指摘され、便潜血陽性もみられたため、精密検査を勧められ、大腸内視鏡検査を行った。結果、大腸がん（T1aN0M0、ステージⅠ）の早期がんと診断された。

そして、手術前日に入院し、医師より手術について、肛門から内視鏡を挿入すること、挿入時の痛みをとるためにキシロカインゼリーを使うこと、手術時間は1～2時間くらいで、時間が少しかかるため、点滴で鎮静薬や鎮痛薬を入れること、術後の合併症には疼痛、出血やまれに穿孔などがあることの説明があった。説明に納得し、同意書にサインした。同時に看護師より入院診療計画書（クリニカルパス）についての説明を受けた。

翌日、内視鏡的粘膜下層剥離術（ESD）を受けた。手術は75分で終了し、腫瘍は切除できた。午後3時30分、病室帰室時の体温36.9℃、脈拍93/分、呼吸16/分、血圧120/68 mmHg、SpO_2 98%、A氏は腹痛と軽度の腹部膨満を訴えた。嘔吐はみられない。

臨床判断に必要な知識の確認

- 内視鏡的粘膜下層剥離術（ESD）の適応：病変部が2cm以上の粘膜下層に止まる早期がん。EMR（内視鏡的粘膜切除術）による一括切除が困難な場合。
- 内視鏡的粘膜下層剥離術の入院診療計画書（クリニカルパス）：**表1**参照。
- 内視鏡的粘膜下層剥離術の術式、麻酔など：静脈麻酔下で行う。肛門にキシロカインゼリーを塗布し、内視鏡を挿入し、炭酸ガスを送気し、お腹を膨らませる。その後、切開と剥離を繰り返し病変を切除する。切除した病変は肛門からとりだす。切除した後に粘膜を保護する薬を塗布して終了する。
- 内視鏡的粘膜下層剥離術の術後合併症：術中の穿孔、数日後の遅発性の穿孔がある。それ以外は出血、感染、腹部膨満感、疼痛がある。麻酔薬によっては悪心・嘔吐がみられることもある。

臨床判断

手術終了後、病室帰室時のA氏の状態を臨床判断しましょう。

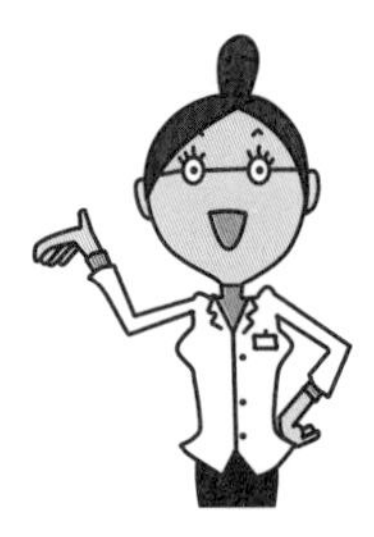

表1 入院診療計画書（クリニカルパス）：大腸内視鏡的粘膜下層剥離術

月日 経過	手術前日	手術当日術前	手術当日術後	術後1日目	術後2日目	術後3日目	術後4日目
目標	手術の準備をしましょう。	安全に手術を受けられるように準備をしましょう。	手術後は安静に過ごしましょう。	病棟内を歩きましょう。	病院内を歩きましょう。	シャワー浴をしましょう。	自宅に帰りましょう。
食事	低残渣食・水分可	絶食（水分可）	絶食（夜水分可）	絶食（夕から流動食）	流動食	かゆ	かゆ
安静	病院内自由	病院内自由	ベッド上安静	病棟内安静	病院内自由	→	→
清潔	入浴可		入浴不可	清拭（自分で拭きます）	シャワー浴可	→	→
排泄	トイレ	トイレ	許可があればトイレ	トイレ	→	→	→
検査	手術前検査			採血・X線検査		採血	
投薬		点滴	術後点滴（抗生剤）	術後点滴（抗生剤）	術後点滴（抗生剤）	術後点滴（抗生剤）	
投薬	21時下剤	朝6時から2L洗腸剤飲用				緩下剤	
診察・処置	入院時診察	更衣・弾性ストッキング着用、点滴開始	酸素投与・術後診察	更衣			退院指導

臨床判断モデルを活用した実習記録の実例

内視鏡的粘膜下層剥離術を受けたA氏の記録

△月△日

1. 今日の受け持ち患者の看護にあたり必要な知識を整理する。

●内視鏡的粘膜下層剥離術当日、術後の観察のポイントを整理する。

麻酔は静脈麻酔で、麻酔覚醒までは、特に呼吸・循環状態の観察が重要である。

手術侵襲は剥離をするために、出血、穿孔、疼痛が予測される。➡ 血圧、脈拍の変動、顔色、Hb値など、疼痛（腹痛）の訴えに注意

術後抗生剤の投与があり、術当日や1日目では感染は考えにくい。➡ 発熱に注意

ここはできるだけ事前に書いておきましょう。そうすることで「気づき」につながります。

2. 今日の患者さんの様子で気になったこと。気がついたことを記述しよう。

手術時間も予定通り、病変も切除できたということで、順調な手術経過である。

術後合併症の観察をして、患者の訴え「腹部膨満感、腹痛」が気になった。

程度を問うと自制可能な範囲で「様子をみます」という。

今日の患者の訴えや観察したことなどから気になることを挙げましょう。適切な判断をするために、さらに情報を収集したことも書いておきましょう。

3. 気づいたことが起こる原因や理由を考えてみよう。

手術で内視鏡を挿入し炭酸ガスを送気することで腹部膨満が生じていると思われる。

腹痛は手術で切除と剥離を繰り返すために疼痛が生じていると考えられる。

ここは分析的に考えてみましょう。そのためには知識が必要です。

4. 判断の結果で、あなたのとった行動と患者の反応を記述しよう。

術直後であり、手術手技による訴えと考えて、指導者に観察したこととともに報告した。

指導者からは疼痛がひどくなるようであれば、鎮痛薬を追加投与することも可能なので、観察をしておいてください、と言われた。30分後に訪室したときには、ウトウトされていた。苦痛表情はなかった。

反応は、自分の行動だけでなく指導者がとる行動にも注目しましょう。

5. このプロセスを振り返り、次に役立てられることを整理しておこう。

術直後の看護には術式の理解、麻酔の理解が不可欠であると再確認した。

そのうえで、術中、術後の観察を、その知識（術後合併症などの）を元に行うことで、異常の早期発見につながると理解できた。

この一連のプロセスを通して、自分が勉強になった、これからの実践に役立てたいと考えたことを率直に書いてみましょう。

事例でわかる 臨床判断の実際②

慢性閉塞性肺疾患（COPD）の急性増悪時の臨床判断

池西静江

事例紹介

B氏（72歳・男性）。

【診断名】

慢性閉塞性肺疾患（COPD）。

【現病歴】

４年前に咳・痰・労作時の呼吸困難があり受診し、検査（スパイロメトリー、胸部X線）で（COPD 1期）と診断された。発症当初から、長時間作用性β_2刺激薬（LABA）を処方され、朝・夕１吸入行っている。同時に48年間１日20本吸い続けていたタバコを止めるように指導を受けて、それ以来、タバコは吸っていない。月1回の定期的な受診は継続している。

１週間前から咳・痰・労作時の呼吸困難が増強し、３日前から発熱（37.5℃前後）と安静時にも呼吸困難がみられたため受診。胸部X線検査の結果、肺炎と診断されて、入院治療を受けることになった。β-ラクタマーゼ阻害剤配合抗生物質製剤を朝夕各３g点滴静脈内注射と酸素療法（２L/分）の指示であった。入院３日目、熱も下がり、昨夜はよく眠れていたようだ、という朝の情報を得て、訪室したときに、声をかけると目は開けるものの、すぐ目を閉じ、ウトウトして反応が鈍い印象であった。昨日までのB氏の様子とは少し違っていた。

臨床判断に必要な知識の確認

- 慢性閉塞性肺疾患の病態：タバコ煙等の有害物質を長年吸い続けることより起こる気道や肺の炎症であり、長年の炎症で、気流閉塞をきたす。したがって、呼吸機能であるガス交換の障害によりさまざまな症候を引き起こす。特に血中の二酸化炭素の貯留に注意が必要である。
- 慢性閉塞性肺疾患の治療：安定期には気管支を拡張する目的で、β_2刺激薬、抗コリン薬などを、全身の影響を考慮して吸入療法で長期にわたり使用する。
- 慢性閉塞性肺疾患の増悪因子：喫煙、感染症などがある。
- 慢性閉塞性肺疾患と酸素療法：ガス交換機能の障害で低酸素血症、高二酸化炭素血症（Ⅱ型呼吸不全）をきたすとき、高濃度の酸素吸入を行うことで、呼吸運動が抑制されて、高二酸化炭素血症は増悪し、CO_2ナルコーシスを起こし、中枢神経系の異常（意識障害、自発呼吸の減弱）が起こるおそれがあることに注意する。

臨床判断

B氏の朝の訪室時の状態を臨床判断してみましょう。

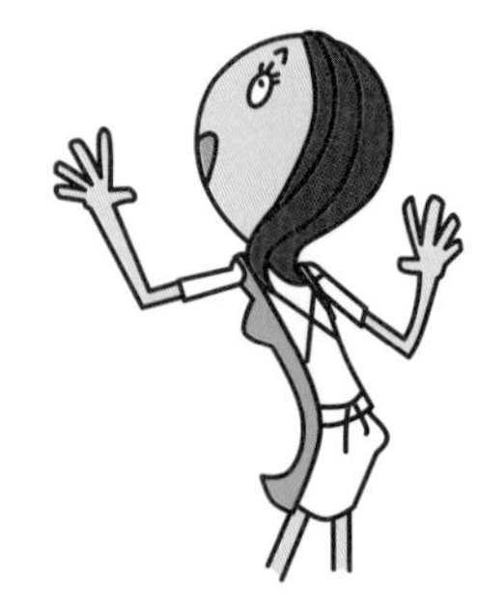

☑ 臨床判断モデルを活用した実習記録の実例

COPDの急性増悪期のB氏の記録

△月△日

1. 今日の受け持ち患者の看護にあたり必要な知識を整理する。

- **病態**：気流の閉塞によりガス交換が障害される病態で、低酸素血症、高二酸化炭素血症をきたし、呼吸困難、咳、痰などの症状を呈する。
- COPDの症状である低酸素血症の改善のために酸素療法を行うが、高濃度の酸素療法によって、CO_2ナルコーシスに注意が必要。

↓

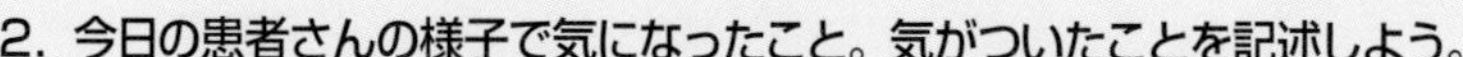

2. 今日の患者さんの様子で気になったこと。気がついたことを記述しよう。

昨日までは朝のご挨拶時にしっかり返事があったのに今日は眠たそうにされている。昨日はよく寝ていたという情報もあり、傾眠傾向ではないかと思われる。呼吸数は16/分、努力様呼吸ではない。脈拍は102/分で頻脈、顔面がやや紅潮している。酸素流量は２Ｌ/分、指示通りであった。

↓

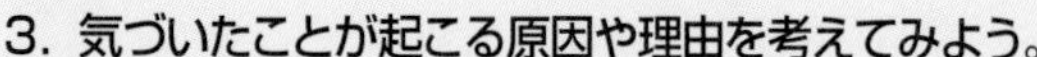

3. 気づいたことが起こる原因や理由を考えてみよう。

Ｂ氏は酸素吸入を行っており、高濃度の酸素投与になっているとCO_2ナルコーシスが心配である。

↓

4. 判断の結果で、あなたのとった行動と患者の反応を記述しよう。

指導者にＢ氏の様子を報告した。報告を聞いた指導者も患者のそばに行き、声かけ、呼吸状態、脈拍、チアノーゼなどを観察した。その後「確かにいつものＢさんではないですね。意識状態の低下、自発呼吸も減弱しており医師に報告します。動脈血採血があると思います」と言った。

↓

5. このプロセスを振り返り、次に役立てられることを整理しておこう。

高二酸化炭素血症、CO_2ナルコーシスになるとどのような症状を呈するのかよく理解できた。COPDの患者さんを担当するときには動脈血ガス分析のデータ把握が重要と理解できた。

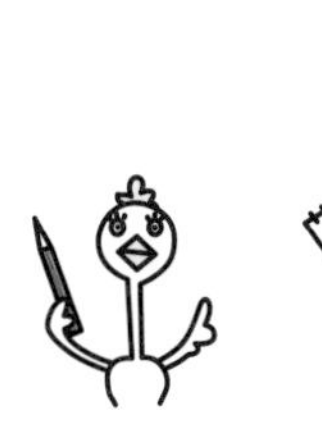

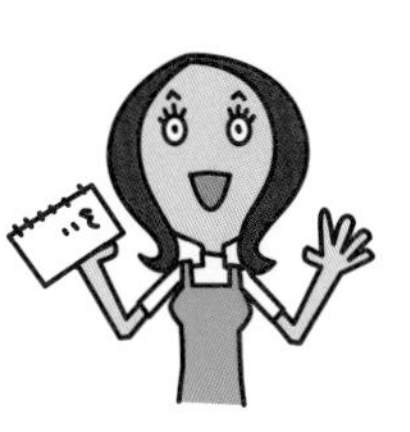

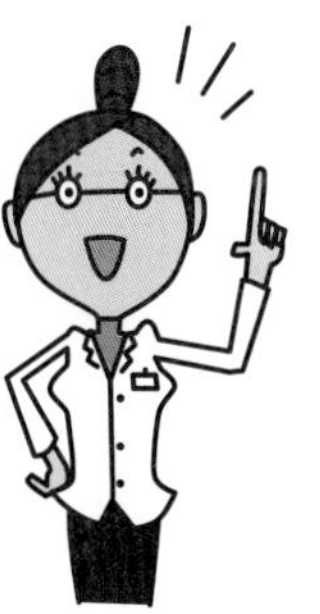

資料1

実習で情報収集に困らない！

電子カルテの見かた・読みかた

電子カルテを導入している実習病院が増えてきています。
ここでは実習でよく出合うIBM、Fujitsu（富士通）の主要システムごとに、
実際の画面を見ながら電子カルテの見かた・読みかたをガイドします。

IBM 編

疋田智子

京都大学医学部附属病院（以下、当院）では、病院情報システム第7世代Kyoto University Hospital Information Galaxy Version 7（以下、KING7）が導入されており、診療録、看護記録、その他コメディカルや部門システムの記録が行われています。ここでは、KING7の画面を示しながら、患者さんの基本的な情報がどこにあるか、どのように情報収集を行うかを「看護記録」と「医師、コメディカルの記録」に分けて紹介します。

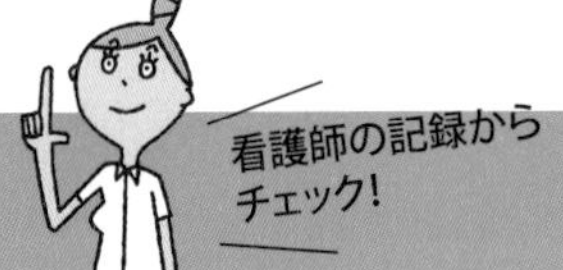
看護師の記録から
チェック！

1 看護記録

看護データベース（患者基本情報）

看護データベース（Ⓐ）は、看護を必要とする人についての属性や個別的な情報が記載されており、患者基本情報とも言います。当院では「ゴードンの11の機能的健康パターン分類」に褥瘡リスク評価と転倒リスク評価を加え、入院時に看護師が患者さんから聴取した情報を記載しています。

例えば、**図1**の「健康認識－健康管理」画面では、入院時症状や現病歴（患者さんの入院の経緯と目的）、医師の病気に対する説明などが記載されています。その他、「栄養－代謝」「排泄」などパターン分類ごとに記載された情報を参照し、患者さんの基本的な情報を収集していきます。

図1 看護データベース（成人～老年）：「健康認識－健康管理」画面

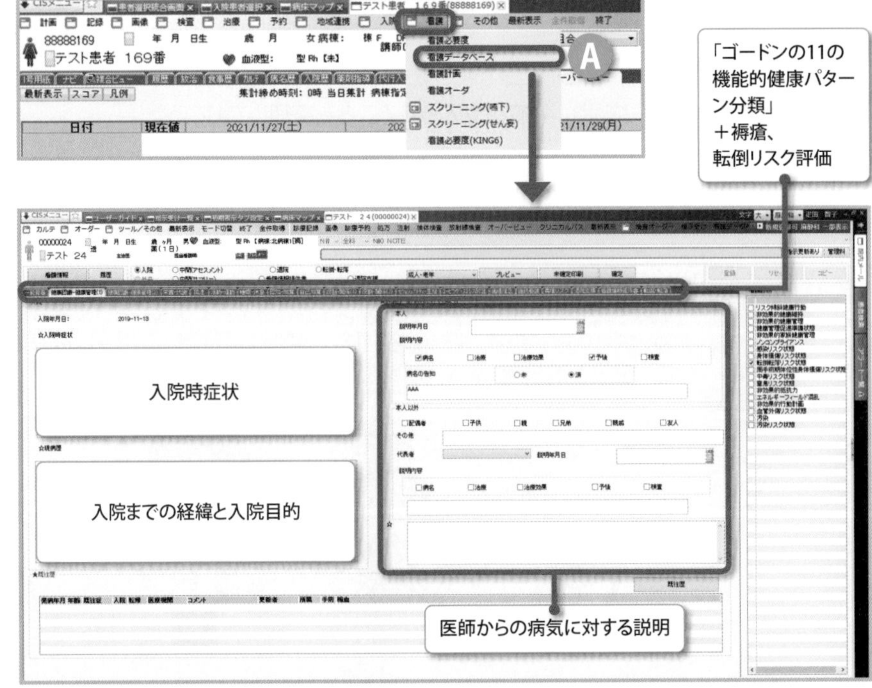
A
看護データベース
「ゴードンの11の
機能的健康パターン分類」
＋褥瘡、
転倒リスク評価
入院時症状
入院までの経緯と入院目的
医師からの病気に対する説明

看護問題リストと看護計画

図2　「看護計画」画面

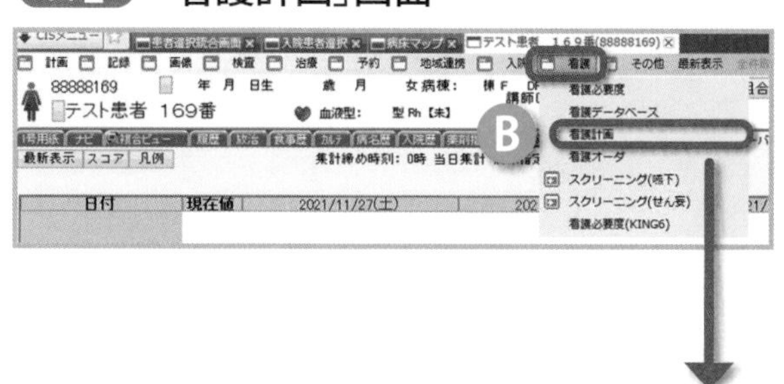

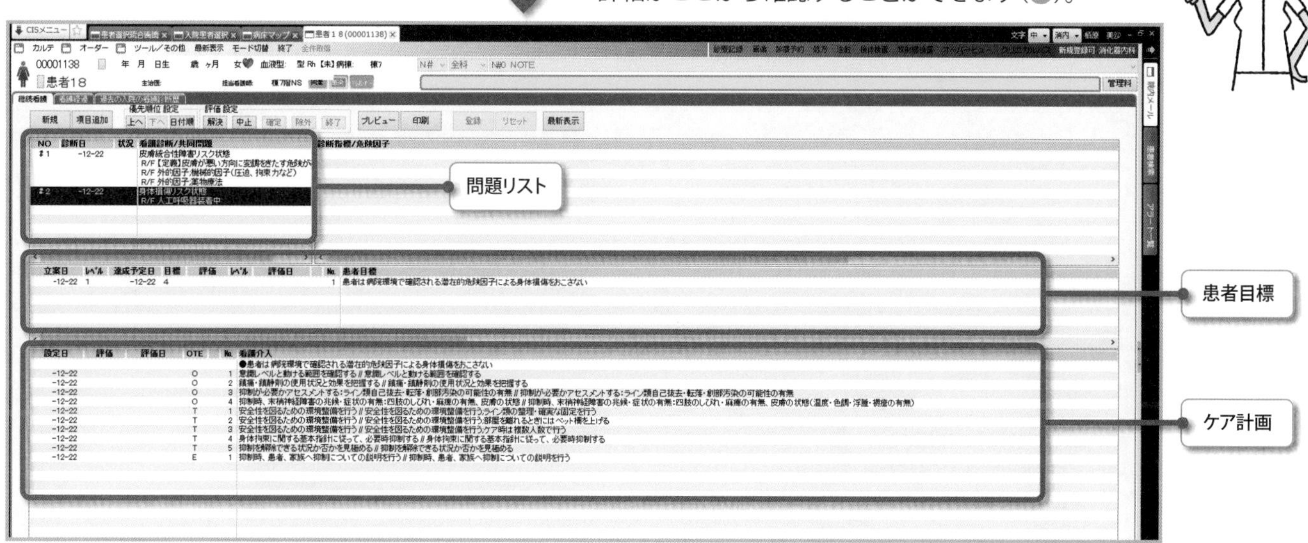

問題ごとに、目標、計画が参照できます

看護問題リストは、看護師が患者さんから収集した情報をもとに、今回の入院期間中に解決すべき患者さんの看護問題を列挙したものです(**図2**)。当院では、NANDA-I看護診断を使用しており、問題リストを抽出することで看護診断ごとの看護計画(患者目標、ケア計画)を立案しています。看護診断名、患者目標、ケア計画の詳細がここから確認することができます(Ⓑ)。

ケアフロー(経過記録)

ケアフロー(Ⓒ)は、看護計画の経過や治療、処置、看護実践とその結果が記載されており、日々の患者さんの状態が把握できます(**表1**、p.278 **図3**)。また、医師の指示や検査結果なども確認できます。

表1　ケアフロー(経過記録)の主な項目

❶ **日付**
❷ **入院日数**：術後日数や化学療法日数、放射線治療日数などが設定可能です。
❸ **看護実施責任者**：当日の受け持ち看護師の名前が記載されています。
❹ **トレンド部分**：バイタルサインが記載されています。
❺ **計測(体重)**
❻ **食事(食種・摂取量)**：食種は「糖尿病食」「心臓病食」など医師オーダーが表示されます。食事の詳しい内容はカルテで参照可能です。
❼ **排泄(尿回数・尿比重・便回数)**
❽ **IN・OUT**[*1]：輸液量、飲水量、尿量やその他の排液量が記載されています。
❾ **医師指示項目**：一般指示が参照できます。
❿ **医師指示項目**：検体・生理・放射線検査の内容や結果が確認できます。結果がある場合は●が表示され、結果が参照できます。
⓫ **注射**：注射の指示が参照できます。
⓬ **活動ー運動**：食事、移動、移乗、整容、更衣、口腔清潔、保清、排泄など日常生活援助をした場合に「実施記録●」されます。実施記録時にコメント記載をすると●が表示され、カーソルを当てるとバルーン表示で内容が確認できます。
⓭ **観察項目**：経時的に観察が必要な項目が設定され、観察結果が記録されます。
⓮ **看護計画**：看護診断名、患者目標、ケア計画が表示されており、ケアを実施すると「実施記録●」を行います。また、詳記記録(SOAP[*2])すると●が表示され、●をクリックすることで内容が確認できます。詳記記録(SOAP)はカルテにも表示され、医師や他の医療従事者と情報共有することができます。
⓯ **記事**：看護計画、観察項目以外のことで起こったトピックスが記載されています。
⓰ **カンファレンス**：看護師間や看護師と他職種で行われたカンファレンスの内容が記載されています。
⓱ **IC**[*3]：医師が患者さんまたは患者さんのご家族に病状や治療方針を説明する際に看護師が同席した場合、患者さんや患者さんのご家族の反応、今後の支援の有無についての記録が記載されています。

＊1【IN・OUT】intake and output：水分出納
＊2【SOAP】subjective, objective, assessment, plan：主観的情報(S)、客観的情報(O)、評価(A)、計画(P)で記載する問題志向型システムにおける経過記録の方式
＊3【IC】informed consent：インフォームド・コンセント。説明と同意

資料　1. 電子カルテの見かた・読みかた

図3 ケアフロー画面

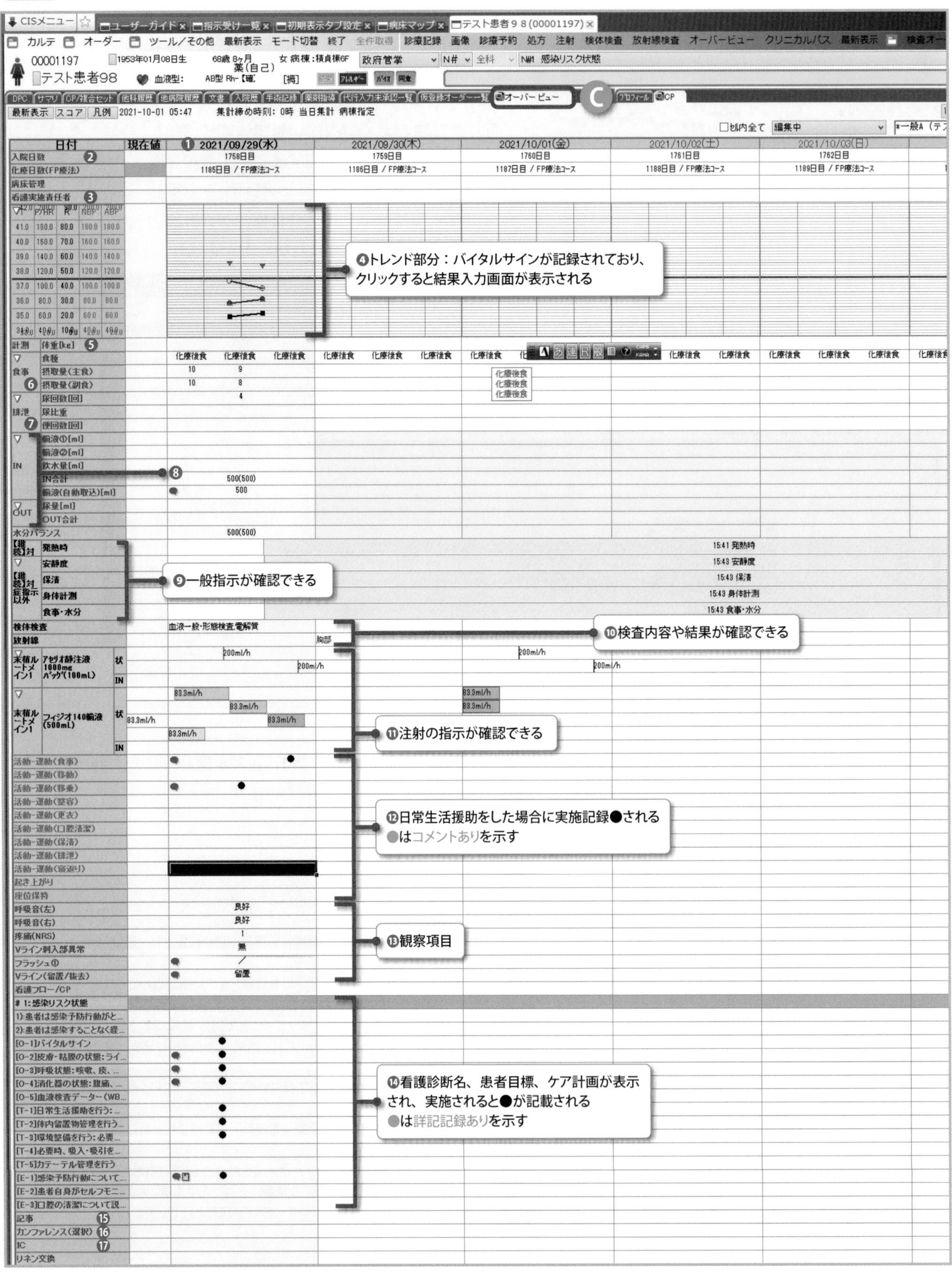

④トレンド部分：バイタルサインが記録されており、クリックすると結果入力画面が表示される
⑨一般指示が確認できる
⑩検査内容や結果が確認できる
⑪注射の指示が確認できる
⑫日常生活援助をした場合に実施記録●される
●はコメントありを示す
⑬観察項目
⑭看護診断名、患者目標、ケア計画が表示され、実施されると●が記載される
●は詳記記録ありを示す

看護オーダー

図4のⒹを押下(おうか)すると、看護オーダー画面に遷移(せんい)します。看護オーダー画面には、患者さんの状態に応じて行う日常生活援助の具体的な援助方法や点滴、ドレーンなどの留置物が記載されています(**表2**、**図4**)。

表2 看護オーダーの主な項目

1. ADL－食事：配膳、下膳(げぜん)の要・不要が記載されています。
2. ADL－服薬：服薬レベル(1 自立、2 見守り、3 一部介助、4 全介助)が記載されています。
3. 活動－運動：具体的な日常生活援助について(1 自立、2 見守り、3 一部介助、4 全介助)記載されています。自立以外では、具体的な援助内容についてコメントが入力されており、その部分にカーソルを当てるとコメントが参照できます。日常生活援助を実施した場合、ケアフロー画面の「⑩活動－運動」に「実施記録●」されます(図3参照)。
4. 計測：体重、腹囲、血糖など定期的計測の必要時に計測時間が記載されます。
5. 留置：留置物が部位ごとに記載されています。

図4 「看護オーダー」画面

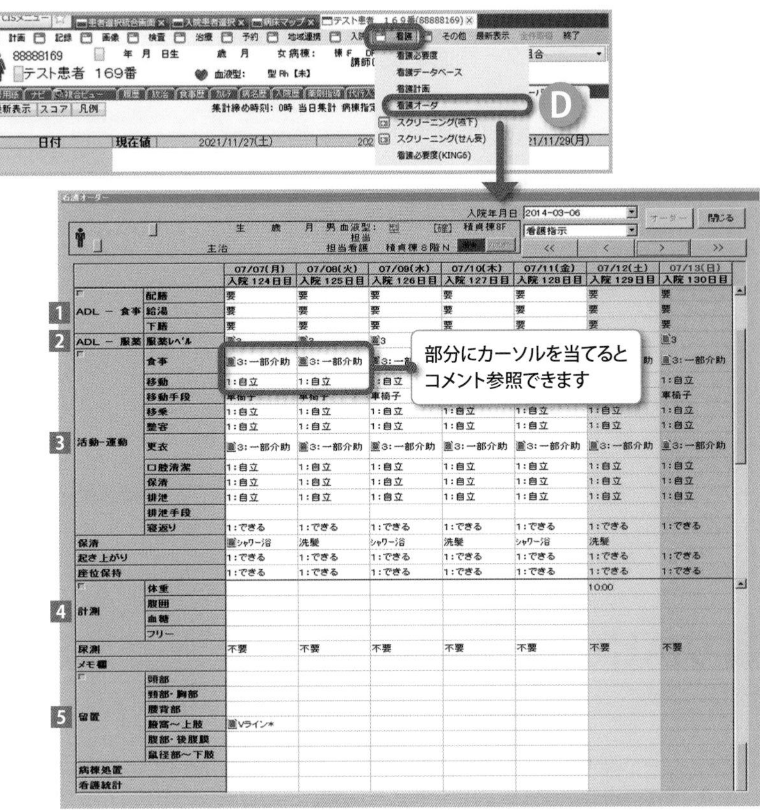

2 医師、コメディカル記録

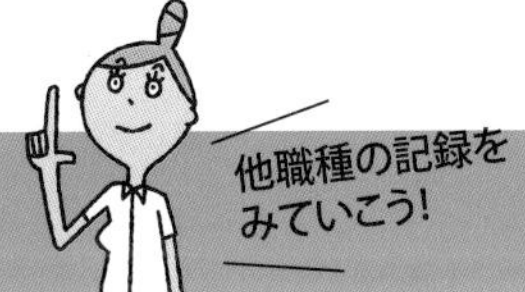

医療記録

カルテ(Ⓔ)のⒻ画面では、すべての医療従事者の詳記記録が記載されています(**図5**)。先述のケアフローの「●詳記記録」もカルテに表示されます(**図3**参照)。詳記記録は、基本的にはSOAP形式で記載され、必要時にI(Interventio：介入)、R(Response：反応)、F(Free：自由記載)を加えた形式で記載されます。カルテ(Ⓔ)のIC(Ⓖ)には医師が患者さんやご家族に対して行った、**病状や治療方針などの説明内容**と、**説明を受けた患者さんやご家族の反応**が記載されます。

図5 「カルテ」画面

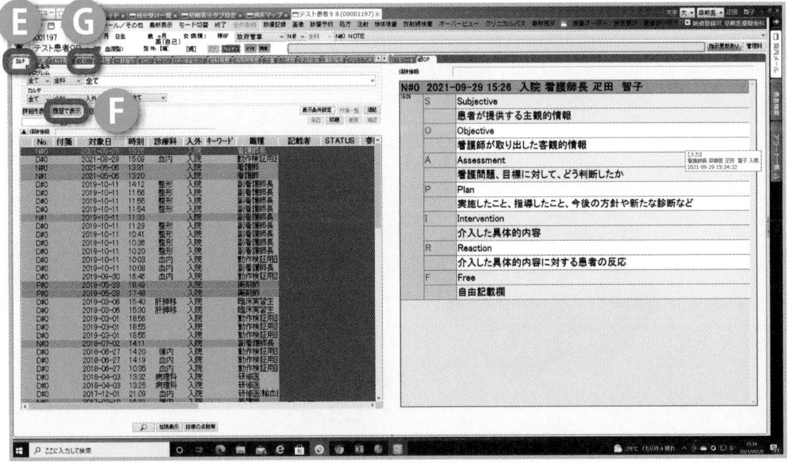

食事オーダーの記録

カルテ(Ⓔ)の食事歴(Ⓗ)画面では、参照したいところをダブルクリックすると、食事オーダー画面が表示され、食事内容(食種、エネルギー量、塩分量など)を参照できます(**図6**)。毎食の摂取量については、ケアフロー画面の「❺摂取量(主食)・摂取量(副食)」に0〜10割で記載されます(p.278**図3**参照)。

図6 「食事オーダー」画面

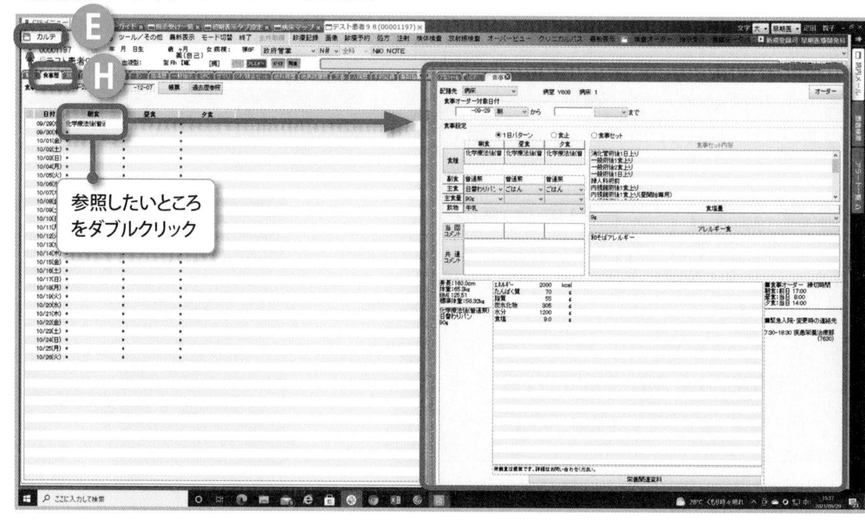
E
H
参照したいところ
をダブルクリック

リハビリテーション記録

リハビリテーションがオーダーされている場合は、先述のケアフロー画面の❽医師指示項目に「リハビリ」が表示されます(**図7**、p.278**図3**参照)。オーダー日に「運動器リハ」と表示(オーダー種目により表示される文言は変わります)され、その上で右クリックし「実施コメント表示」をクリックすると結果が表示されます。実施コメントの上でクリックすると、詳細記録がすべて表示されます。

図7 「リハビリ結果表示」画面

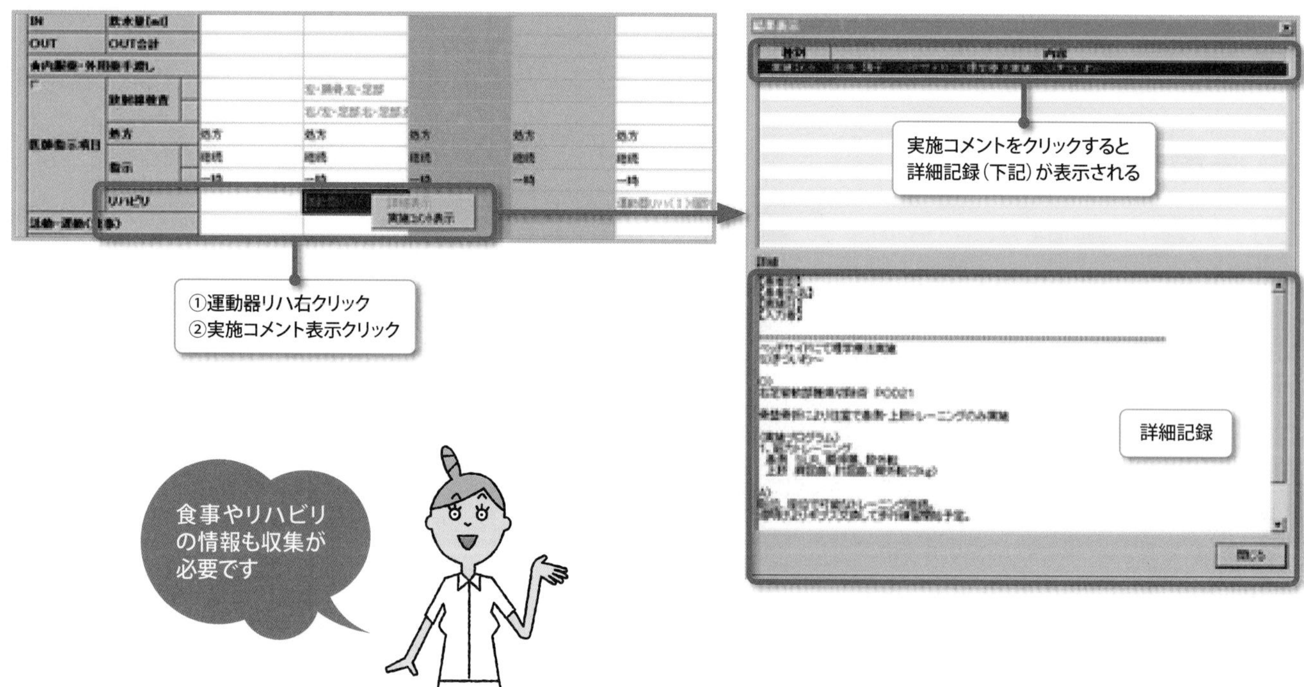
①運動器リハ右クリック
②実施コメント表示クリック
実施コメントをクリックすると
詳細記録(下記)が表示される
詳細記録
食事やリハビリ
の情報も収集が
必要です

Fujitsu(富士通)編

鏡 順子

患者さんの全体像を把握するための、電子カルテからの診療録や看護記録などの情報収集の方法についてガイドしていきます。

学生のみなさんが情報収集をするときによく閲覧する項目を**表1**に示しました。これらの項目を「お気に入り」に登録しておくと効率よく情報収集ができて便利です。まずは「お気に入り」の登録方法からガイドしていきます。

表1 実習の情報収集においてよく閲覧する項目

▶看護プロファイル ▶経過表(フローシート) ▶診療記録(SOAP&フォーカス) ▶看護サマリー覧(看護要約) ▶看護計画 ▶看護指示 ▶移動食事カレンダ ▶Excelチャート ▶患者掲示板 ▶指示簿一覧 ▶放射線画像検索 ▶検査歴 ▶入院注射カレンダ

1 「お気に入り」の登録のしかた

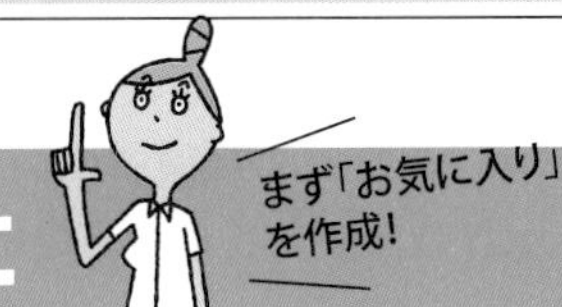

トップページから展開していきます。「利用者ID」と「パスワード」を入力し、「ログイン」を行った後、「診療業務開始」ボタンを左クリックします(**図1**)。次に、「ナビゲーションマップボタン」(**図2❶**)をクリックし、ナビゲーションマップを開きます(**図3**)。そして、**表1**にある経過表(フローシート)、看護プロファイルなど、情報収集をするうえで必要な項目を、以下のようにして「お気に入り」に登録していきます。

①情報収集に必要な項目を右クリックし(**図3❶**)、「お気に入りに追加」を左クリック(**図3❷**)します。この操作で選択した項目がお気に入りに登録されます。

②必要な項目を1項目ずつ上記の手順で追加していきます。

図1 「トップページ」画面

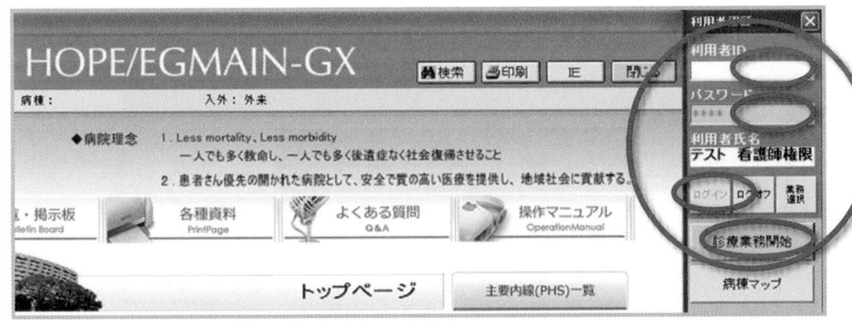

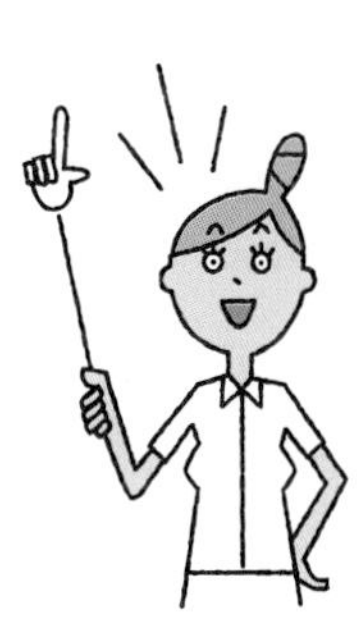

最初にお気に入りを作成しておくと、その後の情報収集がスムーズです!

図2 ナビゲーションマップボタン

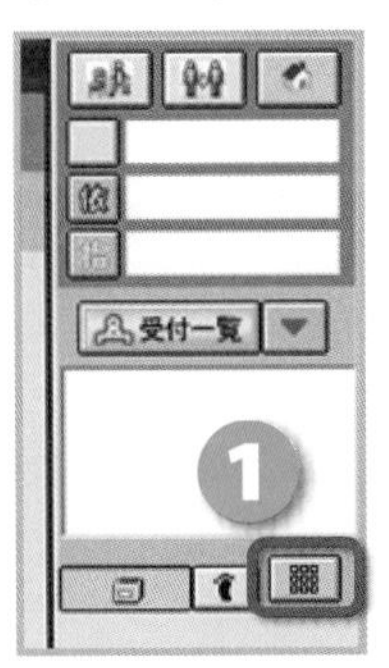

図3 お気に入りへの登録方法

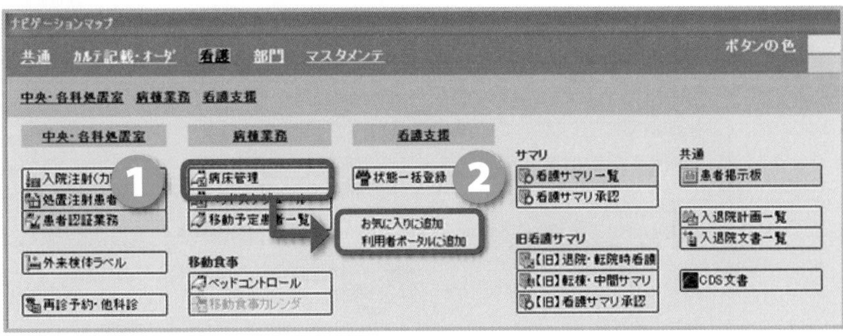

2 情報収集のしかた

どこに必要な
情報があるかみていこう!

ここからは、実習に必要な情報収集のしかたについてガイドしていきます。

トップ画面からログインし、診療業務開始→病棟マップの順に左クリックします。カルテを開きたい患者さんの名前の上でダブルクリックまたは右クリックし、「カルテを開く」を左クリックします。

すると、患者モード選択(看護師)画面が表示されますので、看護記録を左クリックします(**図4❶**)。患者さんのカルテを展開すると、画面右側のナビゲーションマップ下に「お気に入り」でまとめた項目(**図4❷**)がアイコン表示されます。ここからの情報収集はすべて「お気に入り」を活用します。

図4 患者モード選択(看護師)画面と「お気に入り」フォルダ

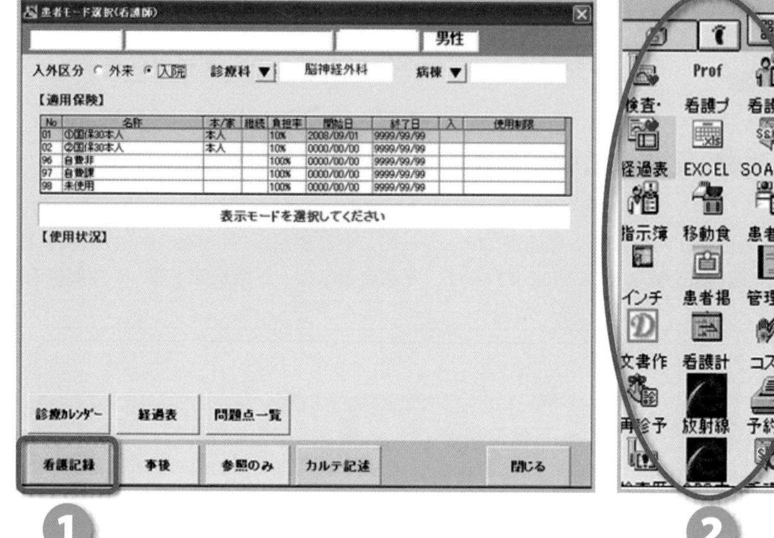

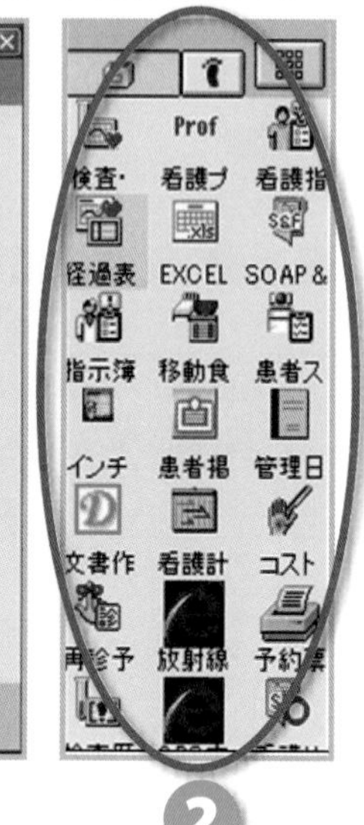

看護プロファイル

「看護プロファイル」から看護基礎情報を収集します。「ナビゲーションマップ」→患者情報「看護プロファイル」を左クリックします(**図5**)。「看護プロファイル」では、患者さんの全体像を把握するために必要な基本情報を読み取っていきます。当院では、プロフィール(基本情報)以外は、NANDA-I看護診断分類13領域の項目ごとに情報が記載されています(**図5❶**)。NANDA-I看護診断分類13領域の項目ごとに、どのような情報が記載されているのかを**表2**にまとめました。

図5 「看護プロファイル」画面

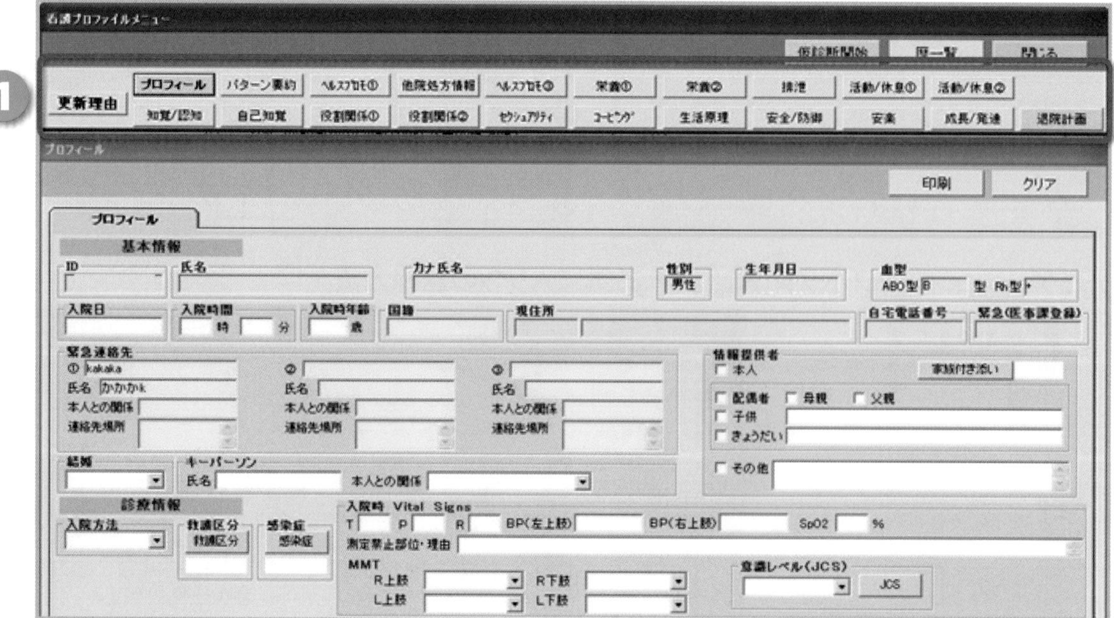

表2 看護プロファイルの情報

プロフィール(基本情報) NANDA-I看護診断分類法IIの13領域 ▶ヘルスプロモーション(既往歴や病気・治療の受け止め方、健康管理行動、キーパーソン、アレルギー情報など) ▶栄養(身長、体重、食事情報など) ▶排泄(泌尿器系、呼吸器系、消化器系など) ▶活動/休息 (睡眠/休息、活動/運動、エネルギー平衡、循環/呼吸反応など)	▶知覚/認知(注意、見当識、認知、感覚/知覚など) ▶自己知覚(自己概念、自己尊重、ボディイメージなど) ▶役割関係(介護役割、家族関係など) ▶セクシュアリティ(性的機能、生殖など) ▶コーピング/ストレス耐性(コーピング反応など) ▶生活原理(信念、価値観、宗教に関する配慮の必要性など) ▶安全/防御(身体損傷、感染、体温調節など) ▶安楽(身体的安楽、環境的安楽、社会的安楽など) ▶成長/発達

経過表(フローシート)

経過表(フローシート)とは、経時的に収集した患者さんの状態を一覧表にした経過記録のことです。

図4の患者モード選択(看護師)画面で、「経過表」ボタンを左クリックし、「経過表フォーマット選択」から必要な経過表を左クリックします(**図6**)。

フローシートの種類には24時間単位で記載される一覧表(ICU[*1]・CCU[*2]などの重症患者さん用)と、1週間単位で記載される一覧表(一般患者さん用)があります。

図6 「経過表フォーマット選択」画面

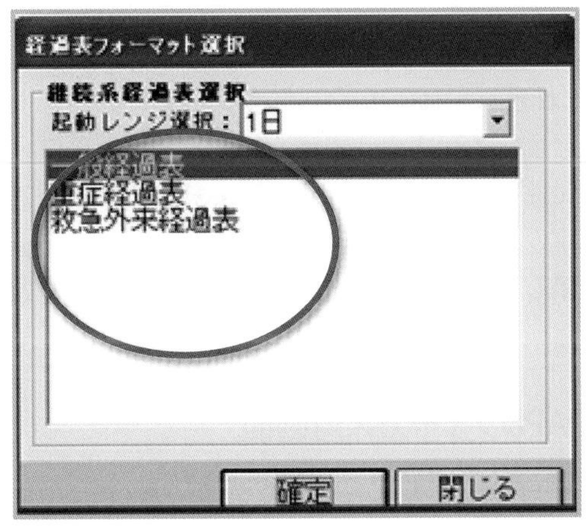

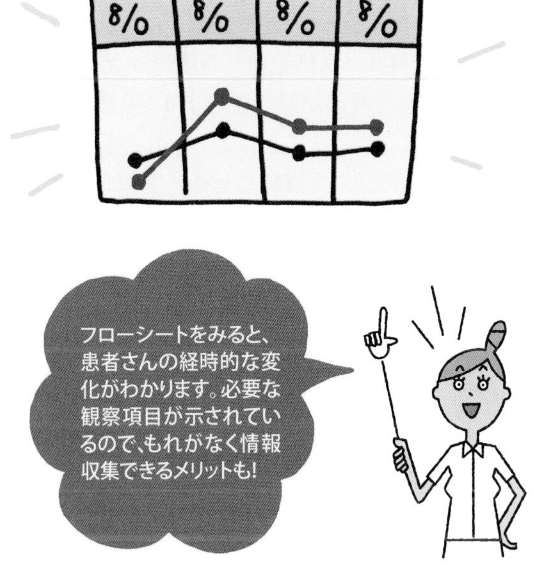

8/0
8/0
8/0
8/0
フローシートをみると、患者さんの経時的な変化がわかります。必要な観察項目が示されているので、もれがなく情報収集できるメリットも!

「経過表フォーマット選択」で見たい画面を選択すると、選択した経過表が表示されます(p.284 **図7**)。縦軸には時間を追ってデータ収集する必要のある患者さんの状態(観察内容)や計測項目、看護処置、指示簿、検査、薬剤が配置され(**図7❶**)、横軸には時間経過を示しています。

実習で検温のときにフローシートを活用すると、もれがなく観察したい項目の情報を収集することができます。

＊1　ICU(intensive care unit):集中治療部
＊2　CCU(coronary care unit):冠疾患集中治療室

資料
1. 電子カルテの見かた・読みかた

図7 「経過表（フローシート）」画面

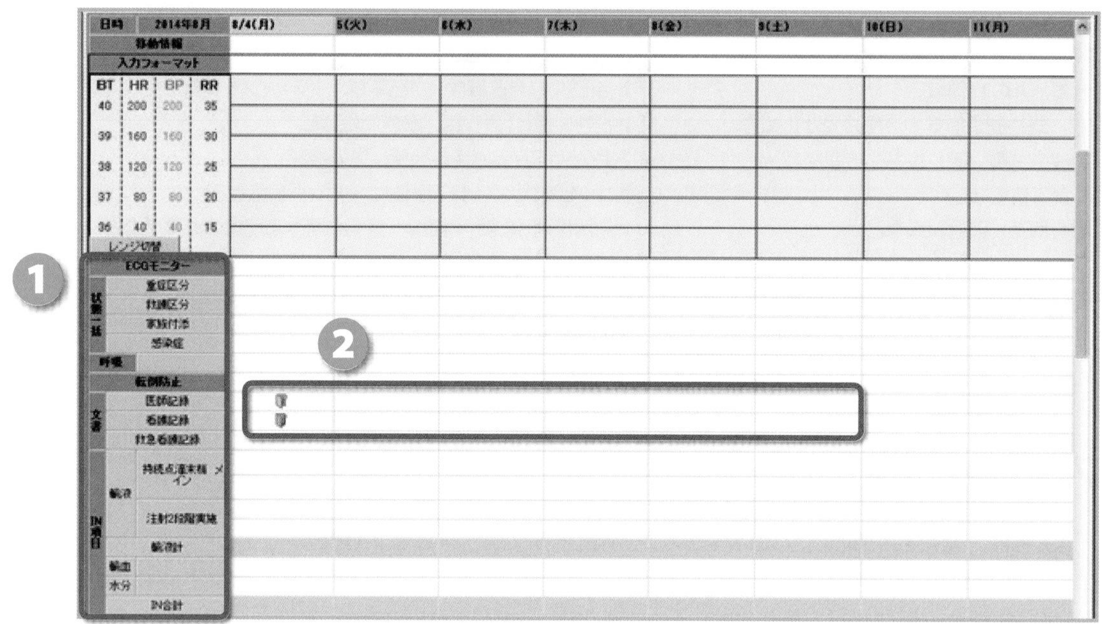

医師記録、看護記録（SOAP&フォーカス）

前述の経過表（フローシート）から患者さんの必要な情報を収集します。「文書」に「医師記録」「看護記録」があり、青が医師記録、ピンクが看護記録を表します（**図7**❷）。カルテマークが表示されるのでその上にカーソルを合わせてダブルクリックし、医師記録を展開させるとプログレスノート（**図8**）が、看護記録を展開させるとSOAP&フォーカス（**図9**）がそれぞれ表示されます。

※「ナビゲーションマップ」→「看護」→記録「（SOAP&フォーカス）」の順に左クリックでも、同様に閲覧することができます。この場合、日にちを追って閲覧することができます。また、検索したい期間を設定して情報収集することも可能です。

図8 「プログレスノート」画面

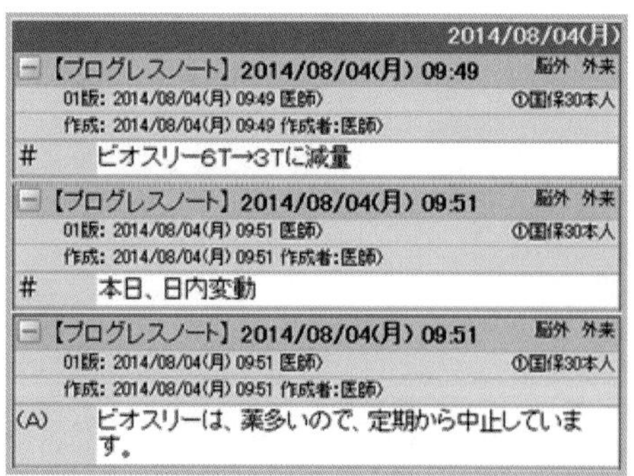
2014/08/04(月)

【プログレスノート】2014/08/04(月) 09:49　脳外 外来
01版: 2014/08/04(月) 09:49 医師)　①国保30本人
作成: 2014/08/04(月) 09:49 作成者:医師)
\# ビオスリー6T→3Tに減量

【プログレスノート】2014/08/04(月) 09:51　脳外 外来
01版: 2014/08/04(月) 09:51 医師)　①国保30本人
作成: 2014/08/04(月) 09:51 作成者:医師)
\# 本日、日内変動

【プログレスノート】2014/08/04(月) 09:51　脳外 外来
01版: 2014/08/04(月) 09:51 医師)　①国保30本人
作成: 2014/08/04(月) 09:51 作成者:医師)
(A) ビオスリーは、薬多いので、定期から中止しています。

図9 「看護記録（SOAP&フォーカス）」画面

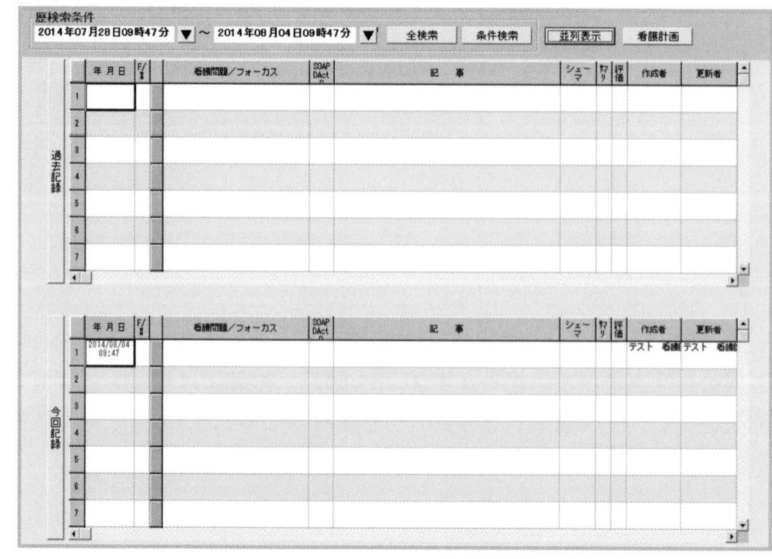

看護サマリ（看護要約）

「ナビゲーションマップ」→「看護」→「サマリ（看護サマリ一覧）」の順に左クリックします。

看護サマリ（看護要約）は情報の総括です。看護の対象に対して、よりよい看護の提供をしていくためにはどのようなことを実施し、その結果はどうであったのかが明記されています。そして、継続が必要な問題や解決した問題を明確にし、疾患や今後の療養生活に影響を及ぼすと考えられる患者さんの情報や、入院から現在までの経過が記載されています。

サマリの種類には、中間サマリ、退院サマリ、転棟サマリなどがあります。入院期間が長期の患者さんや急性期の場合、病状の変化が多く全体像が把握しづらい場合などは、看護サマリを活用すると経過が把握しやすくなります。看護サマリはあくまでも看護実践のまとめですので、実践した看護援助や反応などは看護記録で確認しましょう。

看護計画

「ナビゲーションマップ」→「看護」→サマリ「看護サマリ一覧」を左クリックすると、問題リストおよび関連因子が表示されます。No.の＃を左クリックすると患者目標、看護計画などの情報収集ができます（**図10❶**）。

看護計画の立案日を確認し、看護記録（SOAP&フォーカス）でその前後の情報を確認したり、看護サマリを確認したりすると、その計画が立案された根拠が明らかになります。

図10「看護計画」画面

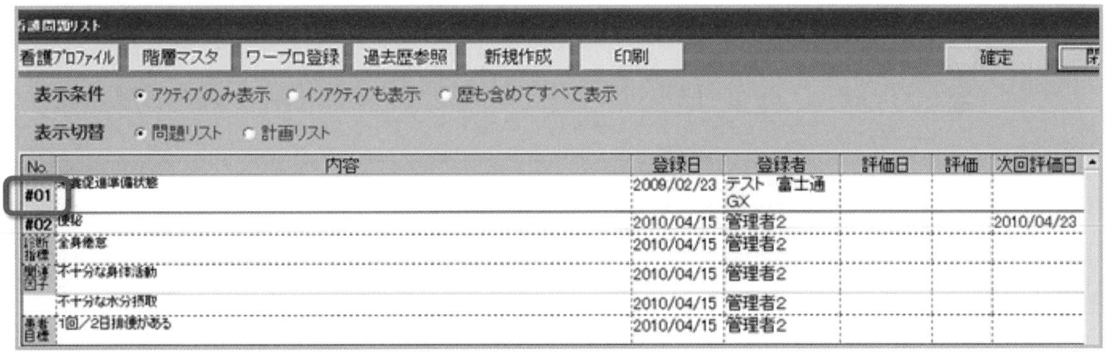

看護問題リスト

看護プロファイル　階層マスタ　ワープロ登録　過去歴参照　新規作成　印刷　確定

表示条件　アクティブのみ表示　インアクティブも表示　歴も含めてすべて表示

表示切替　問題リスト　計画リスト

No.	内容	登録日	登録者	評価日	評価	次回評価日
❶ #01	[illegible]促進準備状態	2009/02/23	テスト 富士通 GX			
#02	便秘	2010/04/15	管理者2			2010/04/23
診断指標	全身倦怠	2010/04/15	管理者2			
関連因子	不十分な身体活動	2010/04/15	管理者2			
	不十分な水分摂取	2010/04/15	管理者2			
患者目標	1回／2日排便がある	2010/04/15	管理者2			

看護指示

「ナビゲーションマップ」→「看護」→記録「看護指示参照」の順に左クリックします（**図11**）。現在の看護指示内容が収集できます。実施されているケア（清潔ケアや転倒防止策、患者教育など）や処置の回数・頻度が確認できます。

図11「看護指示」画面

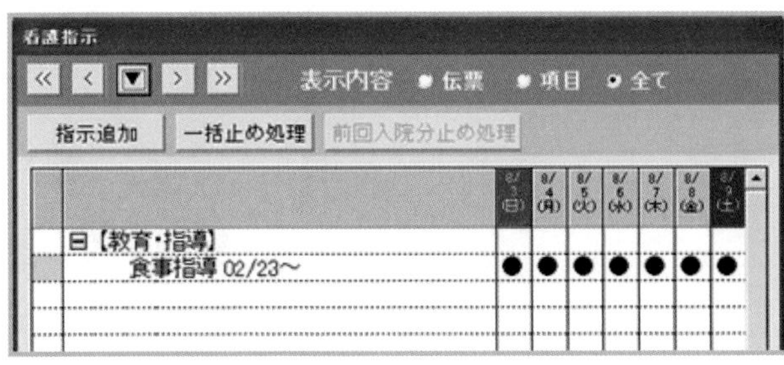

移動食事カレンダ

「ナビゲーションマップ」→「看護」→移動食事「移動食カレンダ」の順に左クリックします。転棟申込、転室・転床、外出泊・食事変更、退院、転棟、転科、担当変更などが一覧でき、食事内容、食事形態、アレルギー食品などの把握が可能です（**図12**）。

図12「移動食事カレンダ」画面

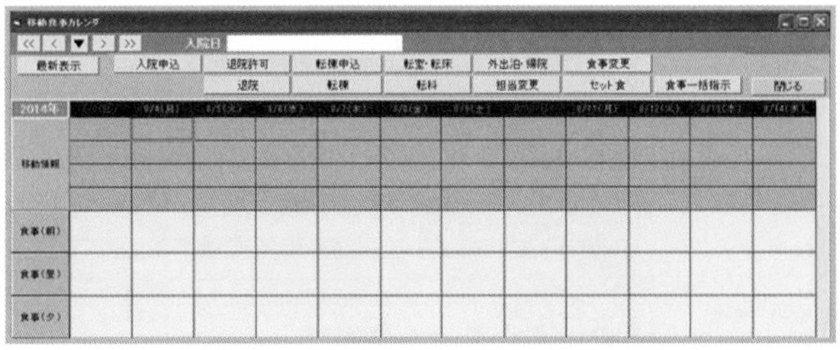

資料

1. 電子カルテの見かた・読みかた

Excelチャート

「ナビゲーションマップ」→「カルテ記載・オーダ」→コンテンツ「Excelチャート」の順に左クリックします。

施設ごとにさまざまなチャートが作成されています。当院では「Excelチャート」を展開すると「新規作成」ボタンがあり、そこからさらに展開していくと、「病棟」「手術室」「生理検査」「リハビリ」「その他」でカテゴリー分けされています。入院時に必要なさまざまな計画書や評価表、他職種の情報が確認できるようにしています。例えばMSWケース記録では、退院調整のかかわりを時系列で詳細に記載しています。チャート一覧で項目を参照し、活用してください(**図13**)。

図13 「Excelチャート」画面

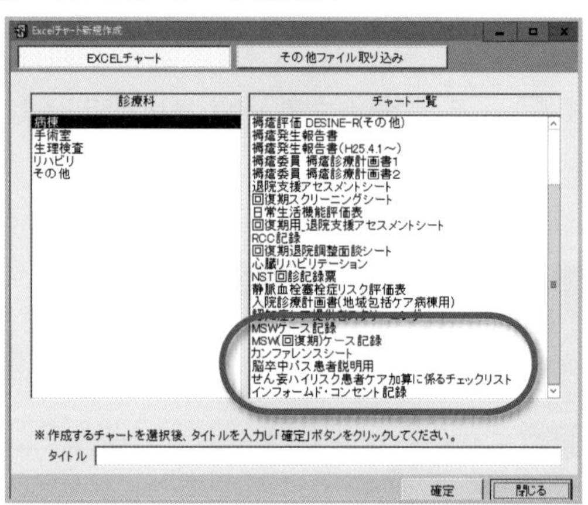

患者掲示板の閲覧方法

「ナビゲーションマップ」→「看護」→共通「患者掲示板」の順で左クリックします。患者掲示板にはログインした本人あてメッセージや、スタッフ伝言板、患者治療方針、患者の訴え・家族の訴えなどの欄があり、細かな伝達事項や引き継ぎ事項などが記載されている便利な機能です(**図14**)。診療記録(SOAP&フォ—カス)などの公式文書ではありません。

図14 「患者掲示板」画面

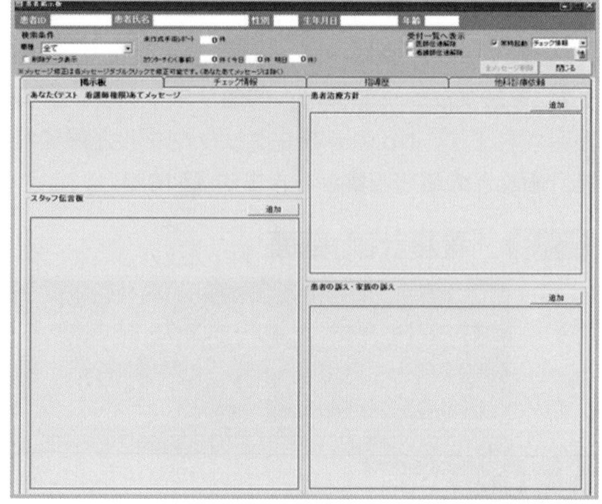

指示簿一覧

「ナビゲーションマップ」→「共通」→「診療記録」→その他の記録「指示実施一覧」の順で左クリックします。医師の指示のもと守るべき内容や、看護師が判断し、実施できる内容が記載されています(**図15**)。例えば安静度やドレーン管理、外出泊、疼痛や不眠の他、緊急時にも対応できるような指示が反映されています。

図15 「指示簿一覧」画面

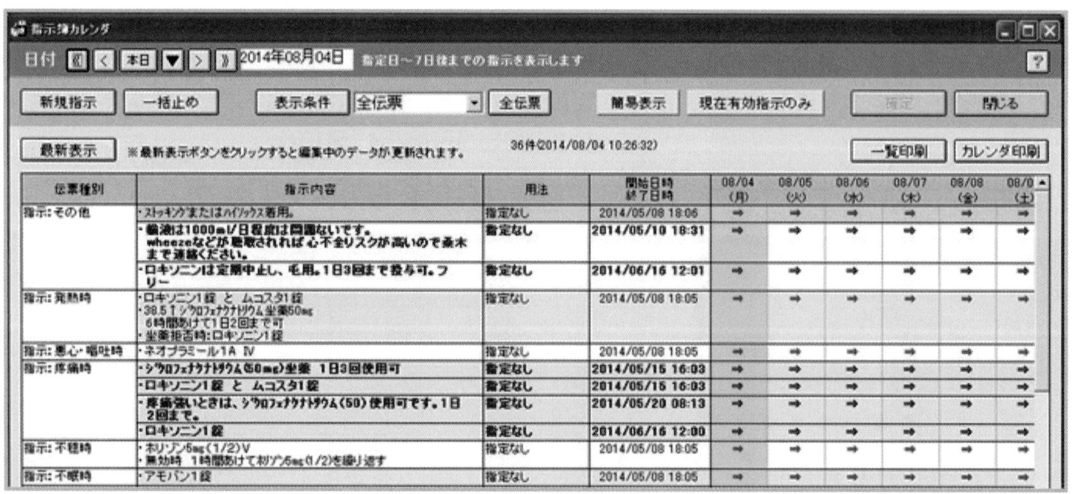

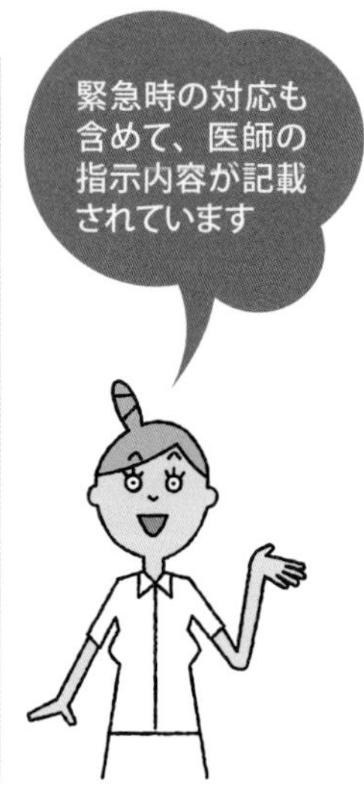
緊急時の対応も含めて、医師の指示内容が記載されています

放射線画像検索

「ナビゲーションマップ」→「共通」→「診療記録」→「放射線画像検索」の順で左クリックします。閲覧したい検査項目を左クリック（**図16❶**）すると、放射線画像が展開されます（**図16❷**）。

図16 「放射線画像検索」画面

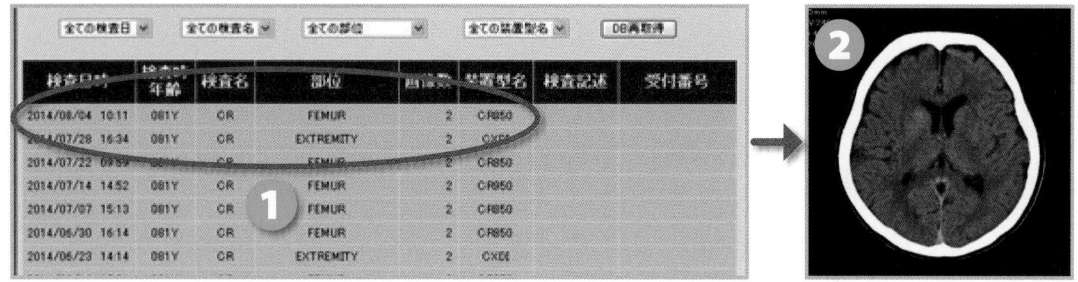

検査日時	検査時年齢	検査名	部位	画像数	装置型名	検査記述	受付番号
2014/08/04 10:11	081Y	CR	FEMUR	2	CR850		
2014/07/28 16:34	081Y	CR	EXTREMITY	2	CXDI		
2014/07/22 09:59			FEMUR	2	CR850		
2014/07/14 14:52	081Y	CR	FEMUR	2	CR850		
2014/07/07 15:13	081Y	CR	FEMUR	2	CR850		
2014/06/30 16:14	081Y	CR	FEMUR	2	CR850		
2014/06/23 14:14	081Y	CR	EXTREMITY	2	CXDI		

検査歴一覧

「ナビゲーションマップ」→「看護」→病棟業務「検査歴一覧」の順に左クリックします。閲覧したい採取日を左クリックする（**図17❶**）と、検査結果が表示されます。検査結果表示画面の左側の「時系列結果」を左クリックすると（**図17❷**）、検査結果が時系列で表示されます（**図17❸**）。

図17 「検査歴一覧」「時系列表示」画面

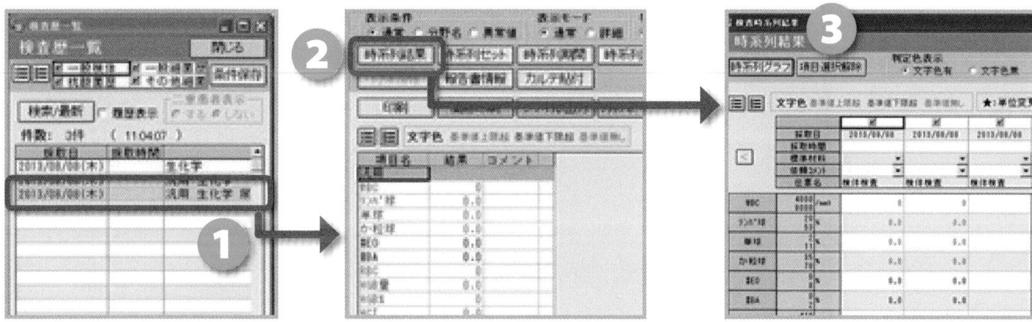

入院注射カレンダ

「ナビゲーションマップ」→「看護」→「入院注射カレンダ」の順に左クリックすると、注射の指示内容を確認することができます（**図18**）。

図18 「入院注射カレンダ」画面

Rp	項目	指示内容	数量	単位	開始時刻	終了時刻	8/1(金)	8/2(土)	8/3(日)	8/4(月)	8/5(火)	8/6(水)	8/7(木)	8/8(金)	8/9(土)	8/10(日)	8/11(月)	8/12(火)
1	手技 薬品 用法	点滴末梢 メイン 側管1 セファメジンα点滴用キット1g 注射用法	1	キット														
2	手技 薬品 用法	点内追加 大塚生食注 (500ml) 注射用法	1	袋														

リハビリテーション

1日のスケジュールを立てるうえで、患者さんの予定を知っておくことが必要です。リハビリテーションの実施時間の確認は、「ナビゲーター」の「リハビリテーション」をクリックすると予定日時が確認できます（**図19❶**）。

図19 「リハビリテーション」画面

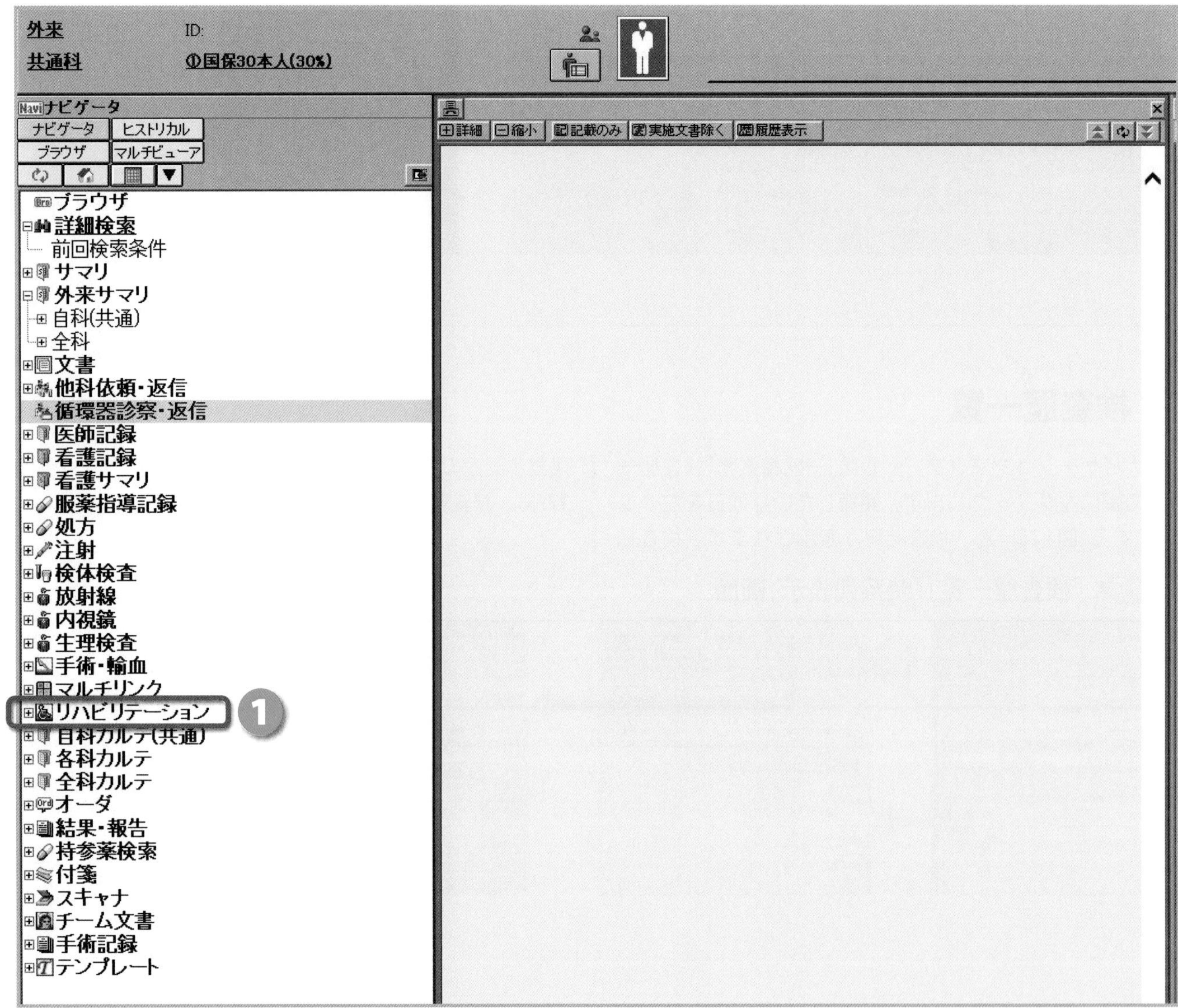

電子カルテからの情報収集の1例についてガイドしてきました。電子カルテにはさまざまな活用方法があり、同時にさまざまな展開の方法があります。今回はよく活用する項目を「お気に入り」にまとめて、展開していく方法を解説しました。しかし、この方法しかできないというものではありません。効率よく必要な情報を探すために、困ったときは、「ナビゲーター」を活用する方法もあります。

資料2

知っておきたい！

実習記録も含めた 個人情報の取り扱いの注意点

友納理緒

情報の適切な取り扱いを学ぶことは、どうして重要なの？

看護師が医療現場で扱う患者さんの情報は「センシティブ情報」といって、とくに守られる必要がある重要な情報です。それを外部に流出させると、患者さんのプライバシー権などの重要な人権を侵害してしまいますし、何より、患者さんとの信頼関係がなくなってしまいます。そして看護師個人は、情報を流出させた法的な責任を問われるだけでなく、社会からのバッシングを受けたり、所属施設の社会的信頼が失われるといった問題も発生します。したがって、情報を適切に取り扱うことは、看護師の重要な職務の1つといえます。

〝看護師にとって何がよい行いか〞を定めた「看護職の倫理綱領」にも、このような規定があります。

> 看護職は、対象となる人々の秘密を保持し、取得した個人情報は適正に取り扱う。
>
> 公益社団法人日本看護協会『看護職の倫理綱領』（2021）本文5

看護学生のみなさんも、将来看護職をめざす者として、学生のうちから適切な情報の取り扱いを身につけることがとても重要なのです。

看護学生が取り扱う情報の重要性を知ろう

まず、私たちが守るべき患者さんの「個人情報」とはどのようなものでしょうか。これは、p.290 **表1**のように定義されます。

とくに重要なポイントは、①の下線部です。例えば、みなさんが実習記録を書くときに、氏名を記号化したり、年齢を〇歳代と表現したりすることがあると思います。しかし、性別、診断名、既往歴、家族構成、職業といったほかの情報をあわせることで個人を識別することができる場合、それらはすべて個人情報となります。このことはしっかり意識しておきましょう。

表1 個人情報とは

個人に関する情報であり(死者も含む)、次のいずれかに該当するもの

①氏名、生年月日、その他の記述などにより特定の個人を識別することができるもの(他の情報と容易に照合することができ、それにより特定の個人を識別することができることとなるものを含む)

②個人識別符号が含まれるもの(DNA、顔認証データ、指紋など/免許証番号、マイナンバーなど)

表2 医療機関等において個人情報が含まれる文書の例

診療録、処方せん、手術記録、助産録、看護記録、検査所見記録、エックス線写真、紹介状、退院した患者に係る入院期間中の経過記録の要約、調剤録、訪問看護計画書、訪問看護報告書など

厚生労働省 個人情報保険委員会:医療・介護関係事業者における個人情報の適切な取扱いのためのガイダンス(平成29年4月14日、令和2年10月一部改正).を参考に筆者加筆

表3 プライバシーにかかわる情報とは

①私生活上の事実または私生活上の事実らしく受け止められるおそれのある情報

②一般人の感受性を基準にして公開を欲しないであろうと認められる情報

③一般の人々に未だ知られていない情報

「宴のあと」事件第一審判決、東京地裁昭和39年9月28日判決

ここで、医療機関で扱われる文書で、個人情報が含まれるものをみてみましょう(**表2**)。診療録、処方せん、看護記録、エックス線写真……医療機関で扱われる文書のほぼすべてに個人情報が含まれていることがわかりますね。実習でこれらの情報に接する看護学生も、適切な取り扱いを知っておくことは必須です。

一方、「プライバシーにかかわる情報」とは、**表3**のような情報を指します。ざっくりと、一般人としての感覚で、人に話してほしくない、公開してほしくないということだと考えてください。

このように、「個人情報」と「プライバシーに関する情報」は微妙に異なりますが、**図1**のようにほぼ一致していると考えてよいでしょう。大切な情報が多く含まれるため、実習に関する情報は口外したり、ネットに書き込んだりしないことが重要です。

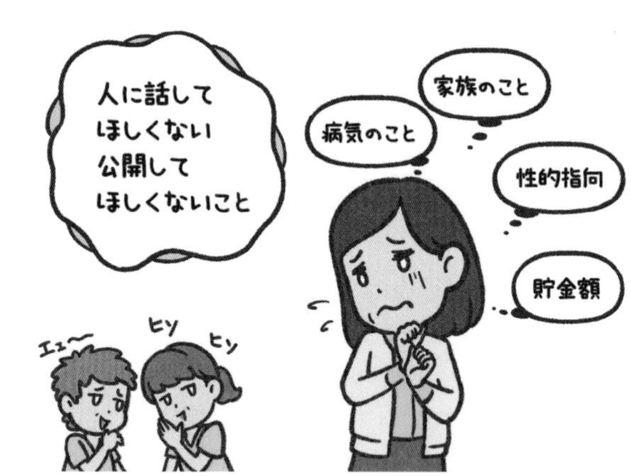

図1 個人情報とプライバシーに関する情報

個人情報
氏名、生年月日その他の記述などにより特定の個人を識別することができるもの

プライバシーに関する情報
一般人の感受性を基準にして公開を欲しないであろうと認められることがら

看護学生としての責任を知ろう

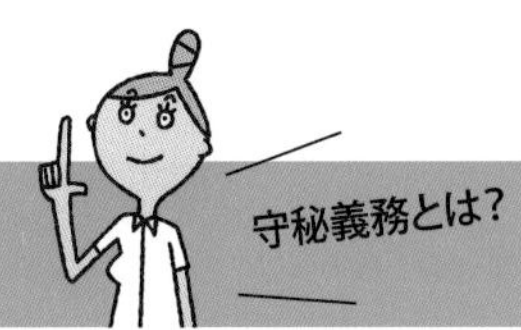

「守秘義務」とは、職務上知り得た秘密を守る義務のことです。つまり、仕事をするなかで知った人の秘密を漏らしてはいけないという義務です。法律で以下のように規定されています。

> 保健師、看護師又は准看護師は、正当な理由がなく、その業務上知り得た人の秘密を漏らしてはならない。保健師、看護師又は准看護師でなくなった後においても、同様とする。
>
> （保健師助産師看護師法 第42条の2）

秘密を漏らしてしまったとき、看護師は3つの責任を負う可能性があります。

> **①刑事責任**：国によって処罰される責任（懲役／罰金）
> **②民事責任**：損害賠償責任（患者さんに対してお金を支払う責任）
> **③行政処分**：業務停止や免許の取り消し

実際に、看護師が夫に担当患者の情報を話したことで守秘義務違反に問われ、裁判により守秘義務に違反したと認定されたという事例があります。

それでは、看護学生のみなさんも守秘義務を負うのでしょうか？

看護学生は、保健師助産師看護師法が適用される「看護師」ではありません。そのため、秘密を漏らしてしまったとしても、刑事責任、行政処分を負うことはありません。これらの責任は看護師であることを前提とするからです。しかし、民事責任を負う可能性はあります。つまり、看護学生であっても損害賠償責任として、患者さんからお金を請求されてしまうことがあり得るのです。

加えて、学校から何らかの処分（停学、退学など）を受ける可能性もあります。例えば過去に、講義で示された患者の摘出臓器を撮影しTwitterにアップした看護学生が、自主退学せざるを得なくなった事例があります。

このように、看護学生も機密情報の取り扱いについて必要な注意を怠ったときには、損害賠償責任を負ったり、学校から処分されることがあります。実習で知り得た情報は、人に話さないことを肝に銘じておきましょう。

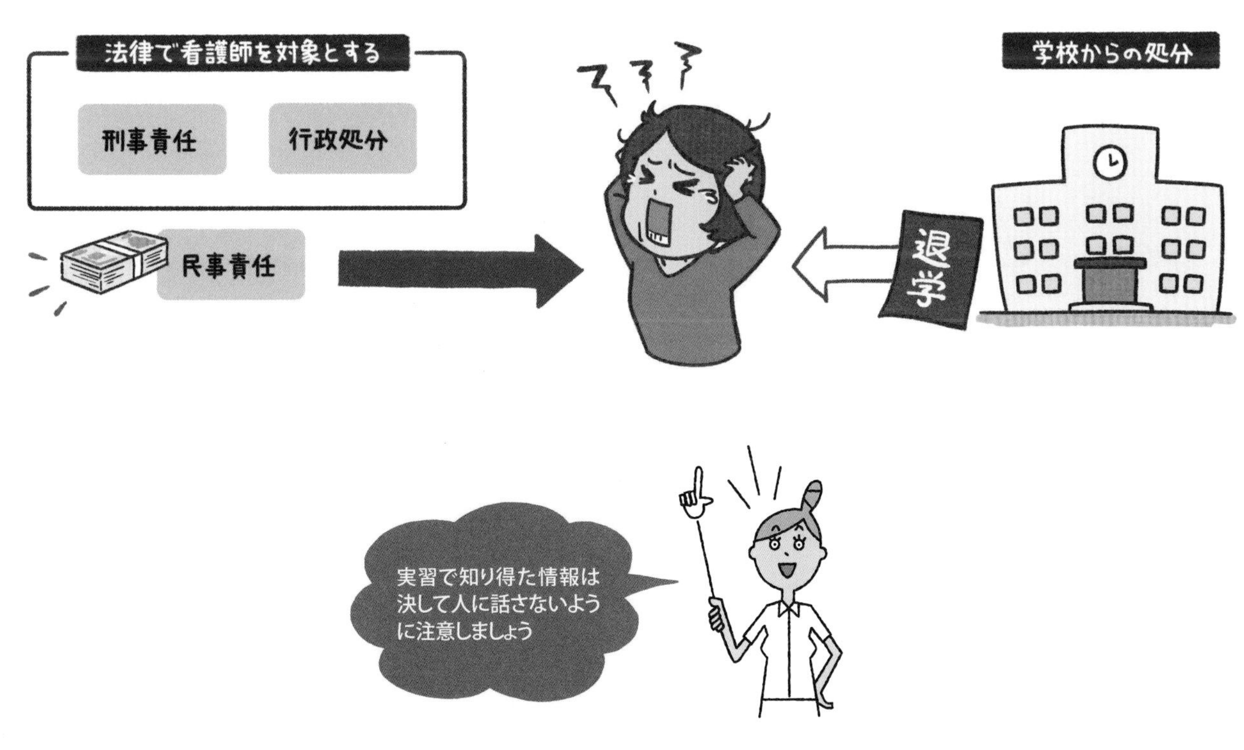

こんなところから情報が漏れる!

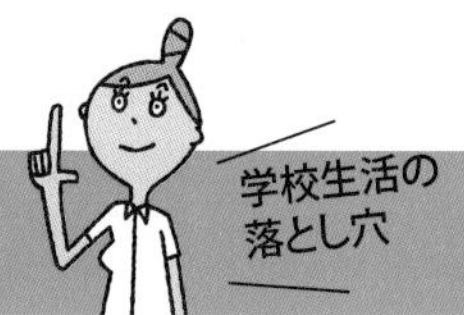
学校生活の
落とし穴

ふだんの学校生活や、日々親しんでいるSNSにも、情報が流出する危険がたくさんひそんでいます。ここでは、実際に起きた出来事とあわせて、それを防ぐための対策をみていきましょう。

1 実習記録やパソコンから

こんな出来事が…

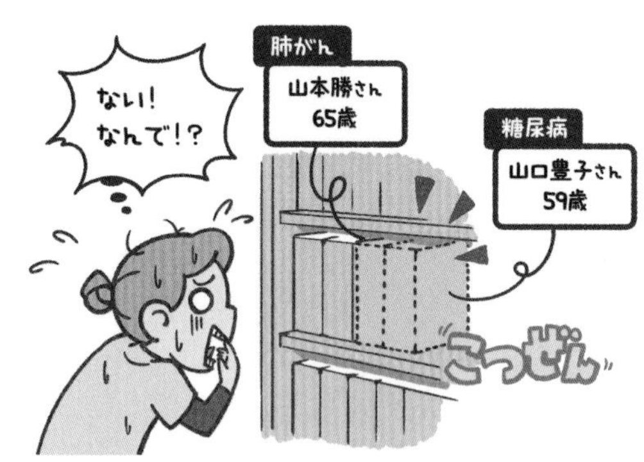
ない!
なんで!?
肺がん
山本勝さん
65歳
糖尿病
山口豊子さん
59歳
こつぜん

- 臨地実習中の学生が入院中の60歳代男性と50歳代女性の名前、病状などをA4サイズの記録用紙に手書きで記録。その後、院内の保管場所に置いたが、記録がなくなった。
- 看護学生が実習記録の入ったUSBを紛失した。
- 看護学生のパソコンがウイルスに感染し、入院患者の個人情報が含まれる実習記録などのファイルがインターネット上に流出した。

こう対策しよう!

> 実習記録の管理を適切に行う

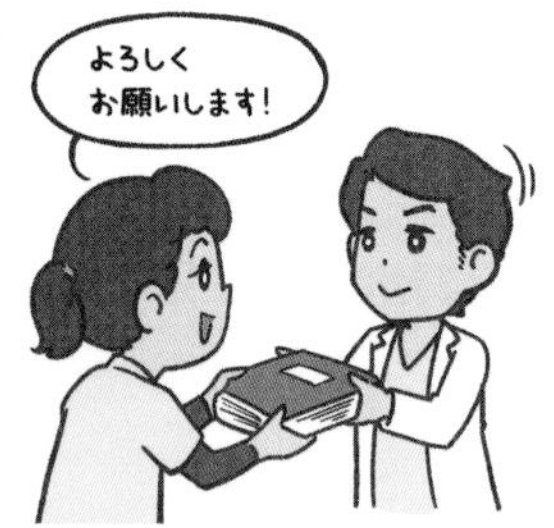
よろしく
お願いします!

- 実習記録はクリップやバインダーなどにまとめる
- 指導者への提出時は、手渡しか鍵付きのポスト等に入れる
- 個人が特定される可能性がある実習記録等の実習施設外への持ち出しは原則として禁止。やむを得ず持ち出す場合には、実習記録の入ったバッグなどを手放さない
- 不要になった実習記録はシュレッダー等で完全に破棄する

> 電子媒体の管理を適切に行う

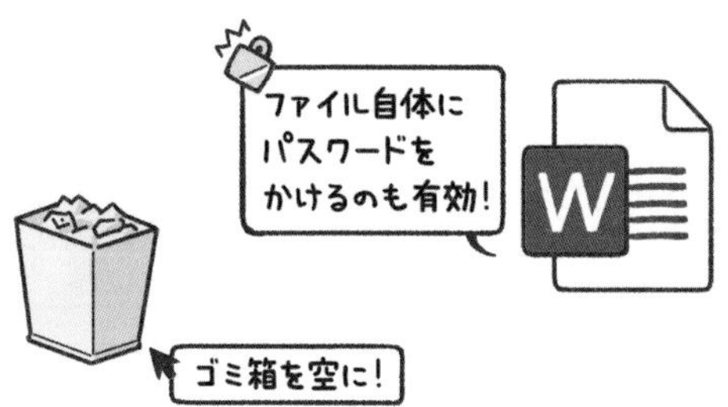

ファイル自体に

かけるのも有効!

ゴミ箱を空に!

- 実習記録の作成にパソコンを用いた場合には、パソコンごと盗難される危険性も考慮し、ハードディスクには保存しない
- 実習終了後に、必ずハードディスクを点検し、万が一残っているデータがある場合には、完全に削除する(必ずゴミ箱も確認する)
- ファイルやUSBにパスワードを設定しロックをかける
- パソコンには必ずウイルス対策ソフトを導入する(新しいものに更新)

> 実習記録を個人が特定できない書式とする

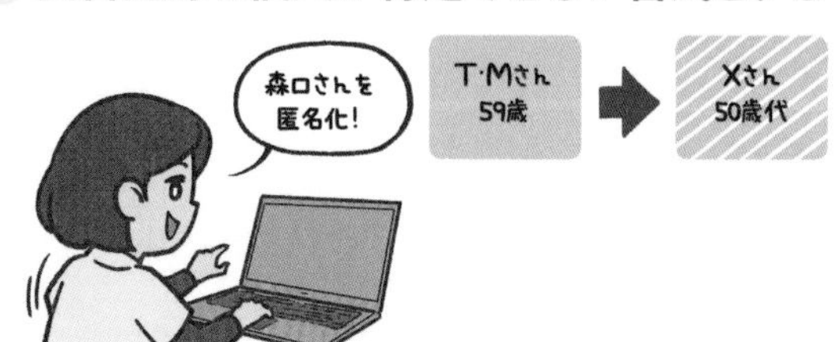
森口さんを
匿名化!
T·Mさん
59歳
Xさん
50歳代

- 個人が特定される情報については、実習記録にできる限り記載しない
- 個人が特定されないように記載方法を工夫する(氏名はイニシャルと関連のないアルファベットにする、年齢を○歳代にする等)。氏名を匿名化するだけでは足りないことを認識し、記録全体を見て特定されない書式になっているか確認する

2 電子カルテから

桑田みどりさん
30歳
刺創にて
チラッ
チラ
きっと アノ事件の…
ビッ
ビッ

こんな出来事が…

- 殺人事件に巻き込まれた被害者の電子カルテを約300人の職員が閲覧。
- 新型コロナウイルス感染が確認された患者の電子カルテを、数十人の職員が研修目的などの権限がなく閲覧。

こう対策しよう!

> 電子カルテから情報が流出しないように適切に対応する

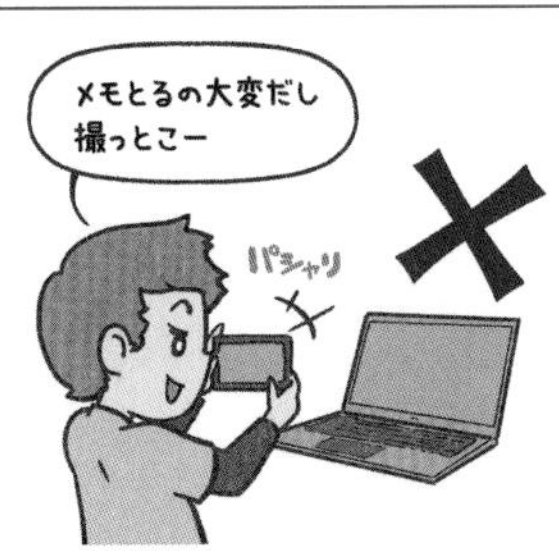
メモとるの大変だし
撮っとこー
パシャリ

- 基本的には個人が特定できる情報を電子カルテから転記しない
- 電子カルテを写真に撮ったり、そのデータを教員や指導担当者の許可なく印刷しない
- 実習中のメモ等は実習施設外に持ち出さず、実習終了時までにシュレッダーで破棄する

> 自分の受け持ち患者以外のカルテは閲覧しない

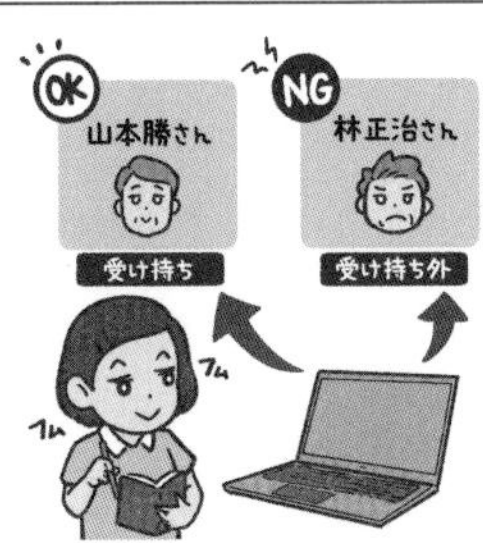
OK
NG
山本勝さん
林正治さん
受け持ち
受け持ち外
フム

- 実習施設等では、看護学生が患者の個人情報を利用できるように許可を得ているが、実習目的外の利用は認められていない。よって、受け持ち患者以外のカルテは決して閲覧しない（これは看護師になった後も同じ）

3 会話から

こんな出来事が…

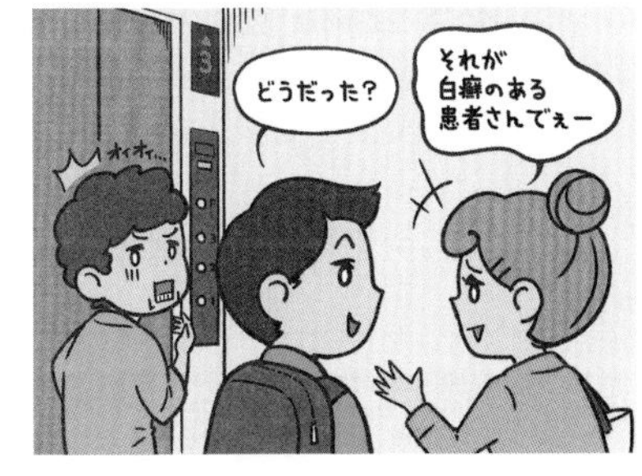
どうだった?
それが
白癬のある
患者さんでぇー
オイオイ…

- 実習施設内のエレベーター内で、ほかの実習生に対し、受け持ち患者に感染症があることを話した。エレベーターに乗り合わせた人から苦情があり発覚。
- ある看護師が夫に担当患者の情報を話し、その情報が夫を介して担当患者の母親に伝わり、裁判所により守秘義務違反と認定された。

こう対策しよう!

> 決められた場所以外では患者の話はしない

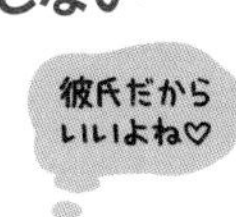
彼氏だから
いいよね♡

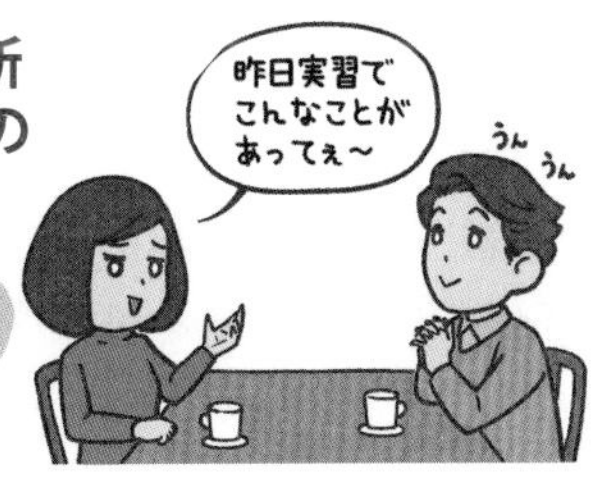
昨日実習で
こんなことが
あってぇ～
うん
うん

- 実習中、学校や実習先から指定された場所以外では患者の話をしない
- 患者の個人情報以外でも、実習施設では私語はなるべく控える
- たとえ話す相手が1人だとしてもその相手から不特定多数に広まる可能性を認識し、決して関係者以外（家族や友人等）に実習の話をしない

> 学生同士で注意しあう

- 個人情報の保護も重要な看護実習も目標の1つ。互いに注意しあいながら、個人情報についての意識を高める

4 ブログ、Twitter、LINE、Facebook、Instagramなどから

こんな出来事が…

●看護学生が、がん患者から摘出された臓器を撮影してTwitterに投稿。約1か月後に炎上し、学生はアカウントを非公開にしたが、画像は転載されてネット上に拡散され、学校にも通報された(学生は退学処分)。

●看護学生が完成した実習記録を写真に撮り、Facebookに投稿したところ、患者名等は匿名化されていたが学校名が写り込んでおり、投稿を見た人から苦情がきた。

●看護学生が、無免許運転をしたと自慢する投稿をし、ネット上で大きな非難を受けた。

こう対策しよう!

> ブログやSNS等には実習の内容を載せない

●名前や住所等直接的な情報を書かなくても、ほかの情報とあわせて個人が特定されることがあることから、SNS等には実習の内容を記載しない

> 日ごろから個人情報を出しすぎない

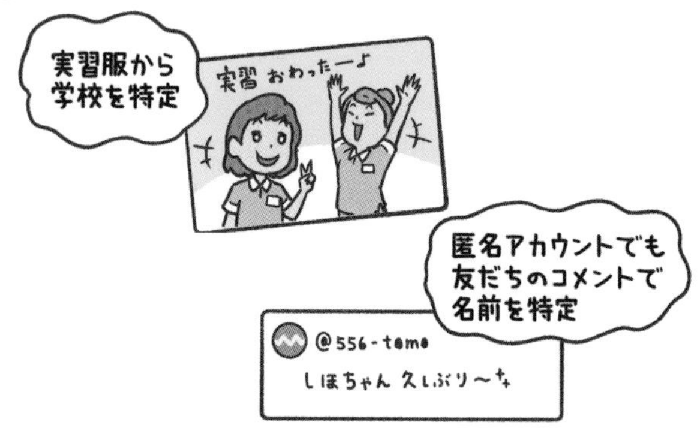
実習服から
学校を特定
実習 おわったー♪
匿名アカウントでも
友だちのコメントで
名前を特定
@556-tomo
しほちゃん 久しぶり～な

●匿名の投稿でも、過去の投稿やコメント等から名前、住所、顔写真、学校名、家族の名前や職場なども調べられて公表されてしまう危険性がある。よって、日ごろから個人情報を出しすぎないように注意する

●なお、匿名の投稿でも、その投稿内容が他人の権利を侵害するようなものである場合には、権利を侵害された人は、一定の手続きにより、投稿の削除や発信者情報の開示を求めることができる

> SNS等を利用する場合には必ず公開範囲を確認・変更する

●SNS等の初期設定の公開範囲を確認し、必ず自分自身に合わせて公開範囲を変更する。

●公開範囲を限定しても、情報を受け取った側が情報を公開の場に投稿する可能性があることを意識し、慎重な投稿を心がける

> 投稿をする際は、投稿内容を慎重に確認したうえで投稿する

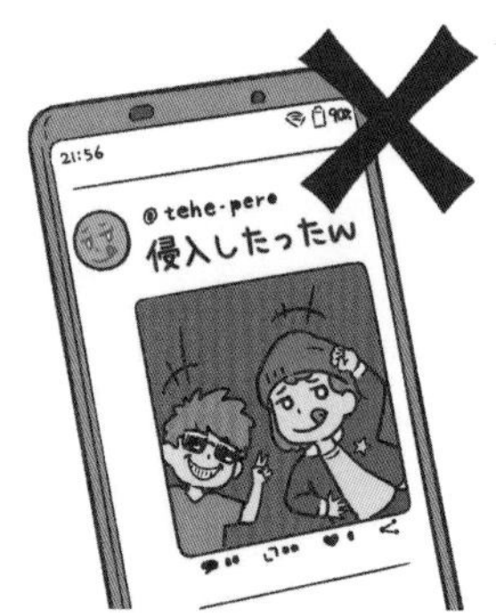
21:56
@tehe-pero
侵入したったw

●現実の社会でしてはいけない行為はネット上でも許されない行為であるため、違法行為や倫理的に問題がある行為の投稿は行わない

●写真を投稿する際は細心の注意を払い、写真全体をくまなく確認する

●一度投稿した内容は削除しても、すでに情報を受け取った側が保存し、拡散する可能性があることを認識し、投稿内容を慎重に検討する

誤解していない? SNSとのつきあいかた

看護学生のみなさんは、SNSを使っている方がほとんどではないでしょうか。
最後に、よくある誤解と注意点についてまとめておきたいと思います。

氏名や生年月日、住所地などの個人情報を記載しなければ「身バレ」しないからだいじょうぶ!

- 過去の投稿内容や友だちとのつながり、投稿に対するコメントから、個人が特定されることも。
- 権利を侵害された人は、一定の手続きのもと、投稿の削除や発信者情報の開示を求めることができます。
- インターネット上の投稿は決して完全な匿名ではないことを意識して、適切な内容の投稿を行うようにしましょう。

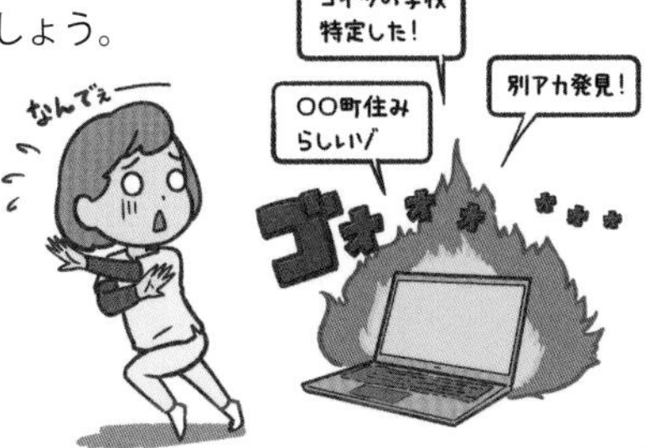

友だち限定だからだいじょうぶ!

- 投稿内容を、友だちが保存、コピーして公開の場に投稿したら、その投稿は公開されてしまいます。
- SNSへの投稿を完全に非公開にすることはできないと考え、誰に見られても問題がない投稿を心がけましょう。

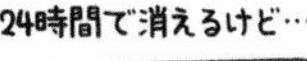

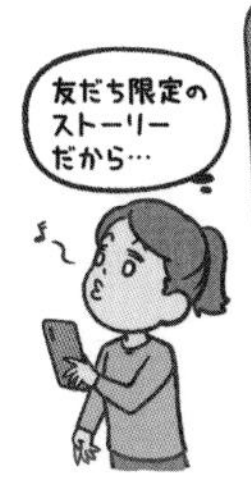

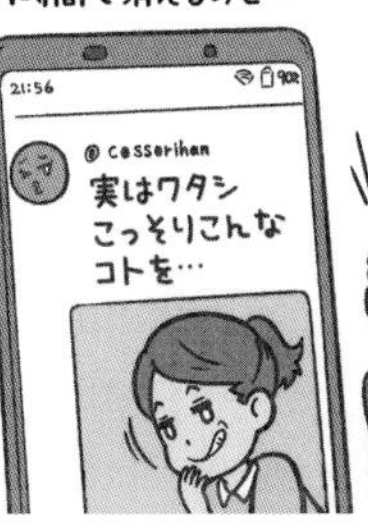

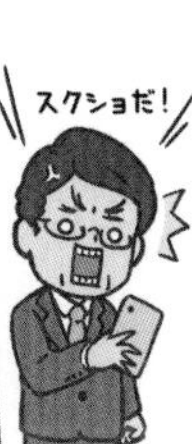

あまり考えずに投稿しちゃったけど、問題が起こったら消せばよいからだいじょうぶ!

- 一度公開した情報は、削除しても情報を受け取った側が保存し、拡散する可能性があります。
- 一度投稿した内容は完全に削除することができないと考え、内容を慎重に検討したうえで投稿するようにしましょう。

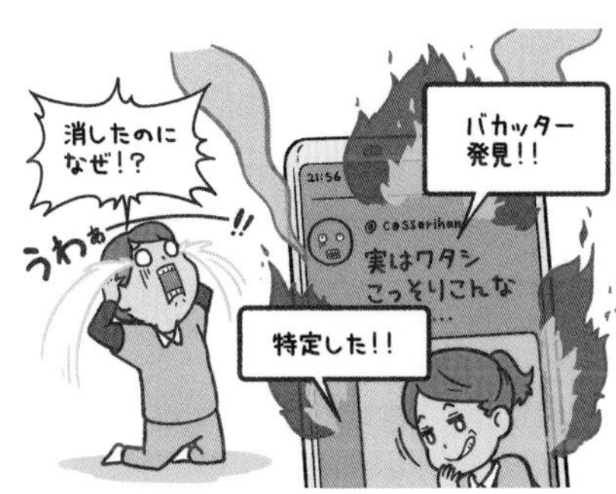

知り合いしか見ていないからだいじょうぶ!

- 投稿に関心があるのは、知り合いだけではありません。患者さん、就職希望先の人事担当者など、単なる顔見知り程度の人もあなたの投稿を見ている可能性があります。
- 多くのSNSは特定のキーワードに関連する投稿を検索することが可能です。
- インターネットは公の場です。日常の友だちとの会話のような「のり」で投稿することはやめましょう。

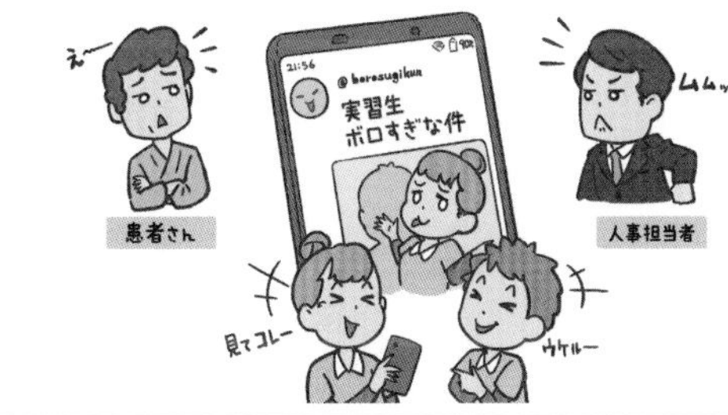

おわりに

患者さんの個人情報の適切な取り扱いを考えるにあたり、意識すべきことがあります。それは、患者さんに関する情報は、看護学生が取得したとしても“患者さんのものであること”には変わりないということです。みなさんが自由に使えるものではありません。利用目的の範囲内で適切な管理のもとに利用できるのだということを、忘れないようにしましょう。

実習の際は、今回お話しした内容をふまえ、情報をうまくコントロールして、患者さんだけでなく、自分自身の身を守るように努めてください。

索引

＊ピンク色の文字は、本書に出てくる「NANDA-I看護診断名（2021-2023）」を示しています。

和文

プチナースBOOKS
実習記録の書き方がわかる
看護過程展開ガイド　第2版
ヘンダーソン　ゴードン　NANDA-I　オレム　ロイ　臨床判断

2015年4月15日　第1版第1刷発行
2021年2月10日　第1版第8刷発行
2022年4月18日　第2版第1刷発行
2024年3月10日　第2版第3刷発行

編　著　任　和子
発行者　有賀　洋文
発行所　株式会社　照林社
〒112-0002
東京都文京区小石川2丁目3-23
電話　03-3815-4921（編集）
　　　03-5689-7377（営業）
https://www.shorinsha.co.jp/
印刷所　大日本印刷株式会社

検印省略（定価はカバーに表示してあります）
ISBN978-4-7965-2549-7